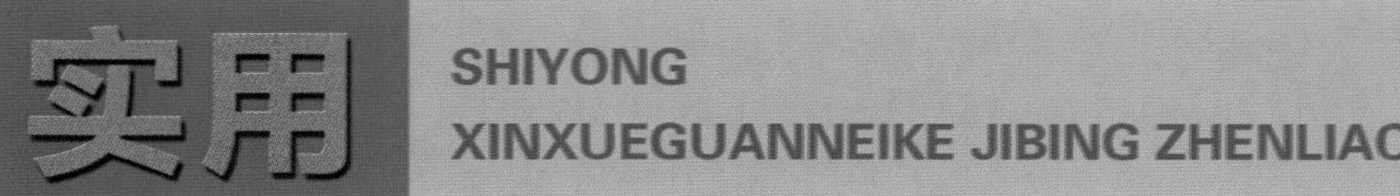

心血管内科疾病诊疗

主编 张华丽 张 凯 徐遵敬 李胜吉
杜 磊 吕良芬 王春燕

黑龙江科学技术出版社
HEILONGJIANG SCIENCE AND TECHNOLOGY PRESS

图书在版编目(CIP)数据

实用心血管内科疾病诊疗 / 张华丽等主编. -- 哈尔滨：黑龙江科学技术出版社，2024.4
ISBN 978-7-5719-2350-1

Ⅰ. ①实… Ⅱ. ①张… Ⅲ. ①心脏血管疾病—诊疗 Ⅳ. ①R54

中国国家版本馆CIP数据核字（2024）第068577号

实用心血管内科疾病诊疗
SHIYONG XINXUEGUANNEIKE JIBING ZHENLIAO

主　　编　张华丽　张　凯　徐遵敬　李胜吉　杜　磊　吕良芬　王春燕
责任编辑　包金丹
封面设计　宗　宁
出　　版　黑龙江科学技术出版社
地址：哈尔滨市南岗区公安街70-2号　邮编：150007
电话：（0451）53642106　传真：（0451）53642143
网址：www.lkcbs.cn
发　　行　全国新华书店
印　　刷　黑龙江龙江传媒有限责任公司
开　　本　787 mm×1092 mm　1/16
印　　张　23.5
字　　数　595千字
版　　次　2024年4月第1版
印　　次　2024年4月第1次印刷
书　　号　ISBN 978-7-5719-2350-1
定　　价　198.00元

编委会

◎ 主　编

张华丽　张　凯　徐遵敬　李胜吉

杜　磊　吕良芬　王春燕

◎ 副主编

杨少姣　李伊文　邓宇君　赵　娟

孙　瑶　亓培才　郑晓波

◎ 编　委（按姓氏笔画排序）

王春燕（山东省菏泽市牡丹区东城街道办事处社区卫生服务中心）

亓培才（梁山县人民医院）

邓宇君（玲珑英诚医院）

吕良芬（青州市人民医院）

孙　瑶（淄博市中心医院）

杜　磊（高密市中医院）

李伊文（黄冈市黄州区中西医结合医院）

李胜吉（潍坊市中医院）

杨少姣（烟台市牟平区中医医院）

张　凯（单县东大医院）

张华丽（平阴县人民医院）

郑晓波（青岛市中心医院）

赵　娟（华润武钢总医院）

徐改珍（内黄县人民医院）

徐遵敬（潍坊鸢都医院）

高春彦（新郑市天佑中医院）

董玉华（周口市第一人民医院）

前言
FOREWORD

心血管内科是医院主要治疗心脏及相关血管疾病的科室，主要治疗心绞痛、心肌梗死、高血压、心律失常、心力衰竭等疾病。近几十年来，随着我国经济的发展和精神文化等方面的进步，人们的生活水平明显提高。但与此同时，人口老龄化及不健康的生活方式盛行，使我国心血管疾病的发病率及死亡率呈不断上升的趋势。因此，提升心血管疾病的预防水平，提高临床医师对心血管疾病的诊断准确率和治疗有效率，对延长人们的寿命、提高人们的生活质量具有重要意义。基于以上需求，我们特邀国内心血管内科领域众多专家共同编写了这本《实用心血管内科疾病诊疗》。

本书在兼顾心血管内科基础内容的同时，着重强调了临床实际应用。首先，本书对心血管系统功能与调控、心脏电生理检查、心电图检查、心脏起搏疗法进行了提炼总结；随后，本书重点讲解了临床常见心血管疾病，包括冠状动脉粥样硬化性心脏病、心力衰竭、高血压、心律失常、心肌疾病与感染性心内膜炎等疾病，强调了疾病的病因、发病机制、临床表现、诊断、鉴别诊断、治疗与预后等内容。本书内容由浅入深，层次分明，适合各级医院临床医师及医学院校在读学生阅读使用。

由于心血管疾病新理论和新技术不断出现，加之编者的编写时间有限、编写经验不足，本书难免有不妥之处，望读者见谅。

《实用心血管内科疾病诊疗》编委会

2023 年 11 月

目录
CONTENTS

第一章　心血管系统功能与调控

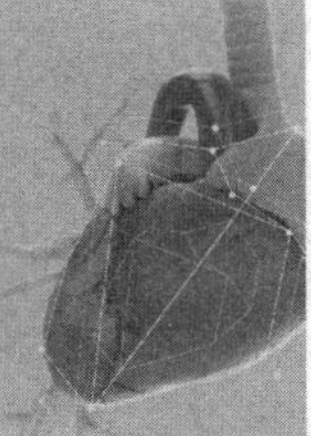

第一节　心脏的电生理活动

心肌细胞属于可兴奋的肌细胞，具有受到刺激产生动作电位（兴奋）和收缩的特性。正常情况下，心脏中心肌细胞的节律性兴奋源自窦房结，通过可靠的传导到达全部心肌细胞。兴奋通过兴奋-收缩耦联引发心肌细胞收缩。心脏泵血则有赖于心肌细胞有力而同步的收缩。

一、心肌细胞的电活动与兴奋

所有横纹肌细胞的收缩是由发生在细胞膜上的动作电位（兴奋）所引发。心肌细胞的动作电位与骨骼肌细胞的明显不同，主要表现：①能自发产生；②能从一个细胞直接传导到另一个细胞；③有较长的时程，可防止相邻收缩波的融合。为了理解心肌的这些特殊的电学特性及心脏功能是如何依赖这些特性的，需要先了解心肌细胞的电活动表现与机制。

心肌细胞动作电位的形状及其形成机制比骨骼肌细胞的要复杂，不同类型心肌细胞的动作电位不仅在幅度和持续时间上各不相同，而且形成的离子基础也有差别。

（一）心室肌细胞的电活动

根据组织学和生理学特点，可将心肌细胞分为两类：一类是普通的心肌细胞，即工作细胞，包括心房肌和心室肌；另一类是一些特殊分化的心肌细胞，组成心脏的特殊传导系统，包括窦房结、房室结、房室束和浦肯野纤维。心房肌和心室肌细胞直接参与心脏收缩泵血。心房肌细胞与心室肌细胞的电活动形式与机制类似，以下以心室肌细胞为例说明工作细胞的电活动规律。

1.静息电位

人类心室肌细胞的静息电位约为－90 mV，其形成机制与骨骼肌细胞的类似，即静息电位的数值是 K^+ 平衡电位、少量 Na^+ 内流和生电性 Na^+-K^+ 泵活动产生电位的综合反映。心室肌细胞在静息时，膜对 K^+ 的通透性较高，K^+ 顺浓度梯度由膜内向膜外扩散所达到的平衡电位是心室肌细胞静息电位的主要组成部分。由于在安静时心室肌细胞膜对 Na^+ 也有一定的通透性，少量带正电荷的 Na^+ 内流。另外，生电性 Na^+-K^+ 泵活动产生一定量的超极化电流。心室肌细胞静息电位的实际测量值是上述 3 种电活动的代数和。

2.动作电位

心室肌细胞的动作电位（action potential，AP）与骨骼肌细胞的明显不同。心室肌细胞动作电位的主要特征在于复极过程复杂，持续时间较长，动作电位降支与升支不对称。通常将心室肌细胞兴奋的动作电位分为 0、1、2、3、4 五个时期(图 1-1)，其主要离子机制见表 1-1。

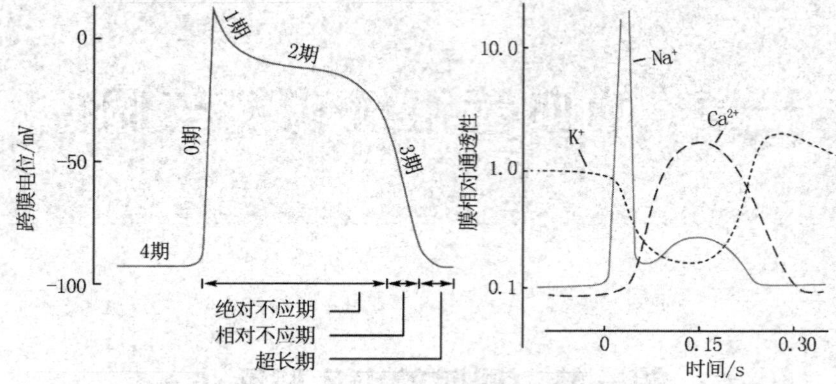

图 1-1　心室肌细胞的动作电位及其相应的膜通透性改变

表 1-1　参与心室肌细胞动作电位形成的主要离子机制

过程	时相	同义词	主要离子活动
去极化	0 期	快速去极化期	电压门控 Na^+ 通道开放
	1 期	快速复极初期	电压门控 Na^+ 通道关闭一种 电压门控 K^+ 通道开放
复极化	2 期	平台期	电压门控 L 型 Ca^{2+} 通道开放 几种 K^+ 通道开放
	3 期	快速复极末期	电压门控 L 型 Ca^{2+} 通道关闭 几种 K^+ 通道开放
静息期	4 期	电舒张期	K^+ 通道开放 Na^+-Ca^{2+} 交换体活动 Ca^{2+} 泵活动 Na^+-K^+ 泵活动

0 期：快速去极化期。心室肌细胞在邻近细胞电流的刺激下，首先引起部分电压门控式 Na^+ 通道开放及少量 Na^+ 内流，造成细胞膜部分去极化；当去极化达到阈电位水平(约－70 mV)时，膜上 Na^+ 通道开放概率明显增加，出现再生性 Na^+ 内流，于是 Na^+ 顺其浓度梯度和电位梯度由膜外快速进入膜内，使膜进一步去极化，膜内电位向正电性转化，直至接近 Na^+ 平衡电位。决定 0 期去极化的 Na^+ 通道是一种快通道，它激活开放的速度和失活关闭的速度都很快。由于 Na^+ 通道激活速度快，又有再生性 Na^+ 内流循环出现，这是心室肌细胞 0 期去极速度快、动作电位升支陡峭的原因。在心脏电生理学中，通常将由快 Na^+ 通道开放引起快速去极化的心肌细胞称为快反应细胞，如心房肌、心室肌及浦肯野纤维等，所形成的动作电位称为快反应动作电位，以区别于以后将要介绍的慢反应细胞和慢反应动作电位。

1 期：快速复极初期。在复极初期，仅出现部分复极，膜内电位下降到 0 mV 附近，与 2 期平滑过渡。在复极 1 期，快 Na^+ 通道已经失活，在去极化过程(－20 mV)中 K^+ 通道被激活，两种因素使膜电位迅速下降到 0 mV 水平。

2 期:平台期。当复极膜电位达到 0 mV 左右后,复极过程就变得非常缓慢,是心室肌细胞动作电位持续时间较长的主要原因,也是其区别于骨骼肌细胞动作电位的主要特征。平台期的形成与外向电流(K^+ 外流)和内向电流(主要是 Ca^{2+} 内流)的同时存在有关(图 1-1)。在平台期初期,2 种电流处于相对平衡状态,随后,内向电流逐渐减弱,外向电流逐渐增强,总和的结果是出现一种随时间推移而逐渐增强的、微弱的外向电流,导致膜电位的缓慢复极化。平台期的外向离子流是由 K^+ 负载的,动作电位过程中心室肌细胞膜对 K^+ 的通透性随时间变化。平台期的内向离子流主要是由 Ca^{2+}(和少量 Na^+)负载的,当细胞膜去极到 −40 mV 时,心室肌细胞膜上的电压门控型 L 型 Ca^{2+} 通道被激活,Ca^{2+} 顺其浓度梯度向膜内缓慢扩散。L 型 Ca^{2+} 通道主要是对 Ca^{2+} 通透(也允许少量 Na^+ 通过),通道的激活、失活及复活所需的时间均比 Na^+ 通道长,故又称为慢通道。Na^+-Ca^{2+} 交换体的生电活动对平台期也有贡献,3 个 Na^+ 进入细胞的同时交换出 1 个 Ca^{2+}。

3 期:快速复极末期。2 期复极末,膜内电位逐渐下降,延续为 3 期复极。在 3 期,复极速度加快,膜内电位由 0 mV 附近较快地下降到 −90 mV,完成复极化过程。3 期复极是由于 L 型 Ca^{2+} 通道失活关闭,内向离子流终止,而外向 K^+ 流进一步增加所致。

从 0 期去极化开始,到 3 期复极化完毕的时间称为动作电位时程(action potential duration, APD)。

4 期:静息期,又称电舒张期。4 期是膜复极完毕,心室肌细胞膜电位恢复到动作电位发生前的时期,基本上稳定于静息电位水平(−90 mV)。由于在动作电位期间有 Na^+ 和 Ca^{2+} 进入细胞内和 K^+ 流出细胞,引起了细胞内外离子分布的改变,所以 4 期内离子的跨膜转运仍然在活跃进行,以恢复细胞内外离子的正常浓度梯度,保持心肌细胞的正常兴奋性。4 期内,细胞通过膜上生电性 Na^+-K^+ 泵的活动,排出 Na^+ 的同时摄入 K^+,并产生外向电流(泵电流)。在动作电位期间流入细胞的 Ca^{2+} 则主要通过细胞膜上的 Na^+-Ca^{2+} 交换体和 Ca^{2+} 泵排出细胞外,而由细胞内肌浆网释放的 Ca^{2+} 则主要由肌浆网上的 Ca^{2+} 泵摄回。

(二)窦房结起搏细胞的电活动

特殊传导系统细胞具有自发产生动作电位或兴奋的能力,又称自律细胞。正常情况下,在所有特殊传导系统细胞中,以窦房结起搏细胞(简称 P 细胞)发生动作电位的频率最高。窦房结产生的节律性兴奋通过特殊传导系统扩布到心房肌和心室肌,引起心房和心室的节律性收缩。

窦房结起搏细胞的动作电位由 0 期、3 期和 4 期组成,没有 1 期和 2 期(图 1-2)。窦房结起搏细胞与心室肌细胞的动作电位有明显不同。心室肌细胞的 4 期膜电位在前一动作电位复极末基本达到静息电位水平,是基本稳定的,只有在外来刺激作用下,才产生动作电位。而窦房结起搏细胞的 4 期膜电位在前一动作电位复极末达到最大值(−70 mV),即最大复极电位,然后,4 期膜电位立即开始自动的、逐步的去极化,达阈电位(−40 mV)后引起一次新的动作电位。这种 4 期自动去极化过程,具有随时间而递增的特点,其去极化速度较缓慢,是自律细胞产生自动节律兴奋的基础。

0 期:去极化过程。当膜电位由最大复极电位(−70 mV)自动去极达阈电位水平(约−40 mV)时,激活膜上的 L 型 Ca^{2+} 通道,引起 Ca^{2+} 内流,形成 0 期去极化。由于 L 型 Ca^{2+} 通道的激活和失活缓慢,故0 期去极化缓慢,持续时间较长。通常将由此类慢 Ca^{2+} 通道开放引起的缓慢去极化兴奋的心肌细胞称为慢反应细胞,如窦房结起搏细胞、房室结细胞等,所形成的动作电位称为慢反应动作电位。

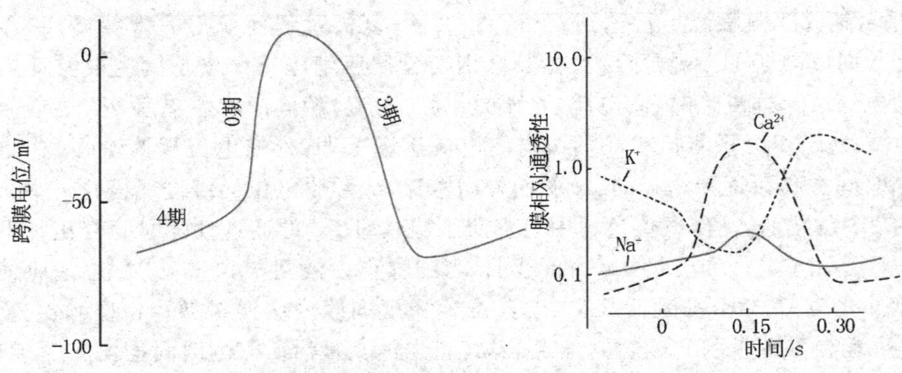

图 1-2　窦房结起搏细胞的动作电位及其相应的膜通透性改变

3 期：复极化过程。与心室肌细胞的动作电位分期相比，窦房结起搏细胞的动作电位无1 期和2 期，0 期后直接进入 3 期。0 期去极化达到 0 mV 左右时，L 型 Ca^{2+} 通道逐渐失活，Ca^{2+} 内流相应减少；同时，在复极初期 K^+ 通道被激活，出现 K^+ 外流。Ca^{2+} 内流的逐渐减少和 K^+ 外流的逐渐增加，使细胞膜逐渐复极并达最大复极电位。

4 期：又称 4 期自动去极化。窦房结起搏细胞 4 期自动去极化是外向电流和内向电流共同作用，最后产生净内向电流所形成。至少有 3 种机制参与 4 期自动去极化的形成。首先，4 期内细胞膜对 K^+ 的通透性进行性降低，导致 K^+ 外流逐渐减少，即外向电流的衰减；其次，细胞膜对 Na^+ 通透性轻度增加，内向电流增加。细胞膜对 Na^+/K^+ 通透性比值的逐渐增加引起膜电位从 K^+ 平衡电位向 Na^+ 平衡电位方向缓慢变化。第 3 种机制是细胞膜对 Ca^{2+} 通透性的轻度增大，导致正离子内流而去极化。

窦房结起搏细胞动作电位机制见表 1-2。

表 1-2　参与窦房结起搏细胞动作电位形成的主要离子机制

时相	同义词	主要离子活动
0 期	去极化	电压门控 L 型 Ca^{2+} 通道开放
3 期	复极化	电压门控 L 型 Ca^{2+} 通道关闭 K^+ 通道开放
4 期	4 期自动去极化	K^+ 通道开放但通透性降低 Na^+ 通透性增加（If 通道开放） Ca^{2+} 通透性增加（T 型 Ca^{2+} 通道开放）

二、心脏的电生理特性

心肌组织具有可兴奋组织的基本特性：①具有在受到刺激后产生动作电位的能力，称为兴奋性；②将动作电位从产生部位扩布到同一细胞的其他部分和相邻其他心肌细胞的能力，称为传导性；③在动作电位的触发下产生收缩反应，称为收缩性；④也具有自己的独特特性，即自发产生动作电位的能力，称为自动节律性。兴奋性、自动节律性、传导性和收缩性是心肌组织的 4 种生理特性。收缩性是心肌的一种机械特性，而兴奋性、自动节律性和传导性以细胞膜的生物电活动为基础，称为电生理特性。心脏各部分在兴奋过程中出现的生物电活动，通过心脏周围的导电组织和体液传导到身体表面，用专门仪器（心电图仪）可以记录到心脏兴奋过程发生的电变化，称为心电图（electrocardiogram，ECG）。心肌组织的电生理特性及其电活动是形成心电图的基础，疾病情况下的电生理特性及电活动的改变是异常心电图表现的原因。

（一）兴奋性

兴奋性是指细胞在受到刺激时产生兴奋（动作电位）的能力。衡量心肌兴奋性的高低，可以采用刺激阈值作为指标，阈值高表示兴奋性低，阈值低表示兴奋性高。

心肌细胞兴奋（动作电位）的产生机制与骨骼肌细胞的相同，即外部刺激引起细胞膜局部去极化，当去极化达到细胞膜上电压门控 Na^+ 通道（如心室肌）或 L 型 Ca^{2+} 通道（如窦房结起搏细胞）开放的阈电位，即引发动作电位。因此，静息电位或最大复极电位水平、阈电位水平及细胞膜上 Na^+ 通道或 L 型 Ca^{2+} 通道的性状改变均可影响心肌细胞的兴奋性。

如图 1-3 所示，心室肌细胞受到刺激发生兴奋时，在动作电位大部分时程内的细胞处于对任何强度的刺激都不发生反应的状态（不能产生动作电位），即为绝对不应期（absolute refractory period，ARP）。在近动作电位 3 期末的一段时程内，细胞对阈刺激不产生动作电位，但对阈上刺激则可产生动作电位，这一时程称为相对不应期（relative refractory period，RRP）。在比绝对不应期稍长的一个时期内，细胞对阈上刺激也不能产生可传导的动作电位，这一时期称为有效不应期（effective refractory period，ERP）。在动作电位结束即刻的一段时程，细胞对阈下刺激也能反应产生动作电位，表明心肌的兴奋性高于正常，故称为超常期（supranormal period，SNP）。

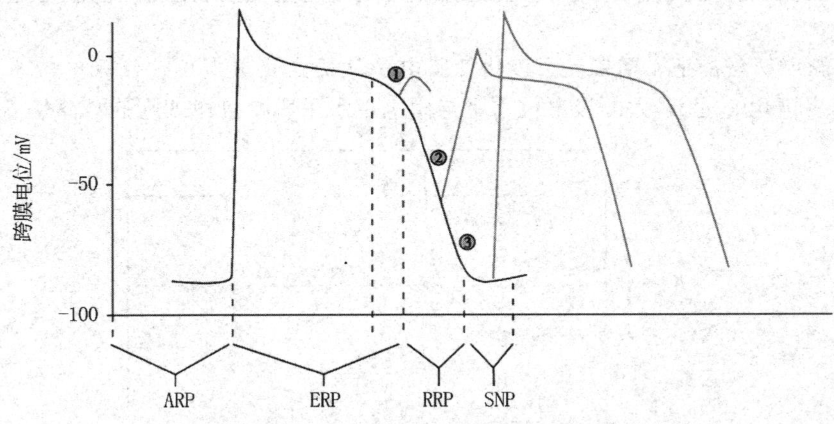

图 1-3　心室肌细胞动作电位期间及随后的兴奋性变化

ARP.绝对不应期；ERP.有效不应期；RRP.相对不应期；SNP.超常期。①、②、③分别是在有效不应期、相对不应期、超常期给予不同强度额外刺激引发的细胞膜电位变化。

心肌细胞每产生一次兴奋，其膜电位将发生一系列有规律的变化，膜通道由备用状态经历激活、失活和复活等过程，兴奋性随之发生相应的周期性改变。兴奋性的这种周期性变化，影响心肌细胞对重复刺激的反应能力，对心肌的收缩反应和兴奋的产生及传导过程都具有重要的影响。

慢反应细胞发生动作电位过程中及随后的兴奋性的周期性改变与心室肌细胞类似，但是细节尚未完全阐明。

（二）自动节律性

组织与细胞能够在没有外来刺激的条件下自动地发生节律性兴奋的特性，称为自动节律性，简称自律性。衡量自动节律性的指标包括频率和规则性，前者指组织或细胞在单位时间（每分钟)内能够自动发生兴奋的次数,即自动兴奋的频率;后者则是指在单位时间内这种自动兴奋的分布是否整齐或均匀。在正常情况下,心肌组织自动发生的兴奋都较规则,因此常以自动兴奋的频率作为衡量自律性的指标。临床上,则需要同时获取兴奋频率(心率)与兴奋是否规则(节律整齐)两方面的指标。

心脏的特殊传导系统具有自律性,但是特殊传导系统的不同部位的自律性存在等级差别(表 1-3)。心脏始终依照当时情况下由自律性最高的部位所发出的兴奋来进行活动。正常情况下,窦房结的自律性最高,它自动产生的节律性兴奋向外扩布,依次激动心房肌、房室结、房室束、心室内传导组织和心室肌,引起整个心脏兴奋和收缩。窦房结是主导整个心脏兴奋和搏动的正常部位,故称为正常起搏点或原发起搏点,所形成的心脏节律称为窦性节律。而其他部位的自律组织并不表现出它们自身的自律性,只是起着传导兴奋的作用,故称为潜在起搏点。当疾病情况下,上级起搏点不能发放兴奋,则次一级起搏点就接替主导整个心脏的兴奋和搏动。但是,一般认为,浦肯野纤维由于内在起搏频率过低无法承担主导整个心脏起搏点的作用。

表 1-3 心脏内自律细胞的三级起搏点

部位	起搏点	内在起搏频率/(次/分)
窦房结	原发起搏点	100
房室结	次级起搏点	40
蒲肯野纤维	三级起搏点	≤20

自律细胞的自动兴奋是 4 期自动去极化使膜电位从最大复极电位达到阈电位水平而引起的。因此,4 期自动去极化速度、最大复极电位水平与阈电位水平影响自律细胞的自律性高低(图 1-4)。

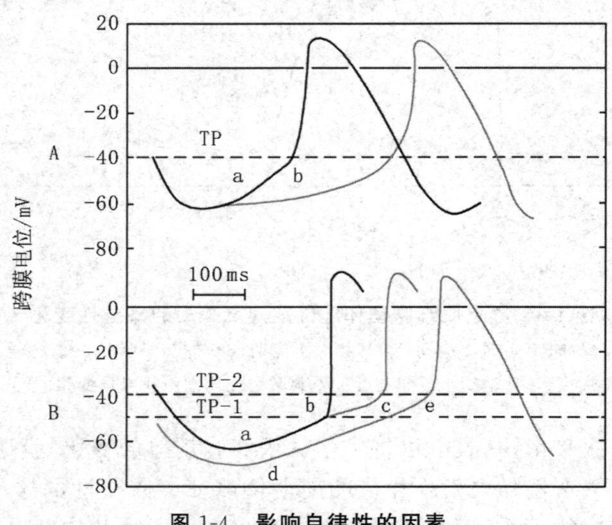

图 1-4 影响自律性的因素

A.起搏电位斜率由 a 减小到 b 时,自律性降低;B.最大复极电位水平由 a 达到 d,或阈电位由 TP-1 升到 TP-2 时,自律性均降低;TP.阈电位。

值得指出的是,正常心房肌与心室肌细胞的 4 期基本稳定,无法自动去极化达到阈电位水平引发动作电位。但是,当在病理情况如心肌缺血时,这些心肌细胞可以转变为异位起搏点发放动作电位,主导整个或部分心脏的兴奋与收缩。

(三)传导性

细胞与组织具有传导兴奋(动作电位)的能力,称为传导性。传导性的高低可用兴奋的扩布速度来衡量。

心脏内,心肌细胞与细胞之间通过闰盘端对端互相连接。闰盘内的缝隙连接保证了兴奋的跨细胞扩布。心肌细胞的兴奋以局部电流的形式通过缝隙连接直接进入邻近细胞(图 1-5),引发动作电位并迅速扩布,实现同步性活动,使整个心房或心室成为一个功能性合胞体。因此,在心脏任何部位发生的动作电位也会通过这种细胞-细胞的传导方式扩布到整个心室肌或者心房肌。

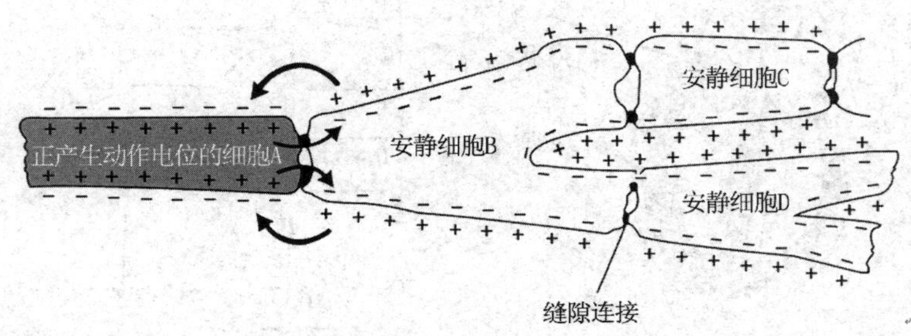

图 1-5 局部电流与心肌细胞动作电位的细胞-细胞传导

兴奋在心脏内不同组织的传导速度并不相等(表 1-4)。以浦肯野纤维的传导速度最快,而在窦房结与房室结内的传导速度最慢。房室结是正常时兴奋由心房进入心室的唯一通道。由于房室结细胞的直径较小,兴奋在房室结内的传导速度缓慢,通过房室结到达房室束时耗费了一定时间,这一现象称为房-室延搁。房-室延搁使心室在心房收缩完毕之后才开始收缩,不至于产生心房和心室收缩发生重叠的现象,有利于心室的充盈和射血。

表 1-4 不同心肌组织的传导速度

组织	传导速度/(m/s)	组织	传导速度/(m/s)
窦房结	0.05	希氏束	1
心房传导通路	1	浦肯野纤维	4
房室结	0.02	心室肌	1

心肌细胞的兴奋传导速度至少受到三类因素的影响:①传导速度与心肌纤维的直径大小呈正变关系。直径小的细胞因其细胞内电阻大,产生的局部电流小于直径大的细胞,兴奋传导速度也较后者缓慢。②传导速度与局部去极化电流大小呈正变关系。动作电位 0 期去极化速度与幅度大,引起的局部电流密度大、影响范围广,兴奋传导速度就快。③传导速度与心肌细胞膜的被动电学特性、缝隙连接和胞质性质有关。细胞膜的被动电学特性和胞质性质的改变可以影响细胞内电阻。缝隙连接的电学性质可受到一些细胞外因素的影响,后者可引起连接蛋白的磷酸化/去磷酸化进而影响缝隙连接的通透性。

兴奋在心脏内的传播是以特殊传导系统为主干进行的有序扩布(图 1-6)。正常情况下,窦房结发出的兴奋通过心房肌传播到整个右心房和左心房,沿着心房肌组成的优势传导通路迅速传到房室结,经房室束和左、右束支传到浦肯野纤维网,引起心室肌兴奋,再直接通过心室肌将兴奋由内膜侧向外膜侧心室肌扩布,引起整个心室兴奋。如图 1-6 所示,心脏不同部位动作电位去极化的发生时间显示了心脏兴奋从窦房结发源、然后按照一定顺序到达心脏的不同部位。动作电位在通过房室结时传导非常缓慢，房室结细胞的 4 期自动去极化比窦房结以外的心肌细胞要快。兴奋在心室内的传导要比心房内传导快得多。那些晚去极化的、具有较短动作电位时程的心室肌细胞反而先复极化，该现象的原因尚未完全阐明，但是会影响心电图表现。

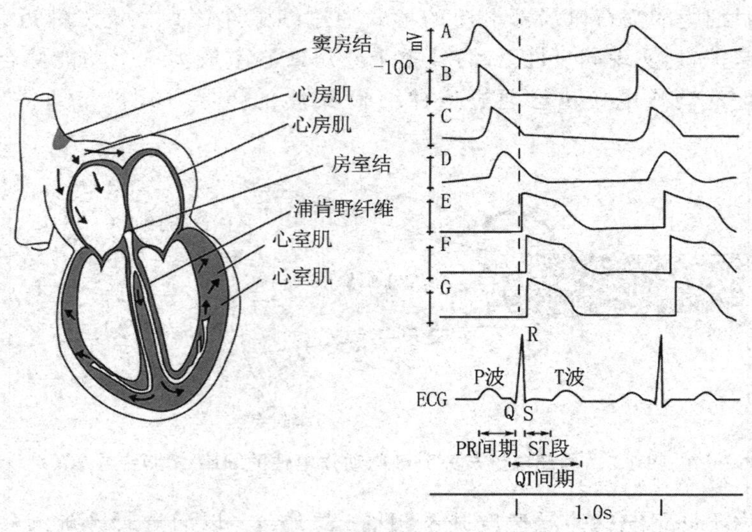

图 1-6　心脏不同部位的动作电位与心电图

A.窦房结；B、C.心房肌；D.房室结；E.浦肯野纤维；F、G.心室肌。

三、心电图

心脏各部分在兴奋过程中出现的电活动通过细胞外液等导电物质传导，可以在身体表面用电极和仪器测到，即心电图。心电图是反映心脏兴奋的产生、传导和恢复过程中的生物电变化，是记录电极之间的电位差，而与心脏的机械收缩活动无直接关系。

在心电活动周期的某一瞬间，心电图记录的是众多心肌细胞此刻产生的电活动所形成的许多微弱电场的总和。当较多心肌细胞同时去极化或复极化，心电图上观察到的电压变化也较大。正常时，由于通过心脏的电兴奋波（动作电位）以同样的途径扩布，在体表两点之间记录到的电压变化的时间模式也是一致的，可以在每个心电周期重复观察到。

临床常规使用的心电图记录是通过一套国际通用的标准导联系统测量得到的。常规心电图导联共包括 12 个导联，在体表的规定部位放置探测电极，通过导联线与心电图机相连。由于电极放置位置不同，不同的导联记录到的心电图波形也有所不同。但心脏每次兴奋在心电图记录中基本上都包括一个 P 波，一个 QRS 波群和一个 T 波，以及各波形之间形成的间期或时间段（图 1-7，表 1-5）。

表 1-5　心电图波形与时程及其意义

波形与时程	心电活动
波形	
P 波	左右心房去极化过程
QRS 波群	左右心室去极化过程

续表

波形与时程	心电活动
T 波	心室复极过程
时程	
PR 间期(或 PQ 间期):从 P 波起点到 QRS 波起点之间的时程	兴奋由心房、房室结和房室束到达心室并引起心室肌开始兴奋所需要的时间,即房室传导时间
QRS 时程:从 Q 波开始到 S 波结束之间的时程	心室去极化
QT 间期:从 QRS 波起点到 T 波终点的时程	从心室开始去极化到完全复极化所经历的时间
ST 段:从 QRS 波群终点到 T 波起点之间的线段	心室各部分心肌细胞均处于动作电位的平台期

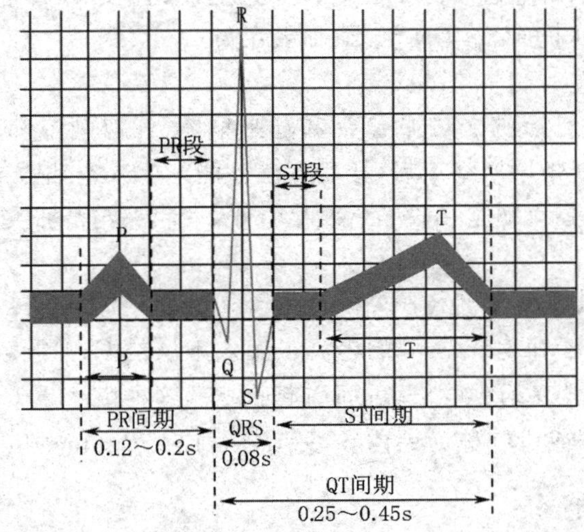

图 1-7　正常人心电图(标准Ⅱ导联记录模式图)

(张　凯)

第二节　心脏的泵血功能

心脏在血液循环过程中起着泵的作用。心脏的泵血依靠心脏收缩和舒张的不断交替活动而得以完成。心脏舒张时容纳从静脉返回的血液,收缩时将血液射入动脉,为血液流动提供能量。心房和心室的有序节律性收缩和舒张引起各自心腔内压力、容积发生周期性变化,各心瓣膜随压力差开启、关闭,使血液按单一方向循环流动。心脏对血液的驱动作用称为泵血功能或泵功能,是心脏的主要功能。

一、心肌细胞收缩的特点

心肌细胞中,产生收缩力的最小单元为肌节,Z 线是肌节的分界线。心肌细胞具有收缩能力的结构基础是细胞内的肌原纤维。收缩结构由大约 400 根肌原纤维纵向排列组成,每根肌原纤维包含大约 1 500 根粗肌丝与 3 000 根细肌丝。在纵向上，肌原纤维以大约 2 μm 的间距划分为肌节，因此平均长为 120 μm 的心肌细胞大约有 60 个肌节。在电镜下，肌原纤维呈明暗交替的条索状，分为 I 和 A 带 M 线和 Z 线，两Z 线之间即为最小的收缩单位肌节。这些有序的肌原纤维构成了心肌兴奋-收缩耦联的最终效应器。心肌细胞兴奋时，通过兴奋-收缩耦联机制触发其收缩。心肌细胞与骨骼肌细胞同属于横纹肌，它们的收缩机制相似，在细胞质内 Ca^{2+} 浓度升高时，Ca^{2+} 和肌钙蛋白结合，触发粗肌丝上的横桥和细肌丝结合并发生摆动，使肌细胞收缩。但心肌细胞的结构和电生理特性并不完全和骨骼肌相同，所以心肌细胞的收缩有其特点。

(一)"全或无"式的收缩或同步收缩

心房或心室是功能性合胞体，兴奋一经引起，一个细胞的兴奋可以迅速传导到整个心房或整个心室，引起心房或心室肌细胞近于同步收缩，称为"全或无"收缩，即心房和心室的收缩分别是全心房或全心室的收缩。同步收缩力量大，泵血效果好。

(二)不发生强直收缩

心肌细胞的有效不应期特别长，在收缩期和舒张早期，任何刺激都不能使心肌细胞兴奋，只有等有效不应期过后，即舒张早期结束后，接受刺激才能产生兴奋和收缩，因此，心肌不会产生强直收缩。这一特点保证了心肌细胞在收缩后发生舒张，使收缩与舒张交替进行，有利于血液充盈和射血。

(三)心肌细胞收缩依赖外源性 Ca^{2+}

心肌细胞的收缩有赖于细胞外 Ca^{2+} 的内流。流入胞质的 Ca^{2+} 能触发肌浆网终池释放大量 Ca^{2+}，使胞质内 Ca^{2+} 浓度升高约 100 倍，进而引起收缩。这种由少量 Ca^{2+} 的内流引起细胞内肌浆网释放大量 Ca^{2+} 的过程或机制称为钙诱导钙释放(calcium induced calcium release，CICR)。

二、心脏的泵血机制

(一)心动周期

心脏的一次收缩和舒张构成一个机械活动周期，称为心动周期。在一次心动周期中，心房和心室的机械活动包括收缩期和舒张期。由于心室在心脏泵血活动中起主导作用，所以所谓心动周期通常是指心室的活动周期。

心动周期的持续时间与心率成反比关系，如成人心率为每分钟 75 次，则每个心动周期历时 0.8 秒。如图 1-8 所示，心动周期从心室收缩开始计算，心室收缩历时约 0.3 秒，之后舒张持续 0.5 秒；在心室舒张的最后 0.1 秒心房处于收缩状态，即心房收缩 0.1 秒，心房舒张 0.7 秒。因此，心室舒张期的前 0.4 秒期间，心房也处于舒张状态，这一时期称为全心舒张期。由于血液的离心与回心主要靠心室的舒缩活动实现，故以心室的舒缩活动作为心脏活动的标志，将心室的收缩期和舒张期分别称为心缩期和心舒期。

心脏舒缩过程是个耗能的过程，其中心收缩期耗能较多，舒张期耗能较少。虽然舒张早期也是一个主动过程，胞质中 Ca^{2+} 回收入肌浆网及排出到细胞外也需要三磷酸腺苷(adenosine triphosphate，ATP)提供能量，但毕竟比收缩期耗能少，所以心舒张期可以被视为心脏的相对"休息"期。当心率加快时，心动周期缩短，收缩期和舒张期都相应缩短，由于心舒张期比心收缩期长，舒张期缩短的程度更明显，使心肌的休息时间缩短，工作时间相对延长，这对心脏的持久活动是不利的。因此，当心率加快时，耗能会增多，而在安静时心率相对较慢，有利于节约能量。

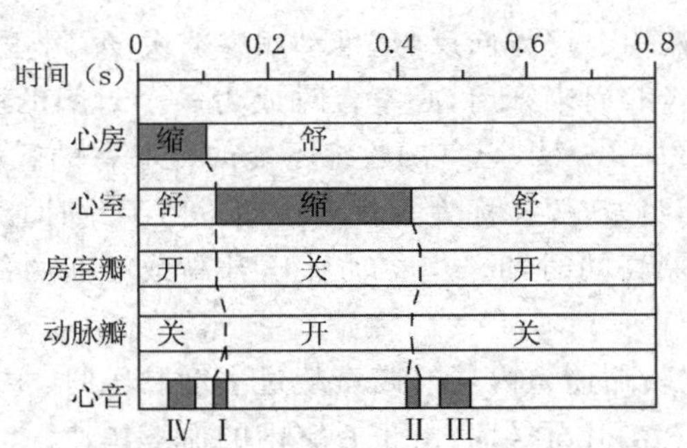

图 1-8 心动周期中心房和心室活动的顺序和时间关系示意图

(二)心脏的泵血过程

心脏之所以能使静脉血回心，又使回心血液射入动脉，主要由两个因素决定：一是由于心肌的节律性收缩和舒张，建立了心室与心房、动脉之间的压力梯度，这个压力梯度使得血液总是从压力高处向压力低处流动；二是心脏内具有单向开放的瓣膜，从而控制了血流方向。左右心室的泵血过程相似，而且几乎同时进行。以左心室为例，说明一个心动周期中心室射血和充盈的过程，以了解心脏的泵血机制，如图 1-9所示。

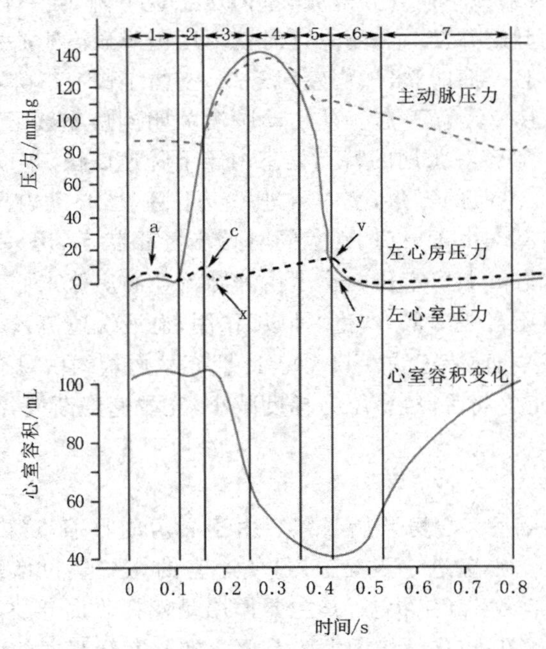

图 1-9 犬心动周期中左心压力、容积的变化

1.心房收缩期；2.等容收缩期；3.快速射血期；4.减慢射血期；5.等容舒张期；6.快速充盈期；7.减慢充盈期。在每一个心动周期中，左心房压力曲线中依次呈现 3 个小的正向波，a 波、c 波和 v 波，以及两个下降波，x 波和 y 波。

1.心室收缩期

心室收缩期可分为等容收缩期和射血期，而射血期又可分为快速射血期和减慢射血期。

(1)等容收缩期：心室开始收缩后，心室内压迅速上升，心室内压很快超过心房内压，当室内压超过房内压时，心室内血液向心房方向反流，推动房室瓣关闭，阻止血液反流入心房，此时心室内压仍低于主动脉压，主动脉瓣尚未开启，心室暂时成为一个封闭的腔，从房室瓣关闭直到动脉瓣开启前的这段时间，持续约0.05秒，心室的收缩不能改变心室的容积，因而称此期为等容收缩期。此期心肌细胞的缩短不明显，故又称为等长收缩期。由于此时心室继续收缩，因而室内压急剧升高，是室内压上升速度最高的时期。当主动脉压升高或心肌收缩力减弱时，等容收缩期将延长。

(2)快速射血期：当心室收缩使室内压升高至超过主动脉压时，主动脉瓣开放，这标志着等容收缩期的结束，进入射血期。在射血早期，由于心室内的血液快速、大量射入动脉，射血量约占总射血量的2/3，持续约0.1秒，故称这段时期为快速射血期。室内压最高点就处于快速射血期末。

(3)减慢射血期：在射血期的后期，由于心室肌收缩强度减弱，心室容积的缩小也相应变得缓慢，射血速度逐渐减慢，这段时期称为减慢射血期，持续约0.15秒。在减慢射血期后期，室内压已低于主动脉压，但是心室内血液由于受到心室肌收缩的挤压作用而具有较高的动能，依靠其惯性作用，仍然逆着压力梯度继续流入主动脉。

2.心室舒张期

心室舒张期可分为等容舒张期和充盈期，而充盈期又可分为快速充盈期和减慢充盈期。

(1)等容舒张期：心室收缩完毕后开始舒张，室内压急速下降，当室内压低于主动脉压时，主动脉内血液反流，冲击主动脉瓣并使其关闭。这时室内压仍明显高于心房压，房室瓣依然处于关闭状态，心室又成为封闭的腔。此时，虽然心室肌舒张，室内压快速下降，但容积并不改变。当室内压下降到低于心房压时，房室瓣便开启。从主动脉瓣关闭到房室瓣开启这段时间称为等容舒张期，持续0.06～0.08秒。等容舒张期的特点是室内压下降速度快、幅度大，而容积不变。

(2)快速充盈期：随着心室肌的舒张，室内压进一步下降，当心室内压低于心房内压时，房室瓣开放，血液由心房流入心室。由于心房、心室同时处于舒张状态，房、室内压接近于零，此时静脉压高于心房和心室压，故血液顺房室压力梯度由静脉流经心房流入心室，使心室逐渐充盈。开始时因心室主动舒张，室内压很快降低，产生"抽吸"作用，血液快速流入心室，使心室容积迅速增大，故称这一时期为快速充盈期，持续约0.11秒。此期充盈血量约占总充盈血量的2/3。

(3)减慢充盈期：快速充盈期后，房室压力梯度减小，充盈速度渐慢，故称为减慢充盈期，持续约0.22秒。

3.心房收缩期

在心室舒张期的最后0.1秒，心房开始收缩。由于心房的收缩，房内压升高，心房内血液挤入到尚处于舒张状态的心室，心室进一步充盈，可使心室的充盈量再增加10%～30%。心房在心动周期的大部分时间里都处于舒张状态，其主要作用是发挥临时接纳和储存从静脉回流的血液的作用。在心室收缩射血期间，这一作用尤为重要。在心室舒张期的大部分时间里，心房也处于舒张状态(全心舒张期)，这时心房只是血液从静脉返回心室的一个通道。只有在心室舒张期的后期，心房才收缩，可以使心室再增加一部分充盈血液，对心室充盈起辅助作用，有利于心室射血。因此，心房收缩可起到初级泵或启动泵的作用。

综上所述，推动血液在心房和心室之间及心室和动脉之间流动的主要动力是压力梯度。心室肌的收缩和舒张是造成室内压力变化并导致心房和心室之间及心室和动脉之间产生压力梯度的根本原因。心瓣膜的结构特点和开启、关闭活动保证了血液的单方向流动和室内压的急剧变化，有利于心室射血和充盈。

(三)心动周期中心房压力的变化

在每一个心动周期中,左心房压力曲线中依次呈现 3 个小的正向波,a 波、c 波和 v 波,以及 2 个下降波,x 波和 y 波(图 1-9)。心房收缩引起心房压力的升高形成 a 波,随后心房舒张,压力回降。心房收缩后,心室的收缩引起室内压急剧升高,血液向心房方向冲击,使房室瓣关闭并凸向心房,造成心房内压的第 2 次升高,形成 c 波。随着心室射血,心室容积缩小,房室瓣向下牵拉,心房容积扩大,房内压下降,形成x 降波。此后,肺静脉内的血液不断流入心房,使心房内压随回心血量的增多而缓慢升高,形成第三次向上的正波,即 v 波。最后,房室瓣开放,血液由心房迅速进入心室,房内压下降,形成 y 降波。心房内压变化的幅度比心室内压变化的幅度小得多,其压力变化范围在 0.3～1.6 kPa(2～12 mmHg)。

(四)心音和心音图

在心动周期中,心肌收缩、瓣膜启闭和血液流速改变等对心血管壁的作用及血液流动中形成的涡流等因素引起的机械振动,可通过周围组织传到胸壁,用听诊器可在胸壁的一定部位听到由上述机械振动产生的声音,称为心音。如果用传感器把这些机械振动转变成电信号,经放大后记录下来,便可得到心音图(图 1-10)。

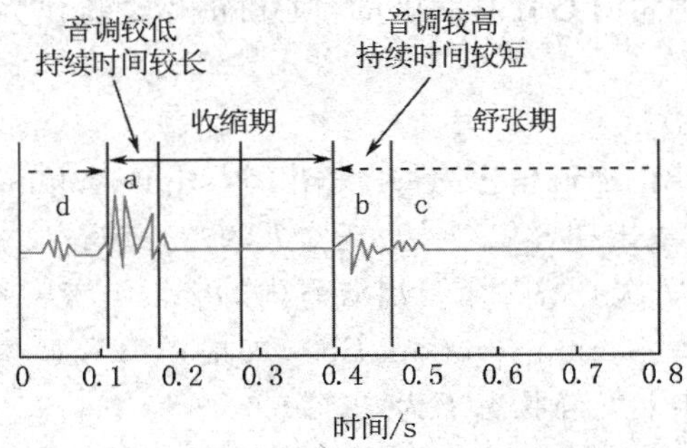

图 1-10 心音图示意图

a.第一心音;b.第二心音;c.第三心音;d.第四心音

心音发生在心动周期的一些特定时期,其音调和持续时间也有一定的特征。每个心动周期中可产生 4 个心音,分别称为第一、第二、第三和第四心音。多数情况下只能听到第一和第二心音,在某些健康儿童和青年,也可听到第三心音,40 岁以上的健康人可能出现第四心音。

1.第一心音(S1)

第一心音发生在心缩期,标志着心室收缩的开始,在心尖冲动处(左第 5 肋间锁骨中线上)听诊音最清楚。其特点是音调较低,持续时间较长。第一心音的产生包括以下因素:①心室开始收缩时血液快速推动瓣膜,使房室瓣及心室肌发生振动而产生声音;②心室肌收缩力逐渐加强,房室瓣关闭,乳头肌收缩将腱索拉紧,紧牵房室瓣的尖部而引起振荡音;③血液由心室射入动脉,撞击动脉根部而产生声音。总之,第一心音是由房室瓣关闭及心室收缩相伴随的事件而形成。心室肌收缩力越强,第一心音也越响。

2.第二心音(S2)

第二心音发生在心室舒张早期,标志着心室舒张期的开始,在胸骨旁第 2 肋间(即主动脉瓣和肺动脉瓣听诊区)听诊音最清楚。第二心音特点是频率较高,持续时间较短。总之,第二心音是由半月瓣关闭及心室舒张相伴随的事件而形成。其强弱可反映主动脉压和肺动脉压的高低。

3.第三心音(S3)

第三心音出现在心室舒张期的快速充盈期，紧随第二心音之后，其特点是低频、低振幅。第三心音是由于血液由心房流入心室时引起心室壁和乳头肌的振动所致。在一些健康青年人和儿童，偶尔可听到第三心音。

4.第四心音(S4)

第四心音出现在心室舒张晚期，为一低频短音，在部分正常老年人和心室舒张末期压力升高的患者可以出现。第四心音是由于心房收缩引起心室主动充盈时，血液在心房和心室间来回振动所引起，故亦称为心房音。

心音和心音图在诊察心瓣膜功能方面有重要意义，如听取第一心音和第二心音可检查房室瓣和半月瓣的功能状态，瓣膜关闭不全或狭窄时均可引起湍流而发生杂音。

三、心脏泵血功能的评定

心脏的主要功能是泵血，在临床医学实践和科学研究中，经常需要对心脏的泵血功能进行评定。心脏不断地泵出血液，并通过泵血量的不断调整，适应机体新陈代谢变化的需要。对心脏泵血功能的评定，通常用单位时间内心脏的射血量和心脏的做功量作为评价指标。

(一)心脏的输出血量

1.每搏输出量与射血分数

一侧心室每次搏动所射出的血液量称为每搏输出量(stroke volume，SV)，也称为搏出量或每搏量。SV为舒张末期容积与收缩末期容积之差。正常人的左心室舒张末期容积120～140 mL，而搏出量为60～80 mL。可见，每一次心跳并未泵出心室内的全部血液。搏出量占心室舒张末期血液容积的百分比称为射血分数(ejection fraction，EF)，即射血分数＝搏出量(mL)/心室舒张末期容积(mL)×100％，健康成年人安静状态下为55％～65％。

正常情况下，搏出量始终与心室舒张末期容积相适应，即当心室舒张末期容积增加时，搏出量也相应增加，射血分数基本不变。射血分数反映心室的泵血效率，当心室异常扩大、心室功能减退时，尽管搏出量可能与正常人没有明显区别，但与增大的心室舒张末期容积不相适应，射血分数明显下降。因此，与搏出量相比，射血分数能更客观地反映心泵血功能，对早期发现心脏泵血功能异常具有重要意义。

2.心排血量与心指数

一侧心室每分钟射出的血量称为心排血量(cardiac output，CO)，计算公式如下。

心排血量(CO)＝搏出量(SV)×心率(HR)

左右两侧心室的心排血量基本相等。如以搏出量为70 mL、心率为75次/分计算，则心排血量为5.25 L/min。一般健康成年男性在安静状态下，心排血量为5～6 L/min，女性的心排血量比同体重男性约低10％。心排血量随着机体代谢和活动情况而变化，在情绪激动、肌肉运动、怀孕等代谢活动增加时，心排血量均会增加，甚至可以增大2～3倍。另外，心排血量与年龄有关，青年人的心排血量高于老年人。

心排血量与机体的体表面积有关。单位体表面积(m^2)的心排血量称为心指数(cardiac index，CI)，即心指数＝心排血量/体表面积(CI＝CO/体表面积)。在安静和空腹情况下测定的心指数称为静息心指数，可作为比较不同个体心功能的评价指标。如以成年人体表面积为1.6～1.7 m^2 为例，安静时心排血量为5～6 L/min，则心指数为3.0～3.5 L/(min·m^2)。对应的每搏量与体表面积的比值称为心每搏指数，为45.5 mL/m²。应该指出，在心指数的测定过程中，并没有考虑心室舒张容积的变化，因此，在评估病理状态下心脏的泵血功能时，其价值不如射血分数。

在同一个体的不同年龄段或不同生理情况下，心指数也可发生变化。静息心指数随年龄增长而逐渐下降，如10岁左右的少年静息心指数最高，达4 L/(min·m²)，到80岁时降到约2 L/(min·m²)。另外，情绪激动、运动和妊娠时，心指数均有不用程度的增高。

(二)心做功量

虽然心排血量可以作为反映心脏泵血功能的指标，但心排血量相同并不一定意味着心做功量相同或耗能量相同。例如，左、右心室尽管输出量相等，但它们的做功量和耗能量截然不同。因此，心做功量比心排血量更能全面反映心的泵血功能。

1.每搏功

心室每收缩一次所做的功称为每搏功，简称搏功。每搏功主要用于维持在一定的压强下(射血期室内压的净增值)射出一定量的血液(每搏量)；少量用于增加血液流动的动能，但动能所占比例很小，且血流速度变化不大，故可忽略不计。以左心室为例计算如下。

每搏功＝搏出量×(射血期左心室内压－左心室舒张末期压)

上式中，左室射血期的内压是不断变化的，测量计算较困难。由于它与动脉压很接近，所以在实际应用时，用平均动脉压代替射血期左室内压。左心室舒张末期压用平均心房压[约0.8 kPa(6 mmHg)]代替。于是，每搏功可以用下式表示。

每搏功(J)＝搏出量(L)×13.6 kg/L×9.807×(平均动脉压－平均心房压)×1/1 000

上式中，搏出量单位为L；力的单位换算为牛顿(N)，故乘以9.807；压力的单位为mmHg，但需将毫米(mm)转换成米(m)，故乘以1/1 000；13.6为汞的密度值。如左心室搏出量为70 mL，平均动脉压为12.3 kPa(92 mmHg)，平均心房压为0.8 kPa(6 mmHg)，则每搏功为0.803 J。

2.每分功

心室每分钟收缩射血所做的功称为每分功，即心室完成心排血量所做的机械外功。每分功＝每搏功×心率，如心率为75次/分，则每分功＝0.803 J×75＝66.29 J。

当动脉血压升高时，为了克服增大的射血阻力，心肌必须增加其收缩强度才能使搏出量保持不变，因此心的做功量将会增加。与心排血量相比，用每分功来评定心脏泵血功能将更为全面，尤其在动脉血压水平不同的个体之间，或在同一个体动脉血压发生改变前后，用每分功来比较心脏泵血功能更为合理。

另外，在正常情况下，左、右心室的输出量基本相等，但平均肺动脉压仅约为平均主动脉压的1/6，所以右心室的做功量也只有左心室的1/6左右。

3.心脏的效率

在心泵血活动中，心肌消耗的能量不仅用于对外射出血液，完成机械功(外功)，即心室收缩而产生和维持一定室内压并推动血液流动，也称压力-容积功；还用于离子跨膜主动转运、产生兴奋和启动收缩、产生和维持室壁张力、克服心肌组织内部的黏滞阻力等所消耗的能量(内功)。内功所消耗的能量远大于外功，最后转化为热量释放。心脏所做外功消耗的能量占心脏活动消耗的总能量的百分比称为心脏的效率。心肌能量的来源主要是物质的有氧氧化，故心肌耗氧量可作为心脏能量消耗的指标。心脏的效率可用下列公式计算。

心脏的效率＝心脏完成的外功/心脏耗氧量

正常心的最大效率为20%～25%。不同生理情况下，心脏的效率并不相同。研究表明，假如动脉压降低至原先的一半，而搏出量增加1倍，或动脉压升高1倍，而搏出量降低至原先的一半，虽然这两种情况下的每搏功都和原来的基本相同，但前者的心肌耗氧量明显小于后者，说明动脉血压升高可使心脏的效率降低。

四、影响心排血量的因素

心排血量等于搏出量与心率的乘积。因此，凡影响搏出量和心率的因素都能影响心排血量。

(一)搏出量

在心率恒定的情况下，当搏出量增加时，心排血量增加；反之则心排血量减少。搏出量的多少主要取决于前负荷、后负荷和心肌收缩能力等。

1.前负荷的影响

心脏舒张末期充盈的血量或压力为心室开始收缩之前所承受的负荷，称为前负荷。前负荷可使骨骼肌在收缩前处于一定的初长度。对心脏来说，心肌的初长度决定于心室舒张末期容积，即心室舒张末期容积相当于心室的前负荷。在一定范围内，心室舒张末期充盈血量越多，心肌纤维初长度则越长，因而搏出量就越多。为观察前负荷对搏出量的影响，在实验中，维持动脉压不变，逐步改变心室舒张末期的压力或容积，观察心室在不同舒张末期压力(或容积)情况下的搏出量或搏功，便可得到心室功能曲线。图1-11为犬左心室功能曲线。心功能曲线可分为3段：①充盈压1.6～2.0 kPa(12～15 mmHg)是人体心室最适前负荷，位于其左侧的一段为心功能曲线的升支，每搏功随初长度的增加而增加。通常左心室充盈压为0.7～0.8 kPa(5～6 mmHg)，因此正常情况下，心室是在心功能曲线的升支段工作，前负荷和初长度尚远低于其最适水平。这表明心室具有较大程度的初长度储备。而骨骼肌的自然长度已接近最适初长度，说明其初长度储备很小。②充盈压2.0～2.7 kPa(15～20 mmHg)范围内，曲线逐渐平坦，说明前负荷在上限范围内变动时，调节收缩力的作用较小，对每搏功的影响不大。③充盈压再升高，随后的曲线更加趋于平坦，或轻度下倾，但并不出现明显的降支。只有在发生严重病理改变的心室，心功能曲线才出现降支。

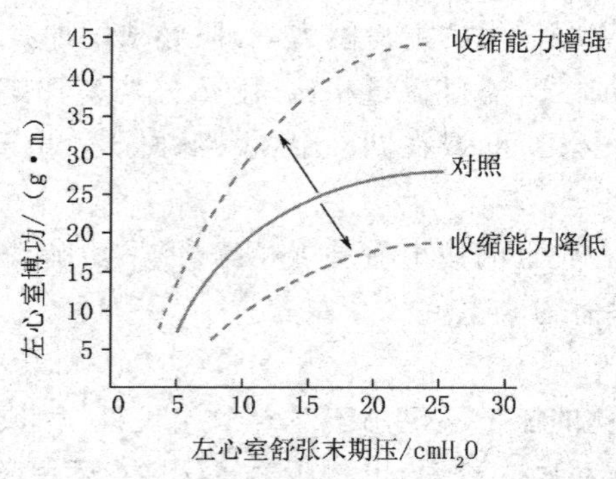

图1-11 犬左心室功能曲线

(1 cmH_2O=0.737 mmHg=0.098 kPa)

前负荷通过改变初长度来调节每搏输出量的作用称为异长自身调节。异长自身调节的机制在于肌小节长度的改变。肌小节长度为2.0～2.2 μm时，正是心室肌的最适初长度，此时粗、细肌丝处于最佳重叠状态，收缩力最大。在达到最适初长度之前，随着心室肌的初长度增加即前负荷增大时，粗、细肌丝有效重叠程度增加，参与收缩的横桥数量也相应地增加，因而心肌收缩力增强，搏出量或每搏功增加。因此异长自身调节的主要作用是对搏出量进行精细的调节。

正常情况下，引起心肌初长度改变的主要因素是静脉回心血量和心室收缩末期容积(即收缩末期剩余血量)。在一定范围内，静脉血回流量增多，则心室充盈较多，搏出量也就增加。静脉回心血量受心室舒张持续时间和静脉回流速度的影响。其中，心室舒张时间受心率的影响，当心率增加时，心室舒张时间缩短，心室充盈时间缩短，也就是静脉回心血量减少，反之，心室充盈时间延长，则静脉回流增多；而静脉回流速度取决于外周静脉压与中心静脉压之差。当吸气和四肢的骨骼肌收缩时，压力差增大，促进静脉血回流。在生理范围内，通过异长自身调节作用，心脏能将增加的回心血量泵出，不让过多的血液滞留在心腔中，从而维持回心血量和搏出量之间的动态平衡。这种心肌内在调节能力适应于回心血量的变化，防止心室舒张末期压力和容积发生过久和过度的改变。

Starling 利用犬的离体心肺标本观察到左心室舒张末期容积或压力(前负荷)增加时，搏出量增加，表明心室肌收缩力的大小取决于左心室舒张末期容积，即心室肌纤维被拉长的程度。此研究是异长自身调节最早的实验依据。因此，异长自身调节也称为 Starling 机制，心功能曲线也被称为 Starling 曲线。

2.心肌收缩能力的影响

搏出量除受心肌初长度即前负荷的影响外，还受心肌收缩能力的调节。心肌收缩能力是决定心肌细胞功能状态的内在因素。心肌收缩能力与搏出量或每搏功成正比。当心肌收缩能力增强时，搏出量和每搏功增加。搏出量的这种调节与心肌的初长度无关，因这种通过改变心肌收缩能力的心脏泵血功能调节可以在初长度不变的情况下发生，故称为等长自身调节。比如人在运动或体力活动时，每搏功或每搏量成倍增加，而此时心室舒张末期容积可能仅有少量增加；相反，心力衰竭患者心室容积扩大但其做功能力反而降低，说明前负荷或初长度不是调节心脏泵血的唯一方式，心脏泵血功能还受等长自身调节方式的调节。

凡能影响心肌收缩能力的因素，都能通过等长自身调节来改变搏出量。其作用机制涉及兴奋-收缩耦联过程中的各个环节。心肌收缩能力受自主神经和多种体液因素的影响，支配心肌的交感神经及血液中的儿茶酚胺是控制心肌收缩能力的最重要生理因素，它们能促进 Ca^{2+} 内流，后者可进一步诱发肌浆网内 Ca^{2+} 的释放，使肌钙蛋白对胞质钙的利用率增加，使活化的横桥数目增加，横桥 ATP 酶的活性也增高，因此，当交感神经兴奋或在儿茶酚胺作用下，心肌收缩能力增强，一方面使心肌细胞缩短程度增加，心室收缩末期容积更小，搏出量增加；另一方面心肌细胞缩短速度增加，室内压力上升速度和射血速度加快，收缩峰压增高，搏出量和每搏功增加，心室功能曲线向左上方移位。而当副交感神经兴奋或在乙酰胆碱和低氧等因素作用下，心肌收缩能力降低，搏出量和每搏功减少，心室功能曲线向右下方移位(图 1-11)。

3.后负荷的影响

心肌开始收缩时所遇到的负荷或阻力称为后负荷。在心室射血过程中，必须克服大动脉的阻力，才能使心室血液冲开动脉瓣而进入主动脉，因此，主动脉血压起着后负荷的作用，其变化将影响心肌的收缩过程，从而影响搏出量。在心肌初长度、收缩能力和心率都不变的情况下，当动脉压升高即后负荷增加时，射血阻力增加，致使心室等容收缩期延长，射血期缩短，心室肌缩短的速度及幅度降低，射血速度减慢，搏出量减少。继而，心室舒张末期容积将增加，如果静脉回流量不变，则心室舒张末期容积增加，心肌初长度增加，使心肌收缩力增强，直到足以克服增大的后负荷，使搏出量恢复到原有水平，从而使得机体在动脉压升高的情况下，能够维持适当的心排血量。反之，动脉血压降低，则有利于心室射血。

（二）心率

心率的变化是影响搏出量或心排血量的重要因素。在一定范围内，心率加快，心排血量增加。但心率过快（如超过 180 次/分）时，心脏舒张期明显缩短，心室充盈量不足，搏出量将减少，心排血量降低。如果心率过慢（如低于 40 次/分）时，心排血量也会减少，这是因为心脏舒张期过长，心室的充盈量已达最大限度，再增加充盈时间，也不能相应地提高充盈量和搏出量。可见，心率过快或过慢，均会使心排血量减少。

经常锻炼的人因心肌发育较好，心脏泵血功能较强，射血分数较大，射血期可略微缩短，心脏舒张期相对延长；再加上他们的心肌细胞发达，舒张时心室的抽吸力也较强，因此心室充盈增加。此外，运动员的交感神经-肾上腺系统的活动也随着训练时间延长而增强。因此，运动员的心率在超过 180 次/分时，搏出量和心排血量还能增加，当心率超过 200 次/分时才出现下降。

五、心脏泵血功能的储备

健康人安静时心率约 75 次/分，搏出量 60～70 mL；强体力劳动时心率可达 180～200 次/分，搏出量可提高到 150～170 mL，故心排血量可增大到 30 L/min 左右，达到最大心排血量。这说明心脏的泵血功能有一定的储备。心排血量随机体代谢需要而增加的能力称为心泵功能储备或心力储备。

心力储备是通过心率储备和搏出量储备来实现的，即搏出量和心率能够提高的程度决定了心力储备的大小。一般情况下，动用心率储备是提高心排血量的重要途径。通过增加心率可使心排血量增加2.0～2.5 倍。搏出量是心室舒张末期容积和心室收缩末期容积之差，故搏出量储备包括收缩期储备和舒张期储备。收缩期储备指心室进一步增强射血的能力，即静息状态下心室收缩末期容积与作最大程度射血时心室收缩末期容积的差值。如静息时心室收缩末期容积约 75 mL，当最大程度射血时，心室收缩末期容积可减少到 20 mL 以下，故收缩期储备约为 55 mL。舒张期储备指心室舒张时能够进一步扩大的程度，即最大程度舒张所能增加的充盈血量。静息状态下，心室舒张末期容积约为 125 mL，由于心室扩大程度有限，最大限度舒张时心舒末期容积约为 140 mL，即舒张期储备只有 15 mL，远比收缩期储备小。因此运动或强体力劳动时，主要通过动用心率储备和收缩期储备来增加心排血量。

（徐遵敬）

第三节 血 管 生 理

无论体循环还是肺循环，血液都由心室射出，依次流经动脉、毛细血管和静脉，然后流入心房，再返回到心室，如此循环往复。体循环中的血量约占全身总血量的 84%，其中约 64% 在静脉系统内，约 13% 在大、中动脉内，约 7% 在小动脉和毛细血管内；心脏的血量约占全身总血量的 7%；肺循环中的血量约占总血量的 9%。作为心血管系统的重要组成部分，血管不仅仅是运输血液的管道，而且还参与物质交换、合成和释放各种活性物质，以维持机体内环境稳态及生命活动的正常进行。本章主要介绍血管的生理功能。

一、各类血管的功能特点

血管系统中动脉、毛细血管和静脉三者相串联,以实现血液的运输和物质交换。除毛细血管外,动脉和静脉管壁从内向外依次分为内膜、中膜和外膜。3层膜的厚度和组成成分在不同类型的血管中存在差异,以适应各类血管的不同功能。

(一)血管的功能性分类

从生理功能上,可将体内的血管分为以下几类。

1.弹性储器血管

主动脉、肺动脉主干及其发出的最大分支,其管壁厚,富含弹性纤维,具有明显的弹性和可扩张性,称为弹性储器血管。当心室收缩射血时,大动脉压升高,一方面推动血液快速向前流动,另一方面使大动脉扩张,暂时储存了一部分血液。当心室舒张时,动脉瓣关闭,扩张的大动脉管壁依其弹性回缩,将在射血期储存的那部分血液继续运向外周,从而维持了血流的连续性,同时避免了心动周期中血压的剧烈波动。大动脉的这种功能称为弹性储器作用。

2.分配血管

从弹性储器血管以后到分支为小动脉前的动脉管道,即中动脉,可将血液输送分配到机体的各器官组织,称为分配血管。

3.毛细血管前阻力血管

小动脉和微动脉的管径小,对血流的阻力较大,称为毛细血管前阻力血管。微动脉的管壁富含平滑肌,其舒缩活动可使微动脉口径发生明显变化,从而影响对血流的阻力和所在器官组织的血流量。

4.毛细血管前括约肌

在真毛细血管的起始部常环绕有平滑肌,称为毛细血管前括约肌。它的舒缩活动可控制毛细血管的开放或关闭,因此可以决定某一时间内毛细血管开放的数量。

5.交换血管

真毛细血管的管壁仅由单层血管内皮细胞组成,其外包绕一薄层基膜,具有较高的通透性,因此成为血管内血液和血管外组织液进行物质交换的场所,故将真毛细血管称为交换血管。

6.毛细血管后阻力血管

微静脉的管径小,对血流也产生一定的阻力,称为毛细血管后阻力血管。微静脉的舒缩可影响毛细血管前阻力与毛细血管后阻力的比值,继而改变毛细血管血压及体液在血管和组织间隙中的分配。

7.容量血管

与同级动脉相比,体内的静脉数量多、口径大、管壁薄、易扩张,故其容量大。安静状态下,循环血量的60%~70%都储存在静脉中,故将静脉称为容量血管。当静脉的口径发生较小变化时,静脉内容纳的血量就可发生很大的变化,明显影响回心血量。因此,静脉在血管系统中起着血液储存库的作用。

8.短路血管

小动脉和小静脉之间的直接吻合支,称为短路血管。它们可使小动脉内的血液不经毛细血管而直接流入小静脉。在手指、足趾、耳郭等处的皮肤中有许多短路血管存在,在功能上与体温调节有关。

(二)血管的内分泌功能

1.血管内皮细胞的内分泌功能

生理情况下,血管内皮细胞能合成和释放多种生物活性物质,以调节血管的收缩与舒张。其中,缩血管活性物质主要有内皮素、血栓素 A_2 等;舒血管活性物质主要有一氧化氮、前列腺素等。这两类血管活性物质相互制约,保持动态平衡。如果血管内皮细胞受损,其释放的血管活性物质明显减少,将会引发高血压、动脉粥样硬化等疾病。

2.血管平滑肌细胞的内分泌功能

血管平滑肌细胞可合成和分泌肾素、血管紧张素,以调节血管的紧张性和血流量。

3.血管其他细胞的内分泌功能

血管壁中的脂肪细胞、肥大细胞和淋巴细胞等也能分泌多种血管活性物质,以旁分泌、自分泌的形式调节血管的舒缩活动。

二、血流动力学

血液在心血管系统内流动的力学,称为血流动力学,属流体力学的一个分支,主要研究血流量、血流阻力、血压及它们之间的相互关系。

(一)血流量和血流速度

单位时间内流经血管某一横截面的血量,称为血流量,又称为容积速度,其单位通常为mL/min或 L/min。血流速度是指血液中某一质点在血管内移动的线速度。血液在血管中流动时,其血流速度与血流量成正比,与血管的横截面积成反比。机体内主动脉的总横截面积最小,而毛细血管的总横截面积最大,故主动脉内的血流速度最快,而毛细血管内的血流速度最慢。

1.泊肃叶定律

Poiseuille 研究了液体在管道系统内流动的规律,提出单位时间内液体的流量(Q)与管道两端的压力差(P_1-P_2)和管道半径(r)的 4 次方成正比,而与管道的长度(L)和该液体的黏度(η)成反比,公式如下。

$$Q=\pi(P_1-P_2)r^4/8\eta L$$

该公式即为泊肃叶定律,其中 π 为圆周率,是个常数。

2.层流和湍流

血液在血管内流动时可呈现两种截然不同的方式,即层流和湍流。在层流的情况下,血液中每个质点的流动方向是一致的,即都与血管的长轴平行,然而各质点的流速并不相同,血管轴心处流速最快,越靠近管壁,流速越慢。如图 1-12A 所示,箭头方向表示血流的方向,箭头的长度表示流速。因此,在血管的纵剖面上,各箭头的顶端相连而形成一抛物线。泊肃叶定律适用于层流的情况。当血流速度加快到一定程度时,层流情况即被破坏,此时血液中每个质点的流动方向不再一致,彼此交叉而出现漩涡,即形成湍流(图 1-12B)。在湍流的情况下,泊肃叶定律不再适用。

关于湍流的形成条件,Reynolds 提出了一个经验公式,如下。

$$Re=VD\rho/\eta$$

式中 Re 为 Reynolds 常数,无单位,V 为血液的平均流速,单位为 cm/s,D 为管腔的直径,单位为 cm,ρ 为血液的密度,单位为 g/cm^3,η 为血液的黏度,单位为 $dyn \cdot s/cm^2$,又称为泊。一般来说，当$Re>2\ 000$时即可发生湍流。由上式可知，当血流速度快、血管口径大及血液的黏度低时，容易产生湍流。在生理情况下，心室腔和主动脉内的血流是湍流。但在病理情况下发生血管狭窄时，可因局部血流加速而出现湍流，并可在相应的体表处听到血管杂音。

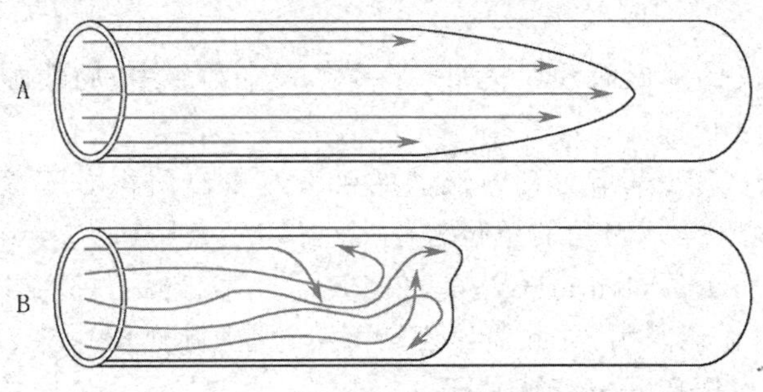

图 1-12 层流和湍流示意图

A.血管中的层流；B.血管中的湍流

（二）血流阻力

血液在血管内流动时所遇到的阻力，称为血流阻力，是由于血液流动时与血管壁及血液内部分子之间相互摩擦而产生的。摩擦会消耗一部分能量，因此随着血液不断向前流动，压力将逐渐降低。发生湍流时，血液中各质点不断变换流动的方向，故血流阻力更大，消耗的能量较层流时更多。

血流阻力一般不能直接测量，需通过计算得出。在层流的情况下，血流量（Q）与血管两端的压力差（P_1-P_2）成正比，而与血流阻力（R）成反比。公式如下。

$$Q=(P_1-P_2)/R$$

结合泊肃叶定律，可以得到血流阻力的计算公式，如下。

$$R=8\eta L/\pi r^4$$

这一公式表示，血流阻力与血管的长度（L）和血液的黏度（η）成正比，而与血管半径（r）的4次方成反比。由于血管的长度和血液的黏度在一段时间内变化很小，因此血流阻力主要取决于血管的半径。当血管半径增大时，血流阻力将减小，血流量就增多；反之，当血管半径减小时，血流阻力将增大，血流量就减少。机体正是通过控制各器官阻力血管口径的大小，从而调节各器官的血流量。生理情况下，主动脉及大动脉产生的血流阻力约占总阻力的9%，小动脉约占16%，微动脉约占41%，毛细血管约占27%，静脉系统约占7%。由此可见，富含平滑肌的小动脉和微动脉是产生血流阻力的主要部位。

在某些生理和病理情况下，血液黏度可以改变。影响血液黏度的因素主要有以下几个方面。

1.血细胞比容

血细胞比容是决定血液黏度的最重要因素。血细胞比容越大，血液的黏度就越高。

2.血流的切率

在层流的情况下，相邻两层血液流速之差与液层厚度的比值称为血流的切率。匀质液体（如血浆）的黏度不随切率的变化而变化，这种液体称为牛顿液，而非匀质液体（如全血）的黏度则随切率的减小而增大，这种液体称为非牛顿液。切率越大，层流现象越明显，即红细胞集中在血流的中轴，其长轴与血管的纵轴平行，红细胞移动时发生的旋转及红细胞之间的相互撞击都很小，故血液的黏度就很低。反之，切率越小，红细胞聚集越多，血液的黏度就增高。

3.血管口径

大血管对血液的黏度影响较小，但当血液在口径小于 0.3 mm 的微动脉内流动时，只要切率足够高，血液的黏度将随血管口径的变小而下降，从而显著降低血液在小血管内流动时的阻力。

4.温度

血液的黏度可随温度的降低而升高。如果将手指浸在冰水中，局部血液的黏度可增加 2 倍。

(三)血压

血压(blood pressure,BP)是指血管内流动的血液对单位面积血管壁的侧压力，也即压强。血压的国际标准单位是帕(Pa)，因帕的单位较小，故常用千帕(kPa)表示，但传统习惯上血压通常以毫米汞柱(mmHg)为单位，1 mmHg=0.133 kPa。当血液从心室射出，依次流经动脉、毛细血管和静脉时，由于存在血流阻力，导致血压逐渐下降，即动脉血压＞毛细血管血压＞静脉血压(图 1-13)。通常所说的血压指的是动脉血压。

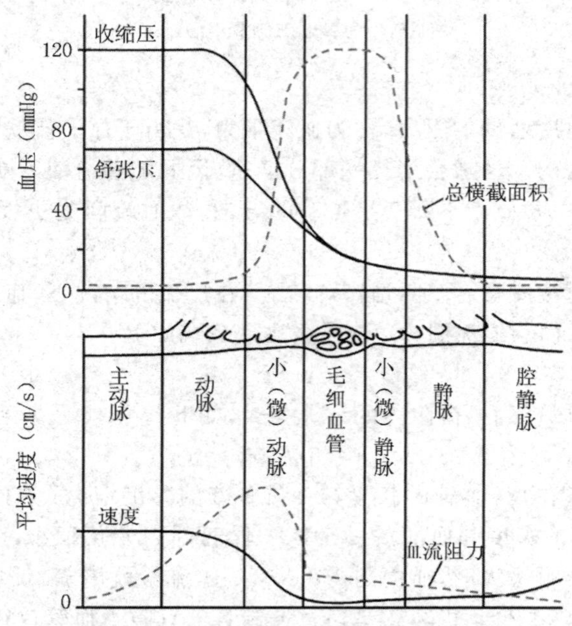

图 1-13 不同血管的血压、总横截面积、血流速度和血流阻力的变化示意图

三、动脉血压和动脉脉搏

动脉内流动的血液对单位面积血管壁的侧压力，称为动脉血压，通常是指主动脉血压。每个心动周期中，动脉血压发生周期性的波动。这种周期性的压力变化可引起动脉血管发生搏动，称为动脉脉搏。在一些浅表动脉(如桡动脉等)部位，用手指能直接触到动脉搏动。

(一)动脉血压

1.动脉血压的形成

动脉血压的形成条件主要包括以下几个方面。

(1)循环系统内有足够的血液充盈：这是动脉血压形成的前提条件。循环系统内的血液充盈程度可用循环系统平均充盈压来表示。电刺激用苯巴比妥麻醉的犬，使其发生心室颤动，以暂时停止心脏射血，血液流动也就暂停，此时在循环系统中各处所测得的压力都是相同的，这一压力数值就是循环系统平均充盈压，约为 0.9 kPa(7 mmHg)。人的循环系统平均充盈压估计接近 0.9 kPa(7 mmHg)。循环系统平均充盈压的高低取决于循环血量与血管系统容量之间的相对关系。如果循环血量增多或血管系统容量减小，循环系统平均充盈压就升高；反之，如果循环血量减少或血管系统容量增大，则循环系统平均充盈压就降低。

(2)心脏射血：这是动脉血压形成的必要条件。心室收缩时释放的能量分为两部分：一部分成为血液的动能，推动血液向前流动；另一部分则转化为势能(压强能)，形成对血管壁的侧压并使大动脉扩张。当心室舒张时，大动脉弹性回缩，将储存的势能转变为推动血液向前流动的动能。因此，虽然心室射血是间断性的，但是血液在血管内的流动却是连续的。

(3)外周阻力：外周阻力主要指小动脉和微动脉对血流的阻力，这是动脉血压形成的另一基本条件。由于外周阻力的存在，心室每次收缩射出的血液大约只有 1/3 能在心室收缩期流至外周，其余约 2/3 的血液暂时储存在主动脉和大动脉中，并使动脉血压升高。可以设想，如果没有外周阻力，则心室收缩时射入大动脉的血液将全部迅速地流到外周，这样就不能维持正常的动脉血压。

(4)主动脉和大动脉的弹性储器作用：主动脉和大动脉富含弹性纤维，具有弹性储器作用。当心室收缩射血时，主动脉和大动脉弹性扩张，使动脉压不会升得过高，同时又储存了一部分血液；当心室舒张时，扩张的大动脉弹性回缩，将储存的血液继续运向外周，既维持了血流的连续性，同时又使动脉压不会降得过低。因此，主动脉和大动脉的弹性储器作用可减小每一心动周期中动脉血压的波动幅度。

2.动脉血压的正常值和生理变异

(1)动脉血压的正常值：在每个心动周期中，动脉血压随着心室的收缩与舒张而发生较大幅度的变化。心室收缩时动脉血压上升达最高值，称为收缩压，心室舒张时动脉血压下降达最低值，称为舒张压。收缩压和舒张压的差值称为脉搏压，简称脉压。一个心动周期中每一瞬间动脉血压的平均值，称为平均动脉压。平均动脉压的精确数值可以通过血压曲线面积的积分来计算，粗略计算，平均动脉压约等于舒张压加 1/3 脉压(图 1-14)。由于在大动脉中血压的降幅很小，因此通常用上臂测得的肱动脉压来代表动脉血压。在安静状态下，我国健康青年人的收缩压为13.3～16.0 kPa(100～120 mmHg)，舒张压为 8.0～10.7 kPa(60～80 mmHg)，脉压为 4.0～5.3 kPa(30～40 mmHg)，平均动脉压接近 13.3 kPa(100 mmHg)。

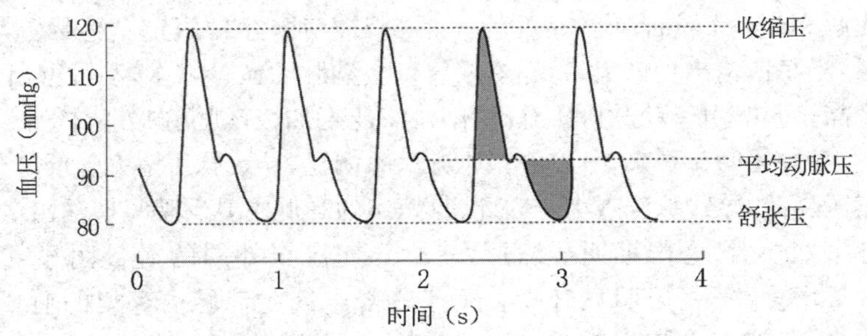

图 1-14 正常青年人肱动脉压曲线

(2)动脉血压的生理变异：动脉血压除存在个体差异外，还有性别和年龄的差异。一般来说，女性的血压在更年期前略低于同龄男性，而更年期后则与同龄男性基本相同或略有升高。男性和女性的血压都随年龄的增长而逐渐升高，并且收缩压比舒张压升高更显著。此外，正常人的血压还呈现明显的昼夜波动节律。大多数人的血压在凌晨 2～3 时最低，上午 6～10 时和下午 4～

8 时各有一个高峰，晚上 8 时以后血压呈缓慢下降趋势。这种现象在老年人中尤为多见。3.动脉血压的测量方法

动脉血压主要有两种测量方法，即直接测量法和间接测量法。

(1)直接测量法：目前的生理学实验中多采用直接测量法，即将导管的一端插入动脉，另一端连接压力换能器，通过将压强能的变化转变为电能的变化，可以精确测算出心动周期中每一瞬间的血压数值。此法具有一定的创伤性，并且操作技术要求也较高，故在临床上较少应用。

(2)间接测量法：目前临床上多采用无创、简便的 Korotkoff 音听诊法间接测量动脉血压。首先，将血压计的袖带缠于上臂中部，袖带下缘距肘窝 2～3 cm，然后将听诊器胸件置于肘窝肱动脉搏动最明显处。向袖带内充气至肱动脉搏动消失(听不到任何声音)后再继续上升 2.7～4.0 kPa(20～30 mmHg)，随后缓慢放气。当听到第一个搏动声(Korotkoff 音)时，血压计水银柱所指刻度即为收缩压；当搏动声突然变弱或消失时，血压计水银柱所指刻度即为舒张压(图 1-15)。

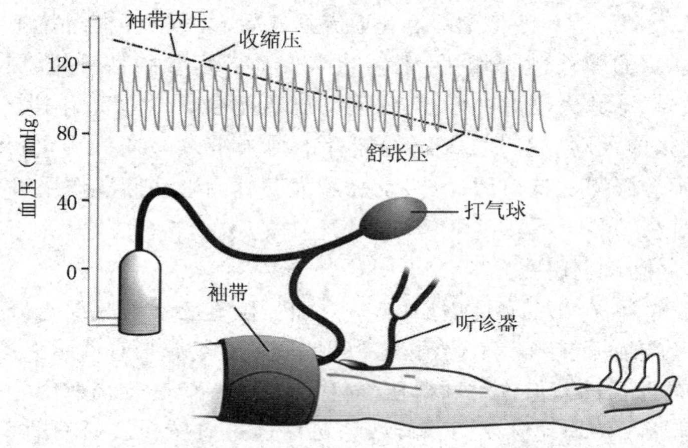

图 1-15　Korotkoff **音听诊法间接测量肱动脉血压的示意图**

4.影响动脉血压的因素

凡是参与动脉血压形成的各种因素，都能影响动脉血压，而且只要其中一个因素发生变化，其他因素也可能会随之发生变化。因此，生理情况下动脉血压的变化往往是多种因素综合作用的结果。为便于理解和讨论，下面单独分析某一影响因素时，都是假定其他因素不发生变化。

(1)每搏输出量：当每搏输出量增大时，心缩期射入主动脉的血量增多，动脉壁所承受的侧压力增大，故收缩压明显升高。同时由于动脉血压升高，使血流速度加快，则流向外周的血量增多，到心舒末期大动脉内存留的血量并无明显增多，所以舒张压升高不明显，导致脉压增大。反之，当每搏输出量减少时，则主要使收缩压降低，导致脉压减小。因此，收缩压的高低主要反映每搏输出量的多少。

(2)心率：当心率加快时，心舒期明显缩短，使心舒期流至外周的血量明显减少，故心舒末期主动脉内存留的血量增多，舒张压明显升高。由于心舒末期主动脉内存留的血量增多，使心缩期主动脉内的血量增多，收缩压也相应升高，但由于动脉血压升高，可使血流速度加快，则心缩期内可有较多的血液流至外周，故收缩压升高不如舒张压升高显著，导致脉压减小。反之，当心率减慢时，舒张压明显降低，则脉压增大。

(3)外周阻力：当外周阻力加大时，心舒期中血液流向外周的速度减慢，使心舒末期存留在主动脉内的血量增多，故舒张压升高；在心缩期，由于动脉血压升高使血流速度加快，因此收缩压升高不如舒张压升高明显，故脉压减小。外周阻力减小时，舒张压降低也较收缩压明显，脉压增大。

由此可见，在一般情况下，舒张压的高低主要反映外周阻力的大小。

(4)主动脉和大动脉的弹性储器作用：如前所述，由于主动脉和大动脉的弹性储器作用，使动脉血压的波动幅度明显小于心室内压的波动幅度。老年人由于动脉壁硬化，大动脉的弹性储器作用减弱，故脉压增大。

(5)循环血量和血管系统容量的比例：循环血量和血管系统容量的比例适当，才能使血管系统足够的充盈，从而产生一定的体循环平均充盈压。在正常情况下，循环血量和血管系统的容量是相适应的，血管系统充盈程度的变化不大。失血后，循环血量减少，此时如果血管系统的容量改变不大，则体循环平均充盈压必然降低，使动脉血压下降，甚至危及生命，故对大失血患者的急救措施主要是及时补充血量。在另一些情况下，如果循环血量不变而血管系统容量增大，如药物过敏或细菌毒素的侵袭，使全身小血管扩张，血管内血液充盈不足，血压则急剧下降。对这种患者的急救措施主要是应用血管收缩药使小血管收缩，血管容积减小，使血压迅速回升。

(二)动脉脉搏

1.动脉脉搏的波形

用脉搏描记仪记录到的浅表动脉脉搏的波形图，称为脉搏图(图 1-16)，一般包括上升支和下降支。

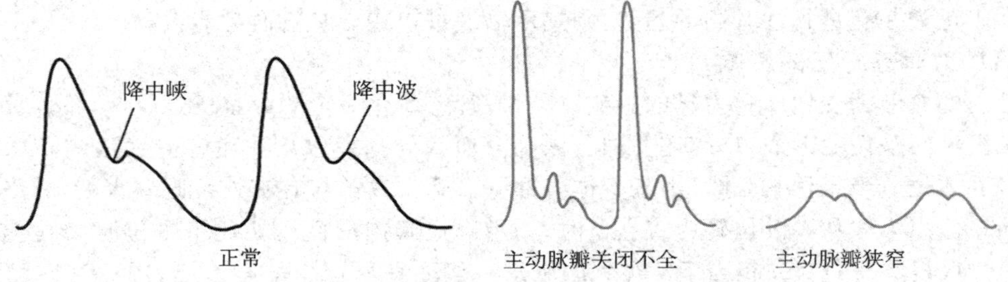

图 1-16　正常及病理情况下的动脉脉搏图

(1)上升支：在心室快速射血期，动脉血压迅速上升，其管壁扩张，形成脉搏波形中的上升支。当射血速度慢、心排血量少及射血阻力大时，可使上升支的斜率和幅度都减小；反之则都增大。

(2)下降支：在心室减慢射血期，射血速度减慢，使进入主动脉的血量少于由主动脉流向外周的血量，故被扩张的大动脉开始回缩，动脉血压逐渐下降，形成脉搏波形中下降支的前段。随后，心室开始舒张，动脉血压继续下降，形成下降支的后段。在主动脉记录脉搏图时，其下降支上有一个切迹，称为降中峡，其后出现一个短而向上的小波，称为降中波(图 1-16)。降中波是由于心室舒张时主动脉内反流的血液受到主动脉瓣阻挡后而形成的一个折返波。下降支的形状可大致反映外周阻力的大小。外周阻力大时，下降支的下降速率慢，降中峡的位置较高；反之，则下降支的下降速率快，降中峡的位置较低。

在某些病理情况下，动脉脉搏的波形可出现异常。例如，主动脉瓣关闭不全时，由于心舒期部分血液反流入心室，导致主动脉压迅速下降，故下降支陡峭；主动脉瓣狭窄时，射血阻力增大，则上升支的斜率和幅度都减小(图 1-16)。

2.动脉脉搏波的传播速度

动脉脉搏波可沿动脉管壁向外周血管传播，其传播速度远比血流速度快。一般说来，动脉管壁的可扩张性越大，脉搏波的传播速度就越慢。主动脉脉搏的传播速度为 3～5 m/s，到大动脉为 7～10 m/s，而到小动脉段则加快到 15～35 m/s。由于小动脉和微动脉对血流的阻力大，故在微动脉段以后脉搏波动明显减弱，到毛细血管时脉搏已基本消失。

四、静脉血压和静脉回心血量

静脉不仅是血液回流入心脏的通道，而且还起着血液储存库的作用。静脉的收缩与舒张可有效调节回心血量和心排血量，从而使机体适应各种生理状态下的需要。

（一）静脉血压

当体循环血液流经动脉和毛细血管到达微静脉时，血压已下降到 2.0～2.7 kPa（15～20 mmHg）；到体循环的终点右心房时，血压最低，接近于零。通常将右心房和胸腔内大静脉的血压称为中心静脉压（central venous pressure，CVP），而将各器官静脉的血压称为外周静脉压。中心静脉压的高低取决于心脏射血能力和静脉回心血量之间的相互关系。如果心脏射血能力强，可及时将回流入心脏的血液射入动脉，中心静脉压就较低。反之，当心脏射血能力减弱时，则中心静脉压较高。另一方面，如果静脉回心血量过多，或静脉回流速度过快，中心静脉压也会升高。因此，中心静脉压是反映心血管功能的重要指标。临床上在用输液治疗休克时，除须观察动脉血压的变化外，也要观察中心静脉压的变化。中心静脉压的正常变动范围为 4～12 cmH_2O（1 cmH_2O＝0.098 kPa）。如果中心静脉压偏低或有下降趋势，常提示输液量不足，而如果中心静脉压高于正常并有进行性升高的趋势，则提示输液过快或心脏射血功能减弱。

（二）重力对静脉压的影响

血管内的血液因受地球重力场的影响，可对血管壁产生一定的静水压。因此，各部分血管内的血压除由于心脏做功形成以外，还要加上该部分血管处的静水压。血管静水压的高低取决于人体当时的体位。当人体平卧时，由于身体各部分血管大致都与心脏处于同一水平，故静水压也大致相同。但当人体从平卧位转为直立位时，则足部血管内的血压要比平卧位时高约 10.7 kPa（80 mmHg），其增高的部分相当于从足到心脏这一段血柱所产生的静水压（图 1-17）；而心脏水平以上的血管内血压则比平卧位时低，如颅顶矢状窦内压可降低到－1.3 kPa（－10 mmHg）。

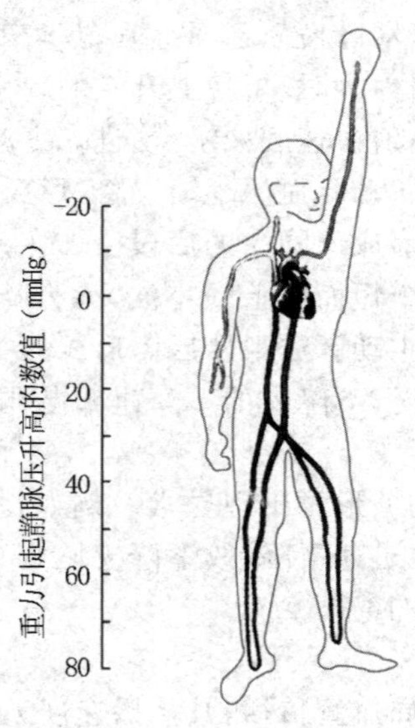

图 1-17　直立体位对静脉压的影响

重力形成的静水压，对处在同一水平的静脉的影响远大于动脉，这是因为静脉较动脉壁薄，故静脉的充盈程度受跨壁压的影响较大。跨壁压是指血管内血液对管壁的压力和血管外组织对管壁的压力之差。一定的跨壁压是维持静脉充盈扩张的必要条件，跨壁压越大，静脉就越充盈，容积也越大，当跨壁压减小到一定程度时，静脉就会发生塌陷。

（三）静脉回心血量

单位时间内由静脉回流入心脏的血量，称为静脉回心血量。静脉回心血量取决于外周静脉压和中心静脉压之差，以及静脉对血流的阻力。

1.静脉对血流的阻力

在静脉系统中，由微静脉至右心房的血压降落仅约 2.0 kPa(15 mmHg)，可见静脉对血流的阻力很小，这与其保证回心血量的功能是相适应的。

作为毛细血管后阻力血管的微静脉，其舒缩活动可影响毛细血管前、后阻力的比值，继而改变毛细血管血压。微静脉收缩时，使毛细血管后阻力升高，如果毛细血管前阻力不变，则毛细血管前、后阻力的比值变小，进而升高毛细血管血压，造成组织液生成增多。因此，机体可通过对微静脉舒缩活动的调节来控制血液和组织液之间的液体交换，并能间接调节静脉回心血量。

前面已经提及，跨壁压可影响静脉的充盈扩张，继而改变了静脉对血流的阻力。大静脉在处于扩张状态时，血流阻力很小；但当管壁塌陷时，静脉的总横截面积减小，导致血流阻力增大。另外，血管周围组织对静脉的压迫，如锁骨下静脉在跨越第 1 肋骨处受肋骨的压迫、腹腔内大静脉受腹腔器官的压迫等，都可增加静脉对血流的阻力。

2.影响静脉回心血量的因素

凡能影响外周静脉压、中心静脉压及静脉阻力的因素，都能影响静脉回心血量。

(1)体循环平均充盈压：体循环平均充盈压的高低取决于循环血量和血管系统容量之间的相对关系。当循环血量增多或容量血管收缩时，体循环平均充盈压升高，静脉回心血量即增多；反之，当循环血量减少或容量血管舒张时，体循环平均充盈压降低，静脉回心血量则减少。

(2)心脏收缩力量：心脏收缩力量增强时，射血量增多，而心室内剩余血量较少，则心室舒张末期压力就较低，从而对心房和大静脉内血液的抽吸力量增强，故静脉回心血量增多；相反，则静脉回心血量减少。例如，右心衰竭时，右心室收缩力量显著减弱，致心室舒张末期压力明显升高，使血液淤积在右心房和大静脉内，静脉回心血量显著减少，此时患者出现颈外静脉怒张、下肢水肿等体征。左心衰竭时，血液淤积在左心房和肺静脉内，造成肺淤血和肺水肿。

(3)体位改变：当人体从平卧位转为直立位时，身体低垂部分静脉扩张，容量增大，故静脉回心血量减少。这种变化在健康人由于神经系统的迅速调节而不易被察觉，而长期卧床的患者，由于其静脉管壁的紧张性较低，更易扩张，同时下肢肌肉收缩力量减弱，故由平卧位突然直立时，可因大量血液淤滞在下肢，导致静脉回心血量过少而发生晕厥。

(4)骨骼肌的挤压作用：骨骼肌收缩时挤压肌肉内和肌肉间的静脉，使静脉血流加快，加之有静脉瓣的存在，使血液只能向心脏方向回流而不能倒流。这样，骨骼肌和静脉瓣一起，对静脉回流起着“泵”的作用，称为“静脉泵”或“肌肉泵”。当下肢肌肉进行节律性舒缩活动时，如步行或跑步，可使肌肉泵作用得到很好发挥，在一定程度上加速了全身的血液循环，对心脏的泵血起辅助作用。肌肉泵的这种作用，对于在直立情况下降低下肢静脉压、减少下肢静脉内血液潴留具有重要的生理意义。但是，如果肌肉不做节律性的舒缩，而呈持续性收缩状态，则静脉因持续受压导致回心血量明显减少。

(5)呼吸运动:胸膜腔内压通常低于大气压,为负压。吸气时,胸腔容积增大,胸膜腔负压增大,使胸腔内大静脉和右心房更加扩张,中心静脉压降低,因而静脉回心血量增加;呼气时则相反,使静脉回心血量减少。可见,呼吸运动对静脉回流也起着"泵"的作用,称为"呼吸泵"。如果在站立时呼吸加深,可以促进身体低垂部分的静脉血液回流。但是,呼吸对肺循环静脉回流的影响与对体循环的影响不同。吸气时,随着肺的扩张,肺部的血管容积显著增大,能储存较多的血液,故由肺静脉回流至左心房的血量减少,左心室的输出量也相应减少。呼气时的情况则相反。

五、微循环

微动脉和微静脉之间的血液循环,称为微循环。作为血液与组织细胞之间进行物质和气体交换的场所,微循环对维持组织细胞的新陈代谢和内环境稳态具有重要作用。

(一)微循环的组成

各器官、组织的结构和功能不同,微循环的结构也有所不同。典型的微循环由微动脉、后微动脉、毛细血管前括约肌、真毛细血管、通血毛细血管、动-静脉吻合支和微静脉组成(图 1-18)。

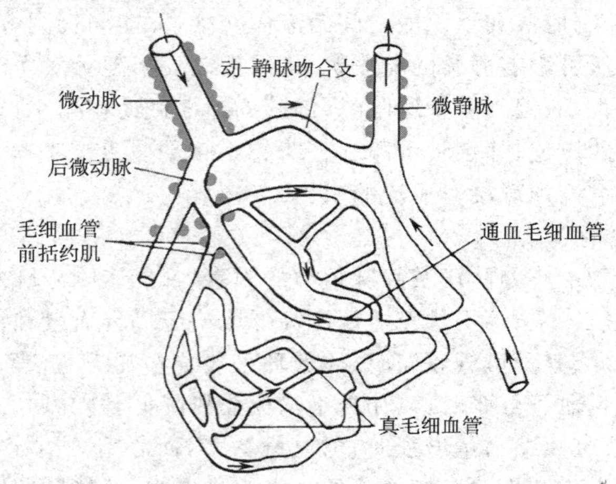

图 1-18　微循环的组成模式图

微循环的起点是微动脉,其管壁有环行的平滑肌,通过平滑肌的收缩和舒张可控制微循环的血流量,故微动脉起"总闸门"的作用。微动脉分支成管径更细的后微动脉,每根后微动脉向一至数根真毛细血管供血。真毛细血管起始端通常有 1～2 个平滑肌细胞,形成环状的毛细血管前括约肌,其舒缩活动可控制进入真毛细血管的血流量,故毛细血管前括约肌起"分闸门"的作用。真毛细血管仅由单层内皮细胞组成,细胞间有裂隙,故具有较高的通透性。人体内约有 400 亿根毛细血管,总的有效交换面积将近 1 000 m^2。毛细血管的血液经微静脉进入静脉。最细的微静脉口径不超过 30 μm,其管壁没有平滑肌,属于交换血管。较大的微静脉管壁有平滑肌,其舒缩活动可影响毛细血管血压,故微静脉为毛细血管后阻力血管,起"后闸门"的作用。

(二)微循环的血流通路

微循环有 3 条血流通路,分别具有不同的生理意义。

1.迂回通路

血液从微动脉经后微动脉、毛细血管前括约肌、真毛细血管汇集到微静脉的通路,称为迂回通路。该通路因真毛细血管数量多且迂回曲折而得名,加之管壁薄、通透性大、血流缓慢,因此是血液和组织液之间进行物质交换的场所，故又称营养通路。该通路中的真毛细血管是交替开放的，安静状态下，同一时间内约有 20%的真毛细血管开放，从而使微循环的血流量与组织的代谢活动相适应。

2.直捷通路

血液从微动脉经后微动脉和通血毛细血管进入微静脉的通路，称为直捷通路。通血毛细血管是后微动脉的直接延伸，其管壁平滑肌逐渐稀少以至消失。直捷通路经常处于开放状态，血流速度较快，在物质交换上意义不大。它的主要功能是使一部分血液快速进入静脉，以保证回心血量。直捷通路在骨骼肌中较为多见。

3.动-静脉短路

血液从微动脉经动-静脉吻合支流入微静脉的通路，称为动-静脉短路。该通路多见于人体的皮肤和皮下组织，特别是手指、足趾、耳郭等处，其主要功能是参与体温调节。当人体需要大量散热时，动-静脉吻合支开放增多，皮肤血流量增加，皮肤温度升高，有利于发散身体热量。

(三)微循环的血流动力学

1.微循环的血流阻力

微循环中的血流一般为层流，其血流量与微动脉和微静脉之间的血压差成正比，与微循环中总的血流阻力成反比。微动脉占总血流阻力的比例较高，血压降落也最显著。因而，血液流到毛细血管靠动脉端时，血压降至 4.0～5.3 kPa(30～40 mmHg)，中段血压为 3.3 kPa(25 mmHg)，至靠静脉端血压为 1.3～2.0 kPa(10～15 mmHg)。毛细血管血压的高低取决于毛细血管前阻力和毛细血管后阻力之比。一般说来，当两者之比为 5∶1 时，毛细血管的平均血压约为 2.7 kPa(20 mmHg)。比值增大时，毛细血管血压就降低；反之，则升高。

2.微循环血流量的调节

通常情况下，通过微循环毛细血管网的血液是不连续的。这是由于后微动脉和毛细血管前括约肌不断发生每分钟 5～10 次的交替性收缩和舒张活动，称为血管舒缩活动，以此控制真毛细血管开放或关闭。当它们收缩时，真毛细血管关闭，导致毛细血管周围组织中乳酸、二氧化碳、组胺等代谢产物积聚及氧分压降低。代谢产物和低氧又能反过来引起局部后微动脉和毛细血管前括约肌舒张，于是真毛细血管开放，局部组织内积聚的代谢产物被血流清除。随后，后微动脉和毛细血管前括约肌又收缩，使真毛细血管关闭，如此周而复始。当组织代谢活动加强时，处于开放状态的真毛细血管增多，可使血液和组织细胞之间的交换面积增大，交换距离缩短，以满足组织代谢的需要。

(四)血液和组织液之间的物质交换

微循环的基本功能是实现血液和组织液之间的物质交换，主要通过以下几种方式进行。

1.扩散

扩散是血液和组织液之间进行物质交换的最主要方式。某种溶质分子在单位时间内扩散的速率与其在血浆和组织液中的浓度差、毛细血管壁对该分子的通透性及毛细血管壁的有效交换面积等成正比，而与毛细血管壁的厚度成反比。脂溶性物质如氧、二氧化碳等可直接透过毛细血管壁进行扩散，故扩散速率极快。非脂溶性物质如 Na^+、葡萄糖等，其直径小于毛细血管壁孔隙，也能通过管壁进出毛细血管，但分子越小，就越容易通过毛细血管壁孔隙，故扩散速率越大。

2.吞饮

毛细血管内皮细胞外侧的物质可被细胞膜包裹并吞饮入细胞内，形成吞饮泡，继而被运送至细胞的另一侧，并被排出细胞外。一般认为，多数大分子物质如血浆蛋白等可以通过这种方式进行毛细血管内外的交换。

3.滤过和重吸收

当毛细血管壁两侧的静水压和渗透压不等时，水分子就会通过毛细血管壁从高压力一侧向低压力一侧移动。生理学中，将液体由毛细血管内向外的移动称为滤过，而将液体向相反方向的移动称为重吸收。血液和组织液之间通过滤过和重吸收方式进行的物质交换，仅占很小一部分，对于物质交换来说并不起主要作用，但对于组织液的生成来说具有重要意义。

六、组织液的生成与回流

组织液是血浆经毛细血管滤过到组织间隙而形成的，其主要成分是胶原纤维和透明质酸细丝，故组织液绝大部分呈胶冻状，不能自由流动，因而不致因重力作用而流至身体的低垂部位，也难从组织间隙中抽吸出来。组织液中有极小一部分呈液态，可自由流动。组织液中各种离子成分与血浆基本相同，但组织液中蛋白质含量明显低于血浆。

(一)组织液的生成

组织液生成的动力是有效滤过压，它取决于以下 4 个因素，即毛细血管血压、血浆胶体渗透压、组织液静水压和组织液胶体渗透压。其中，毛细血管血压和组织液胶体渗透压是促使液体向毛细血管外滤过的力量，而血浆胶体渗透压和组织液静水压则是促使液体重吸收入毛细血管的力量(图 1-19)。滤过的力量与重吸收的力量之差，称为有效滤过压(effective filtration pressure，EFP)。可用下式表示。

有效滤过压＝(毛细血管血压＋组织液胶体渗透压)－(血浆胶体渗透压＋组织液静水压)

如图 1-19 所示，在毛细血管动脉端，有效滤过压为 1.7 kPa(13 mmHg)，表示液体滤出毛细血管而生成组织液；而在毛细血管静脉端，有效滤过压为－0.7 kPa(－5 mmHg)，表示大部分组织液又重吸收回毛细血管。总的说来，流经毛细血管的血浆，0.5%～2%在毛细血管动脉端被滤出到组织间隙，其中约 90%的滤出液在静脉端被重吸收回血液，其余约 10%进入毛细淋巴管，成为淋巴液。

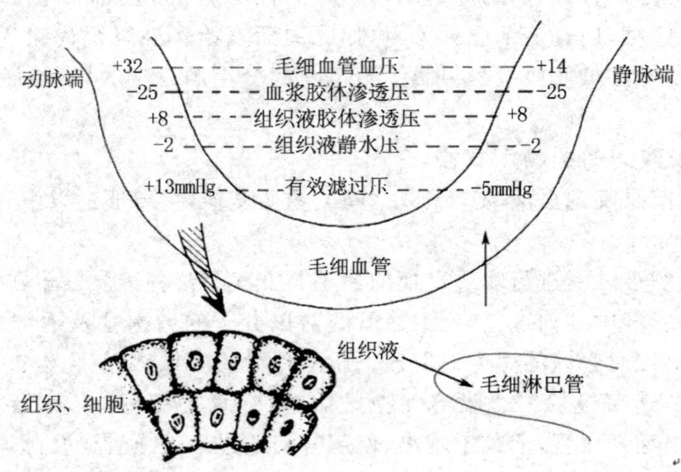

图 1-19 组织液生成与回流示意图(图中数值单位为 mmHg)

(二)影响组织液生成与回流的因素

正常情况下,组织液的生成与回流维持动态平衡,以保证体液的正常分布。一旦这种平衡遭到破坏,造成组织液生成过多或回流减少,则组织间隙中有过多的液体潴留,产生水肿。

1.毛细血管血压

当毛细血管前、后阻力的比值增大时,毛细血管血压降低,则有效滤过压减小,组织液生成减少;反之,比值变小时,毛细血管血压升高,组织液生成增多。右心衰竭的患者,因静脉回流受阻,毛细血管血压逆行升高,有效滤过压加大,组织液生成增多而回流减少,常出现全身水肿。

2.血浆胶体渗透压

血浆胶体渗透压主要取决于血浆蛋白的浓度。当人体患某些肾脏疾病时,常排出蛋白尿,或者肝功能不佳时,蛋白质合成减少,从而导致血浆蛋白含量降低,使血浆胶体渗透压下降,有效滤过压增大,组织液生成增多,从而出现水肿。

3.毛细血管壁的通透性

正常情况下,毛细血管壁对蛋白质几乎不通透。但在感染、过敏、烧伤等情况下,毛细血管壁的通透性增加,部分血浆蛋白滤出毛细血管,使病变部位组织液胶体渗透压升高,有效滤过压增大,导致组织液生成增多,出现水肿。

4.淋巴回流

正常情况下,从毛细血管滤出的液体约10%经淋巴系统回流入血。当局部淋巴管病变或肿物阻塞淋巴管时,可使淋巴回流受阻,导致受阻部位远端的组织液回流障碍,出现局部水肿。

(杜 磊)

第四节 心血管活动的调节

正常情况下,在内外环境发生变化时,机体通过心血管活动的调节,包括神经调节、体液调节和自身调节等方式使心排血量、动脉血压和器官血流量等发生相应变化,从而适应机体和各器官组织在不同情况下的代谢水平和对血流量的需要。

一、心血管活动的神经调节

心脏和各部分血管的活动主要受自主神经和体液等因素的调节,通过调节心排血量和外周阻力以维持血压的相对稳定,并满足机体组织器官在不同功能和代谢状态下的血供需要。同时,心血管活动在一定程度还可受到自身的调节。

(一)心脏和血管的传出神经支配

心肌和血管平滑肌都受自主神经的支配。

1.心的传出神经支配

心脏受到心交感神经和心迷走神经双重支配。前者兴奋可加强心脏活动,后者兴奋则对心脏活动具有抑制作用,二者既对立又统一地调节心脏的活动。此外,心肌还受肽能神经元支配。

(1)心交感神经及其作用:心交感神经的节前纤维来自第1～5胸椎段脊髓中间外侧柱的神经元,其轴突末梢释放的递质为乙酰胆碱(acetylcholine,ACh),后者激活节后神经元膜上的烟碱型乙酰胆碱受体(nicotinic acetylcholine receptor,nAChR)。心交感神经节后神经元位于星状神经节或颈交感神经节内,其节后纤维支配心脏的各个部分,包括窦房结、房室交界、房室束、心房肌和心室肌。

心交感神经节后纤维末梢释放的递质为去甲肾上腺素(norepinephrine,NE),后者与心肌细胞膜上的 β_1 受体结合后,激活细胞膜上的兴奋型 G 蛋白(stimulatory G protein,Gs),进而激活胞质侧的腺苷酸环化酶(adenylate cyclase,AC),后者使细胞内的 ATP 转变为环磷酸腺苷(cyclic adenosine monophosphate,cAMP),激活蛋白激酶 A(protein kinase A,PKA),使细胞膜上的蛋白磷酸化,进而通过影响细胞膜的离子转运功能引起一系列生理效应,包括自律性增高,心率加快,即正性变时作用;心肌收缩力加强,即正性变力作用;传导速度加快,即正性变传导作用。PKA 还可引起膜内的蛋白磷酸化,糖原分解酶活性增强,促进糖原分解,使细胞内葡萄糖浓度升高,有氧代谢增强,生成 ATP 增多,以提供心肌活动所需的能量。

在心交感神经的作用下,窦房结细胞膜上 L 型 Ca^{2+} 通道开放,Ca^{2+} 内流增多;起搏电流 If 增强,使窦房结细胞 4 期自动去极化速度加快,从而引起正性变时作用。窦房结发出的冲动由特殊传导系统迅速传导至左、右心室,使两心室同时进入兴奋和收缩状态。心交感神经可使房室交界区慢反应细胞 Ca^{2+} 内流增加,动作电位 0 期去极速度加快,动作电位幅度增高,从而引起正性变传导作用。心交感神经可使心房和心室肌细胞动作电位 2 期 Ca^{2+} 内流增加,激动肌浆网上的 ryanodine 受体和 Ca^{2+} 泵,分别促进肌浆网释放 Ca^{2+} 和对 Ca^{2+} 的回收,从而引起正性变力作用。心交感神经兴奋时,肌浆内 Ca^{2+} 浓度升高,兴奋-收缩耦联过程加强,心肌收缩能力增强;在舒张期,肌钙蛋白与 Ca^{2+} 的亲和力降低,使 Ca^{2+} 与肌钙蛋白的解离加速,肌浆网上的 Ca^{2+} 泵活动增强,加速肌浆内 Ca^{2+} 回收入 Ca^{2+} 库,同时 Na^{+}-Ca^{2+} 交换活动增强,使细胞排出 Ca^{2+} 增加,从而使肌浆内 Ca^{2+} 浓度迅速下降,导致心肌舒张过程加强。心室肌收缩能力增强可使搏出量增多,而舒张过程加强有利于心室的血液充盈。

两侧心交感神经对心不同部位的支配存在差异,右侧交感神经以支配窦房结为主,兴奋时主要引起心率加快;左侧交感神经对房室交界和心室肌的作用为主,兴奋时主要引起房室传导加快和心室收缩能力增强。

心交感神经对心脏多方面的作用是互相协调的。在心交感神经兴奋引起心率加快、收缩期和舒张期都缩短的情况下,心室舒张加速和心房收缩能力增强可减小因心室舒张期缩短对心室血液充盈造成的影响。心室收缩能力增强和收缩的同步性增强使射血量不致因心脏收缩期缩短而减少。所以,在心交感神经兴奋时,心率加快、搏出量不变或有所增加,心排血量明显增加。

在生理学中,将神经或肌肉等组织一定程度的持续性活动称为紧张。机体在安静状态下,心交感神经都有一定频率的动作电位传出,维持心脏处于一定程度的活动状态,这种作用称为心交感紧张。意思是心交感神经对心脏具有经常性的紧张性支配作用。

(2)心迷走神经及其作用:心迷走神经节前纤维起源于延髓迷走神经背核和疑核,行走于迷走神经干中,进入心脏后与心内神经节发生突触联系,末梢释放的递质也是乙酰胆碱,其受体也是节后神经元膜上的 nAChR;节后纤维支配窦房结、心房肌、房室交界、房室束及其分支,也有少量纤维支配心室肌,其末梢释放的递质也是 ACh。

美籍德裔学者 O.Loewi 将两蛙心离体后,刺激 A 蛙心的迷走神经可使其活动减弱,A 蛙心的灌流液也可使 B 蛙心活动减弱,说明迷走神经兴奋时通过释放某种化学物质使两心活动减弱,该研究首次发现了化学信息传递物质(递质),后经证实该物质为 ACh。O.Loewi 为此获得诺贝尔生理学或医学奖。

ACh 与心肌细胞膜上的毒蕈碱型乙酰胆碱受体（M 受体）结合，通过抑制腺苷酸环化酶，使 cAMP 生成减少，PKA 的活性降低，Ca^{2+} 通道开放减少；同时，还通过 G 蛋白直接激活 ACh 依赖型 K^{+} 通道，导致细胞膜对 K^{+} 的通透性增大，K^{+} 外流增多，由此对心肌细胞产生负性变时作用、负性变力作用和负性变传导作用。心迷走神经兴奋时，心率减慢，搏出量和心排血量减少。

由于 K^{+} 外流增加，使窦房结细胞发生超极化，最大复极电位增大，Ik 衰减过程减弱，4 期自动去极化速率降低，从而引起负性变时作用。ACh 在增高心肌细胞膜对 K^{+} 通透性的同时，还抑制其对 Ca^{2+} 的通透性。Ca^{2+} 内流减少，房室交界区心肌细胞动作电位 0 期去极化速率减慢，引起负性变传导作用。心肌细胞因 K^{+} 通透性增加，复极化时 K^{+} 外流加快而致动作电位时程缩短，同时因 cAMP 浓度降低而抑制 Ca^{2+} 通道，因此动作电位 2 期进入细胞的 Ca^{2+} 量减少，触发肌浆网释放 Ca^{2+} 减少，肌浆内 Ca^{2+} 浓度降低，从而引起负性变力作用。

两侧心迷走神经对心不同部位的支配也存在差异，右侧以支配窦房结为主，兴奋时主要引起心率减慢；左侧以支配房室交界区为主，兴奋时主要引起房室传导减慢。

心迷走神经也具有紧张性活动，持续性抑制心脏的活动，称为心迷走紧张。

心交感紧张和心迷走紧张此消彼长，共同调节心脏的活动。人体窦房结的自律性约为 100 次/分，但机体在安静状态下，心迷走紧张占优势，因此心率仅约 70 次/分。经常进行体育锻炼的个体，安静时心迷走神经的紧张性较高，心率可以慢于 60 次/分。如果用 M 受体阻滞剂阿托品阻断迷走神经的紧张性作用，则心率可加快到 150～180 次/分；如果用美托洛尔等 β_1 受体阻滞剂阻断心交感紧张，则心率可减慢到大约 50 次/分。在运动状态下，心交感紧张增强，心迷走紧张减弱，共同引起心率加快，心肌收缩力增强，心排血量增多，以满足机体活动增强的需要。

（3）肽能神经元及其作用：在心内还存在着一些肽能神经元，它们可释放血管活性肠肽、降钙素基因相关肽、神经肽 Y、阿片肽等肽类物质。这些物质与上述的神经递质共存。目前，对于肽能神经元的功能了解不多，已知血管活性肠肽对心肌有正性变力作用和舒张冠状血管的作用，降钙素基因相关肽有正性变时、正性变力和血管舒张作用，并被认为是体内最强的舒血管物质。

2.血管的传出神经支配

除真毛细血管以外，所有血管都有平滑肌。而绝大部分血管平滑肌的活动都受自主神经系统的调节；毛细血管前括约肌的神经分布很少，其舒缩活动主要受局部代谢产物的影响。引起血管平滑肌收缩的神经称为缩血管神经，引起血管平滑肌舒张的神经称为舒血管神经，二者统称为血管运动神经。

（1）缩血管神经及其作用：缩血管神经都属于交感神经，故一般称为交感缩血管神经。交感缩血管神经节前神经元位于第 1 胸椎至第 3 腰椎节段脊髓灰质的中间外侧柱，其末梢释放 ACh，其受体亦为 nAChR；节后神经元位于椎旁神经节和椎前神经节，其末梢释放去甲肾上腺素，可分别作用于血管平滑肌细胞膜 α 受体和 β_2 受体，作用于 α 受体导致血管平滑肌收缩，而作用于 β_2 受体则引起血管平滑肌舒张。

去甲肾上腺素与 α 受体结合的能力比与 β_2 受体结合的能力强，故缩血管神经兴奋时主要引起缩血管效应。

除毛细血管前括约肌外，全身所有血管平滑肌都受交感缩血管神经支配，但对于不同部位的血管，其密度有所不同。皮肤血管的交感缩血管神经分布密度最大；其分布密度在骨骼肌和内脏血管次之；而在冠状血管和脑血管中的分布最少。在同一器官的血管，交感缩血管神经分布的密度也有差异。动脉的交感缩血管神经分布密度高于静脉;在微动脉的分布密度最大;毛细血管前括约肌不受交感缩血管神经支配。

在安静状态下,交感缩血管神经持续发放1～3次/秒的低频冲动,称为交感缩血管紧张。这种紧张性活动使血管平滑肌保持一定程度的收缩状态。当交感缩血管紧张增强时,血管平滑肌进一步收缩;交感缩血管紧张减弱时,血管平滑肌收缩程度降低,血管舒张。在不同的生理情况下,交感缩血管神经的放电频率在低于1次/秒至8～10次/秒的范围内变动,可引起血管口径在很大范围内发生变化,从而调节不同器官的血流阻力和血流量。

(2)舒血管神经及其作用:体内有少部分血管平滑肌同时接受舒血管神经支配。①交感舒血管神经及其作用:在动物试验中发现,支配骨骼肌微动脉的交感神经中除有缩血管纤维外,还有舒血管纤维。交感舒血管神经节后纤维释放ACh,引起骨骼肌血管平滑肌舒张,阿托品可阻断该效应。交感舒血管神经在平时并无紧张性活动,只有在机体情绪激动和运动等情况下才发放冲动,使骨骼肌血管舒张,血流量增多。在这种情况下,体内其他器官的血管则因交感缩血管神经的活动增强而发生收缩,体内血液重新分配,从而使骨骼肌得到充足的血液供应。②副交感舒血管神经及其作用:脑膜、唾液腺、胃肠道外分泌腺和外生殖器等少数部位的血管除接受交感缩血管神经支配外,还接受副交感舒血管神经的支配。例如,面神经中有支配软脑膜血管的副交感纤维,迷走神经中有支配肝血管的副交感纤维,盆神经中有支配盆腔器官血管的副交感纤维等。这些神经纤维末梢释放ACh,与血管平滑肌细胞膜上的M受体结合,引起血管舒张。副交感舒血管神经平时没有紧张性活动,而且只对局部组织血流起调节作用,故对循环系统总的外周阻力影响很小。③脊髓背根舒血管神经及其作用:皮肤伤害性感觉传入纤维在外周末梢处可发出分支到邻近的微动脉。当皮肤受到伤害性刺激时,感觉冲动在沿脊神经背根传入纤维向中枢传导的同时,也可沿着其末梢分支传至受刺激部位邻近的微动脉,引起微动脉舒张,使局部皮肤出现红晕。这是仅通过轴突外周部位即可完成的反应,称为轴突反射。这类神经称为背根舒血管神经,其末梢释放的递质还不清楚,免疫细胞化学方法证明脊神经节感觉神经元中有降钙素基因相关肽与P物质共存。④血管活性肠肽神经元及其作用:有些自主神经元内有血管活性肠肽和ACh共存。这些神经元兴奋时,其末梢一方面释放ACh,引起腺细胞分泌,另一方面释放血管活性肠肽,引起舒血管效应,使局部组织血流量增加。

综上所述,在安静状态下,交感缩血管神经的紧张性活动即可维持机体适宜的外周阻力和动脉血压的稳定;在运动状态下,支配骨骼肌的交感舒血管神经和分布在内脏器官的交感缩血管神经均兴奋,既保证了运动着的骨骼肌得到足够血液供应,又维持了适宜的外周阻力;在某些特殊情况下,副交感舒血管神经兴奋,使局部组织血流量增加。

(二)心血管中枢

心血管中枢是指与心血管活动调节有关的神经细胞集中的部位。调节心血管活动的神经细胞群分布在从脊髓到大脑皮层的各级水平,它们各具不同的功能但又密切联系,使心血管系统的活动与整体功能协调一致。

1.延髓心血管中枢

有学者提出,最基本的心血管中枢位于延髓。动物试验依据:①在延髓上缘横断脑干后,动物的血压并无明显变化,而且刺激坐骨神经引起的升压效应仍然存在。②横断水平逐步移向延髓尾端时,动物的血压逐渐降低,刺激坐骨神经引起的升压效应也逐渐减弱。③横断水平后移至延髓闩部时,血压降低至大约5.3 kPa(40 mmHg)。以上结果表明,心血管的正常紧张性活动不是起源于脊髓或支配心血管的传出神经，而是起源于延髓头端。只要保留延髓及其以下中枢部分的完整，就能维持心血管的正常紧张性活动，并完成基本的心血管反射。

进一步研究表明，延髓心血管中枢包括四个功能部位。①缩血管区：缩血管区位于延髓头端腹外侧部，包括心交感中枢和交感缩血管中枢，是心交感紧张和交感缩血管紧张的起源部位。该区神经元的轴突下行，支配脊髓中间外侧柱心交感神经节前神经元和交感缩血管神经节前神经元，维持心交感紧张和交感缩血管紧张。②心抑制区：心抑制区位于延髓迷走神经背核和疑核，亦称为心迷走中枢，产生和维持心迷走紧张。③舒血管区：舒血管区位于延髓尾端腹外侧部，该区的神经元在兴奋时可抑制缩血管区神经元的活动，导致交感缩血管紧张降低，血管舒张。④传入神经接替站，即延髓孤束核。该区一方面接受来自颈动脉窦和主动脉弓压力感受器、颈动脉体和主动脉体化学感受器、心肺感受器和肾等内脏感受器的传入信息，以及来自端脑、下丘脑、小脑、脑干其他区域和脊髓等处与心血管调节有关的核团的纤维投射，另一方面又发出纤维投射到心迷走中枢、心交感中枢、交感缩血管中枢、脑桥臂旁核和下丘脑室旁核等区域，继而影响心血管活动。

2.延髓以上的心血管中枢

在延髓以上的脑干部分及大脑和小脑中，都存在影响延髓心血管中枢活动的神经元。它们在心血管活动调节中所起的作用更加高级，表现为对心血管活动与机体其他功能活动之间的复杂整合作用。例如下丘脑在机体的体温调节、摄食、水平衡和情绪反应等功能活动的整合中起着重要作用。在动物试验中可以观察到，电刺激下丘脑的一些区域，可引起躯体肌肉及心血管、呼吸和其他内脏活动的变化，这些变化往往是通过精细整合，在功能上相互协调的。电刺激下丘脑的“防御反应区”，可引起动物的防御反应，表现为骨骼肌紧张加强和防御姿势等行为反应。机体处于紧张和恐惧等状态时，出现心率加快，心肌收缩能力增强，血压升高，以及呼吸活动加强和其他内脏功能活动的相应变化。边缘系统参与机体心血管活动与情绪活动的整合。大脑皮层运动区除引起骨骼肌收缩外，还通过交感舒血管神经引起骨骼肌血管的舒张。大脑皮层还参与心血管活动条件反射的建立。

3.脊髓心血管神经元

在脊髓胸、腰段灰质中间外侧柱有支配心血管的交感节前神经元，在脊髓骶部有支配血管的副交感节前神经元。这些神经元的活动受高位中枢的调节，在完成各种心血管反射中起传出通路的作用。

(三)心血管反射

机体在不同功能状态下，可通过多种心血管反射来调节心血管的活动，使心排血量与机体代谢水平相适应。

1.颈动脉窦和主动脉弓压力感受性反射

颈动脉窦和主动脉弓压力感受性反射，是指机体动脉血压升高时，通过增强对颈动脉窦和主动脉弓压力感受器的刺激作用，反射性地引起心排血量减少和外周阻力减小，使动脉血压迅速回降过程，又称为降压反射。反之，当机体动脉血压降低时，对压力感受器的刺激作用减弱，该反射活动减弱，引起心排血量增加和外周阻力增大，使动脉血压迅速回升。可见，该反射是一种负反馈调节机制。需要指出的是颈动脉窦和主动脉弓压力感受性反射必须是在血压快速变化时才能表现出来，对于血压变化缓慢的个体则不能发生该反射。这就是为什么高血压患者不能通过自身的颈动脉窦和主动脉弓压力感受性反射达到降压目的的原因。

(1)压力感受器的特性:颈动脉窦和主动脉弓压力感受器是分布在颈动脉窦和主动脉弓血管壁外膜下的感觉神经末梢,通常称其为动脉压力感受器。颈动脉窦压力感受器的传入神经为颈动脉窦神经,它并入舌咽神经;主动脉弓压力感受器的传入神经为迷走神经。家兔主动脉弓压力感受器的传入神经自成一束,与迷走神经伴行,称为主动脉神经或减压神经。颈动脉窦和主动脉弓压力感受器的适宜刺激是血管壁的机械性牵张。当动脉血压升高时,管壁被牵张的程度增大,压力感受器传入的神经冲动随之增多,因此压力感受器在本质上属于牵张感受器。试验条件下,快速牵拉已阻断血流的颈动脉窦区,尽管此时颈动脉窦内压力很低,但牵拉仍可成为有效刺激而致窦神经传入冲动增加,导致血压急剧下降。由此证明,这种感受器的适宜刺激为任何原因对血管壁的机械牵张。

在同一血压水平,压力感受器对脉动性压力变化更为敏感。而且,脉动性压力变化速率越快,感受器受到的刺激作用越强,传入冲动频率就越高。因此,压力感受性反射对急剧血压变化具有强而迅速的调节作用。研究表明,颈动脉窦压力感受器对牵张刺激比主动脉弓更敏感,故在心血管活动的压力感受性反射调节中更为重要。

体液中的某些物质,如心房钠尿肽和血管升压素等,可与压力感受器细胞膜上的相应受体结合,具有提高压力感受性反射敏感性的作用。

(2)压力感受器:传入神经与中枢的联系颈动脉窦和主动脉弓压力感受器的传入神经纤维将传入冲动传递到延髓孤束核,后者再通过延髓内的神经通路,兴奋心迷走中枢,使心迷走紧张增强;抑制心交感中枢和交感缩血管中枢,使心交感紧张和交感缩血管紧张减弱;此外,还可通过延髓内其他神经核团及脑干和下丘脑等部位的一些神经核团使交感紧张减弱。

(3)反射效应:动脉血压升高时,对压力感受器的刺激增强,窦神经和迷走神经传入孤束核的冲动增多,通过延髓心血管中枢的整合作用,使心交感中枢和交感缩血管中枢的紧张性活动减弱,心迷走中枢的紧张性活动加强,进而引起心交感神经传出冲动减少和心迷走神经传出冲动增多,使心率减慢,心肌收缩力减弱,心排血量减少;同时交感缩血管神经传出冲动减少,外周血管平滑肌紧张性减弱,血管舒张,血流阻力减小,导致动脉血压迅速回降。

相反,当动脉血压降低时,对颈动脉窦和主动脉弓压力感受器的刺激减弱,传入孤束核的冲动减少,经延髓心血管中枢整合后,心交感中枢紧张性加强,心迷走中枢的紧张性减弱,引起心交感神经传出冲动增多而心迷走神经传出冲动减少,使心率加快,心肌收缩力增强,心排血量增多;同时,交感缩血管中枢紧张性增强,全身血管广泛收缩,外周阻力增大,导致动脉血压迅速回升。

这里需要提及的是,长期卧床的患者,整体功能状态差,压力感受器对动脉血压变化的敏感性降低,因此在临床工作中,要注意避免这类患者发生直立性低血压。另外,在做颈部手术时,应避免对颈动脉窦区的牵拉刺激,因为对颈动脉窦压力感受性反射敏感的患者,牵拉刺激可能导致心率过慢甚至心搏骤停。

(4)压力感受性反射的意义:由于压力感受器传入神经的传入冲动引起的反射具有缓冲血压的作用,故称为缓冲神经。在对正常犬的试验中观察到,在 24 小时内,动脉血压仅在偏离平均动脉压[约 13.3 kPa(100 mmHg)]1.3～2.0 kPa(10～15 mmHg)的范围内变化;在切除两侧缓冲神经的犬,24 小时内平均动脉压虽然并未明显高于正常水平,但动脉血压的波动范围可高达平均动脉压上下各 6.7 kPa(50 mmHg)。可见压力感受器反射的生理意义在于经常监视动脉血压的变化。在动脉血压升高或降低时,通过压力感受器传入冲动频率的增多或减少,经心血管中枢的整合,调整心排血量和外周阻力,使机体动脉血压维持相对稳定。压力感受性反射对动脉血压快速变化的调节作用显著,故该反射主要参与机体短时性血压变化的调节。

在动物试验中,将颈动脉窦区与其他部分分离,仅通过窦神经保留与中枢的联系,在这种情况下,人为地改变颈动脉窦区的灌注压,就可以引起体循环动脉血压的变化。据此可做出反映颈动脉窦内压与主动脉血压之间的关系曲线,即压力感受性反射功能曲线。由该曲线可见,其中部较陡,两端渐趋平坦,表明当窦内压在正常平均动脉血压水平范围内变化时,压力感受性反射最为敏感,调节作用最强;动脉血压偏离正常水平越远,压力感受性反射的调节作用越弱。在慢性高血压病患者,由于压力感受器对牵张刺激的敏感性降低而产生适应现象,压力感受性反射功能曲线向右移位,提示压力感受性反射在高于正常的血压水平发挥作用,这种现象称为压力感受性反射的重调定。压力感受性反射重调定的机制比较复杂,可发生在感受器水平,也可发生在反射的中枢部分。

2.颈动脉体和主动脉体化学感受性反射

化学感受性反射的感受器位于颈总动脉分叉处和主动脉弓区域,分别为颈动脉体和主动脉体,其传入神经同样分别为窦神经和迷走神经。化学感受器的血液供应非常丰富,其适宜刺激是血中二氧化碳分压、H^+浓度升高及氧分压降低。化学感受器受到刺激后,经窦神经和迷走神经传入孤束核,引起延髓呼吸中枢和心血管中枢的活动发生变化。一般认为,在生理情况下,化学感受性反射主要参与对呼吸运动的调节,只有在低氧、窒息、酸中毒、失血、动脉血压过低等情况下,才参与对心血管活动的调节。例如,当机体失血导致血压降低到8.0 kPa(60 mmHg)或更低时,可通过化学感受性反射引起心率加快,心排血量增加;腹腔内脏和骨骼肌血管收缩,外周阻力增大,动脉血压升高。因此,有时将化学感受性反射称为加压反射。

3.心肺感受器引起的心血管反射

在心房、心室和肺循环大血管壁存在许多调节心血管活动的感受器,总称为心肺感受器。心肺感受器可接受机械牵张刺激或化学刺激。在生理情况下,心房壁的牵张主要是由血容量增多引起的,故心房壁的牵张感受器又称为容量感受器。心肺感受器的传入神经纤维行于迷走神经干内。大多数心肺感受器受刺激时引起的效应是心交感紧张和交感缩血管紧张减弱,心迷走紧张增强,导致心率减慢、心排血量减少、外周阻力降低,动脉血压下降。在动物试验中证实,心肺感受器受刺激时,对肾交感神经活动的抑制特别明显,使肾血流量增加,肾排水和排Na^+量增多。表明心肺感受器引起的反射在血量及体液成分的调节中具有重要的生理意义。心肺感受器受到压力或化学刺激时,引起肾交感神经活动抑制,肾血流量增多,尿量和尿Na^+排出增多的过程称为心-肾反射,该反射使心肾两个器官的功能活动紧密地联系起来。

4.躯体感受器引起的心血管反射

刺激躯体传入神经可引起多种心血管反射。反射的效应取决于感受器的性质、刺激强度和频率等因素。用弱至中等强度的低频电脉冲刺激骨骼肌传入神经,常引起降血压效应;用高强度和高频率的电脉冲刺激皮肤传入神经,则常引起升血压效应;扩张肺、胃、肠和膀胱等空腔器官及挤压睾丸或眼球等,均可引起心率减慢和外周血管舒张等效应;脑缺血可以引起交感缩血管中枢的紧张性增强,外周血管强烈收缩,动脉血压升高,称为脑缺血反应。

二、心血管活动的体液调节

血液和组织液中的一些化学物质对心血管活动的调节,称为心血管活动的体液调节。前者通过血液运到全身而广泛作用于心血管系统,属于全身性体液调节;后者在组织中生成,主要对局部的血管和组织起调节作用，属于局部性体液调节。

(一)肾上腺素和去甲肾上腺素

肾上腺素(epinephrine，EPI)和去甲肾上腺素(norepinephrine，NE)在化学结构上都属于儿茶酚胺类。血液中的肾上腺素和去甲肾上腺素主要由肾上腺髓质分泌，其中肾上腺素约占80%，去甲肾上腺素约占20%。不同生理状态下，两者的比例可能发生变化。由肾上腺髓质分泌的肾上腺素和去甲肾上腺素，进入血液循环，作用范围广且持续时间长。而由交感神经节后神经纤维释放的去甲肾上腺素一般只在局部发挥作用，极少量可进入血液循环，所以它的作用快且时间短暂。

血液中的肾上腺素和去甲肾上腺素对心血管的作用既有共性又有各自的特点，它们都是通过与心肌和血管平滑肌上的 α 受体和 β 受体起作用的，但两者与不同肾上腺素受体的亲和力存在差异。另外，肾上腺素受体在心肌和各部位血管平滑肌的分布也存在差异。心肌细胞膜上以 β_1 受体为主，冠状动脉、脑血管、骨骼肌血管和肝的血管平滑肌细胞膜上以 β_2 受体占优势，而皮肤、肾和胃肠道的血管平滑肌细胞膜上以 α 受体为主。肾上腺素与 β 受体的亲和力强，与 α 受体的亲和力较弱。去甲肾上腺素与 α 受体的亲和力强，与 β_1 受体次之，与 β_2 受体的亲和力最弱。因此，肾上腺素主要作用于心肌细胞 β_1 受体，使心肌的活动增强；也作用于皮肤、肾和胃肠道的血管平滑肌细胞 α 受体，引起血管收缩；小剂量肾上腺素可作用于心、脑、骨骼肌和肝的血管平滑肌细胞 β_2 受体，引起血管舒张，但大剂量时则作用于 α 受体引起缩血管效应。去甲肾上腺素广泛作用于血管平滑肌 α 受体，引起血管收缩；作用于心肌 β_1 受体，使心的活动增强，但去甲肾上腺素缩血管作用引起的动脉血压升高可通过压力感受性反射使心率减慢，而且该作用大于其通过心肌细胞 β_1 受体引起的直接兴奋作用，故表现为减慢心率。临床上如果给患者静脉注射去甲肾上腺素可使体内大多数器官的血管广泛收缩，外周阻力增加，动脉血压升高，使压力感受性反射增强，反射性地引起心率降低。从上述可见，肾上腺素主要通过增加心排血量使动脉血压升高，同时对循环血液具有重新分配的作用。该作用保证机体处于运动状态下脑和心肌及运动着的骨骼肌可以得到充足的血液供应。而去甲肾上腺素主要通过收缩血管而增大外周阻力，使血压升高。因此，在临床上，常把肾上腺素用作强心药，而把去甲肾上腺素用作缩血管的升压药。

(二)肾素-血管紧张素-醛固酮系统

肾素主要来自肾脏，是由近球细胞合成和分泌的一种酸性蛋白水解酶，可以将血浆中由肝生成的血管紧张素原水解为血管紧张素Ⅰ(angiotensinⅠ，AngⅠ)。AngⅠ在血浆和组织(主要是肺血管内皮表面)的血管紧张素Ⅰ转换酶(angiotensin Ⅰ converting enzyme，ACE)的作用下，生成血管紧张素Ⅱ(angiotensinⅡ，AngⅡ)；AngⅡ在血浆和组织中的血管紧张素酶 A 的作用下水解成血管紧张素Ⅲ(angiotensin Ⅲ，AngⅢ)；AngⅢ在氨基肽酶的作用下生成血管紧张素Ⅳ(angiotensin Ⅳ，Ang Ⅳ)。AngⅡ和 AngⅢ为强缩血管物质和醛固酮分泌的刺激物，参与调节血压和体液平衡、调节红细胞的生成及肾脏的发育等。

血管紧张素原经肾素途径生成血管紧张素Ⅰ(AngⅠ)，后者又经一系列不同酶的水解，生成许多不同肽段，构成血管紧张素家族，其成员包括 AngⅠ(1-10)、AngⅡ(1-8)、AngⅢ(2-8)、Ang Ⅳ(3-8)、Ang 1-9、Ang 1-7、Ang 2-7、Ang 3-7 等。这些物质可通过作用于血管紧张素受体而起作用。

血管紧张素受体简称 AT 受体，目前已发现有四种亚型，分别为 AT_1、AT_2、AT_3 和 AT_4 受体。AT_1 受体分布于人体的血管、心、肝、脑、肺、肾和肾上腺皮质等部位。AT_2 受体主要分布在人胚胎组织和未发育成熟的脑组织中，在成年人心肌部分脑组织中有少量分布。AT_3受体尚未被克隆，该受体分布和信号通路等都不清楚。AT_4受体广泛分布于哺乳动物的心血管、脑、肾、肺等处。

AngⅠ一般不具有生理活性。AngⅡ的主要作用如下：①作用于血管平滑肌细胞膜上的血管紧张素Ⅱ受体1（angiotensin Ⅱ receptor 1，AT_1受体），使全身微动脉收缩，外周阻力增大；使静脉收缩，回心血量增加，心排血量增多，导致动脉血压升高。②作用于脑的某些部位，使交感缩血管中枢的紧张性活动增强。③作用于交感神经末梢，促进去甲肾上腺素释放。④刺激肾上腺皮质球状带细胞合成和释放醛固酮。醛固酮促进肾远曲小管和集合管重吸收Na^+和水，使血容量增多。⑤引起或增强渴觉，导致饮水行为，使血量增多。AngⅢ可作用于AT_1受体，产生与血管紧张素Ⅱ相似的生物效应，但其缩血管效应仅为AngⅡ的10%～20%，而刺激肾上腺皮质球状带合成和释放醛固酮的作用较强。AngⅣ作用于AT_4受体，产生与经典AngⅡ不同的甚或相反的生理作用，能抑制左心室收缩并加强其舒张；促进血管收缩的同时，刺激一氧化氮的生成和释放，以调节它的血管收缩作用；还可参与对肾血流量和水盐平衡的调节。

正常状态下，血液中仅含有微量血管紧张素。在机体大量失血和腹泻等原因造成体内细胞外液量减少和血压降低时，肾血流量减少，可刺激肾球旁细胞分泌大量的肾素，引起血液中血管紧张素增多，从而促使血容量增加和血压回升。由于肾素、血管紧张素和醛固酮三者关系密切，故将其称为肾素-血管紧张素-醛固酮系统（renin-angiotensin-aldosterone system，RAAS）。该系统主要在调节血容量和血管收缩等方面发挥作用，因此，在机体动脉血压的长期调节中具有重要意义。如临床上患慢性肾性高血压的患者，由于其肾血管周围发生炎症或血管壁硬化，引起肾血液供应不足时，肾素分泌增加，AngⅡ的浓度增高，从而促进血压升高。

（三）血管升压素

血管升压素（vasopressin，VP）由下丘脑室旁核和视上核神经内分泌大细胞合成的九肽激素，经下丘脑-垂体束运送至神经垂体贮存和释放。神经垂体的分泌颗粒中含有神经垂体素运载蛋白。当室旁核和视上核神经元兴奋时，神经冲动到达位于神经垂体的神经末梢，引起钙离子内流，激素与运载蛋白释放进入血液循环。

VP受体有V_{1a}、V_{1b}和V_2三种亚型，前两者主要分布于血管平滑肌和腺垂体，V_2主要分布于肾集合管细胞膜上。VP作用于V_{1a}受体，引起体内血管广泛收缩（脑血管不受影响），导致外周阻力增大。在生理情况下，VP主要作用于V_2受体，促进肾集合管对水的重吸收而起抗利尿效应，故又称为抗利尿激素（antidiuretic hormone，ADH）。在机体失血或失液等病理情况下，血液中的VP浓度明显升高并作用于V_{1a}受体，通过第二信使三磷酸肌醇（inositol trisphosphate，IP_3）/二酯酰甘油（diacylglycerol，DAG）介导的缩血管作用，发挥升压效应，这一效应不属于VP的生理性作用。所以VP主要作用为抗利尿作用。另外，下丘脑室旁核有一些合成VP的神经内分泌小细胞，它们合成的VP通过垂体门脉系统到达垂体前叶，通过V_{1b}受体促进垂体前叶促肾上腺皮质激素的释放。

近年研究表明，VP还可通过提高压力感受性反射的敏感性、兴奋心血管交感中枢、抑制肾交感神经等，使肾素释放量减少。

（四）心房钠尿肽

心房钠尿肽（atrial natriuretic peptide，ANP）是由心房肌细胞合成和释放的一类多肽。心房充盈和离体的心房壁受牵拉均可引起ANP的释放。当血容量增加时，心房肌细胞释放ANP增加，产生利尿利钠作用，从而使血容量恢复至正常。生理状态下，ANP 和 VP 共同调节机体的水盐平衡。

1.对肾脏的作用

心房钠尿肽使肾小球入球动脉舒张，肾小球出球动脉收缩，肾毛细血管血流量增多，血压升高，有效滤过压增大，原尿生成增多；抑制肾集合管对 Na^+ 和水的重吸收；对抗血管升压素和醛固酮对水和 Na^+ 重吸收的促进作用，因而具有很强的利尿和利钠的作用。

2.对心血管的作用

心房钠尿肽可刺激心感受器，经迷走神经传入中枢，使心交感紧张降低，心脏的活动减弱；可与血管平滑肌细胞上的相应受体结合，激活鸟苷酸环化酶（guanylate cyclase，GC），使细胞内环鸟苷酸（cyclic guanosine monophosphate，cGMP）升高，进而激活蛋白激酶 G，通过阻断 Ca^{2+} 通道和增强 Ca^{2+} 泵活动使血管舒张；使 AngⅡ的生成和醛固酮的分泌减少，还可抑制 VP 的合成和分泌，产生降压作用。

（五）血管内皮细胞生成的血管活性物质

血管内皮细胞可以合成、释放多种血管活性物质，引起血管平滑肌的收缩或舒张。

1.缩血管物质

血管内皮细胞可生成内皮素、AngⅡ、血栓素 A_2 等多种缩血管物质，统称为内皮缩血管因子。其中内皮素（endothelin，ET）是已知最强烈的缩血管物质，比血管紧张素Ⅱ强 10 倍以上。在生理情况下，血流对血管壁的切应力可促进内皮素的合成和释放。ET 具有强大的正性肌力作用，但其强心作用常被其强烈的收缩冠状动脉、刺激血管紧张素Ⅱ和去甲肾上腺素释放等作用所掩盖。ET 的缩血管效应持久，可能参与血压的长期调节。

2.舒血管物质

血管内皮细胞合成的舒血管物质主要有前列环素和内皮舒张因子。内皮细胞内的前列环素合成酶可以合成前列环素（prostacyclin，PGI_2），后者可降低平滑肌细胞内 Ca^{2+} 浓度，使血管舒张。目前认为，内皮舒张因子（endothelium-derived relaxing factor）就是一氧化氮（nitric oxide，NO）。L-精氨酸在一氧化氮合酶（nitric oxide synthase，NOS）的作用下产生 NO。血流对血管内皮细胞的切应力、低氧、一些缩血管物质如去甲肾上腺素、血管升压素、血管紧张素等可促进内皮细胞释放 NO；此外，ATP、二磷酸腺苷（adenosine diphosphate，ADP）、P 物质、组胺、ACh 等也可促进内皮细胞释放 NO。NO 可使血管平滑肌内的鸟苷酸环化酶激活，使 cGMP 浓度升高，Ca^{2+} 浓度降低，血管舒张。此外，NO 还通过以下几个途径实现对心血管活动和交感神经的调节。①介导某些舒血管效应，如在冠状动脉，阻断 NO 合成后，由激动肾上腺素受体所引起的舒血管效应明显降低。②抑制交感神经末梢释放去甲肾上腺素。③作用于延髓的心血管中枢，降低交感缩血管紧张。

（六）激肽

激肽是一类具有舒血管活性的多肽类物质，最常见的有缓激肽和血管舒张素。血浆激肽释放酶可使高分子量激肽原水解成为九肽的缓激肽；组织激肽释放酶可使低分子量激肽原水解成为十肽的血管舒张素，后者还可在氨基肽酶作用下脱去一个氨基酸而成为缓激肽。激肽受体分为 B_1 和 B_2 两种亚型。激肽与血管内皮细胞上的 B_2 受体结合，可促进内皮细胞释放 NO 和前列环素等舒血管物质使血管平滑肌舒张，抑制血小板聚集，并增加毛细血管通透性；但激肽对体内其他平滑肌如内脏平滑肌的作用则是引起收缩。

(七)其他生物活性物质

1.前列腺素

前列腺素(prostaglandin,PG)是血管内皮细胞膜上磷脂中的花生四烯酸的代谢产物,由其前体 PGH_2 在前列腺素酶的作用下产生。是一族活性强、种类多的二十碳不饱和脂肪酸。全身各部的组织细胞几乎都含有合成前列腺素的前体及酶,因此都能产生 PG。PG 按其分子结构的差别可分为多种类型,包括 PGE_1、PGE_2、$PGF_{2\alpha}$、PGI_2、和 PGD_2 等。PGE_2 和 PGI_2 具有强烈的舒血管作用,而 $PGF_{2\alpha}$ 则使静脉收缩。

2.阿片肽

内源性阿片肽(endogenous opioid peptide,EOP)及其受体在心血管系统大量存在。EOP 包括 β-内啡肽、脑啡肽和强啡肽等三大家族。阿片受体分为六种亚型:$\mu(\mu_1,\mu_2)$、δ、$\kappa(\kappa_1,\kappa_2)$、σ、ε 和 λ。其中与心血管功能调节有关的是 μ、δ 和 κ。在心脏上占主导地位的是 κ 受体。心脏自身可合成 EOP,提示 EOP 对心血管系统具有直接的内分泌调节作用,主要表现为负性肌力作用和舒血管作用。垂体释放的 β-内啡肽和促肾上腺皮质激素一起被释放入血液。β-内啡肽进入脑内,作用于与心血管活动有关的神经核团,使交感紧张减弱,心迷走紧张增强,血压降低。内毒素、失血等可引起 β-内啡肽释放,并可能成为引起休克的原因之一。脑啡肽也可作用于外周血管壁的阿片受体,引起血管舒张。此外,EOP 还可作用于交感缩血管神经纤维末梢的接头前阿片受体,使去甲肾上腺素释放减少。

3.组胺

组胺是由组氨酸脱羧基而生成的。许多组织,特别是皮肤、肺、肠黏膜和神经系统等,含有大量的组胺。组织中的组胺是以无活性的结合型存在于肥大细胞和嗜碱性粒细胞的颗粒中,当组织受到损伤或发生炎症和变态反应时,可引起这些细胞脱颗粒,导致组胺释放。组胺与其受体结合发挥强烈的舒血管作用,并能使毛细血管和微静脉的管壁通透性增加,组织液生成增多,导致局部组织水肿。

4.血管活性肠肽

血管活性肠肽是从小肠黏膜提取的肽,由 28 个氨基酸组成。血管活性肠肽可使体内大多数血管扩张从而降低血压的作用,对冠状动脉和脑血管的舒张作用尤为明显,使局部器官血流阻力降低,血流量明显增多。

5.降钙素基因相关肽

降钙素基因相关肽(calcitonin gene related peptide,CGRP)是一种神经多肽,由 37 种氨基酸组成。广泛地存在于人体各系统中,具有较强的生理活性,研究表明该物质具有强烈的扩张血管作用。具有降低血压、降低外周阻力、舒张肾动脉和增加肾血流量等作用。另外,CGRP 结合于特异性的 CGRP 受体对冠状动脉亦有强大的舒张作用,对粥样硬化的冠状动脉亦有效,其舒张作用比硝酸甘油、硝普钠约强 240 倍。CGRP 对所有的血管均有明显的舒张作用,其作用较 ACh 等物质强。

6.肾上腺髓质素

肾上腺髓质素因最初是从人的肾上腺髓质嗜铬细胞瘤组织中提取的,同时也存在于人的正常肾上腺髓质,故名为肾上腺髓质素。研究表明血浆中的肾上腺髓质素主要来源于血管组织,由血管内皮细胞和血管平滑肌细胞合成与分泌。肾上腺髓质素可强烈舒张外周血管、刺激 NO 的生成和释放、抑制内皮素和血管紧张素Ⅱ的缩血管作用,使外周阻力减小,血压降低。

最后需要提及的是，由心血管系统自身合成和释放的心房钠尿肽、肾上腺髓质素和NO等，除具有强烈的舒血管作用外，还具有对抗血管紧张素Ⅱ、内皮素和血管升压素等的作用；血管紧张素和血管升压素等又可促使NO的释放，表明这些体液因子是彼此联系和相互作用的，这对于维持适度的血管紧张性和保证组织器官的血液供应均具有重要意义。

三、心血管活动的自身调节

在没有外来神经和体液因素的作用下，在一定的血压变动范围内，器官和组织的血流量通过局部血管依赖自身舒缩活动而实现对局部血流量的调节，称为血管的自身调节。一般认为血管的自身调节主要有以下两类。

(一)代谢性自身调节

组织细胞在代谢活动中，不断地消耗氧，以氧化糖和脂肪获得能量，同时不断地产生二氧化碳和H^+等代谢产物。在机体作剧烈运动致氧供给不足时，乳酸和腺苷等生成增多，肌细胞内K^+外流增多使局部K^+浓度升高，乳酸使局部pH降低。腺苷、H^+、二氧化碳、乳酸、K^+在局部组织液中浓度升高和氧浓度降低，都具有使微动脉和毛细血管前括约肌舒张的作用。整体情况下，这些代谢产物总是相互协调，共同发挥强大的舒血管效应。当血管舒张时，血流量增多，对组织的氧和营养物质供应增加，同时将代谢产物运送到相应的排泄器官排出，继而局部的微动脉和毛细血管前括约肌收缩，组织的血流量减少。

(二)肌源性自身调节

血管平滑肌本身常保持一定程度的紧张性收缩，称为肌源性活动。血管平滑肌被牵张时其肌源性活动加强。因此，当供应某一器官的血液灌注压突然升高时，由于血管跨壁压增大，血管平滑肌受到牵张刺激而使其收缩活动增强。这种现象在毛细血管前阻力血管特别明显，平滑肌受到牵张刺激而收缩，从而引起血流阻力增大，使器官或组织的血流量不致因灌注压升高而增多。相反，当灌注压降低时，血管平滑肌将舒张，使器官或组织血流量增加。肌源性自身调节在肾血管表现得最为明显，在脑、心、肝、肠系膜和骨骼肌的血管也能观察到。当使用抑制平滑肌收缩的药物如罂粟碱或水合氯醛后，肌源性自身调节的现象就不存在了。

总之，心血管系统活动的调节是由多种机制参与的复杂过程。神经调节一般是快速的、短期的调节，主要通过对心脏活动的阻力血管口径的调节来实现；体液调节多数较慢，但作用时间较长。另外，心血管系统还可以通过自身调节及机体其他器官的相互协调来维持内环境的相对恒定。

四、心血管活动的短期调节和长期调节

动脉血压的长期稳定有赖于体内神经、体液和自身调节，使心血管功能能够适应机体活动的改变。根据各种神经、体液因素对动脉血压调节的进程，可将动脉血压调节分为短期调节和长期调节。

(一)动脉血压的短期调节

动脉血压的短期调节是指通过反射性活动对动脉血压变化进行的即刻(数秒至数分钟)调节。例如对机体直立性低血压的反射性调节。当正常机体从平卧位突然转为直立位时，静脉回心血量突然减少，心排血量减少，血压降低。这种变化立即通过压力感受性反射使心血管交感神经紧张性活动加强，引起心率加快，外周血管收缩，血压迅速回升到正常范围。而长期卧床的患

者，从平卧位突然转为直立位时，发生严重的直立性低血压，且血压恢复到正常范围的时间延长，则是由于整体功能状态降低，压力感受性反射对血压变化的敏感性减弱所致。除压力感受性反射外，化学感受性反射也是一种短期的血压调节机制。在血压的短期调节中，有一些机制属于前馈调节，例如肌肉运动开始时及防御反应时的心率加快和骨骼肌血管舒张就是这样。这些变化发生在肌肉代谢增强之前，所以属于前馈调节。这种调节需延髓以上的有关心血管中枢同时参与才能完成。此外，在短期调节中也有可能对压力感受性反射进行重调定的情况。例如，在防御反应时出现血压升高和心率加快，就是由于压力感受性反射发生重调定，心率不会因血压升高而减慢。

（二）动脉血压的长期调节

动脉血压的长期调节是指动脉血压在较长时间内（数小时，数天，数月或更长）发生变化时，单纯的神经调节不足以将血压调节到正常水平，需要通过体液因素的作用才能实现的调节。对心脏活动的调节主要是通过改变心肌收缩力和心率，从而增加或减少心排血量，改变血压。对血管活动的调节则主要通过改变血管平滑肌的舒缩状态，从而改变阻力血管和容量血管的口径，进而调节外周阻力，改变血压。

通过肾脏的调节，体内细胞外液量可维持稳定，通常将这一调节途径称为肾-体液控制系统。肾-体液控制系统的活动主要受血管升压素、RAAS和心房钠尿肽的影响。当体内细胞外液量增多，循环血量增多时，血量和循环系统容量之间的相对关系发生改变，使动脉血压升高，进而通过以下机制使之恢复到正常水平：①血管升压素释放减少，肾集合管对水的重吸收减少，肾脏排水量增多，有利于血量的恢复。②血管紧张素Ⅱ生成减少，引起血管收缩的作用减弱；醛固酮分泌减少，使肾小管对 Na^+ 和水的重吸收减少。③心房钠尿肽分泌增多，使肾集合管对 Na^+ 和水的重吸收减少，肾排 Na^+ 和排水增多。主要通过上述体液因素的作用，使血量和血压下降到正常范围。反之，在循环血量减少时，肾-体液控制系统的活动则发生相反的变化，使血量和血压增加到正常范围。

（张　凯）

第五节　器官循环

机体内各器官的血流量取决于该器官的动、静脉压之差及阻力血管的舒缩状态。由于各器官的结构和生理功能不同，其内部的血管分布也会存在差别，因此，各器官血流量的调节机制也会有所不同。本节主要介绍冠脉循环、肺循环和脑循环。

一、冠脉循环

冠脉循环是指心脏自身的血液循环。左、右冠状动脉运送血液营养心肌细胞；血液流经毛细血管和静脉后回流入右心房。多数人的左冠状动脉主要供应左心室的前部，右冠状动脉主要供应左心室的后部和右心室。

（一）冠脉循环的特点

1.冠脉循环的解剖特点

左、右冠状动脉的主干和大分支走行于心脏表面，而其小分支多以垂直于心脏表面的方向穿入心肌，并在心内膜下层进一步分支成网。这种分支形式使冠状动脉小血管容易在心肌收缩时受到压迫。

相对于其他器官来说，心肌内的毛细血管极为丰富，毛细血管数和心肌纤维数的比例可达1∶1。在心肌的横截面上，每平方毫米内有2 500～3 000根毛细血管，故有利于心肌与冠状动脉血液之间进行物质交换。

此外，冠状动脉各分支之间虽然有侧支互相吻合，但人类正常的冠状动脉侧支均较细小，因此血流量很少。这样，如果冠状动脉的某一分支突然阻塞，就不易在短时间内快速建立起侧支循环，常可导致心肌梗死。但如果冠状动脉阻塞是缓慢形成的，则侧支可逐渐扩张，建立起新的侧支循环，从而起到一定的代偿作用。

2.冠脉循环的生理特点

(1)血压高，血流量大：冠状动脉直接开口于主动脉根部，并且冠状动脉血流的途径短，因此即使在较小的分支血管内血压仍能维持在较高水平。正常成年人在安静状态下，每100 g心肌的冠状动脉血流量为60～80 mL/min，较全身组织每100 g血流量7～9 mL/min，多了近10倍。中等体重的人安静状态下的总冠状动脉血流量约为225 mL/min，占心排血量的4%～5%，而心脏的重量仅占体重的0.5%。冠状动脉血流量的多少受心肌活动水平的影响，当心肌活动增强时，冠状动脉血流量亦明显增多，可达静息时的5倍。充足的冠状动脉血流量是心脏实现泵血功能的基本保证，一旦冠状动脉血流量不足，即可导致心肌缺血，心功能出现严重障碍。

(2)动、静脉血的氧含量差较大：安静状态下，每100 mL冠状动脉血中的氧含量约为20 mL，而每100 mL冠状窦静脉血中的氧含量仅为6 mL，二者的氧含量差达14 mL，即动脉血流经心脏时，其中约70%的氧被心肌所摄取，远高于其他器官组织(25%～30%)。这是由于心肌富含肌红蛋白，具有较强的摄氧能力。当机体活动增强、心肌耗氧量相应增加时，心肌依靠提高从单位血液中摄取氧的潜力较小，故此时心肌主要依靠扩张冠状血管以增加冠状动脉血流量，从而满足心肌对氧的需求。

(3)血流量易受心肌收缩的影响：冠脉循环的分支小血管(阻力血管)主要分布在心肌纤维之间，当心肌收缩时可使冠状动脉受压，冠状动脉血流量减少，而当心肌舒张时，冠状动脉受到的压迫解除，冠状动脉血流量增加，这是冠脉循环的另一生理特点。左冠状动脉血流受心肌收缩的影响尤为显著。左心室在等容收缩期开始时，由于心肌收缩的强烈压迫，左冠状动脉血流急剧减少，甚至发生逆流。在左心室快速射血期，主动脉压升高，冠状动脉压也随之升高，冠状动脉血流量增加；进入减慢射血期，主动脉压有所下降，冠状动脉血流量也有所下降；在等容舒张期，心肌对冠状动脉血管的压迫骤然解除，冠状动脉血流阻力减小，则冠状动脉血流量迅速增加，并在舒张早期达到高峰，然后随主动脉压下降而逐渐回降。左心房收缩时对冠状动脉血流量也有一定影响，但不显著。右冠状动脉血流量也随右心室的舒缩活动而发生变化，只是由于右心室肌较薄，对冠状动脉血流的影响不如左心室明显。在安静状态下，右心室收缩期的血流量与舒张期相近，或略多于舒张期。总之，在整个心动周期中，心舒期冠状动脉血流量大于心缩期。由此可见，动脉舒张压的高低及心舒期的长短是影响冠状动脉血流量的重要因素。

(二)冠状动脉血流量的调节

冠状动脉血流量主要受心肌代谢水平的调节，此外也受交感神经和迷走神经的调节，但二者对冠状动脉血流量的调节作用相对次要。

1.心肌代谢水平的调节

冠状动脉血流量和心肌代谢水平呈正变关系，即使在切断支配心脏的神经和没有激素作用的情况下，这种关系仍旧存在。心肌收缩的能量绝大部分来源于心肌的有氧代谢。当心肌代谢增强时，可引起冠状动脉舒张，冠状动脉血流量增多，最多时可增至原来的5倍以上，这主要是由于心肌释放的腺苷、H^+、二氧化碳、乳酸、缓激肽和PGE等多种舒血管代谢产物引起的，其中腺苷发挥了最重要的调节作用。在肌肉运动、精神紧张等情况下，心肌代谢水平增高，耗氧量增加，使局部组织中氧分压降低，心肌细胞内ATP分解为ADP和单磷酸腺苷(adenosine monophosphate，AMP)。AMP可被存在于冠状动脉血管周围间质细胞中的5'-核苷酸酶进一步分解而产生腺苷。腺苷生成后几秒钟即被破坏，故并不引起其他器官的血管舒张。

2.神经调节

冠状动脉同时受迷走神经和交感神经的双重支配。迷走神经兴奋时，可直接激活冠状动脉平滑肌的M受体，引起冠状动脉舒张；也可同时激活心肌的M受体，使心肌活动减弱，心肌代谢水平下降，继发性引起冠状动脉收缩，从而使迷走神经直接的舒血管效应被抵消。交感神经兴奋时，可直接激活冠状动脉平滑肌的α受体，引起冠状动脉收缩；也可同时激活心肌的β_1受体，使心脏活动增强，心肌代谢水平增高，继发性引起冠状动脉舒张。在完整机体，神经调节的作用短时间内就会被心肌代谢改变所致的血流变化所掩盖。剧烈运动、大失血、严重缺氧等情况下，交感神经兴奋性增强，引起除冠状动脉及脑血管外的全身血管收缩，使机体内的血液重新分配，从而保证了心、脑等重要器官仍能维持相对较多的血供。

3.体液调节

肾上腺素和去甲肾上腺素可通过增强心肌代谢水平，使冠状动脉舒张，冠状动脉血流量增加；也可直接作用于冠状动脉平滑肌的α受体和β_2受体，引起冠状动脉收缩或舒张。甲状腺激素增多时，心肌代谢水平增强，引起冠状动脉扩张，冠状动脉血流量增多。大剂量血管升压素和AngⅡ可使冠状动脉收缩，导致冠状动脉血流量减少。

二、肺循环

肺循环是指血液由右心室射出，经肺动脉及其分支到达肺毛细血管，再经肺静脉回到左心房的血液循环。肺循环的功能是使血液在流经肺泡时与肺泡气之间进行气体交换，将含氧少的静脉血转变为含氧丰富的动脉血。呼吸性细支气管以上的呼吸道由体循环的支气管动脉供血。肺循环与支气管血管末梢之间有吻合支相沟通，少量支气管静脉血经这些吻合支直接进入肺静脉，转而进入左心房，从而使主动脉血中混入1%～2%的静脉血。

(一)肺循环的生理特点

1.血流阻力小、血压低

与主动脉相比，肺动脉壁较薄，其厚度仅为主动脉壁的1/3，故肺动脉易于扩张；加之肺动脉及其分支短而粗，且肺循环的血管均位于胸腔内，被胸膜腔内负压所包绕，因此肺循环的血流阻力明显小于体循环。正常情况下，人肺动脉收缩压约2.9 kPa(22 mmHg)，舒张压约1.1 kPa(8 mmHg)，平均1.7 kPa(13 mmHg)，仅为主动脉压的1/7～1/6。肺循环的终点，即肺静脉压和左心房内压为0.1～0.5 kPa(1～4 mmHg)，平均0.3 kPa(2 mmHg)。由此可见，肺循环的血压较低。

2.血容量变化大

平静时，肺循环的血容量约为450 mL，约占全身血量的9%。由于肺组织和肺血管的可扩张性大，因此肺循环的血容量变动较大，用力呼吸时的肺循环血容量可在200～1 000 mL范围内波动，故肺循环有“储血库”的作用。当机体失血时，肺循环可将一部分血液转移至体循环，从而发挥代偿作用。

呼吸时，肺循环的血容量可随呼吸时相的变化而发生周期性变化，即吸气时增多，而呼气时减少。这是因为吸气时可使胸膜腔内负压增大，从腔静脉回流入右心房的血量增多，右心室搏出量随之增多，导致肺循环血容量增多；呼气时则发生相反的变化。

3.毛细血管的有效滤过压较低

肺循环毛细血管血压平均为0.9 kPa(7 mmHg)，血浆胶体渗透压平均为3.3 kPa(25 mmHg)。由于肺毛细血管壁对血浆蛋白的通透性相对较高，故肺组织间液的胶体渗透压约为1.9 kPa(14 mmHg)。肺组织间液的静水压约为－0.7 kPa(－5 mmHg)。因此，肺毛细血管的有效滤过压较低，约为0.1 kPa(1 mmHg)，这样肺部仅有极少量的组织液生成。生成的组织液除一部分渗入肺泡内被蒸发外，其余大部分则经肺淋巴管回流入血液循环。因此，正常情况下，肺部组织间液量处于动态平衡状态。然而，当左心功能不全时，由于肺静脉压和肺毛细血管血压升高，常引起较多血浆滤出毛细血管，进入肺泡或肺组织间隙内，造成肺水肿。

(二)肺循环血流量的调节

1.肺泡气氧分压的影响

肺泡气氧分压可显著影响肺血管的舒缩活动。当肺泡气氧分压下降时，可引起肺泡周围的微动脉收缩，局部血流阻力增大，使血流量减少。当伴有肺泡气二氧化碳分压升高时，这一效应尤为显著。肺泡气中氧分压降低引起肺血管收缩的机制目前尚不清楚，不过可以明确的是这种效应可使肺泡血流量得到有效分配，即通气不好、低氧的肺泡血流量减少，而通气好、高氧的肺泡血流量增加，从而提高了肺换气效率。长期在高海拔地区居住的人，由于吸入气体中氧分压过低，肺泡内普遍低氧，可引起肺循环微动脉广泛收缩，导致肺血流阻力增大，常引发肺动脉高压甚至右心室肥厚。

2.神经调节

肺循环血管受交感神经和迷走神经的双重支配。交感神经兴奋时可直接引起肺血管收缩和血流阻力增大，但在整体情况下，由于交感神经兴奋时可使体循环血管收缩，将一部分血液挤入肺循环，导致肺循环血流量增加。迷走神经兴奋时可直接引起肺血管轻度舒张，肺血流阻力稍下降。

3.体液调节

多种体液因素均能使肺循环微动脉收缩，如肾上腺素、去甲肾上腺素、AngⅡ、$PGF_{2\alpha}$、血栓素A_2等。此外，组胺、5-羟色胺等能使肺循环微静脉收缩；而前列环素(PGI_2)、ACh等则可引起肺血管舒张。

三、脑循环

脑循环是指流经脑组织的血液循环。脑的血液供应来自颈内动脉和椎动脉。脑循环的主要功能是为脑组织提供氧和营养物质，并排出代谢产物，从而维持脑的内环境稳定。

(一)脑循环的特点

1.血流量大，耗氧量大

虽然脑的重量仅占体重的2%，但其血流量高达750 mL/min，占心排血量的15%左右。由于脑的代谢水平高，故其耗氧量很大，约为 50 mL/min，约占全身总耗氧量的 20%。脑对缺血和缺氧极为敏感，当每 100 g 脑组织的血流量低于 40 mL/min 时，就会出现明显的临床症状，严重影响脑的功能。脑血流中断 10 秒可导致意识丧失，中断 6 分钟以上将引起不可逆性脑损伤。

2.血流量变化小

脑位于容积较为固定的骨性颅腔内，颅腔同时还容纳了脑血管(包括血管内血流)和脑脊液。由于脑组织和脑脊液的不可压缩性，因此，脑血管的舒缩程度就受到很大限制，故脑血流量的变化范围明显小于其他器官。脑血液供应的增加主要依靠提高脑循环的血流速度来实现。

3.存在血-脑脊液屏障和血-脑屏障

在毛细血管血液和脑脊液之间存在限制某些物质自由扩散的屏障，称为血-脑脊液屏障。这一屏障由无孔的毛细血管壁和脉络丛细胞中的特殊载体系统构成。在毛细血管血液和脑组织之间也存在类似的屏障，称为血-脑屏障，毛细血管内皮细胞是构成血-脑屏障的主要结构基础。氧、二氧化碳、乙醇和某些脂溶性麻醉药容易通过血-脑脊液屏障和血-脑屏障；而不同的水溶性物质如葡萄糖、氨基酸及各种离子则需要毛细血管内皮细胞膜上特殊转运体的介导。

血-脑脊液屏障和血-脑屏障的存在，对于保持脑组织周围化学环境的稳定、防止血液中的有害物质侵入脑内具有重要意义。脑组织缺氧、损伤及脑肿瘤可致该部位的毛细血管通透性升高，使某些不易通过血-脑屏障的物质进入脑部，并改变脑脊液的理化性质、血清学和细胞学特性。因而检查脑脊液标本，可为神经系统某些疾病的诊断提供参考依据。在临床上，通过将药物直接注入脑脊液内，可以使那些不易透过血-脑屏障的药物较快进入脑组织。

(二)脑血流量的调节

1.自身调节

正常情况下，脑循环的灌注压为 10.7～13.3 kPa(80～100 mmHg)。当平均动脉压在 8.0～18.7 kPa(60～140 mmHg)范围内波动时，脑血管可通过自身调节机制使脑血流量保持相对稳定。当平均动脉压低于 8.0 kPa(60 mmHg)时，脑血流量明显减少，可引起脑功能障碍；当平均动脉压高于 18.7 kPa(140 mmHg)时，脑血流量显著增加，严重时可因脑毛细血管血压过高而出现脑水肿。

2.二氧化碳分压和氧分压的影响

脑血管的舒缩活动主要受血液中 CO_2、O_2 和 H^+ 等多种化学因素的影响，其中 CO_2 起主导作用。随着血中二氧化碳分压升高，细胞外液中 H^+ 浓度升高，可引起脑血管舒张，脑血流量增加。然而，过度通气导致 CO_2 呼出过多，使动脉血中二氧化碳分压过低时，可引起脑血管收缩，脑血流量减少，产生头晕等症状。脑血管对氧分压十分敏感，低氧能使脑血管舒张，而高氧则可引起脑血管收缩。

3.神经调节

脑血管主要受交感缩血管纤维和副交感舒血管纤维的支配，此外，脑血管还受血管活性肠肽神经纤维的支配，但刺激或切断这些神经对脑血流量并无明显影响。在多种心血管反射活动中，脑血流量也无明显变化。

(邓宇君)

第二章　心脏电生理检查

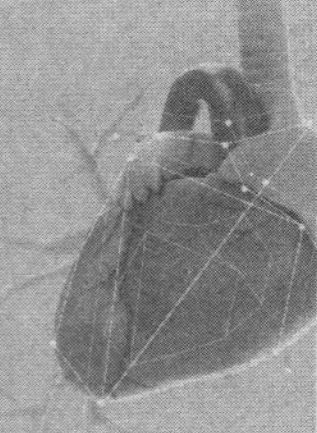

第一节　基本原理与应用

近20年来，临床心脏病学取得了令人瞩目的进步，主要表现在介入心脏学、循证医学、分子遗传学。心脏介入电生理学作为介入心脏病学的一部分，所取得的成就也是巨大的。正如美国著名的电生理学家Eric N.Prystowsky在Clinical Electrophysiology Review一书前言中所说："我们学生时代临床电生理处于发展初期，对临床上常见的心律失常的机制知之甚少。每份心电图都是一个谜，刺激人们进行学术讨论、提出各种假说和准备一些将来的研究计划。十多年后，我们进入了令人兴奋的介入电生理学时代，当我们满怀信心走进导管室，在导管拔除前，我们不仅弄清楚了心律失常的机制而且治愈了患者。"心脏介入电生理目前尚无统一定义，参阅国内外的文献后进行如下定义：心脏介入电生理是体表心电图的延伸，加上心内记录导联、程序电刺激、消融术和诊断治疗器的植入。心脏电生理检查(electrophysiological study，EPS)技术和基本原理是心脏介入电生理学的基础。电生理检查的目的是从窦房结、心房、房室结、希氏束-浦肯野系统和心室及其相关的结构如肺静脉等心脏的各个层面进行检查，确定正常或异常，任何层面的异常均可引起心动过速和/或心动过缓，轻者可引起患者心悸不适的症状，重者可引起患者低血压、黑矇和晕厥等血流动力学不稳定的情况。严重者可发生心脏性猝死，危及生命。现在很少做单独的电生理检查，经常是检查与介入治疗合二为一。

一、电生理检查的适应证

电生理检查的适应证参阅美国心律学会和中华医学会起搏与电生理分会的心脏电生理检查和导管消融的指南。由于心脏电生理学如心房颤动导管消融进展很快，这些指南可能将很快更新。并不是所有确诊和怀疑心律失常患者均需要行电生理检查。有时一份简单的心电图或一项非创伤性检查即可做出明确的诊断。

二、电生理检查的准备

(一)电生理医师

应掌握丰富的心脏电生理知识，应具备电生理检查技术、导管消融和起搏器植入术训练的经历，并已掌握了这些检查技术和治疗方法；对每一项异常结果的临床意义均能根据目前心脏电生理学科发展水平做出合理的解释；应了解每个患者做电生理检查的特殊要求，尽可能个体化，同时应了解每一项检查可能带来的益处和可能出现的并发症及处理方法。

(二)电生理检查实验室(导管室)

如何建立合格的电生理导管室已超过本章的范畴，总体情况与冠心病介入相似，有些限于诊断，有些需同时进行检查治疗。电生理导管室可单独或与冠状动脉、先天性心脏病和其他介入学科共用。一个电生理导管室通常需要以下设备：①X线影像及X线防护设备；②电生理记录仪、刺激仪、射频仪或三者合一；③穿刺针、各种血管穿刺鞘、电生理检查导管和射频消融导管及连接线；④高级电生理中心还需要有三维电生理标测系统如非接触性球囊标测(EnSite 3 000/NaVx)、Carto电解剖标测系统和/或磁导航标测系统；⑤各种抗心律失常药物、诊断和抢救用药；⑥除颤器和心肺复苏设备；⑦血压、氧饱和度和/或激活全血凝块形成时间(ACT)监护仪；⑧心胸外科急诊手术后备。

(三)术前准备工作

应尽可能收集较完整的病史和病历资料，如血常规、血生化、出凝血时间、X线胸片、超声心动图、静息时和心律失常发作时的心电图。特别是发作时的心电图，对心律失常的分类、机制的理解、心动过速起源部位的判定和手术方案的制订，有重要的参考价值。

(四)患者准备

电生理手术通常是择期手术，术者应尽早通知患者，与患者及家属进行交流与沟通，并签署书面知情同意书。患者常认为电生理检查所需时间不长，且绝对无风险，所以术前应该告知患者根据个体的不同情况，检查可能需要数小时，且有一定的风险，包括出血、血肿、感染、穿孔、血栓形成、血栓栓塞、脑卒中、心肌梗死、死亡和需要植入起搏器治疗等。重要的是告知患者，可能由于检查和手术的情况不同，相应并发症发生率不同，如房室结折返性心动过速射频导管消融国际注册其发生三度房室传导阻滞发生率为3‰，但对于某个患者一旦发生即为100%，而且一定需要植入永久性心脏起搏器。对于并发症的解释可以用比喻的方法，患者可能更易理解："想象一下过马路时可能发生交通事故，尽管很小心，但仍有事故发生"。如果患者服用抗心律失常药物、抗血小板药物和抗凝药物，在手术前要决定是继续用药或停药，一般来说抗心律失常药物可能需要停用5个半衰期以上，以免影响电生理检查的结果。导管室工作人员友好和善与肯定的态度也有助于减轻患者的焦虑，使检查更加顺利地进行。对于手术时间较长的情况，如心房颤动的射频导管消融，患者术前可能需要导尿。

(五)手术人员安排

简单的电生理手术，通常需要一位电生理医师、一名助手、一名护士和一名负责刺激、标测、记录和发放射频消融的医师或训练有素的工程师。有些手术可能需要全身麻醉，如小儿不能配合手术，还需要一位麻醉医师。复杂电生理检查病例可能需要多位电生理医师一起讨论，明确心律失常的机制和治疗的策略。

(六)体表心电图对心动过速起源部位的定位诊断

根据体表心电图对心动过速起源做出较准确的定位，有助于确定电生理检查和介入治疗方案。权威的电生理医师根据体表心电图能对约80%心动过速起源部位做出准确的判断。体表心电图对心动过速起源部位的定位主要是根据检测电极与心肌除极方向关系原理判断的。原理如下：心肌除极时，检测电极面向心肌除极的方向时(心电向量)产生向上的图形；检测电极背向心肌除极的方向则产生向下的图形；垂直于心肌除极方向产生正负或负正双向的图形。这一点在确定心动过速的起源部位、鉴别诊断和标测消融时有极其重要的作用。如右心室流出道室性心动过速、左心室特发性室性心动过速等均可以根据心动过速发作时体表心电图做出准确诊断；室上性心动过速可根据逆传 P 波对两侧和间隔房室旁路做出定位诊断；显性左、右侧房室旁路和房性心动过速，用消融导管单极心电图进行靶点标测定位有较好的指导和实用价值。由于心脏解剖结构及其电活动相当复杂，致使诸多心电向量间的关系变得复杂，一般按下列原理合成为“心电综合向量”：同一轴的 2 个心电向量的方向相同者，其幅度相加；方向相反者则相减。2 个心电向量的方向构成一定角度者，则可应用“合力”原理将两者按其角度及幅度构成一个平行四边形，而取其对角线为综合向量。可以认为，由体表所采集到的心电变化，乃是全部参与电活动心肌细胞的电位变化按上述原理综合的结果。

三、电生理检查体表心电图导联和心内导联的选择

为了方便对心律失常的电生理机制分析和治疗效果的观察，根据不同的心律失常类型选择不同的体表导联和心内导联。不管什么样的心动过速，一般至少选择 3 个相互垂直的体表导联，即Ⅰ、aVF 和 V_1 导联，分别代表 x、y 和 z 轴，有助于分析心电向量的分析，确定心动过速的起源部位。如普通室上性心动过速选择 3 个体表导联（Ⅰ、aVF 和 V_1）和多个腔内导联，通常是高位右心房、希氏束、冠状静脉窦、右心室导管和标测消融导管（HRA、HIS、CS1-10、RVA、ABL）；典型心房扑动的电生理检查和射频导管消融治疗还可能加用 Halo 导管，而冠状窦只选择 CS9-10；心房颤动标测和消融左心房肺静脉要加一或两根 Lasso 导管。为了能记录到各种心律失常 12 导联体表心电图，同时标测或消融时不至于在一个屏幕上将 12 个体表导联与多根腔内导联放在一起，不便于分析。通常的做法是，多设几个页面同时记录，一个页面可单独记录 12 导联体表心电图，另外页面根据需要设置，操作和/或分析时只显示一个页面，这样既有利于分析操作又不至于丢失想要的资料。

四、电生理检查参数的设置

电生理检查时，关注的事件从大到小，如 QRS 波是什么时候开始的？其宽度如何？这些是大的事件；而激动从希氏束到右束支传导需要多少毫秒，则是小的事件。区别这些大小事件是通过信号滤波和电极间距来实现的。

（一）低频滤波和宽电极间距

测量 QRS 波时限最好的心电图滤波是 0.5～100.0 Hz。因为心搏最大电能是发生在低频的范围内，另外低频端的信号比高频端的传播得更远。这些其实是体表心电图的原形。在建议的 0.5～100.0 Hz 滤波范围记录到的 QRS 波形可能与 0.5～20.0 Hz 略有不同。临床上所用的心电图机设定的滤波范围可能不尽相同，但都是大同小异，如 GEMarquette MAC 1200 型心电图机设的滤波范围为 0.08～20.00 Hz。相对来说电极间距也较大，如左右手臂、上下肢和胸壁与 Wilson 中心电站之间。腔内电极用较低频滤波和较宽的电极间距除记录到电极近端最大心内电图外还可能记录远端的远场电位。如右心室电极用 0.5～100.0 Hz 记录，可能记录到 1 个宽的心内电图，第 1 个波可能是振幅相对低的心房波，第 2 个波可能是振幅较高的心室波，第 3 个可能是较宽和圆钝的 T 波；记录到心室波可能有多个成分。

（二）高频滤波与较短电极间距

记录“局部”事件如希氏束电位最好将滤波频率设置为 30 Hz、40～500 Hz 或更高。实际上

希氏束几乎没有心肌纤维，产生的电量也小，用 30 Hz、40～500 Hz 和较短的电极间距（2～10 mm）可记录到最大的希氏束电位；同时较高的滤波频率其电信号传播相对差，可排除远场电位和较大的电信号。其他腔内电图的滤波频率设置与希氏束相同。

（三）信号滤波术语——高通与低通

经常会引起混淆。“高通”并不是频率范围较高端，而是高于此频率信号将被记录，可以理解为“高通”高于此频率“通过”；同样“低通”是低于此频率信号将被记录，即“低通”低于此频率“通过”。典型滤波范围 30～500 Hz，其高通是 30 Hz，而低通则是 500 Hz。

五、穿刺与导管放置

虽然无统一的电生理检查的方法，但穿刺技术都是相同的。贵要静脉、锁骨下静脉、颈内外静脉和双侧股静脉均可作为穿刺点，插入导管数量和穿刺点同样是由电生理检查的目的和操作者习惯决定的。一般室上性心动过速电生理检查时通常插入 4 根导管，即高位右心房、希氏束、右心室和冠状静脉窦导管。有的导管室习惯从左右侧股静脉插入高位右心房、希氏束和右心室导管，从左锁骨下静脉插入冠状静脉窦导管，冠状静脉窦导管也可以从左侧贵要静脉、颈内外静脉和股静脉插入。在右心系统作电生理检查时是否使用肝素没有统一的要求，但进入左心系统则必须使用肝素并需肝素化。

（一）锁骨下静脉和颈内静脉穿刺

两种方法均可选。颈内静脉发生气胸危险性低，但导管操作较困难，由于操作时靠近头部，长时间操作保持无菌较困难。锁骨下静脉穿刺有发生气胸的风险，但在大的电生理中心气胸的并发症发生率并不高，从锁骨下静脉插入导管较易送入冠状静脉窦和右心室心尖部。穿刺时最好用空针筒，这样可区分动脉血或静脉血，还可以根据动脉压高，静脉压低进行区分。一旦穿刺成功后，导引钢丝应保证顺畅无阻力，绝对避免使用暴力，放入 6F 导引钢丝后，应 X 线透视确保钢丝在静脉内，以防误穿刺锁骨下动脉，最好证实导引钢丝已进入下腔静脉，这样可放心地插入 6F 动脉鞘，再插入 6F 电生理导管，常常是 10F 冠状静脉窦导管。有一种例外的情况，行左侧锁骨下静脉穿刺时，患者存在左上腔或双上腔，其发生的概率大约为千分之三，这时导引钢丝的走行与动脉的走行相似，应在 X 线透视下，将导引钢丝送到右心房，证实导引钢丝在静脉系统中，方可插入动脉鞘。放置冠状静脉窦导管时有些操作者习惯用左前斜位，有些则用后前位。一般电生理检查锁骨下静脉只穿刺 1 次，放置 1 根导管。但植入起搏器时可能要穿刺 2～3 次，置入 2～3 根起搏器导管。如果穿刺进入锁骨下动脉，仅是导引钢丝进入，拔出钢丝压迫数分钟即可，一旦插入动脉鞘，绝不能直接拔出，需外科医师介入取出并缝合动脉，因为锁骨下动脉其后壁无组织压迫，动脉压又高，不易止血，易造成胸腔积血、低血压休克，甚至威胁生命。

（二）股静脉穿刺

股静脉穿刺是电生理检查最常用的穿刺方法，主要用于放置右心系统导管如高位右心房、希氏束和右心室导管等。用可控性导管，此途径同样可放置冠状静脉窦导管。但下腔静脉放置冠状静脉导管不利于房室结慢径和典型心房扑动峡部消融时导管操作。此种穿刺方法虽然相对较安全，但是如果穿刺点位置不正确或过度穿刺，同样有损伤动脉血管，血肿、血栓形成，后腹膜出血和动静脉瘘形成的危险。

（三）指引鞘

近年来用一些特殊的鞘来固定导管，如 Schwartz 鞘，主要用于右侧房室旁路消融，房间隔穿刺，左心房、肺静脉造影和肺静脉隔离治疗心房颤动。一些电生理实验室也用这些特殊的鞘穿刺房间隔进行左侧房室旁路的消融。这些特殊的鞘通常较长，与标准的动脉鞘不同，其远端通常在心腔内，并根据不同操作部位设计特定的造型，导管在鞘外仅几厘米。

（四）房间隔穿刺和左心房导管技术

房间隔穿刺技术可追溯到20世纪50年代，当时主要是用于风湿性心脏病二尖瓣狭窄的球囊扩张；20世纪80年代后期介入电生理发展，国外主要用于左侧房室旁路的消融治疗；近10年来，心房颤动的射频导管消融，确定左心房是消融的靶心房，特别是肺静脉为靶静脉，房间隔穿刺技术是手术过程中所必需的。房间隔穿刺技术相应章节已论述。但必须牢记，在相对薄壁结构左心房内操作相对僵硬的导管，心脏穿孔引起心脏压塞的危险始终存在，特别是左心房后壁。左心房消融时可发生很少见但很严重的并发症——左心房食管瘘。国内外多数电生理实验室通常用穿刺动脉逆行方法于二尖瓣环的心室侧消融左侧房室旁路，对于双侧股动脉严重扭曲畸形无法用逆行方法进行而又必须要治疗的左侧旁路患者，房间隔穿刺不失为一种很好的补充。

六、刺激技术

（一）刺激单位——频率和间期或周长

频率经常用每分钟心搏次数或起搏次数（次/分）来表达。递增起搏是指按照每分钟多少次进行性加快起搏的频率。频率对于计算一个规则心律，或者计算心房颤动时平均心率是没有问题，但在计算1个房性或室性期前收缩的提前度及其对诱发房性或室性心律失常的影响时就无法用频率来描述。这就引入了间期或周长的概念，通常是用毫秒作为计算单位，来精确地描述连续心搏或刺激对心律失常特殊事件及其后果的影响。但是周长与每分钟心率呈反比关系，即频率=60 000/周长或间期（毫秒），比如起搏的周长是400毫秒，则起搏的频率=60 000/400=150次/分。发放期前收缩递增刺激（进行性加快）同时伴有的起搏周长或间期的递减（越快/越短），观察到的房室结递减传导（传导越慢/周长越长）。这些术语可能相互混淆，但在相应背景中是很清楚的。

（二）刺激强度和脉宽

这一点对于期前收缩刺激特别重要，因为较高的刺激强度和脉宽较宽时可以在更短的联律间期刺激时“夺获”心脏或使心脏除极，但过强的刺激可能引起心房或心室颤动。正是因为这些原因，绝大多数电生理实验室采用起搏阈值2～4倍[计量单位为毫安（mA）或伏特（V）]刺激强度和1～2毫秒刺激脉宽。一般采用导管顶端（贴近心内膜一端，通常称为1极）作为起搏刺激的负极，导管的近端（通常是2极）作为起搏刺激的正极。

（三）刺激方法

1.直接起搏或刺激

以固定的频率或周长进行起搏刺激（S_1S_1刺激）。可用频率递增刺激或间期递减刺激。起搏持续时间可长可短，如用于电生理检查可能只需几个刺激或几秒刺激，临时起搏则起搏时间较长。

2.期前收缩刺激

在一固定数目的心搏（可以是自发心搏或以固定周长起搏的心搏，标为S_1S_1）后引入一周长较短的刺激称为期前收缩刺激（S_1S_2）。观察刺激的反应后，重复这一过程，进行性缩短S_1S_2间期。有时需要引入2个（S_2S_3）或3个期前收缩刺激（S_3S_4）。期前收缩刺激技术常用来评估组织不应期、诱发和终止心动过速、心动过速时作为诊断工具。

3.Ramps 刺激

为一组合连续刺激，后一组刺激与前一组刺激间期不同。通常采用率递增刺激或间期递减刺激，直到设定的心率达到为止。比如 Ramps 开始刺激 400 毫秒(150 次/分)，每刺激 10 次递减 10 毫秒，共 10 组，Ramps 结束时为 300 毫秒(200 次/分)。具体的过程可表达为：400 毫秒×10→390 毫秒×10→380 毫秒×10→370 毫秒×10→360 毫秒×10→350 毫秒×10→340 毫秒×10→330 毫秒×10→320 毫秒×10→310 毫秒×10→300 毫秒×10。每组刺激的数目(如每组刺激 4、6、8 或 10 次)和间期递减的幅度(5 毫秒、10 毫秒或 20 毫秒)均人为设定。Ramps 刺激可用来评价心脏传导/诱发和终止心动过速。Ramps 刺激方法常用于植入型心脏转复除颤器(ICD)编程，治疗心动过速。偶尔用 Ramps 率递减或间期递增刺激治疗心动过速。电生理检查时则常用直接起搏或刺激。

4.超速序列刺激

以非常快的频率(常用周长为 10～60 毫秒)发放一系列刺激，在植入心脏转复除颤器时为了测试除颤阈值等参数，需要诱发心室颤动，如果 T 休克不能诱发，常用这种高频和较强刺激来诱发心室颤动。用常规的刺激强度行超速序列刺激，也可以用来诱发或终止规则的心动过速。可用非常低的刺激强度(阈下刺激)行超速序列刺激，观察局部组织对一些心动过速的影响。

(四)刺激方案

不同的电生理室有不同的电生理刺激方案，实际上无统一的“完整”的电生理刺激方案，不同的刺激方案、不同的刺激强度和脉宽对检查结果的敏感性和特异性可能产生不同的影响。多年来人们一直呼吁建立统一的电生理刺激方案，这似乎是不可能实现的，不同的电生理实验室用自己的刺激方案建立自身的资料库，而且新的刺激方案不断出现，所以在发表文章和出版电生理方面专著时均需要说明具体的刺激方案。为了解决不同的刺激方案对特异性和敏感性的影响，普遍采用以结果为基础的指南方案。如 NASPE 指出冠心病伴持续性室性心动过速的患者不管采用什么刺激方案，室性心动过速的诱发率至少要达到 90%。

(1)期前收缩刺激和直接刺激(S_1S_1)是最常用的刺激方案：主要用于心动过速诱发和终止，两者前面已简要叙述，但期前收缩刺激有不同的缩短 S_1S_2、S_2S_3 和 S_3S_4 的方法，最常见的方法有串联法和直接序列法。①串联法：S_1S_2 每一步减少 10 毫秒直至 S_2 不能夺获，然后 S_1S_2 增加 40～50 毫秒，引入 S_3 直至 S_3 不能夺获。交替改变 S_2S_3 直至 S_3 不应期，然后 S_3 增加 40～50 毫秒，再引入 S_4。一般 S_4 结束。有些电生理实验室增加 S_5 和 S_6。②直接序列法：S_1S_2 每一步减少 10 毫秒直至 S_2 不能夺获，然后 S_1S_2 增加 10 毫秒或直至可夺获 S_2，引入 S_3 并重复上述程序，最后引入 S_4。上述两种期前收缩刺激方法在诱发临床心律失常方面无显著差异，直接序列法操用更简单更常用。用较快的频率进行直接刺激(S_1S_1)又称为 Burst 刺激，也常用于心动过速诱发和终止。

(2)拖带刺激：以较心动过速更快的频率起搏，起搏停止后心动过速未终止，恢复到本身固有的频率称为拖带。拖带刺激主要用于判断心律失常的机制。常见快速性心律失常机制是折返，可能是功能性或解剖性，可能是微折返也可以是大折返，虽然电解剖标测技术可清楚看出心动过速的是局灶性或折返性的，但在此技术出现前，介入电生理检查不能打开心脏，即使打开心脏在体外循环心脏停搏的情况下也无法看到折返环，怎样将折返、自律性增加和触发活动的电生理机制区别开来，对于确定标测和消融心动过速策略非常重要。拖带是确定心动过速折返机制划时代的技术，被认为是导管消融的基石。现在很多实验室仍在应用此项技术，特别是在确定房性心动过速、心房扑动和室性心动过速的机制和用隐匿性拖带标测心动过速关键峡部(缓慢传导区)

起着重要的作用。当然一些机制明确的心动过速不再需要用此技术以节省手术时间,如房室结、房室折返性和特发性室性心动过速等。

(五)心电传导时间

心脏传导既不是电也不是光的传导,而是离子流的传导。因此传导时间不是以光速计算,通常是用 mm/s 或 m/s 计算。这就意味着可以通过心内电图的出现顺序来测量心电活动(除极)先后。观察腔内心电图激动的先后顺序,导管的位置、滤波和电极间距非常重要。如果导管电极非常靠近心室除极(心动过速起源点)部位,这时记录的心电图(或内源性偏转)在所有同时记录的电图中最早。特别在用单极记录时更明显,最初的快速负向内源性偏转说明记录电极在除极最初的位点。这一点常用于显性房室旁路和局灶性心动过速标测定位消融。

1.限幅

如记录的希氏束电位很小时,可能需要提高增益才能看清,同时由于增益较大相应的心房波和心室波也很大,与其他记录的同步导联心内电图重叠,不利于心电事件测量和观察,通过限幅功能可解决这一问题。

2.陷波

为了记录重要的生物电信号免受外界电磁场的抗干扰(干扰最小化),用此功能可免受交流电(50 Hz)的干扰。

七、电生理检查

(一)不应期

心肌细胞前一次电激动后防止再兴奋基本阻抗称为不应期。通过观察组织对期前刺激的反应可以测定心脏组织的不应期。临床电生理通常用 3 个术语表达不应期,即相对不应期、有效不应期和功能不应期。这些术语的含义与细胞电生理学中所用的相关术语略有不同。

1.相对不应期(RRP)

是指基础起搏时,引起传导延迟的期前刺激的最长联律间期值。因此 RRP 标志着整个恢复期的结束,在这个区带内期前刺激和基础起搏的传导相同。

2.有效不应期(ERP)

是指基础起搏时,期前刺激的传导未能通过某一组织的最长联律间期值。ERP 必须在进入不应期组织的近端进行测定。

3.功能不应期(FRP)

是指能通过该组织的两个连续可传导性激动的最小间期。FRP 反映了某组织的输出能力,需在其远端测定。只有在近端组织 FRP 短于远端组织 ERP 时,才能测定该组织的 ERP。例如,希氏束-浦肯野纤维系统的 ERP 仅在其超过房室结的 FRP 时才能测得。

不应期测量的概念适用于房室传导系统(AVCS)的每一部位,它们可用房室传导系统任一部分的传入/传出绘图进行说明。

4.房室旁路的有效不应期(ERP)

未能通过房室旁路传导的最长的 S_1S_2。注意重要的一点发放刺激的位点尽可能在房室旁路附近区域。如果刺激在高位右心房,房室旁路位于左侧房室环,高位右心房 S_1S_2 与 A_1A_2 到达左心房侧壁的时间可能有很大的不同。

5.房室旁路功能不应期(FRP)

对任何 A_1A_2 反应的最短的预激的 V_1V_2。由于受功能不应期影响,刺激位点需要考虑。

实际上电生理检查常与治疗合二为一,很少单独测量组织的不应期。测量心房或心室不应期的临床意义在于,如果心房或心室不应期较短,可能更容易诱发心房颤动或心室颤动。室上性心动过速是由房室旁路引起的,只要导管消融前诱发室上性心动过速并确定其位置,消融后房室旁路不复存在,测量房室旁路有效或功能不应期已无临床实际意义。

(二)传导

传导定义为组织对递增较快的刺激产生脉冲的传导能力。期前收缩刺激不在此列。为了测试组织的传导能力,通常用直接递增刺激法和较慢的 Ramp 刺激法。直接递增刺激法开始几次刺激由于起搏周长短于窦性周长组织通常需要 10～15 秒最长需要 45 秒才能适应。直接递增刺激或起搏通常用于测量窦房结恢复时间和脉冲从高位右房传导至心室的能力。Ramp 刺激法常用于评价房室或室房传导。

传导间期:作电生理检查时常要注明房室结文氏点和发生传导阻滞的周长。其方法类似于测量房室结的有效和功能不应期。

(三)刺激的部位和顺序

常用的方法是从高位右心房刺激开始,然后刺激心室或其他部位,如临床需要可能刺激冠状静脉窦。心室常先刺激右心室心尖部,如需要进一步可以刺激右心室流出道,如有必要可刺激右心室流入道、室间隔或左心室。刺激的部位和方法取决于临床情况。如决定某一部位不应期或诱发某种心律失常。室上性心律失常通常在高位右心房刺激诱发。室性心律失常在心室刺激诱发。但也不是绝对的,如慢慢型或快慢型房室结折返性心动过速或低位房间隔部位的房性心动过速有时心房不能刺激诱发,心室可能更易刺激诱发。左心室特发性室性心动过速心室和心房均可诱发。刺激的顺序通常为先心房后心室,但也不尽相同。例如,患者做电生理检查前已经记录到室上性心动过速,当然可以按部就班地先刺激心房诱发心动过速。目前国内大多数电生理实验室常先刺激心室,观察室房激动顺序如果呈偏心型传导可确定其位于左侧或右侧房室环的房室旁路,若无房室旁路的证据则行心房刺激以诱发心动过速,导管消融阻断房室旁路后再作心室和心房刺激,观察原有心动过速能否再诱发,或是否存在原来未发现的心动过速。要注意是几种心动过速可能并存,另外应避免非临床性心动过速的诱发。

八、"针对性"对"全面"电生理检查

有时可能做些针对性或选择性电生理检查,如验证某种抗心律失常药物对心律失常诱发的影响和测量植入型心脏转复除颤器(ICD)的除颤阈值。有时可能由于手术安排、工作负荷和患者情况不许可全面的电生理检查仅针对性检查,如果临床需要再选择以后做全面的电生理检查。

一般需要做全面的电生理检查,不管是已知或怀疑某种心律失常以及是否需要同时作导管消融术。因为进行电生理检查的患者可能同时合并多种心律失常,全面电生理检查尽可能一次弄清所有的问题,选择合理治疗方案。例如,不明原因晕厥的患者可能有窦房结、房室结、希氏束-浦肯野系统和心动过速等多种心律失常,这些异常可能影响患者治疗的选择。再如窦房结功能异常同时合并室性心动过速患者,如条件许可可能需要植入双腔 ICD 治疗。室上性心动过速约有 15%患者同时合并 1 种以上的心动过速,房室旁路患者合并房室结双径路也很常见,临床上记录到的这些心动过速在心率上是相似的,不能排除这些都是临床心动过速的可能。对于多

数心电生理医师来讲，消融了他们认为的主要的临床上心动过速后，最好是进一步作全面电生理检查消融可诱发其他所有类型心动过速，避免患者再次进导管室作侵入性检查或治疗。

全面系统的电生理检查只是相对的。例如，一次电生理检查不可能获得所有的药物试验的电生理资料。所以，电生理医师必须选择最重要的项目尽可能满足“全面”标准。

一个全面系统的电生理诊断包括窦房结、房室结和希氏束-浦肯野系统功能的评价，室房逆传功能评价，室上性和室性心律失常诱发。一组简单程序电刺激可以对心脏多个层面进行评价。例如，心房心率递增刺激可提供下列信息：窦房结恢复时间、房室结和希氏束-浦肯野系统的传导功能。房性期前收缩刺激可提供窦房传导时间、房性心动过速诱发、房室结双径路是否存在、房室结和房室折返性心动过速诱发，以及关于各个层面（心房、房室结和希氏束-浦肯野系统）不应期的资料。同样，心室刺激可提供室房逆传和室性心律失常诱发的信息。

九、电生理报告

心脏电活动从窦房结开始到心室结束，电生理检查对心脏传导系统的各个层面进行检测，这种方法是合理的和简单的，一次简单的程序电刺激就可以完成多个参数的检查，电生理检查报告应对各个层面进行评价，是正常异常或处于临界状态均应标明。

（一）基础间期

无须电刺激静息状态下记录希氏束电图结合体表心电图就可以获得关于 PA、AH、H、HV 间期的信息，电生理医师应在电生理报告上标明这些指标是否正常及其临床意义。

（二）窦房结功能检查

包括窦房结恢复时间（SNRTs）和窦房传导时间（SACTs）。窦房传导时间由于影响因素颇多，临床上很少使用。窦房结恢复时间的测量方法：用 100～175 次/分频率长时间（通常是 60 秒）心房起搏超速抑制窦房结，突然终止起搏观察窦房结重新恢复激动所需的时间称为窦房结恢复时间，正常值通常<1 500 毫秒。校正的窦房结恢复时间（CSNRT）更能准确地说明窦房结功能是否正常，计算的方法是将测得的窦房结恢复时间减去窦性 PP 间期，正常值≤600 毫秒。

（三）变时功能不全

患者可能在静息时窦性心律正常，但对应激因素（如运动、情绪激动等）不能作出适当的反应，产生相对性和症状性心动过缓称变时功能不全。运动、异丙肾上腺素和阿托品药物试验可检测这一指标。

（四）固有心率

由于窦房结功能受神经激素的影响，所测的窦房结恢复时间或窦房传导时间异常是真正固有异常，还是神经张力影响的异常难以明确，因此提出了关于固有心率的概念，即用普萘洛尔和阿托品阻滞交感和副交感神经，算出固有心率。具体方法和正常值见最新版的内科学教材。

（五）颈动脉窦按压（CSM）

颈动脉窦按压后出现 3 秒以上间隙（心脏抑制型）可能是由于窦房结静止或房室传导阻滞。不管房室结有没有受影响，如果出现窦性静止提示需起搏治疗。如果在颈动脉窦按压同时测量血压可以确定有无血管抑制效应。

（六）心房

心房常需要评价心房传导、不应期和心律失常的诱发。心房起搏时，PA 间期延长的可能性原因如下。①生理性的：起搏点位置不同、起搏从刺激点传出缓慢；传导结构异向性；传导不在窦房结至房室结传导的优势径路上。②病理性的:心房本身病变、外科手术后的瘢痕或其他异常。心房间的传导时间通过测量高位右心房 A 波起始部和冠状静脉窦远端电极上 A 起始部获得,不应超过 130 毫秒。

心房的期前收缩刺激用于测量不应期和诱发心律失常。长时间较强烈快速心房刺激任何人均可以诱发心房颤动。直接和间接增加迷走神经张力的因素,如使用腺苷或 ATP 均可以增加心房颤动的诱发率。心房扑动特别持续性很少见于正常人。

(七)房室结功能

房室结和窦房结均易受神经张力的影响。房室结是体表心电图 PR 间期的主要决定因素,PR 间期的延长和缩短受生理需要和心脏活性药物的影响。交感神经兴奋如运动、焦虑,AH 间期趋于缩短,副交感兴奋使房室传导时间延长,甚至正常人或训练有素的运动员夜间发生房室传导阻滞。阿托品、腺苷和 ATP 常用于窦房结和房室结功能的评价。心房递增刺激起搏,一般 AH 间期逐渐延长,呈平滑曲线,直到房室传导阻滞。文氏传导或文氏周期是房室结对心房递增、迷走神经张力增高、药物和疾病最常见的反应,其机制相当复杂。

房室结双径路或多径路:房室结及其周围的结构相当复杂,可分为前上部快径、后下部慢径和左心房输入纤维。后下部可以分单独延伸和左右侧延伸,其左侧后延伸常与冠状静脉窦肌袖相连接。部分人可能存在中间径路。房室结某一径路在一定间期周长进行刺激起搏时可处于不应期,从其他径路传导,使得心房率递增刺激起搏时 AH 间期平滑曲线中断产生跳跃征,跳跃征可产生一次或多次,称为双径路或多径路。跳跃定义为 S_1S_2 刺激减少 10 毫秒时 AH 间期延长超过 50 毫秒。绝大多数房室结折返性心动过速的患者可以见到该跳跃征。极少部分房室结折返性室上性心动过速的患者无 AH 间期跳跃,呈平滑曲线。反复心悸患者如排除其他原因引起的心动过速,而又不能诱发心动过速同时存在双径路或多径路,研究表明消融慢径后房室结折返性心动过速发生率与未做慢径消融相比明显减少,具有统计学意义。

(八)希氏束-浦肯野系统

电生理检查时记录到希氏束电位,可以分析 AH 和 HV 间期,以及对心房程序刺激起搏和药物的反应。

1.如何证实希氏束电位

有时记录的希氏束电位需要与双房电位及右束支电位相鉴别。具体方法是刺激记录希氏束电极电管,如果刺激信号与心室波间期与怀疑可能是希氏束电位的 HV 间期相等而 QRS 波形与基础心律时 QRS 波形相同,即可证实记录的电位就是希氏束电位。有时这种方法是很困难的,因为希氏束导管起搏时不能保证刺激了右室流出道一部分引起 QRS 波图形的改变。有时可以通过增加脉冲宽度而不是起搏强度来解决这一问题。另一方法就行频率递增刺激起搏高位右房导管,观察 AH 和 HV 间期变化,如果 AH 逐渐延长而 HV 间期不变,即可证实此电位为希氏束电位,但需除外房室旁路。

2.导管损伤希氏束和束支

导管摆放时可能损伤希氏束支系统而影响 AH 和 HV 间期。最常见右束支传导阻滞,一般很少持续数小时。很少发生完全性房室传导阻滞,除非原来就存在左束支传导阻滞,摆放导管时又损伤了希氏束或右束支。

3.希氏束-浦肯野系统对起搏刺激的反应

心房频率递增刺激或期前收缩刺激时对 HV 间期的影响很小。如果房室结功能正常,在到达希氏束-浦肯野系统不应期前,刺激的脉冲依次传导到达相应部位。随期前收缩刺激提前度增加,最常见到的现象是出现右束支传导阻滞,这种现象在心房颤动时较短心动周期时也可以见到,随着期前收缩提前度进一步增加,右束支阻滞消失,称为裂隙现象。这种裂隙现象是一种正常现象。由于AH间期进一步延长导致后续的HH间期延长,右束支脱离了不应期恢复了传导。一般来讲,心房率递增刺激起搏时,周长≥400毫秒时很少发生HV传导阻滞。如果心房起搏时房室结并未发生文氏传导而发生HV传导阻滞是一种严重的异常,是起搏器治疗的指征。

(九)室房逆传

在临床电生理检查中,经常使用前向传导和逆向传导的概念,由上而下的传导称为前向传导,反之由下而上的传导称为逆向传导。如阵发性室上性心动过速,其前向传导顺序:心房→房室结和/或房室旁路→心室;其逆向传导顺序为:心室→房室旁路和/或房室结→心房。再如常见特发性左心室室性心动过速,其前向传导是左前分支,逆向传导是左后分支。房室结前向传导功能正常者20%~50%没有逆传或室房传导。这是一种正常的变异。在这种情况下,用异丙肾上腺素可以改善并引起正常室房逆向传导。对于逆向传导正常的患者最早的心房激动波出现在希氏束电图上,相对于前间隔的位置,即从快径逆传,称为向心型传导。偶尔,最早逆传的心房激动波出现较后的位置相当于冠状静脉窦近端的位置上,即从慢径逆传。如果最早逆传的心房激动波出现在其他部位,产生称为偏心型传导,可能意味着房室旁路的存在。

心室递增或期前收缩刺激起搏引起逆向室房递减传导,如果无逆向递减传导应高度怀疑房室旁路的存在。此特点常用于隐匿性房室旁路的诊断和消融后房室旁路是否阻断的验证。

室房逆传阻滞可以发生在希氏束-浦肯野系统的任何部位。当束支远端的浦肯野纤维不应期较长也可能发生阻滞。作为临床电生理检查的一部分,观察室房逆向传导非常重要,国内大多数电生理检查实验室在室上性心动过速电生理检查和消融治疗时,习惯先从心室作程序电刺激,如果室房逆传呈偏心型传导,说明房室旁路的存在,消融阻断房室旁路后再从心房作程序电刺激诱发心律失常,观察有无合并其他室上性心动过速。如果临床上有记录到的室上性心动过速,而一开始检查时无房室逆向传导或无偏心型室房逆向传导,最大的可能性是房室结折返性心动过速或其他类型的室上性心动过速如房性心动过速。

(十)心室

心室电生理检查特别重要,主要是能否诱发持续性单形性室性心动过速,是否具有重复性。在心室作电生理检查时,较强烈刺激任何人均可能发生心室颤动,心脏结构正常者这种诱发的心室颤动是非特异性的,除非被检查者有如心肌病(缺血性或非缺血性)、Brugada综合征和短QT综合征等情况。先天性长QT综合征尖端扭转型心动过速的诱发率约为50%。

如前所述,无统一刺激方案,实际上所有的刺激方案均可以用于心室的电生理检查,包括用2个基础周长从2个心室部位(通常右心室心尖部或右心室流出道)行1个、2个或3个期前收缩刺激。有许多电生理检查实验室也用快速Burst或Ramps刺激。如果高度怀疑患者室性心律失常而基础刺激又不能诱发,可能要辅助以静脉用异丙肾上腺提高窦性心律至120次/分或与基础心率相比提高25%(或其他比例),以提高诱发成功率。缺血性心脏病特别是急性心肌梗死和高血压患者应禁止或限制使用异丙肾上腺素。心室诱发6个心搏以内单形性、多形性或心室扑动是正常的,特别是使用强烈的刺激方案时,有些电生理室放宽到10~15个心搏。诱发持续性室性心动过速定义各有不同,一些实验室以心动过速持续15秒作为标准,另一些实验室以心动过速持续30秒作为标准,绝大多数可能接受的标准是心动过速持续需要介入(电复律、药物或其他方法)终止。持续单形性室性心动过速的形态可按束支传导阻滞类型进行分类。

十、电生理检查中常用的药物

(一)异丙肾上腺素

异丙肾上腺素见效快和半衰期短,是电生理检查中最常用的药物。异丙肾上腺素是纯粹的β受体($\beta_1 > \beta_2$)激动剂,具有强大的正性肌力和正性频率作用(β_1作用),即增加心肌收缩力、提高心率作用和微弱的扩血管作用(β_2作用),无α受体和多巴胺受体作用。异丙肾上腺素具有诱发心律失常的作用。由于此药具有增加心肌收缩力和增加心率的作用,因此增加心肌耗氧量,加重心肌缺血。静脉用此药提高基础心率后,缩短了心脏各系统组织的不应期,提高心肌和传导系统传导能力,电生理检查时常用此药增加室上性和室性心律失常的诱发率,和验证导管消融是否成功。用法:开始时以 0.5 μg/min,根据血流动力学和心率的反应增加到 5 μg/min。禁用于冠心病和高血压的患者。

(二)阿托品

对于有高血压和冠状动脉粥样硬化性心脏病患者,同时无青光眼、前列腺肥大等禁忌证的患者可用阿托品代替异丙肾上腺素,以增加心律失常诱发率。

(三)ATP/腺苷

ATP/腺苷具有强有力的扩张冠状动脉的作用,同时具有强大的和复杂的电生理作用。临床上主要用于终止阵发性室上性心动过速,其急性终止率达 90%~100%,其转复室上性心动过速疗效与维帕拉米相似。由于 ATP 或腺苷半衰期短、代谢快、不良反应小、可反复使用的特点,主要对房室结和窦房结有短暂抑制作用,同时可能缩短心房肌的不应期和房室旁路的不应期,对心室肌几乎无影响。ATP 用作心动过速鉴别主要是利用其明显短暂的负性房室结传导作用,而房室结是阵发性室上性心动过速最薄弱的环节,同时心动过速发作时房室关系或有无室房传导也是判断室上性类型(房性心动过速、心房扑动或阵发室上性心动过速)或室性心动过速的重要依据,所以 ATP 或腺苷是电生理检查中常用的药物之一。由于 ATP 注射体内后迅速代谢成腺苷,所以其作用与腺苷相似,且性价比好,国内常用 ATP,临床医师用药经验丰富。ATP 在电生理检查时主要用于下列几个方面:①隐性预激综合征患者,大多数显性预激(WPW)综合征的患者在窦性心律时表现为 PR 间期缩短、预激波(δ 波)和宽 QRS 波,但有些患者虽然有房室旁路前传但可能仅表现为很小程度的预激或无预激波。这些患者用 ATP 短暂阻断房室结后,心室预激成分加大,预激波更加显明,从而得以明确诊断和定位。②对于隐匿性间隔旁路患者,由于逆传偏心型传导现象不明显,很难与房室结折返型室上性心动过速相鉴别,用 ATP 后如不能阻断室房传导,说明间隔房室旁路的存在。但有部分患者 ATP 不能阻断房室结快径,因此,用于间隔房室旁路的诊断有一定的假阳性。③宽 QRS 心动过速伴 1∶1 室房逆传时,需要对室性心动过速与室上性心动过速伴差异传导进行鉴别。对绝大多数器质性心脏病,ATP 不能终止持续性室性心动过速。但可以终止部分无器质性心脏病伴左右束支传导阻滞室性心动过速,这些心动过速常被运动或儿茶酚胺诱发,被β受体阻滞剂、非二氢吡啶类钙通道阻滞剂和钾通道开放剂抑制。在电生理检查时,快速推注 ATP 后,阻断室房传导而心动过速持续存在,诊断为室性心动过速。如果心动过速被终止,则多数诊断为室上性心动过速,但不能排除部分无器质性心脏病特发性室性心动过速。④房性心动过速伴 1∶1 房室传导,房性心动过速对 ATP 作用反应不一,静脉注射 ATP 后心动过速不终止,出现不等比例的房室传导,有助于房性心动过速的诊断。但部分房性心动过速能被 ATP 终止。有报道 ATP 只能终止非折返性房性心动过速(自律增加或触发活动),但不能终止折返性房性心动过速。⑤房室结双径路电生理,存在房室结折返型(普通型由慢径前传和快径逆传)心动过速患者窦性心律时用 ATP,76%显示房室双径路特征。房室结折返性心动过速消融慢径后,96%患者双径路特征消失。慢径改良后 60%双径路特征消失。ATP 试验用于房室结折返消融后复发预测,房室结折返消融后仍然有心悸,如果消融前有双径路特征消融后 ATP 试验双径路特征消失,强烈提示心悸症状与房室结折返性心动过速的复发无关。⑥房室旁路导管消融终点判断,显性或隐性房室旁路消融后如果没有完全阻断只是损伤,用 ATP 后原来消失的预激波可重新出现,有些前传阻断但逆传仍然存在,如果消融前通过房室旁路传导很好,消融后用 ATP 后室房逆传消失(室房分离),说明房室旁路消融成功。但部分房室旁路如慢旁路也能被 ATP 阻断。所以,在电生理检查时,用 ATP 作诊断和鉴别诊断时,有一定的假阳性和假阴性,应视具体情况作合理解释。

(张华丽)

第二节 基本操作技术

心内电生理检查的基本操作技术是顺利实施电生理检查和射频消融术的基石,在一定程度上决定着检查结果的准确性和介入治疗的成功率。同时,正确掌握这些基本操作技术也是降低风险、减少并发症的重要环节。广义的心内电生理检查的基本操作技术涵盖了术前准备、穿刺(血管、房间隔等)与导管放置、刺激技术及相关并发症的处理技巧等多方面内容,是心电生理专科医师必须掌握的知识和技能。

一、心脏电生理检查准备

心脏电生理检查是一项复杂的综合性工作,涉及多种专科知识与技能,影响因素较多,为了达到提高电生理检查效率,减少并发症的最终目的,必须进行相关的准备工作。

(一)患者的准备

1.心理准备

未接受过介入检查和治疗的患者对于将要接受的电生理检查和治疗会产生不可避免的恐惧感。因此,操作医师应在术前对患者及其家属解释检查的必要性及操作过程,有助于患者消除和减轻恐惧感。必要时可适当应用镇静药以消除和控制紧张情绪。此外,术前还应以合适的方式向患者详细解释电生理检查所有可能的风险及其发生的概率。

2.备皮

在进行电生理检查前,对导管入路的穿刺部位必须进行备皮。如腹股沟区和锁骨下穿刺处应剃除阴毛和胸毛。通过备皮可充分暴露穿刺视野,减少感染和加压包扎时给患者带来的疼痛。

3.禁食

在做心脏电生理检查过程中,由于快速刺激心脏或迷走反射等原因,患者可能出现反射性呕吐,如呕吐物过多,在恐惧和意识障碍情况下可能发生误吸。因此,尽管目前随着电生理检查和射频消融技术的成熟,操作时间越来越短,很多医师已不重视术前禁食的问题,但正规的做法是应在心电生理检查前8～12小时禁食。对于基础疾病较复杂的患者，要考虑到禁食可能给患者带来的各种风险，如糖尿病患者此时需停用降糖药物或胰岛素和监测血糖，以免发生意外。

4.术前停药

对于准备接受心电生理检查和射频消融治疗的患者，术前应停用抗心律失常药物至少5个半衰期，以免术中不能诱发心律失常或不能显示相关的电生理特点。对于准备植入永久性心脏起搏器的患者应停用阿司匹林或其他抗血小板药物至少5天，以防囊袋出血。

（二）工作人员的准备

不同的心电生理中心在进行介入诊疗时配置的人员各异。一般而言，应包括如下人员：具有丰富经验、掌握血管介入技术的高年资心电生理专科医师，亲自操作或指导下级医师和/或进修医师进行操作，负责管理心脏刺激技术及记录心内电图的医师（技师），同时应有一名护士协助操作及监护、安慰患者。三维标测技术则需要专人操作 Carto、Ensite 等系统。

（三）无菌技术

电生理手术与无菌技术密不可分，为最大限度地降低感染发生的可能，应做到以下要求：①戴消毒帽子和口罩，用消毒液洗手，戴消毒手套。②用消毒液（如碘伏）消毒手术部位及其周围区域2次。一般腹股沟区消毒范围：以双侧腹股沟区为中心，上至脐平面，下至大腿中部，两侧至大腿外侧下缘；锁骨下消毒区为上至颈与下颌的交界处，下至乳头水平，两侧至肩臂下缘。③用小无菌巾覆盖穿刺周围的区域，在穿刺处留一开口，在小无菌巾上覆以大手术单，开口正对穿刺处。

（四）麻醉

心内电生理检查需要进行血管穿刺以置入标测消融导管，对于这些患者，在穿刺前必须对穿刺处进行局部麻醉。局麻药物在注射后很快阻断相应神经末梢的感觉冲动。利多卡因是最常用的局麻药，其药效出现快，剂量一般为1%利多卡因5～10 mL。尽管利多卡因出现过敏的可能性很小，但仍有极少数患者发生，应注意患者皮肤感觉，球结膜反应，呼吸、血压、心率等变化。如有异常及时处理。对于儿童、少数耐受力差的成人及部分行射频消融治疗的心房颤动患者可选择静脉麻醉，一般使用异丙酚、芬太尼或咪唑西泮静脉注射并持续静脉泵注。静脉麻醉应在专业麻醉医师的指导下进行，并随时对患者的血氧饱和度、心率、血压进行监测。

二、穿刺与导管放置

虽然无统一的电生理检查方法，但穿刺技术都是相同的。贵要、锁骨下、颈内外静脉和双侧股静脉均可作为穿刺点，插入导管的数量和穿刺点同样是由电生理检查的目的和操作者的习惯决定的。一般而言，室上性心动过速电生理检查时通常插入4根导管，高位右心房、希氏束、右心室和冠状静脉窦电极导管。通常经过左右侧股静脉插入高位右心房、希氏束和右心室导管，从颈内静脉或左锁骨下静脉插入冠状静脉窦导管。在对右心系统作电生理检查时是否使用肝素，各单位情况不同，但进入左心系统则必须使用肝素并需肝素化。

在血管穿刺和导管放置中涉及的问题很多，本节先对这些问题进行概述，再对每种穿刺方法进行详细讨论。

（一）锁骨下静脉和颈内静脉穿刺

颈内静脉发生气胸的危险性低，但导管操作比较困难，由于操作时靠近头部，长时间操作保持无菌较困难。锁骨下静脉穿刺有发生气胸的风险，但大的医疗中心发生率并不高，从锁骨下静脉插入导管较易送入冠状静脉窦和右心室心尖部。穿刺时最好用空针筒，这样可区分动脉血或静脉血。另外动脉压高，静脉压低也是区分穿刺进入动脉或是静脉的依据之一。一旦穿刺成功，导引钢丝应保证顺畅无阻力，绝对避免使用暴力，放入6F导引钢丝后，应用X线透视确保钢丝在静脉内，以防误穿锁骨下动脉。最好证实导引钢丝已进入下腔静脉，这样可以放心地插入6F动脉鞘，再插入6F电生理导管，常常是10F冠状静脉窦导管。有一种例外的情况是，左锁骨下静脉穿刺时，患者存在左上腔或双上腔，其发生率约为3‰，这时导引钢丝的走行与动脉的走行相似。应在X线透视下，将导引钢丝送入右心房，证实导引钢丝在静脉系统中，方可插入动脉鞘。放置冠状静脉窦导管时，有些操作者习惯用左前斜位，有些则用后前位。一般电生理检查，锁骨下静脉只穿1次，放置1根导管；但植入起搏器时，可能要穿刺2～3次，置入2～3根起搏器电极导线。当误穿锁骨下动脉时，如果仅是导引钢丝进入，拔出钢丝压迫数分钟即可，一旦插入了动脉鞘，绝不能直接拔出，因为锁骨下动脉的后壁无组织压迫，动脉压力又高，易造成血胸、低血压休克，甚至威胁生命。这种情况下，往往需要在外科医师的介入下取出并缝合动脉。

(二)股静脉穿刺

股静脉穿刺是电生理检查最常用的穿刺方法。主要用于放置右心系统导管，如高位右心房、希氏束和右心室导管。当使用可控性导管时，此途径同样可用来放置冠状静脉窦电极导管。但下腔静脉放置冠状静脉窦导管不利于房室结慢径和典型心房扑动峡部消融时的导管操作。此穿刺方法虽然常用且相对较安全，但如果穿刺点不正确或过度穿刺，同样有损伤动脉血管，血肿、血栓形成，后腹膜出血和动静脉瘘的危险。

(三)指引鞘

近年来用一些特殊的鞘来固定导管，如Swartz鞘。主要用于右侧房室旁路的消融、房间隔穿刺、左心房和肺静脉造影和肺静脉隔离治疗心房颤动。一些电生理实验室也用这些特殊的鞘来穿刺房间隔，进行左侧房室旁路的消融。这些特殊的鞘较长，其远端多在心腔内，并根据不同的操作部位设计特定的造型。

(四)房间隔穿刺和左心房导管技术

房间隔穿刺技术可追溯到20世纪50年代，当时主要用于风湿性心脏病二尖瓣狭窄的球囊扩张。20世纪80年代后期随着介入电生理发展，国外主要用于左侧房室旁路消融治疗。近十年来，心房颤动的射频导管消融确定左心房是消融的靶心房，肺静脉是靶静脉，房间隔穿刺成为此种手术过程中必须采用的技术。需特别注意的是，在相对薄壁的左心房内(特别是左心房后壁)操作相对僵硬的导管，心脏穿孔引起心脏压塞的危险始终存在。国内外多数电生理实验室通常用穿刺动脉逆行的方法于二尖瓣环的心室侧消融左侧房室旁路，对于双侧股动脉严重扭曲畸形无法用逆行方法进行而又必须治疗的左侧旁路患者，房间隔穿刺不失为一种很好的补充。

三、穿刺技术

在进行心脏电生理检查、射频消融治疗以及起搏器植入术中，血管穿刺是一项最基本的技术。做好血管穿刺可使各项检查和治疗得以顺利进行，如果血管穿刺掌握不好，不但检查和治疗不能正常完成，还会出现血管损伤、血肿等多种并发症。以下将讨论各种血管穿刺技术、操作方法和注意事项。

瑞典放射学家Seldinger医师首先使用了血管穿刺技术。基本方法为先将一个小号针头穿刺预定的血管中，从针尾插入一条柔软可弯曲的导丝。然后在保持导丝固定于血管内的条件下，拔出穿刺针，并将导丝留置于血管内，再将动脉或静脉鞘管沿导丝插入血管。最后在保证鞘管固定的条件下，拔出导丝。这一以 Seldinger 名字命名的技术简单、快捷，是目前广泛使用的各种穿刺的基本技术。

（一）股静脉穿刺技术

股静脉穿刺是心脏介入检查和治疗中最常用的技术，它可以用于植入临时起搏器、心脏电生理检查以及各种快速心律失常的射频消融治疗。

1.解剖关系

股静脉在大腿根部，位于股三角内。股三角上为腹股沟韧带，外侧为缝匠肌，内侧为耻骨肌和内收肌。股三角内由外向内依次走行着股神经、股动脉、股静脉和淋巴管。掌握这些结构的相互关系，对成功穿刺静脉非常必要。股动脉一般位于腹股沟韧带 1/2 到内 1/3 之间。而股静脉在股动脉内侧 0.5～1.0 cm 处与之平行走行。

2.操作步骤

一般为了操作便利，多选择右侧股静脉。有时需要放置多根静脉导管或右侧穿刺遇到困难，也可选择左侧股静脉穿刺。

(1)在腹股沟韧带水平触诊股动脉搏动，穿刺点位于股动脉内侧 0.5～1.0 cm、腹股沟韧带下方 2～3 cm 或皮肤皱褶下 1.5～2.0 cm。

(2)穿刺针针芯斜面向上，针尖指向肚脐，与皮肤成 30°～45°刺入皮肤，偏瘦者角度偏小，偏胖者角度稍大。

(3)缓慢前送穿刺针，直到针尖触及髂骨膜。

(4)在注射器维持一定负压下，缓慢回撤穿刺针，直至针头退入股静脉内，此时注射器内可见静脉回血。

(5)左手固定穿刺针，右手撤走注射器，将导引钢丝柔软端插入穿刺针，沿股静脉前送约 10 cm。

(6)左手压住穿刺点以上的部位以固定血管内的导丝，撤走穿刺针，用湿纱布清洁导引钢丝。

(7)沿导丝送入静脉或动脉鞘管(包括外鞘管和扩张管)，注意使导丝露出套管尾端 5～10 cm。

(8)在鞘管全部送入血管后，从鞘管中将扩张管和导引钢丝一起拔出。抽吸并冲洗鞘管侧壁，关闭侧壁三通。

3.注意事项

(1)误穿股动脉：如果误穿股动脉，则拔出穿刺针，在穿刺点处压迫几分钟；如果此次电生理检查已准备股动脉插管，则可沿穿刺针送入指引导丝再穿刺股静脉。注意，不要经静脉穿入动脉。

(2)股静脉定位：有时股静脉走行距股动脉很近甚至位于股动脉下方，可根据情况调整穿刺点或穿刺方向。

（二）股动脉穿刺术

股动脉穿刺常被用于经皮冠状动脉造影检查、经皮冠状动脉介入治疗(PCI)、左心室和主动脉造影检查。在左侧旁路和左心室室性心动过速的消融中也常被使用。

1.解剖关系

股动脉是髂外动脉至腹股沟韧带以下的部分。股三角中，自外而内分别排列着股神经、股动脉、股静脉和淋巴管。操作者可在股三角腹股沟韧带中点，或中内 1/3 交点之间或其下方触到股动脉的搏动。因其位于筋膜下较深，对较胖的患者需稍加压才可触到。

2.操作步骤

(1)以左手示指、中指和环指在腹股沟韧带上或稍下方触诊并定位股动脉走向。

(2)左手持续触诊股动脉搏动,右手持血管穿刺针,在腹股沟韧带下方 2～3 cm 或皮肤皱褶下 1.5～2.0 cm 处向股动脉进针,穿刺针角度为与皮面成 45°,与正中线成 10°～20°。

(3)当针头靠近股动脉时,可感到轻微搏动感,向下刺入股动脉,可见血液沿穿刺针尾部搏动性喷出。如果血液喷射不好,可将穿刺针向前或向后调整。

(4)确定针尖完全位于血管腔内,将导引钢丝柔软端通过穿刺针插入血管内 15～20 cm。

(5)左手压住导引钢丝持不动,右手从血管内撤出穿刺针,左手继续压迫穿刺部位以防止出血。

(6)用湿纱布清洁导引钢丝。

(7)通过导引钢丝插入动脉鞘管,在插入鞘管的过程中应保证导引钢丝露出鞘管尾端约 10 cm。

(8)鞘管全部进入血管后,从鞘管中同时拔出扩张管(芯部)和导引钢丝。

(9)用注射器抽吸鞘管,丢弃抽吸物,再以盐水冲洗鞘管侧壁。

(10)经动脉鞘管或静脉输液管给予肝素 3 000 U 或根据需要加减肝素量。

3.拔出股动脉导管

(1)穿刺点上方的髂骨水平摸清股动脉搏动点。

(2)将左手的中指和示指放在股动脉搏动点上,右手握紧鞘管。

(3)左手加压,右手迅速从股动脉拔出鞘管,左手或左、右手一起压迫 15～20 分钟。

(4)加压期间应注意足背动脉脉搏和下肢皮肤颜色,如果脉搏很弱或消失、皮肤暗紫,应适当减轻压迫力量,但不要减少压迫时间。

(5)如压迫 15～20 分钟后,穿刺部位出血仍很明显,应不间断地压迫直至出血停止。

(6)完全止血后,加盖无菌敷料,用纱布卷或弹力绷带包扎。

(7)在穿刺点上方放置 1～2 kg 沙袋。患者绝对卧床 6～12 小时,期间应定时经常检查穿刺点,如此后再发生出血,则应进行较长时间压迫。

(8)期间应经常检查肢体远端的循环情况。嘱患者不要抬头、咳嗽或大笑,以防增加腹压引起出血。注意控制患者血压,并保持排便通畅。

4.注意事项

(1)阻力:向血管内送导引钢丝时应注意手下的感觉,如果遇到阻力可小心撤出导引钢丝,观察穿刺针尾部血液是否喷出,以便确定穿刺针是否在血管内。如血流消失或呈"点滴状",提示穿刺针斜面不完全在血管腔内,需调整针尖位置,直到有血液喷出。如调整后穿刺针尾血流很好,导引钢丝仍不能顺利进入,可在 X 线透视下观察导丝走行,或经穿刺针向动脉内注射少量造影剂,以观察血管情况。注意,不能在有阻力的情况下继续送入导引钢丝或导管。

(2)穿刺位置:穿刺位置不可太低,如果过低,可能穿刺到表浅股动脉,而不是股总动脉,使导丝的送入发生困难,术后还容易发生假性动脉瘤。穿刺部位较高(如在髂骨水平以上),也不易压迫止血,可发生腹膜后血肿。

(三)颈内静脉穿刺技术

Hemosura 首先报道了成人颈内静脉穿刺技术。此后,由于颈内静脉提供了进入右心的便捷通道,其解剖标志明确且固定,穿刺并发症发生率低于锁骨下静脉,而被广泛使用。

1.解剖关系

颈内静脉起源于颅骨基底部,下行与颈动脉和迷走神经共同行走于颈动脉鞘。颈内动脉起始部位于颈动脉后外侧，但到其终末部分与锁骨下静脉交汇点上方一段时，颈内静脉便行走至颈动脉外侧稍前。颈内静脉下段位于锁骨、胸锁乳突肌锁骨头(外侧)和胸骨头(内侧)形成的三角内，颈内静脉最好的穿刺部位是在此三角的顶部。在接近锁骨的胸骨后面，颈内静脉与锁骨下静脉汇合成无名静脉。

2.操作步骤

一般选用右侧颈内静脉穿刺。嘱患者将头转向左侧，保持头向左侧的同时让患者将头抬离床面，可清楚显示锁骨、胸锁乳突肌锁骨头和胸骨头构成的三角。三角的底部在下，顶部在上，穿刺点选在三角的顶部稍偏外侧。

(1)左手在三角顶部触诊颈动脉搏动。

(2)针头连接一个含1%利多卡因3～5 mL的注射器，在皮下进行局麻。

(3)带注射器的穿刺针与胸锁乳头肌锁骨头外缘平行，针尖朝向左乳头或左脚侧，在颈内静脉正上方与皮肤成30°。

(4)穿刺皮肤，在保持注射器呈负压下进针，至看到血液通畅流入注射器。

(5)如果第一次未能进入颈内静脉，应在保持注射器负压下回撤穿刺针，在皮下将针尖指向外侧5°～10°后再进针；如仍未能进入颈内静脉，可将穿刺针的角度再向内调整，但不要使穿刺针指向正中线，以免误穿颈动脉。

(6)当静脉血顺利流入注射器后，嘱患者屏气并迅速撤走注射器，立即用手指堵住针头尾端，再通过穿刺针插入导引钢丝的柔软端。嘱患者恢复自由呼吸，撤出穿刺针，用无菌纱布擦净导引钢丝。

(7)透视下前送导引钢丝，确定导引钢丝位于右心房内或下腔静脉。

(8)通过导丝送入6F动脉鞘管，保持导丝露出鞘管尾端10 cm，将鞘管送过皮肤和皮下组织进入静脉。

(9)从鞘管中一起拔出扩张管和导丝。

(10)注射器连接鞘管侧壁，抽吸鞘管内气体并用无菌生理盐水冲洗。

3.注意事项

(1)防止空气进入静脉系统：从穿刺针上取下注射器时应先让患者屏气，再移走注射器并立即用手指压住针尾，同时快速插入导引钢丝。

(2)误穿颈动脉：如误穿颈动脉，应立即拔出穿刺针并在穿刺点加压3～5分钟，确认不再出血后，可在同侧再次试行穿刺。如仍不顺利，考虑改穿锁骨下静脉，而不要穿刺对侧颈内静脉，以免对侧也发生误穿，两侧血肿相连压迫患者呼吸道。

(3)对老年人应尽量避免穿刺颈内静脉：对于有动脉粥样硬化的老年人，即使轻度压迫颈动脉也可刺激颈动脉斑块或导致神经损伤，故应首先考虑穿刺其他部位。

(四)锁骨下静脉穿刺

锁骨下静脉穿刺技术由Wilson最先开展使用，当时用于中央静脉的插管。现在，经皮锁骨下静脉穿刺已成为测量中心静脉压、置入起搏器导线和电生理检查的常用途径。

1.解剖关系

锁骨下静脉是腋静脉的延续，始于第一肋外侧缘，终止于前斜角肌内侧缘，在胸锁关节后与颈内静脉汇合形成无名静脉。前斜角肌厚10～15 mm，其将锁骨下静脉与锁骨下动脉分开。锁骨下静脉从外下向内上行走，与第一肋骨交叉后转至走行于锁骨下动脉前下方(锁骨中三分之一的后面)。颈内静脉与锁骨下静脉汇合处后方约 5 mm 为肺尖,锁骨下静脉内径为 15 mm 以上。

2.操作步骤

锁骨下静脉穿刺可以采用上行和下行两种方法,其总成功率和并发症发生率极为相近。锁骨上穿刺途径有几个优点:静脉距皮肤近(0.5~4.0 cm)、在进入上腔静脉时路径较直等。但目前广泛使用的方法是经锁骨下径路穿刺。穿刺时,左、右锁骨下静脉都可采用,但左锁骨下静脉更利于放置导管,不但因为进入无名静脉时弯曲度较小,而且导管顺势容易进入右心房或右心室。

(1)选择锁骨中内三分之一交点的外下 1~2 cm 处进针。

(2)将左手拇指按在穿刺点内侧,示指或中指放在锁骨上窝上方。

(3)在穿刺点局部麻醉后,针尖指向锁骨上窝与环状软骨之间并与皮肤呈 20°~30°(针尖斜面向下,便于导丝通过进入无名静脉)。

(4)穿刺针穿破皮肤,在保持注射器负压下缓慢进针。

(5)穿刺针进入静脉后,可嘱患者屏气,迅速从穿刺针上撤出注射器,同时插入导引钢丝柔软端 10~15 cm,嘱患者自主呼吸。

(6)透视下前送导引钢丝,直至导引钢丝进入下腔静脉。

(7)拔出穿刺针,轻轻压迫穿刺部位。延导引钢丝插入 6F 或 7F 动脉鞘或静脉鞘管。

(8)从鞘管中同时拔出扩张管和导引钢丝。

(9)抽吸并冲洗鞘管侧壁,关闭三通。

(10)插入所选择的电极导管。如果导管未向下进入右心房而下向上进入颈内静脉,可令患者将头部偏向穿刺侧,以增加颈内静脉和锁骨下静脉间的角度,防止导丝进入颈内静脉。

3.注意事项

(1)防止空气进入静脉系统:穿刺锁骨下静脉时与颈内静脉插管术一样,注意防止空气吸入。

(2)减少气胸危险性:如果进针太外或进针太深,则增加发生气胸的危险。应尽量避免多次穿刺,通常如果穿刺三次不成功,应选择另一侧穿刺。对慢性阻塞性肺疾病的患者,由于桶状胸及双肺过度膨胀,穿刺针稍深就容易发生气胸。这种情况最好避免穿刺锁骨下静脉,或者穿刺不顺利时尽早改用其他途径。如多次穿刺不成功,在准备换用对侧穿刺前应透视检查,注意除外气胸。

(3)老年人穿刺点的确定:老年患者的锁骨下静脉位置较低,穿刺时针尖平行指向锁骨上窝或稍下的位置。老年患者在锁骨下面内侧部分可有一骨性突起,造成穿刺通过困难。

(4)防止穿刺锁骨下动脉:如穿刺点靠锁骨外侧或针尖太向后成角,可导致误穿锁骨下动脉。一旦发生误穿,应拔出穿刺针并重压穿刺点 10 分钟。如已放入鞘管,应在做好外科手术的准备下,可先行保守处理。如拔出鞘管重压穿刺部位;或在穿刺部位作横形切口,分离皮下组织,手指尽可能靠近鞘管进入锁骨下动脉的部位,拔出鞘管并进行压迫。

四、电生理检查参数的设置

电生理检查时,关注的事件遵循从大到小的原则。如 QRS 波是什么时候开始的?其宽度如何?这是大的事件,而激动从希氏束到右束支传导需要多少毫秒则是小的事件。区别这些大小事件是通过信号滤波和电极间距来实现的。

(一)低频滤波和宽电极间距

测量 QRS 波时限最好的心电图滤波是 0.5～100.0 Hz。因为心搏的最大电能是发生在低频范围内,另外低频端的信号比高频端传播得更远。这些其实是体表心电图的原型。0.5～100.0 Hz 滤波范围记录到的 QRS 形可能与 0.5～20.0 Hz 滤波范围略有不同。临床上所用的心电图机设定的滤波范围不尽相同,但大同小异。腔内电极用较低频的滤波和较宽的电极间距,除记录到电极近端最大的心内电图外,还可能记录到远端的远场电位。如右心室电极用 0.5～100.0 Hz 记录,可能记录到一个宽的心内电图,第一个波可能是振幅相对低的心房波,第二个波可能是振幅相对高的心室波,第三个波可能是较宽和圆钝的 T 波;记录到的心室波可能有多个成分。

(二)高频滤波和较短的电极间距

记录"局部"事件(如希氏束电位)最好将滤波频率设置为 30 Hz、40～500 Hz 或更高。实际上希氏束几乎没有心肌纤维,所产生的电量也小,用 30 Hz 或 40～500 Hz 和较短的电极间距(2～10 mm)可记录到最大的希氏束电位;同时较高的滤波频率其电信号传播相对差,可排除远场电位和较大的电信号。其他腔内电图的滤波频率设置与希氏束相同。

(三)信号滤波术语

高通与低通经常会引起混淆。"高通"并不是频率范围比较高,而是高于此频率信号将被记录,可理解"高通"为高于此频率通过。同样,"低通"是低于此频率信号将被记录,即"低通"低于此频率通过。典型的滤波范围 30～500 Hz,其高通是 30 Hz,而低通则是 500 Hz。

五、刺激技术

(一)刺激单位

频率和间期或周长。频率经常用每分钟心搏多少次或起搏多少次来表达。通常说递增起搏是指按每分钟多少次进行性加快起搏的频率。用频率对于计算一个规则心律,或计算心房颤动时的平均心率是没有问题的,但计算一个房早或室早的提前度及其对诱发房性或室性心律失常的影响时,就无法用频率来描述。这就引入了一个间期或周长的概念。通常是用毫秒作为单位,来精确描述连续心搏或刺激对心律失常特殊事件及其后果的影响。周长与每分钟心率呈反比关系,即频率=60 000/周长或间期(毫秒),比如周长是 400 毫秒,则起搏频率=60 000/400=150 次/分。发放期前递增刺激(进行性增快),同时伴有起搏周长或间期的递减(越快/越短),可观察到房室结递减传导(传导变慢/周长延长)。

(二)刺激强度和脉宽

这一点对于期前刺激特别重要,当采用较高的刺激强度和/或较宽的脉宽时,可以在更短的联律间期刺激时"夺获"心脏或使心脏除极,但过强的刺激可能引起心房或心室颤动。正是因为这些原因,绝大多数电生理实验室采用起搏阈值 2～4 倍[计量单位为毫安(mA)或伏(V)]的刺激强度和 1～2 毫秒的刺激脉宽。一般采用导管顶端(贴近心内膜一端,通常称为 1 极)作为起搏刺激的负极,导管的近端(通常是 2 极)作为起搏刺激的正极。

(三)刺激方法

1.直接起搏或刺激

以固定的频率或周长进行起搏刺激(S_1S_1)。可用频率递增刺激或间期递减刺激。起搏持续时间可长可短,如用于电生理检查可能只需几个刺激或几秒刺激,临时起搏则起搏时间较长。

2.期前刺激

在一固定数目的心搏(可以是自发心搏,或以固定周长起搏的心搏即 S_1S_1)后引入一周长较短的刺激称为期前刺激(S_1S_2)。观察刺激的反应后,重复这一过程,进行性缩短 S_1S_2 间期。有时需要引入 2 个(S_2S_3)或 3 个期前($S_2S_3S_4$)。期前刺激技术常用来评估组织不应期、诱发和终止心动过速,以及作为心动过速时的诊断工具。

3.Ramps 刺激

是一种组合的连续刺激,后一组刺激与前一组刺激间期不同。通常采用频率递增或间期递减刺激,直到设定的心率达到为止。比如 Ramps 开始刺激 400 毫秒(150 次/分),每刺激 10 次递减 10 毫秒,共 10 组,Ramps 结束时为 300 毫秒(200 次/分)。每一组刺激的数量(比如每组刺激 4 次、6 次、8 次、10 次等)和间期递减的幅度(5 毫秒、10 毫秒、20 毫秒等)均人为设定。Ramps 可用来评价心脏传导/诱发和终止心动过速。Ramps 刺激方法常用于 ICD 的编程,治疗心动过速。偶尔用 Ramps 递减或间期递增刺激治疗心动过速。

4.超速序列刺激

以非常快的频率(常用的周长为 10～60 毫秒)发放一系列刺激,在植入 ICD 时为了测试除颤阈值等参数,需要诱发心室颤动,如果 T-shock 不能诱发,常用这种高频或较强的刺激来诱发心室颤动。用常规的刺激强度行超速序列刺激,也可以用来诱发或终止规则的心动过速。可用非常低的刺激强度(阈下刺激)行超速序列刺激,观察局部组织对一些心动过速的影响。

(四)刺激方案

不同的电生理室有不同的电生理刺激方案,实际上无统一的"完整"的电生理刺激方案。不同的刺激方法、不同的刺激强度和脉宽对检查结果的敏感性和特异性可能产生不同的影响。多年来人们一直呼吁建立统一的电生理刺激方案,但这似乎是不可能实现的,不同的电生理实验室用自己的刺激方案建立自己资料库,而且新的刺激方案不断出现,所以在发表文章和出版电生理方面的专著时均需要说明具体的刺激方案。为了解决不同的刺激方案对特异性和敏感性产生的影响,普遍采用的是以结果为基础的指南方案。如 NASPE 指出:对于冠心病伴持续性室性心动过速的患者,不管采用什么刺激方案,室性心动过速的诱发率至少要达到 90%。

1.期前刺激和直接刺激(S_1S_1)

是最常用的刺激方案,主要用于心动过速的诱发和终止,两者前面已简要叙述。期前刺激有不同的缩短 S_1S_2、S_2S_3、S_3S_4 的方法,最常见的方法有串联法和直接序列法。①串联法:S_1S_2 每一步减少 10 毫秒直到 S_2 不能夺获,然后 S_1S_2 增加 40～50 毫秒,引入 S_3 直到 S_3 不能夺获。交替改变 S_2S_3 直至 S_3 不应期,然后 S_3 增加 40～50 毫秒,再引入 S_4,一般以 S_4 结束。有些电生理实验室增加 S_5 和 S_6;②直接序列法:S_1S_2 每一步减少 10 毫秒直至 S_2 不能夺获,然后 S_1S_2 增加 10 毫秒直到 S_2 可夺获,引入 S_3 并重复上述程序,最后引入 S_4。上述两种期前刺激方法在诱发临床心律失常方面差异无统计学意义,直接序列法操作更简单更常用。用较快的频率进行直接刺激(S_1S_1)又称 Burst 刺激,也常用于心动过速的诱发和终止。

2.拖带刺激

以较心动过速更快的频率起搏,起搏停止后心动过速未终止,恢复到本身固有的频率称为拖带。拖带刺激主要用判断心律失常的机制。常见快速心律失常的机制是折返,可能是功能性或解剖性,可以是微折返也可以是大折返。虽然电解剖标测技术可清楚地看到心动过速是折返性还是局灶性,但在此技术出现前,介入电生理检查不能打开心脏,即使打开心脏在体外循环心脏停搏的情况下也无法看到折返环，将折返、自律性增加和触发活动的电生理机制区分开来，对于确定标测和消融心动过速策略非常重要。拖带是确定心动过速机制划时代的技术，被认为是射频导管消融的基石。现在很多实验室仍在使用这一技术，仍然是电生理学家最有力的工具之一。特别是在确定持续性心动过速（房性心动过速、心房扑动和室性心动过速）的折返机制、折返环的定位（如折返性房性心动过速是在左心房还是在右心房）和用隐匿性拖带标测心动过速关键峡部（缓慢传导区）中起着极其重要的作用。当然一些机制很明确的心动过速不再需要用此技术以节省手术时间，如房室结、房室折返性和特发性室性心动过速等。

（五）心电传导时间

心脏传导既不是光也不是电的传导，而是离子流的传导。因此传导时间不是用光速计算，通常是用 mm/s 或 m/s 来计算。这就意味着可以通过心内图的出现顺序来测量心电活动（除极）先后。观察腔内心电图激动的先后顺序，导管的位置、滤波和电极间距非常重要。如果导管电极非常靠近心室除极（心动过速起源点）部位，这时记录的心电图（或内源性偏转）在所有同时记录的电图中最早。特别是用单极记录时更明显，最初的快速负向内源性偏转说明记录电极在除极最初的位点。这一点常用于显性左右侧房室旁路和局灶性心动过速标测定位消融。

1.限幅

如记录的希氏束电位很小，可能需要提高增益才能看清，同时由于增益较大，相应心房波和心室波也很大，与其他同步记录的心内导联重叠，不利于心电事件的测量和观察，通过限幅功能可解决这一问题。

2.陷波

为了记录重要的生物电信号免受外界电磁场干扰（干扰最小化），用此功能可免受交流电（50 Hz）的干扰。

六、并发症与术后处理

电生理检查和射频消融术的并发症种类很多，可分为心律失常并发症、心脏损伤并发症、血管并发症及其少见并发症等，这些内容有专门章节进行讨论。本节仅讨论与电生理检查基本操作技术（血管穿刺、导管放置和刺激技术）相关的并发症及处理要点。

（一）锁骨下动脉损伤锁

骨下静脉穿刺中误伤锁骨下动脉的发生率为 1%～20%，如果仅为穿刺针或导丝进入动脉，一般不引起严重出血，无须特殊处理。如果经导丝引入扩张鞘管扩张了穿刺处的锁骨下动脉并且将扩张鞘管拔出，则可引起胸腔及纵隔出血，病情紧急者，即使行外科急诊手术亦难挽救患者生命。一旦误扩张了锁骨下动脉，一定要将扩张鞘管保留在动脉内并缝合在皮肤上以防脱出，由急诊送入外科手术室进行处理。此外，由于目前血管闭合器的广泛应用，一旦误扩张了锁骨下动脉，可选择适当型号的闭合器进行穿刺处闭合。遵循下述原则有利于避免误穿动脉：①穿刺锁骨下动脉时，穿刺针所连接的注射器要呈排空状，这样如果误穿动脉，回抽的血液多呈鲜红色，不被稀释，容易辨认；②送入扩张管前，一定要确认导丝是经右心进入下腔静脉；③如果指引导丝不在上述部位，而在主动脉根部或降主动脉，应及时退出指引导丝。

（二）血栓形成及栓塞

儿童及合并高血压、动脉粥样硬化者行射频消融术时，易发生动脉血栓形成和栓塞。如果同时合并下述情况，则更容易发生：①穿刺和消融造成心脏和血管内膜损伤；②导管操作不慎损伤心血管内膜及碰落内膜上的血栓和动脉粥样硬化斑块；③禁食、紧张而致血液浓缩、黏度增加；④肝素用量不足；⑤消融电极血痂脱落；⑥血管鞘闲置，防漏阀渗漏致鞘内血栓形成；⑦局部压迫时间过长，手法过重；⑧存在下肢静脉曲张，术后较长时间卧床。血栓形成和栓塞可通过观察足背动脉搏动、体表皮温来发现，如果发现足背动脉搏动减弱，同时伴有下肢疼痛和局部皮温降低，提示有血栓形成和栓塞的可能，确诊有赖于血管多普勒超声检查和数字减影血管造影。

预防血栓形成和栓塞的方法：①操纵导管应尽可能轻柔、准确；②肝素用量必须充分，手术时间延长时应及时补充；③尽可能温控放电以减少炭化，或炭化后应及时清理焦痂。股静脉穿刺损伤、术后加压包扎和长时间卧床可发生下肢深静脉血栓，血栓脱落导致肺栓塞是少见而严重的并发症，常常是手术后猝死的重要原因。目前尚无有效避免方法，适当缩短加压包扎时间和卧床制动时间，并适当活动下肢，可能会减少肺栓塞的发生。

(三)股动静脉瘘和假性动脉瘤

造成股动静脉瘘的主要原因是穿刺针通过股静脉后又进入股动脉，且被发现，并引入指引导丝和扩张鞘管，也有因压迫不当而产生的。预防的方法包括：穿刺动脉时，力求做到定位准确；拔出血管鞘时，最好先拔出动脉鞘，压迫止血后再拔出静脉鞘。部分动静脉瘘可经加压包扎后消失，少数患者需外科手术进行修补。假性动脉瘤主要与股动脉压迫止血不好有关，股动脉穿刺口不闭合，血液进入组织间隙形成血肿，血肿内压与动脉压使血液在动脉穿刺口进出。穿刺部位包块、搏动和血管杂音是主要的表现，超声检查可确诊。部分患者经局部加压包扎和适当制动后穿刺口可闭合，血肿吸收而痊愈。少数患者需外科手术清除血肿和修补血管。

(四)气胸

锁骨下静脉穿刺易引起气胸，发生率为1%～2%。主要原因是进针方向不恰当或患者合并胸廓畸形。

(五)心律失常

在导管放置与对心脏进行刺激时，均可诱发心律失常，多为一过性的房室传导阻滞、束支阻滞、期前收缩、短阵心动过速，但也可诱发心房颤动、持续性室性心动过速，甚至引发心室扑动或心室颤动，从而造成生命危险。在电生理检查时应手法轻柔，避免粗暴用力，在经过一些心血管系统重要结构时(如静脉瓣膜、传导系统走行区域等)，更要加倍小心。此外，在进行心电刺激时，避免应用过强的刺激强度，以免诱发严重心律失常。

七、诱发性(含药物)电生理检查术

在前述的工作准备完毕后，即可开始进行心内电生理检查。一般情况下需要进行全面的电生理检查以尽可能发现所有问题，从而选择合理的治疗。如原因不明的晕厥患者可能有窦房结、房室结、希氏束-浦肯野纤维系统和心动过速等多种心律失常，不同的异常可能有不同的治疗选择。而且，在行电生理检查时，往往需要给予心脏不同部位的刺激，甚至给予特定的药物，以诱发心律失常的发生，从而明确诊断、指导治疗。实际上，大多数电生理检查是建立在"诱发"基础上的。通过电生理检查可以得到以下信息。

(一)不应期

心肌细胞前一次电激动后防止再兴奋的基本阻抗称为不应期。通过观察组织对期前刺激的反应可测定心脏组织的不应期。临床电生理通常用三个术语来表达不应期这一概念：相对、有效和功能不应期。这些术语的含义与细胞电生理学中所有的相关术语略有不同。

1.相对不应期(RRP)

是指基础起搏时,引起传导延迟的期前刺激的最长联律间期值。因此相对不应期标志着整个恢复期的结束。

2.有效不应期(ERP)

是指基础起搏时,期前刺激的传导未能通过某一组织的最长联律间期。ERP 必须在进入不应期组织的近端测量。

3.功能不应期(FRP)

是指能通过该组织的两个连续可传导性激动的最小间期。FRP 反映了组织的输出能力,需要在其远端测定。只有在近端组织 FRP 短于远端组织 ERP 时,才能测定该组织的 ERP。例如,希氏束-浦肯野纤维系统的 ERP 仅在它超过房室结的 FRP 时才能测得。

不应期测量的概念适应于房室传导系统(AVCS)的每一部位。

4.房室旁路的有效不应期

未能通过房室旁路传导的最长 S_1S_2。需注意的是,发放刺激的位点尽可能在房室旁路的区域。如果刺激部位在高位右心房,而房室旁路在左侧房室环,高位右心房 S_1S_2 与 A_1A_2 到达左心房侧壁的时间可能有很大的不同。

5.房室旁路功能不应期

对任何 A_1A_2 反应的最短的预激 V_1V_2。但同样,刺激的位置是影响功能不应期测定的重要因素。

(二)传导

传导定义为组织对递增较快的刺激产生脉冲的传导能力。期前刺激不在此列。为了测试组织的传导能力,通常用直接递增刺激法和较慢的 Ramps 刺激法。直接递增刺激法开始几次刺激由于起搏周长短于窦性周长,通常心肌组织需要 10～15 秒(最长约 45 秒)方能适应。直接递增刺激或起搏通常用于测量窦房结恢复时间和脉冲从高位右心房传导至心室的能力。Ramps 刺激常用于评价房室或室房传导。

传导间期:做电生理检查时常要注明房室结文氏点和发生传导阻滞的周长。其方法与测量房室结的有效和功能不应期相似。

(三)刺激的部位和顺序

常用的方法是从高位右心房刺激,然后刺激心室或其他部位,如临床需要可刺激冠状静脉窦。心室常先刺激右心室心尖部,必要时可刺激右心室流出道、室间隔或左心室。刺激的部位和方法取决于临床需要,如室上性心律失常通常在高位右心房刺激诱发,室性心律失常通常在心室刺激诱发。但在上述情况下,刺激方法的选择也不是绝对的,如慢慢型或快慢型房室结折返性心动过速或低位房间隔部位的房性心动过速,有时心房不能刺激诱发,而在心室刺激可能更易诱发。通常情况下,特发性左心室室性心动过速无论在心房还是心室均可诱发。刺激的顺序通常是先心房后心室,但也非绝对,如患者做电生理检查前已记录到室上性心动过速,即可先刺激心房进行诱发。但实际上在许多电生理实验室,往往先刺激心室,观察室房激动顺序,如果呈偏心型传导,可确定有房室旁路的存在。如果无房室旁路的证据,则行心房刺激以诱发心动过速。一般情况下,在导管消融阻断房室旁路后,应该再行心房、心室刺激,观察心动过速是否能再被诱发,或是否存在原来未发现的心动过速。

八、电生理检查报告

心脏电活动从窦房结开始到心室结束，电生理检查对心脏传导系统的各个层面进行检测。这种方法是合理的、简单的，一次简单的程序电刺激就可以完成多个参数的检查。电生理检查报告应对各个层面进行评价，是正常、异常或处于临界状态均应标明。

(一)基础间期

无须电刺激而在静息状态下记录希氏束电图，结合体表心电图，就可以获得关于PA间期、AH间期、H波、HV间期的信息，电生理医师应在电生理报告上标明这些指标是否正常及其临床意义。

1.PA间期

体表心电图P波起点至希氏束电图A波的起点。

2.AH间期

希氏束电图A波的起点至H波起点。

3.HV间期

希氏束电图H波起点至所有导联最早心室波(QRS波或V波)的起点(通常是体表心电图QRS波最早)。

(二)窦房结功能检查

包括窦房结恢复时间(SNRTs)和窦房传导时间(SACTs)。窦房传导时间由于影响的因素颇多，现在临床上很少使用。窦房结恢复时间的测量方法如下：用100～175次/分的频率长时间(通常是60秒)心房起搏超速抑制窦房结，突然终止起搏，观察窦房结重新恢复激动所需要的时间称为窦房结恢复时间，正常值<1 500毫秒。校正的窦房结恢复时间(CSNRT)能更准确说明窦房结功能是否正常，计算的方法是将所测得的窦房结恢复时间减去窦性PP间期，正常值为≤600毫秒。

(三)变时功能不全

患者可能在静息时窦性心律正常，但对应激因素(如运动、情绪激动等)不能有适当的反应，产生相对性或症状性心动过缓，称变时功能不全。运动、异丙肾上腺素和阿托品药物试验可检测这一指标。

(四)固有心率

由于窦房结功能受神经激素的影响，所测的窦房结恢复时间或窦房传导时间异常是真正的固有异常，还是由于神经张力的影响难以明确，因此提出了关于固有心率的概念，即普萘洛尔和阿托品阻滞交感和副交感神经，测算出固有心率。

(五)颈动脉窦按压(carotid sinus massage,CSM)

颈动脉窦按压后出现3秒以上的心脏停搏(心脏抑制型)，可能是由于窦房结静止或房室传导阻滞所致。无论房室结是否受影响，如果出现窦性静止提示需起搏治疗。如果在颈动脉窦按压的同时测量血压，可以确定有无血管抑制效应。

(六)心房

常需要评价心房传导、不应期和心律失常的诱发。房内传导的测量方法和正常值如前述。心房起搏时，PA间期延长的可能性原因：①生理性原因，起搏点位置不同、起搏从刺激点传出缓慢；传导结构异向性；传导不在窦房结至房室结传导的优势径路上；②病理性原因，心房本身病变、外科手术后的瘢痕或其他异常。心房之间的传导时间通过测量高位右心房A波起始部和冠状静脉窦远端电极上 A 波起始部获得,不应超过 130 毫秒。

心房的期前刺激用于测量不应期和诱发心律失常。长时间强烈、快速的心房刺激,均可以诱发心房颤动。直接和间接增加迷走神经张力的因素(如使用腺苷或 ATP),均可以增加心房颤动的诱发率。心房扑动特别是持续性心房扑动正常人少见。

(七)房室结功能

房室结和窦房结均易受神经张力的影响。房室结是体表心电图 PR 间期的主要决定因素,PR 间期的延长和缩短受生理需要和心脏活性药物的影响。交感神经兴奋如运动焦虑趋于缩短 AH 间期,副交感神经兴奋使房室传导时间延长,甚至于正常人或训练有素的运动员于夜间发生房室传导阻滞。阿托品、腺苷和 ATP 常用于窦房结功能的评价。心房递增起搏,一般 AH 间期逐渐延长,呈平滑曲线,直到房室传导阻滞。文氏传导或文氏周期是房室结对心房递增、迷走神经张力增高、药物和疾病最常见的反应,机制相当复杂。

房室结及其周围的结构相当复杂。简言之,房室结可分为前上部的快径、后下部慢径和左心房输入纤维。后下部可分为单独延伸和左右侧延伸,其左侧后延伸常与冠状静脉肌袖相连接。部分人群可能存在中间径路。房室结某一径路在一定间期周长进行刺激起搏时可处于不应期,从另外的径路传导。当行心房递增性起搏时,可出现 AH 间期平滑曲线中断而产生跳跃征。跳跃征可出现一次或多次,分别称为双径路或多径路现象。跳跃定义为 S_1S_2 刺激减少 10 毫秒时 AH 间期延长超过 50 毫秒。绝大多数房室结折返性心动过速的患者可以见到这种跳跃征,极少一部分房室结折返性心动过速的患者无 AH 间期跳跃,呈平滑曲线。反复心悸的患者如排除其他原因引起的心动过速,而又不能诱发心动过速,但同时存在双径路或多径路,研究表明,此时消融慢径后房室结折返性心动过速的发生率与未做慢径消融相比明显减少,具有统计学意义。

(八)希氏束-浦肯野纤维系统

电生理检查时记录到希氏束电位,可分析 AH 间期和 HV 间期,以及传导系统对心房程序刺激和药物的反应。

1.如何证实希氏束电位

有时记录的希氏束电位需要与双心房电位和右束支电位鉴别。具体方法为刺激希氏束电极导管,如果刺激信号与心室波间期和怀疑可能是希氏束电位的 HV 间期相等,而 QRS 波形与基础心律下的 QRS 波形相同,即可证实记录的电位就是希氏束电位而不是其他电位。有时这种方法是很困难的,因为希氏束导管起搏时不能完全排除同时刺激了右心室流出道的一部分而引起 QRS 波图形发生改变的可能,有时可以通过增加脉冲宽度而不是刺激强度的办法来解决这一问题。另一方法是以频率递增刺激起搏右心房导管,观察 AH 和 HV 间期的变化,如果 AH 间期延长而 HV 间期不变,即可证实此电位是希氏束电位而非其他电位。

2.导管损伤希氏束和束支

导管摆放时可损伤希氏束和左右束支系统而影响 AH 间期和 HV 间期。最常见的是右束支传导阻滞,一般在数小时内即可恢复。发生完全性房室传导阻滞的可能性极小,除非原来就存在左束支传导阻滞,摆放导管时又损伤了希氏束或右束支。

3.希氏束-浦肯野纤维系统对起搏刺激的反应

心房频率递增刺激或期前刺激时对 HV 间期影响很小。如果房室结功能正常,在到达希氏束不应期前,刺激的脉冲依次传导到相应部位。随期前刺激提前度的增加,最常见到的现象是出现右束支传导阻滞,这种现象也见于心房颤动时,表现为 Ashman 现象。而随着期前提前度的进一步增加,右束支阻滞可能消失,表现出裂隙现象。这可以是一种正常的电生理现象。其原理是,由于AH间期的进一步延长导致了右束支脱离不应期恢复了正常传导。一般而言,心房递增刺激时,周长≥400毫秒时很少发生HV传导阻滞。如果心房起搏时房室结未发生文氏传导,但却发生了HV传导阻滞,则是一种严重的异常,可能是起搏器治疗的指征。

(九)室房逆传

在临床电生理检查中,经常使用前向传导和逆向传导的概念,由上而下的传导称为前向传导,反之由下而上的传导称为逆向传导。如阵发性室上性心动过速,其前向传导顺序:心房→房室结和/或房室旁路→心室;逆向传导顺序:心室→房室旁路和/或房室结→心房。房室结前向传导功能正常者,20%～50%没有逆传或室房传导,这是一种正常的变异。在这种情况下,可以用静滴异丙肾上腺素的方法引起室房逆向传导。对于逆向传导正常者,最早的逆向心房激动波出现在希氏束电图上,相当于前间隔的位置,即从快径逆传,称为向心性逆传;偶尔,最早的心房逆传激动出现在较后的位置,相当于冠状静脉窦近端的位置上,即从慢径逆传。如果最早逆传的心房激动出现其他部位,产生偏心性逆传,则提示房室旁路的存在。

心室递增或期前刺激起搏引起逆向室房递减传导,如果无逆向递减传导,应高度怀疑房室旁路的存在。此特点常用于隐匿性房室旁路的诊断和消融后房室旁路阻断的验证。

室房逆传阻滞可以发生在希氏束-浦肯野纤维系统的任何部位。当束支远端的浦肯野纤维不应期较长,也可能发生阻滞。作为临床电生理检查的一部分,观察室房逆向传导很重要。国内大多数电生理实验室在做室性心动过速检查和治疗时,习惯于先在心室做程序电刺激,如果室房逆传呈偏心型传导,说明房室旁路的存在。消融阻断房室旁路后,再从心房做程序电刺激诱发心律失常,观察是否合并其他室上性心动过速。如果临床上记录到室上性心动过速发作,而心电生理检查时无室房逆向传导或无偏心性室房逆传,最大的可能性是存在房室结折返性心动过速或其他类型的室上性心动过速(如房性心动过速)。

(十)心室

心室电生理检查特别的重要,其作用是用来诱发室性心律失常。在做心室电生理检查时,较强烈的刺激可能会导致心室颤动的发生。对于有心肌病、Brugada综合征、短QT综合征和先天性长QT综合征的患者更需注意这种潜在的风险。

如上所述,目前尚无统一的刺激方案,实际上,所有的刺激方案均可以用于心室的电生理检查,包括用2种基础周长从2个心室部位(通常是右心室心尖部或右心室流出道)行1个、2个或3个期前刺激。有许多电生理实验室也用快速、Burst或Ramps刺激。如果高度怀疑患者室性心律失常而基础刺激又不能诱发,可通过静滴异丙肾上腺素提高窦性心律至120次/分或与基础相比提高25%左右,以提高诱发成功率。缺血性心脏病特别是急性心肌梗死和高血压患者,应禁止或限制使用异丙肾上腺素。心室诱发6个以内的单形性、多形性心搏或心室扑动是相对正常的反应,特别是在使用强烈的刺激方案时,有些电生理室放宽到10～15个心搏。诱发持续性室性心动过速的定义各不相同,一些实验室以持续15秒作为标准,另一些实验室为心动过速持续30秒作为标准,绝大多数可能接受的标准是心动过速持续需要介入(电复律、药物或其他方法)终止。持续单形性室性心动过速的形态可按束支传导阻滞类型进行分类。

(张华丽)

第三章　心电图检查

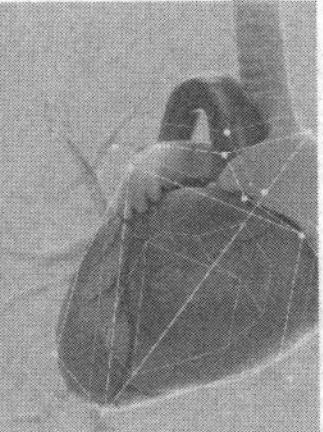

第一节　12导联心电图的原理与技术

用2块导电的金属板电极，分别置于体表不同部位，再用导联线与心电图机连接成完整的电路，即可描记出心电图，这种连接方式和描记方法称为心电图的导联。心电图导联系统的建立是心电图的重要组成部分。根据电子学测试原理，任何心电导联系统本质上讲都是双极导联。将双极导联的两极（正极和负极）置于人体表面上任意2点都能记录出心电波波形来。百年来心电学者们先后制定过标准导联、加压单极肢体导联、单极胸壁导联、双极胸壁导联、F导联、XYZ导联等一百余种心电图导联系统。每一种导联系统在创建时都有它一定的理论依据。经过长期的临床检验，有的心电图导联系统缺陷太多或使用不方便而遭淘汰。在临床心电图工作中，为了便于对同一患者不同时期所做的心电图进行比较，特别是对所有受检人群，必须遵循心电图描记标准。国际上公认的常规12导联是标准导联Ⅰ、Ⅱ、Ⅲ，加压单极肢体导联aVR、aVL、aVF和单极胸壁导联$V_1 \sim V_6$。特殊情况下加做$V_{3R} \sim V_{6R}$、V_7、V_8、V_9导联等，以弥补12导联系统的不足。

一、标准导联

自Einthoven创建心电图以来，直至创建单极导联以前，描记心电图仅有这一套导联系统。这并不是说这一导联系统比下面将要介绍的加压肢体单极导联“标准”，而是习惯上把这一导联系统称为“标准导联”。

（一）标准Ⅰ导联（简称Ⅰ导联）

左上肢电极板连接于正极，右上肢电极板连于负极，组成双极Ⅰ导联，反映了2个电极间的电位差。左上肢电位高于右上肢时，描记出正向波；反之，右上肢电位高于左上肢时，描记出负向波；左上肢电位先正后负时，描记出正负双向波；左上肢电位先负后正时，描记出负正双向波（图3-1）。

（二）标准Ⅱ导联（简称Ⅱ导联）

左下肢电极板连接于正极，右上肢电极板连于负极，组成双极Ⅱ导联，反映了2个电极间的电位差。左下肢电位高于右上肢时，描记出正向波；反之，右上肢电位高于左下肢时，描记出负向波；左下肢电位先正后负时，描记出正负双向波；左下肢电位先负后正时，描记出负正双向波。

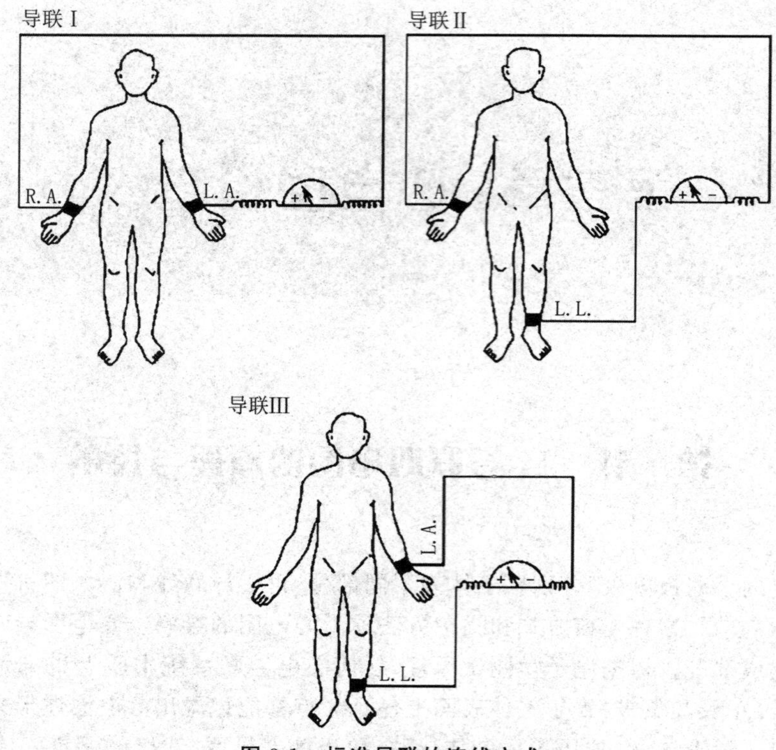

图 3-1 标准导联的连线方式

(三)标准Ⅲ导联(简称Ⅲ导联)

左下肢电极板连接于正极,左上肢电极板连于负极,组成双极Ⅲ导联,反映了 2 个电极间的电位差。左下肢电位高于右上肢时,描记出正向波;反之,左上肢电位高于左下肢时,描记出负向波;左下肢电位先正后负时,描记出正负双向波;左下肢电位先负后正时,描记出负正双向波。

除右位心患者,可有意识地将左、右手电极反接后描记心电图以外,在心电图常规检查工作中,应时刻警惕不要将四肢电极正负极的位置接错。常见的是左右手电极反接,目前具有自动纠错左右上肢接错导联系统的心电图机已经问世。

二、加压单极肢体导联

Wilson 在试验动物的心脏外膜上放上一个电极导联描记心电图,他把这种电极称为"探查电极",把另一个电极放在距心脏尽可能远的躯体表面上称为无关电极。应用这种导联的目的是想通过单极导联系统直接记录探查电极下的心电变化。从而更加准确地了解局部心肌的电生理病理变化情况。应用这种导联心电图,称为"直接单极导联心电图"。因电极直接与心肌膜接触,心电波形振幅异常高大。然而直接导联心电图是不可能在临床上得到推广应用的。Wilson 又继续从事他的研究工作,他把探查电极放在胸壁的相应位置上,描记出来的心电图振幅较小,但波形与直接导联心电图极为相似。并把这种导联称为"半直接导联"。另一个问题又出现了,把另一个电极放在身体的哪一个部位,才能使其电位经常处于 0 电位的状态呢? Wilson 根据 Einthoven 的学说发展了一个"中心电端"。他把安放在右上肢、左上肢与左下肢的电极连通,由于身体各部皮肤阻抗高低不等,足以影响中心电端的电压,为了消除这个干扰,在每根导线上各加上 5 000 Ω 电阻，经过数学演算，中心电端的电压是零。因而可以看作是一个无关电极。根据 Einthoven 假说，心脏激动过程中左上肢电压与它的心脏间距离(r)的平方成反比，与角的余弦($\cos\theta$)成正比，列出公式如下。

右上肢电位差：$E_R = \dfrac{K\cos(\theta + 120°)}{r^2}$

左上肢电位差：$E_L = \dfrac{K\cos\theta}{r^2}$

左下肢电位差：$E_F = \dfrac{K\cos(\theta + 240°)}{r^2}$

中心电端是由这 3 点组成的，其电压点是 3 处电压的平均值。

经测定结果表明，中心电端并非在任一瞬间都是“零”电位点。电位浮动在 +0.89～-0.84 mV，一般偏正。

为了满足临床应用，把中心电端看作是一个接近于“无关电极”，在左、右上肢和左下肢各接上一根电极，每根导线各通过 5 000 Ω 电阻，以减少皮肤阻力差别的影响，将这 3 根导线连接起来，组成一个中心电端(图 3-2)。将这个中心电端与心电图机负极连接，探查电极与心电图机正极连接，便成为 20 世纪 40 年代以来广泛应用于临床的单极导联。

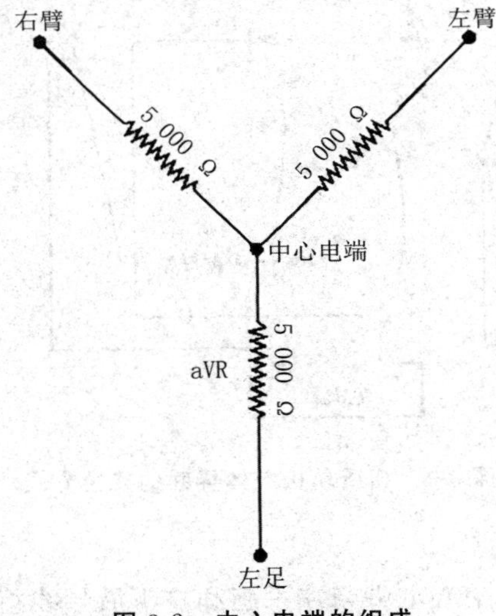

图 3-2 中心电端的组成

三、单极肢体导联

将探查电极分别置于右上肢、左上肢及左下肢，与心电图机的正极连接，负极与中心电端连接起来，把这样的导联分别称为 VR、VL、VF 导联(图 3-3)。

四、加压单极肢体导联

在临床心电图实践中发现用 VR、VL、VF 导联系统记录出来的心电图波幅较小，不便于分析测量，也与标准导联心电图波幅不匹配。随后，Goldberger 改用加压单极肢体导联系统，方法很简单，在描记某一肢体单极导联心电图时，便将那个肢体的导联与中心电端的联系切断，心电图波幅增大 50%，而不影响 Wilson 提出的“单极”导联的特性，这种导联称为 Goldberger 的 aVR、aVL、aVF 导联或称加压单极肢体导联，并一直沿用至今(图 3-4)。

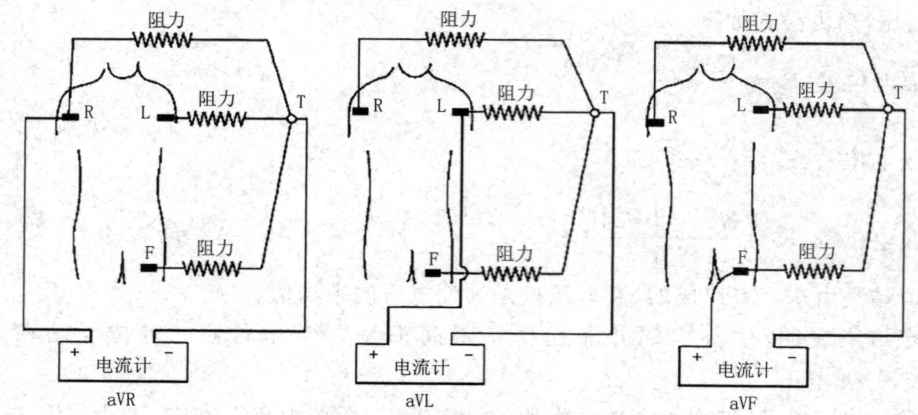

图 3-3　单极肢体导联的连接方式

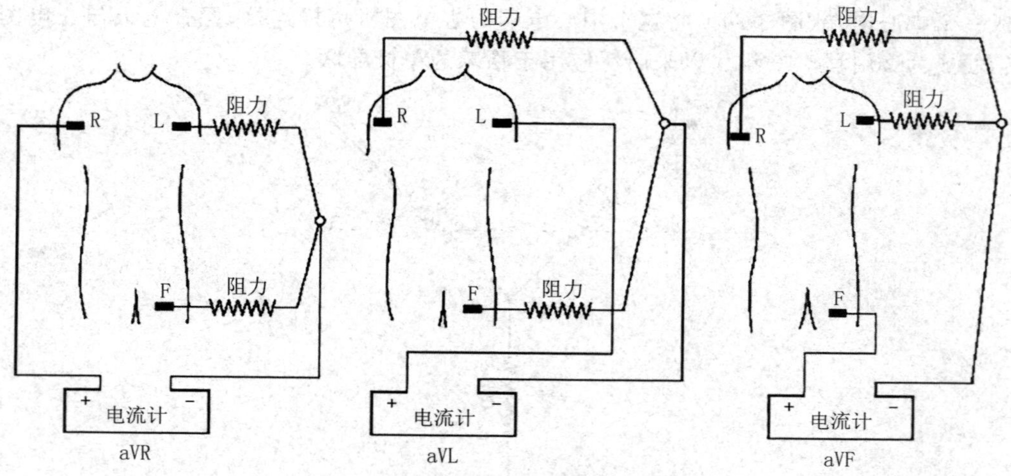

图 3-4　加压单极肢体导联的连接方式

(一)aVR 导联

探查电极置于右手腕内侧，中心电端与左手腕和左下肢导线组成的中心电端相连。

(二)aVL 导联

探查电极置于左手腕内侧，中心电端与右手腕和左下肢导线组成的中心电端相连。

(三)aVF 导联

探查电极置于左下肢，中心电端与左、右手腕导线组成的中心电端相连。

在实际工作中，不需要操作者这样一个一个地去连接电极，只要一次连接右上肢、左上肢、左下肢电极加上一根地线即可，工程技术人员生产心电图仪器时，在其内部已经规范化心电图导联系统，只需按动导联键，即可记录出所选择的任何导联心电图。

Wilson 创建单极导联理论的要点：它比双极导联更具有一定的优越性，能单纯记录出探查电极下那一部分心肌的电位活动。例如，对心肌缺血、损伤、坏死的定位诊断等有很大帮助。aVR 导联面对右心室腔，反映了右心腔的电位变化。aVL 导联面对左心室高侧壁，反映出高侧壁心电变化。aVF 导联面对下壁,反映下壁心肌的电位变化。以及下面将要介绍的单极胸壁导联V_1～V_6反映了从心室间隔部到侧壁的电活动情况。

用向量观点评价单极概念是错误的,但是单极概念至今仍有一定的指导意义。Wilson 创建的单极导联系统与 Einthoven 创建的标准导联系统,是举世公认的常规 12 导联系统。

五、胸壁导联

Wilson 倡导用 V_1～V_6这 6 个"半单极胸壁导联",当时成为心电图学上的重大进展,至此,12 导联系统心电图体系已宣告成立。胸壁导联电极的连接方式:无干电极与肢体导联组成中心电端连接,探查电极置于胸壁特定的部位(图 3-5、图 3-6)。

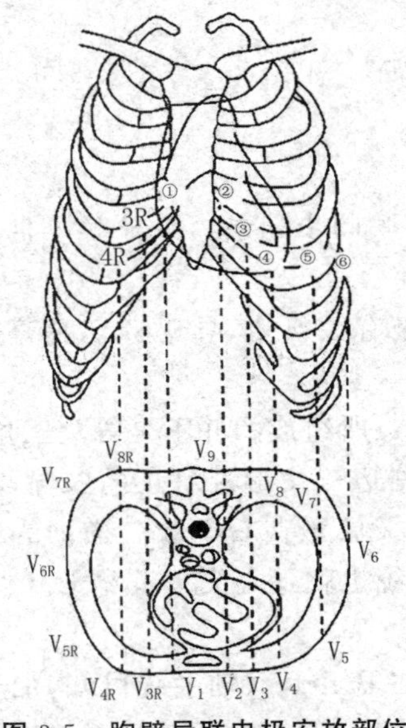

图 3-5 胸壁导联电极安放部位

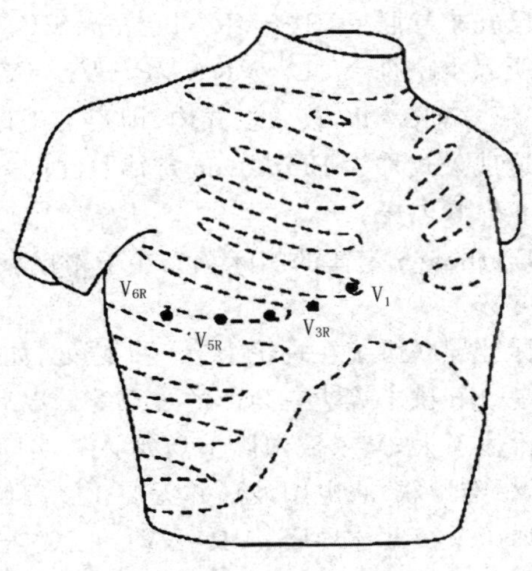

图 3-6 右侧胸导联部位

主要用于儿童以及右心室心肌梗死的检测

V_1导联:探查电极置于胸骨右缘第 4 肋间。V_2导联:探查电极置于胸骨左缘第 4 肋间。V_3导联:探查电极置于 V_2～V_4连线的中点。V_4导联:探查电极置于左锁骨中线第 5 肋间。V_5导联:探查电极置于左腋前线与 V_4处于同一水平上。V_6导联:探查电极置于左腋中线与 V_4、V_5处于同一水平上。特殊情况下加做下列导联:V_7导联:探查电极置于左腋后线与 V_4～V_6同一水平。V_8导联:探查电极置于左肩胛线与 V_4～V_6同一水平。V_9导联:探查电极置于后正中线与 V_4～V_6同一水平。V_{3R}导联:探查电极置于 V_3导联的对应部位。V_{4R}导联:探查电极置于 V_4导联的对应部位。V_{5R}导联:探查电极置于 V_5导联的对应部位。V_{6R}导联:探查电极置于 V_6导联的对应部位。

描记胸壁导联心电图时,肢体导联必须按正常连接方式安放好电极。否则,记录不出心电图来。胸壁导联的电极安放部位一定要准确。

Wilson 在提倡应用 V_1～V_6导联时认为,胸壁导联虽然不是直接安放在心脏表面的"直接导联",但电极与心脏只隔一层胸壁,可以把 V_1～V_6导联看作"半直接胸壁导联"。他从单极概念出发,认为 V_1、V_2导联比较单纯地反映探查电极下面右心室的电位变化,V_4～V_6导联是反映探查电极下左心室的电位变化,V_3导联介于左、右心室之间,反映的是"过渡区"的电位变化,这是盛行一时的单极导联系统。用心向量概念考虑，单极导联上的心电图波形是立体心向量环经过两次投影产生的。

六、标准导联与加压肢体导联之间的关系

Einthoven 建立的 3 个标准导联的互相关系假设如下：①心脏激动过程中，犹如一对电偶在活动，人体是一个近圆形的良导体；②3 个导联的 3 条边组成一个等边三角形；③心脏恰好位于等边三角形的中心，又在 1 个额平面上。根据等边三角形原理，可以任意自 2 个标准导联测定心电轴。形成了早期的临床心电图学基础。

Einthoven 定律是由以下实际情况计算出来的。用 R、L、F 分别代表右上肢、左上肢及左下肢，V 代表电压的数值。

已知Ⅰ导联＝VL－VR，Ⅱ导联＝VF－VR，Ⅲ导联＝VF－VL。

所以Ⅰ＋Ⅲ＝VL－VR＋VF－VL＝VF－VR＝Ⅱ。

VF－VR＝Ⅱ，代入上式内，即得Ⅰ＋Ⅲ＝Ⅱ。

这项公式称为 Einthoven 定律。在同一组心搏上(多导联同步记录)，Ⅰ导联＋Ⅲ导联的电压＝Ⅱ导联电压。

Einthoven 定律的实际意义在于帮助我们判断导联电极有无接错，导联标记是否正确和心电轴度数。

标准导联系统在理论上有不足之处，如标准导联的 3 条边所组成的并不是等边三角形，心脏也不是恰好位于等边三角形的中点等。以后有学者提出了斜边三角形及矫正的肢导联角度，但应用价值不大，又未被国际上所承认。实际上，将左下肢电极放置在右下肢。描记的肢体导联(包括标准导联)心电图波形并无变化。因此，矫正的导联系统也就随之失去了意义。

加压单极肢体导联 aVR＋aVL＋aVF＝0。

用向量观点考虑由标准导联和加压单极肢体导联组成的 Bailey 六轴系统可知，加压单极肢体导联实质上也是双极导联。它与标准导联没有优劣之分，而且它们均处于同一平面上。两种导联系统的不同之处：①各导联所处的角度不同，每根导联的夹角均相差 30°。以Ⅰ导联为水平线，Ⅱ为 0°，顺钟向排列，－aVR 为＋30°，Ⅱ为＋60°，aVF 为＋90°，Ⅲ为＋120°，－aVL 为＋150°，－Ⅰ为±180°，aVR 为 210°(－150°)，－Ⅱ为 240°(－120°)，－aVF 为 270°(－90°)，－Ⅲ为 300°(－60°)，aVL 为 330°(－30°)。②各导联轴反映的量不同。标准导联＝加压单极肢体导联电压×1.15。临床上测量 P、QRS、T 波电轴时，如果用Ⅰ与 aVF 导联测量，aVF 导联所测得的结果需×1.15，方较准确。从这一关系式还可以看出来加压单极肢体导联偏小。如果标准导联低电压，加压单极肢体导联也是低电压。

七、矫正后的导联

Barger 等认为 Einthoven 的三角学说有欠缺，心脏并非位于人体正中，Ⅰ、Ⅱ、Ⅲ导联间的距离并非相等，所以不是等边三角形。他根据校正计算，Ⅰ、Ⅱ、Ⅲ导联相互比例不同，实际上是一个不等边三角形，各导联距心脏的距离不等和长短不一，敏感性不一样。导联越长，即正负极之间的距离越大，正侧与负侧的长短差别越大，所测的电势差就越大，其敏感性越大。根据成人心脏的平均位置，Burger 设计的三角形如图 3-7 所示。可见Ⅲ导联最长，Ⅰ导联最短。根据心脏平均位置计算各导联的矫正系数。

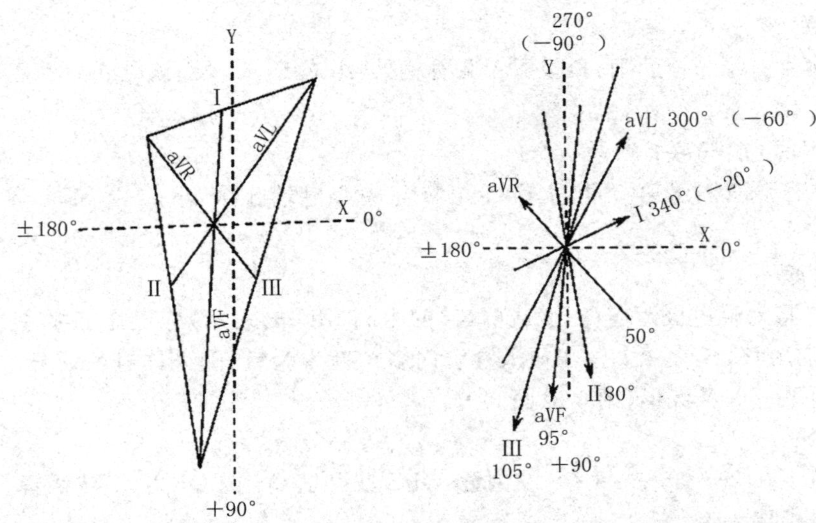

图 3-7 斜三角形与矫正后的肢体导联角度关系及其敏感性(导联轴越长,表示越敏感)

Ⅰ导联 1.0;aVL 1.0;Ⅱ导联 0.56;aVR 1.0;Ⅲ导联 0.5;aVF 0.8

若Ⅰ导联记录到的为 3 mV,则 3×1.0 仍等于 3。Ⅲ导联记录到的是 2 mV,2×0.5=1.0。可见Ⅰ导联为最可靠,Ⅲ导联为最不可靠。

胸壁校正后的导联角度,V_2 导联振幅最大,最敏感。V_6 导联振幅最小,最可靠。

八、不常用的导联

(一)双极胸导联

将正极置于胸壁特定位置,负极置于肢体,即成为双极胸壁导联。负极可置于右上肢、左上肢或左下肢,分别称之为 CR、CL、CF 导联。正极可分别置于单极胸壁导联相同的部位。如将正极置于 V_1 导联部位,负极置于右上肢,则以 CR1 表示;如将正极置于 V_5 导联,负极置于右上肢,则以 CR5 表示。CL 及 CF 导联依此类推,其描出的波形与单极胸导联相似,但振幅偏小。

(二)右胸导联

将探查电极置于右侧胸壁,相当于 V_3~V_8 导联相对应的部位,无干电极接于中心电端,称为右胸导联,可分别以 V_{3R}~V_{8R} 表示。常用于右心室肥大或右心室扩大、右心室梗死、右位心及心脏移位等情况。

(三)V_7、V_8、V_9 导联

将探查电极分别后移至左腋后线、左肩胛线及后正中线,与 V_4、V_5、V_6 导联同一水平部位,描记 V_7、V_8、V_9 导联心电图,对疑有左心室肥大、心肌梗死或心脏移位等情况,采用一般导联又难以肯定时,可加做 V'_1~V'_6 及 V''_1~V''_6 导联。

有时需在相邻的 2 个电极之间加做一个导联,如在 V_3~V_4 导联位置之间加做一个导联用 V_3~V_4 表示。

胸壁的特殊导联用于心肌梗死、身躯高大、胸廓宽阔的受检者。

(四)VE 导联

探查电极置于胸骨剑突处,无干电极与中心电端连接,组成 VE 导联。心律失常与心肌梗死时可加做此导联。

(五)S_5 导联

正极置于胸骨右缘第 3 肋间,负极置于胸骨柄处,组成 S_5 导联。该导联显示心房波较清晰,描记用于分析心律失常。

(六)心房导联(A 导联)

探查电极置于胸骨右缘第 3 肋间,无干电极与中心电端连接,组成 A 导联,能清楚地显示 P 波。

(七)食管导联

用"E"表示,将食管电极距离鼻孔(或门齿)的距离(用 cm 表示)标记在 E 的右下,如电极距离鼻孔 30 cm,则用"E30"表示。至于放入食管内多少厘米为宜,随人体身长而异。一般单极食管导联正常心电图分 3 种波形(图 3-8、图 3-9)。

1.心房上波形

食管导联电极在 25～35 cm 时,P 波倒置,QRS 波群呈 QS 或 Qr 型,T 波倒置。

2.心房水平波形

在 30～40 cm 时,P 波呈大的正负双相波,QRS 波群呈 Qr 型,Q 波宽而较深,T 波倒置。此后心室水平有一过渡区,P 波逐渐转为直立,Q 波变小,R 波增高,T 波由倒置转为直立。

3.心室水平波形

约超过 40 cm 时,P 波直立,QRS 波群通常呈 Qr 或 qRs 型,T 波直立,与一般 V_5、V_6 导联的波形相似。但如心脏呈横位时亦可出现 rS 图形。

食管导联主要用于:①确定心律失常起搏的部位,是否有心房除极波,特别是对室性与室上性异位心律的鉴别有重要意义,常用心房水平导联;②心房调搏;③较小面积的后壁(膈面)心肌梗死,常规肢体导联诊断不清者,加做心室水平导联心电图。

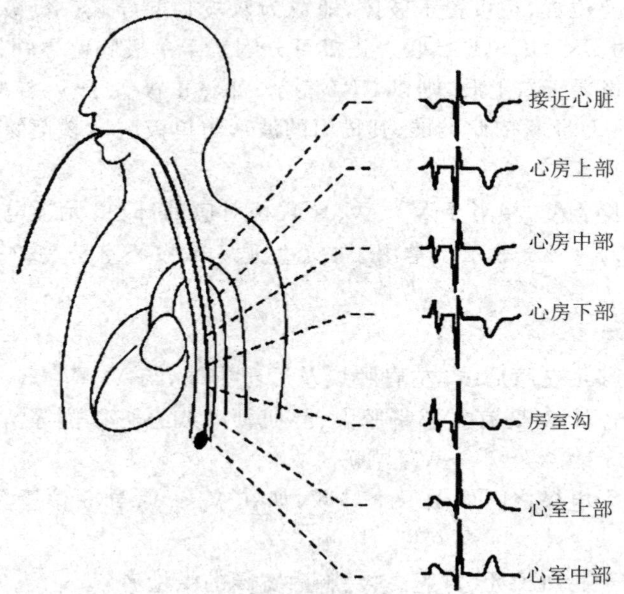

图 3-8　单极食管导联心电图示意图

图示探查电极在心房水平记录到的心电图 P 波高尖,QRS 波群呈 Qr 型,T 波倒置;左心室水平记录到的心电图 P 波小,QRS 波群呈 qR 型,T 波直立

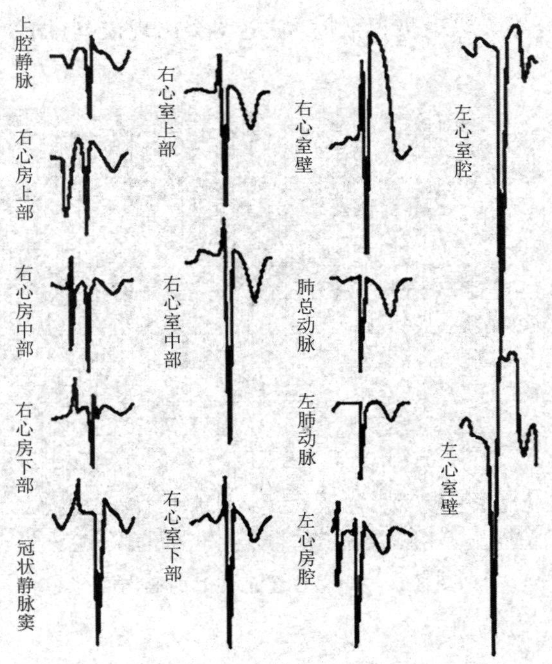

图 3-9 单极心腔内心电图形

(八)ABC 导联

ABC 导联为双极胸导联,3 个导联的正极均放在剑突部位,A 导联负极置于胸骨柄正中,B 导联负极置于左腋中线剑突水平,C 导联负极置于右肩胛线剑突水平。A、B、C 3 个导联轴相交于剑突,并在上、下、左、右、前、后 3 个方向相互重叠,电极又靠近心脏,能较好地反映出心电向量的变化,该导联系统是研究心电向量变化规律较好的导联。A 导联心房波振幅高大,有助于心律失常的分析。ABC 导联心电图正常标准如下。

(1)各导联 P 波直立,偶见 PB 波倒置,PA 波<0.25 mV,PB 及 PC<0.20 mV。

(2)R 波特点,RB/SB<1.0,RA 与 RC 占优势时,电压不应超过 1.0 mV。

(3)SA、SC 在男性<2.5 mV,女性<2.0 mV,SB 在男性<3.5 mV,女性<3.0 mV,SA、SB、SC 相加,男性<8.0 mV,女性<6.5 mV。

(4)T 波特点,TA 直立,TB 常倒置,也可直立或双向。

(5)ST 段,抬高<0.1 mV,STB<0.20 mV,ST 下降不应超过 0.05 mV。

(李胜吉)

第二节 电极误放与干扰

一、电极误放

电极位置正常时,P 波在Ⅰ、Ⅱ、aVF 导联直立、aVR 导联倒置;QRS 波群从 V_1 到 V_6 导联,

R 波逐渐增高，S 波逐渐变小。当电极误放时，心电图会出现误判（图 3-10 和图 3-11 为同一人的心电图）。

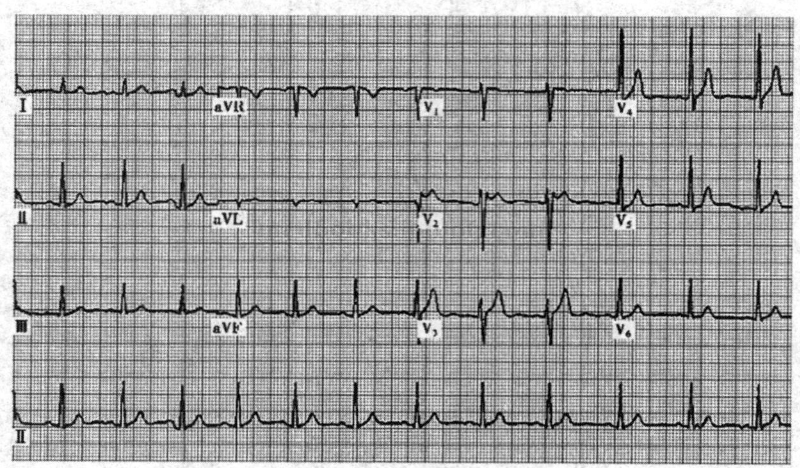

图 3-10　电极位置正常时的心电图

（一）肢体导联电极误放

（1）左、右两上肢的导联电极连接颠倒，使描出的 6 个肢体导联心电图图形酷似右位心改变，即Ⅰ导联倒置、Ⅱ导联与Ⅲ导联互换、aVR 导联与 aVL 导联互换、aVF 导联无变化，但胸导联心电波形无变化（图 3-11）。

由图 3-11 可见Ⅰ导联 QRS 波群主波向下。乍一看是电轴右偏，不过 P 波也是负相波，又似乎是右位心的心电图表现，但是胸前导联的 QRS 波群从 V_1 导联到 V_4 导联 R 波振幅逐渐增高，从 V_1 导联到 V_6 导联 R/S 逐渐增大，符合正常心电图的变化规律。实际上，这是左右上肢导联连接错误造成的。

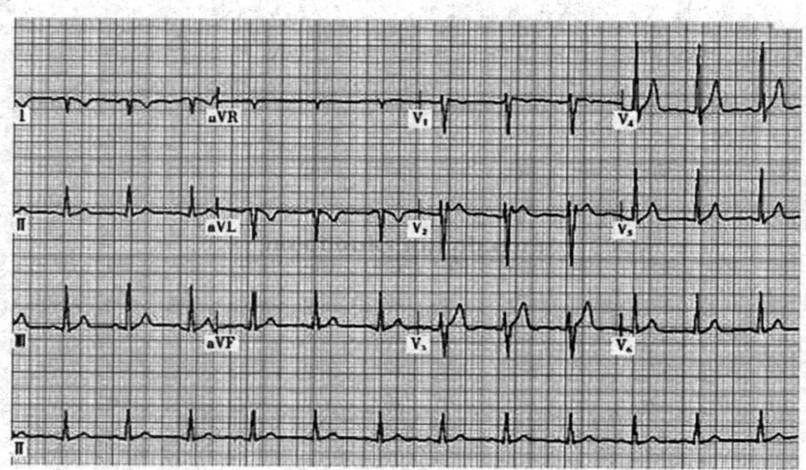

图 3-11　左、右两上肢导联电极连接颠倒的心电图

Ⅰ导联 P 波为负向波，而胸前导联 QRS 波群形态正常时，左右上肢导联电极连接错误的可能性较大，要注意检查电极的连接方式。如果患者不在现场，或者是以前记录的心电图，或者由于一过性的变化无法重新记录心电图时，可将Ⅰ导联正向波看成负向波，负向波看成正向波（或

者从背面倒着看就是原来的心电图)，Ⅱ导联和Ⅲ导联、aVR导联和aVL导联分别互换，可能就是原来的心电图。

(2)左手、左足导联电极连接颠倒，Ⅰ导联实际为Ⅱ导联，Ⅱ导联实际为Ⅰ导联，Ⅲ导联倒置，aVR导联无变化，aVL导联与aVF导联互换(图3-12)。

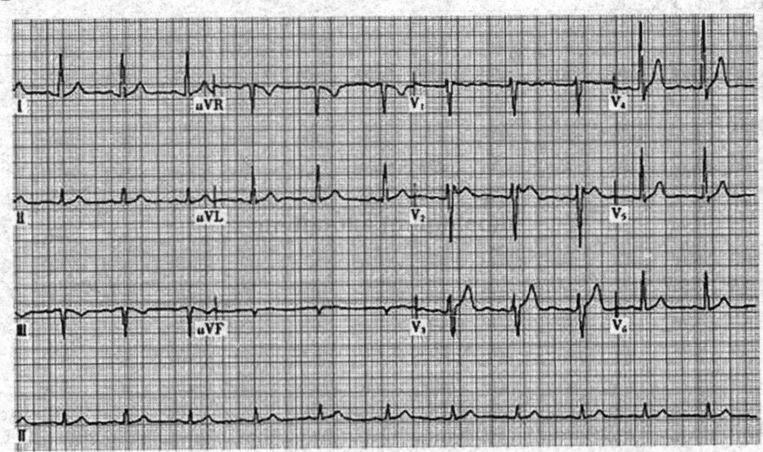

图3-12 左手、左足导联电极连接颠倒的心电图

(3)右手、左足导联电极连接颠倒，Ⅰ导联实际为倒置的Ⅲ导联，Ⅱ导联倒置，Ⅲ导联实际为倒置的Ⅰ导联，aVR导联与aVF导联互换，aVL导联无变化(图3-13)。

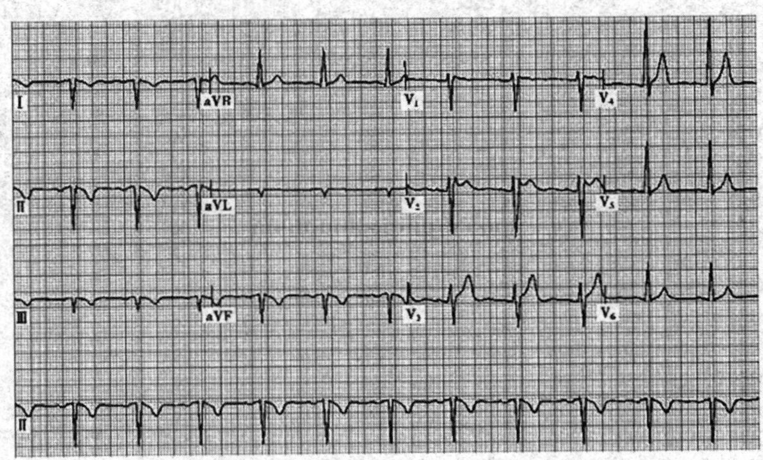

图3-13 右手、左足导联电极连接颠倒的心电图

(4)左手、左足导联电极连接颠倒，Ⅰ导联实际为Ⅲ导联，Ⅱ导联实际为倒置的Ⅰ导联，Ⅲ导联实际为倒置的Ⅱ导联，aVR导联实际为aVL导联，aVL导联实际为aVF导联，aVF导联实际为aVR导联(图3-14)。

(5)左手、右手导联电极连接颠倒，Ⅰ导联实际为倒置的Ⅱ导联，Ⅱ导联实际为倒置的Ⅲ导联，Ⅲ导联实际为Ⅰ导联，aVR导联实际为aVF导联，aVL导联实际为aVR导联，aVF导联实际为aVL导联(图3-15)。

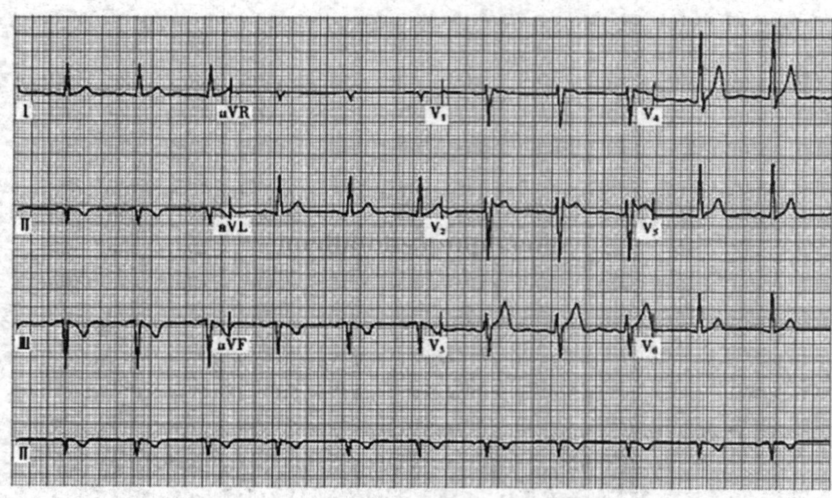

图 3-14　左手、左足导联电极连接颠倒的心电图

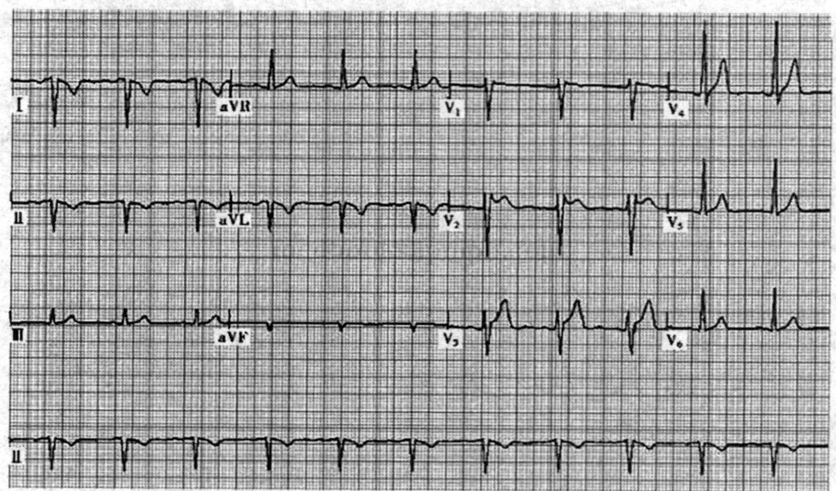

图 3-15　左手、右手导联电极连接颠倒的心电图

(二)胸导联电极误放

胸导联电极位置正常时，QRS 波群从 V_1 到 V_6 导联，R 波逐渐增高，S 波逐渐变小(图 3-16)。如果胸导联电极位置发生误放，胸导 P-QRS-T 波会发生相应变化，图 3-17 为胸导联 V_1 和 V_3 导联互换时的心电图，从 V_1～V_3 导联表现为貌似 R 波递增不良的图形，但无 ST-T 波的相应变化，亦无相关病史，如将 V_1 和 V_3 导联互换后，其图形与图 3-17 完全相同。图 3-18 为 V_4 和 V_6 导联互换时的心电图，V_4 导联 S 波突然消失，但 V_5 和 V_6 导联又出现 S 波，这与胸导联 QRS 波群的变化规律不同。若将 V_4 和 V_6 导联互换后，其图形与图 3-17 完全相同。如果发现胸导联 P-QRS-T 的变化不好解释，应确认有无胸导电极误放的可能(图 3-17、图 3-18 为同一人的心电图)。

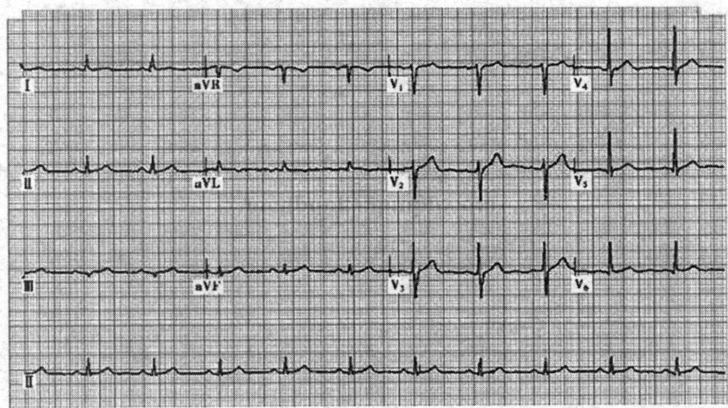

图 3-16 胸导联电极位置正常时的心电图

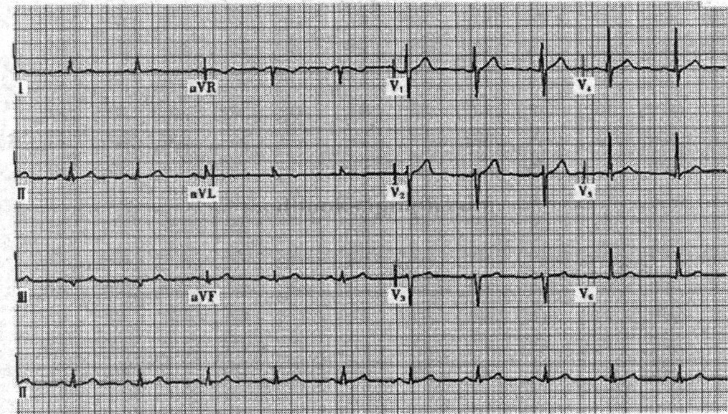

图 3-17 胸导联 V_1 和 V_3 导联互换时的心电图

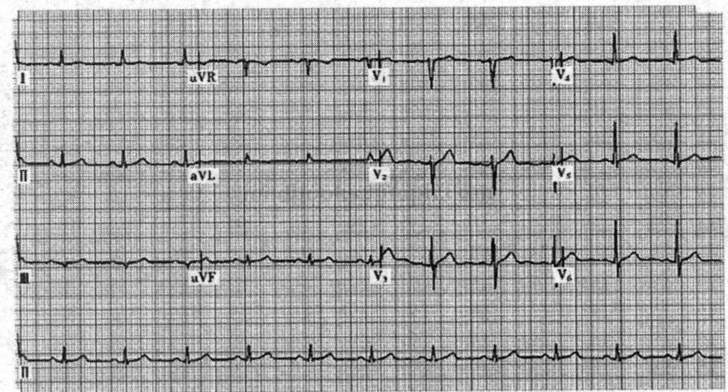

图 3-18 胸导 V_4 和 V_6 导联互换时的心电图

二、干扰

(一)交流电干扰

交流电干扰表现在心电图上呈规律性 50 次/秒的细小波纹。这种干扰往往遮盖了原来心电图中的细小波形改变,影响心电图诊断(图 3-19)。

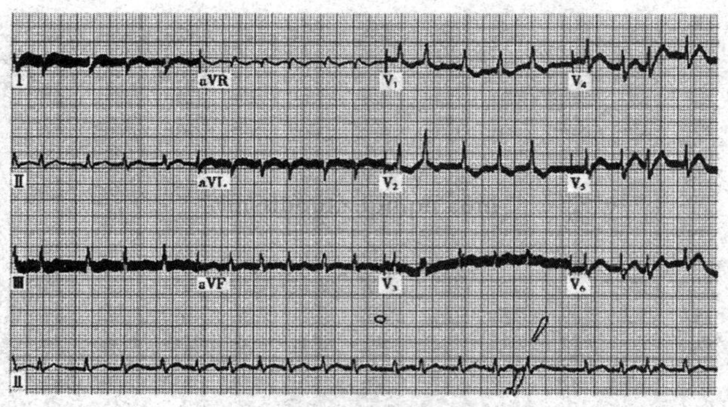

图 3-19 交流电干扰

(二)肌电干扰

肌电干扰的频率多在 10～300 次/秒,表现为不规则的细小波纹,使心电图波形模糊不清,很容易误认为心房颤动(图 3-20)。

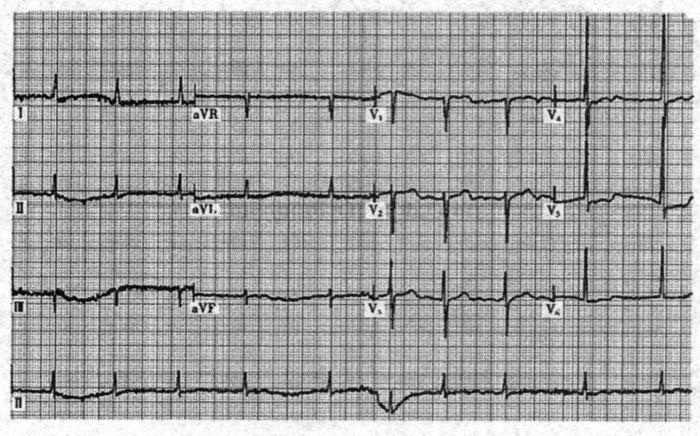

图 3-20 肌电干扰

(三)其他干扰

图 3-21 中最下面的连续记录为中央监护系统记录的心电图图形,其他为心电图机记录的心电图图形,两者合成后形成的图形。在记录心电图的过程中,显示屏的图形为窦性心律伴多发期前收缩,心电图自动诊断为窦性心律,中央监护系统记录的心电图图形亦为窦性心律,但打印出来的心电图图形很像心房颤动(f 波和频发期前收缩引起的 R-R 间期不匀齐)。其干扰来源在计算机的打印系统。

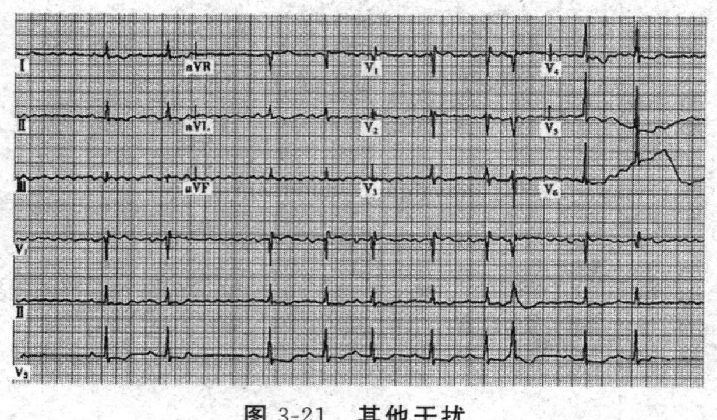

图 3-21 其他干扰

(李胜吉)

第三节 窦性心律与窦性心律失常

一、正常窦性心律

由于窦性心律(正常心律)时心脏的激动始于窦房结,该结位于心房的右上方,所以心房的激动是从右上指向左下。因位于心房右上方的导联(aVR)处于心房除极过程的电穴上,故aVR导联的P波朝下;因Ⅱ导联处于心房除极过程的电源上,故Ⅱ导联的P波朝上。呼吸运动常可影响膈肌位置而改变额面P波电轴,使P波形态发生变异。如深吸气时膈肌下降,P波电轴可增至+90°左右,使aVL导联处于P电轴的负侧,故P_{aVL}倒置;反之,呼气末可因膈肌上升使额面P波电轴减至0°左右,使Ⅲ导联处于P电轴的负侧,故$P_{Ⅲ}$倒置。此外,体型、体位以及妊娠等情况均可引起窦性P波形态变异。由于正常心房除极的程序是右房先于左房,故Pv_1在多数情况下呈先正后负的双相波。起始的正相波主要反映右心房除极的向量,而终末负相波主要反映左心房的除极向量。

窦性心律的心电图特点如下所述(图3-22)。

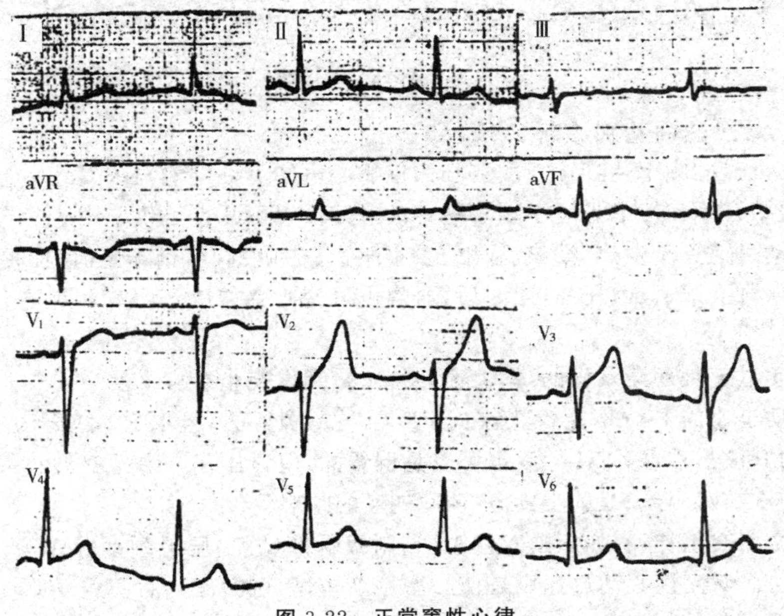

图3-22 正常窦性心律

(1)窦性P波:aVR导联P波倒置是诊断窦性心律的先决条件。此外,Ⅱ导联P波一般是直立的,只有在P波电轴重度左偏(超过-30°)时,$P_{Ⅱ}$才会倒置;每个窦性P波(后简称窦P)之后一般跟随一个QRS波群,但房室传导阻滞(或房室干扰)时可不跟随QRS波群,都不妨碍窦性心律的诊断。单凭窦P的存在即可确诊窦性心搏。

(2)P-R间期≥0.12秒。

(3)P波频率多为60~100次/分,但最大范围可达30~160次/分。

图 3-22 中 P 波顺序发生(P_{aVR} ↓、P_{II} ↑);P-P(R-R)间距 0.84 秒,心率 71 次/分;P-R 间期 0.14 秒,为窦性心律。正常人左侧导联Ⅰ、Ⅱ、aVF、$V_{4\sim6}$ 的 QRS 综合波主波向上,T 波与主波方向一致。右侧导联 aVR 的 QRS 综合波主波向下,T 波与 QRS 主波方向一致;V_1～V_2 的 QRS 综合波主波向下,T 波可与 QRS 主波一致,也可不一致。Ⅲ、aVL 导联 QRS 综合波主波方向视心室电轴情况可以向上,也可以向下;当心室电轴在+30°～+60°时,二者均主波向上;当心室电轴大于+60°时,Ⅲ导联 QRS 主波向上,aVL 导联主波向下;当心室电轴小于+30°时,Ⅲ导联主波向下,aVL 导联主波向上。Ⅲ、aVL 导联的 T 波可与 QRS 主波方向一致,也可不一致。V_3 为过渡导联,其 QRS 波群常为 RS 型,R≈S,T 波多与主波方向一致,少数也可与主波方向相反。图中各导联的 ST 段均无偏移。本例属正常心电图。

二、窦性心动过速

(一)窦性心动过速的诊断标准

心电图符合窦性心律的诊断标准,而频率大于 100 次/分者,诊为窦性心动过速,简称窦速。在年轻人心率可达 180 次/分,在儿童可达 230 次/分(图 3-23)。

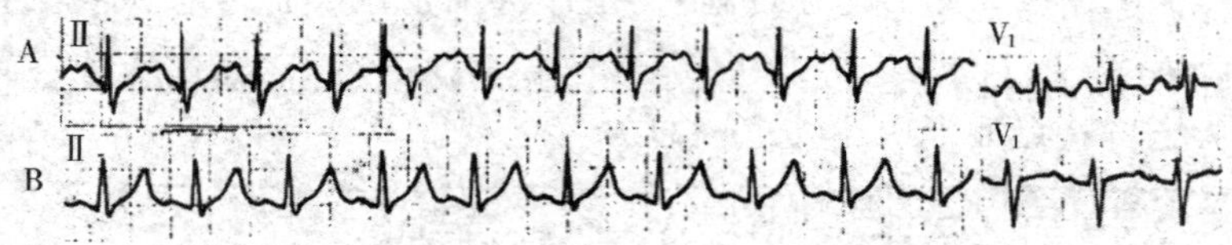

图 3-23 窦性心动过速

(二)窦性心动过速的鉴别诊断

当窦性心动过速的频率达到 160 次/分时,仅靠心电图不一定能与阵发性室上性心动过速鉴别开来。此时需结合临床考虑是属于哪一种心动过速。以下几点可供鉴别时参考。

(1)窦性心动过速见于发热、结核病、甲亢、心肌炎、贫血、血容量不足时,而使用引起心率加快的某些药物(如肾上腺素、阿托品等)之后,通常也可使心率加快。而室上速与上述原因无必然联系。

(2)窦性心动过速是逐渐发生的,室上速的特点是突发突止。

(3)窦性心动过速的 P 波若能辨认,在 aVR 导联是倒置的,且 P-R 间期≥0.12 秒。阵发性房性心动过速的 P 波虽然在 aVR 导联也可以是倒置的,但常比正常窦性 P 波小。阵发性交界性心动过速的 P 波在 aVR 导联是朝上的,P-R 间期<0.12 秒。

(4)机械刺激副交感神经,如压迫双侧眼球、刺激咽部黏膜、压迫颈动脉窦等,有时可使部分室上速突然停止;而对窦性心动过速则是使心率逐渐减慢,刺激停止后窦速复原。

(5)窦性心动过速的频率常<160 次/分,而室上速的频率常≥160 次/分。

(6)窦性心动过速可随运动稍有增加,而室上速的频率与运动无关。

图 3-23 来自脑肿物患者。图 A 中 P_{II} ↑,P-R 间期 0.12 秒,P-P 间距 0.40 秒,心率 150 次/分,为窦性心动过速。Ⅱ导联的 QRS 波形态呈 qRs 型,S_{II} 增宽,V_1 呈 M 型,QRS 波时间 0.08 秒,为不完全性右束支传导阻滞表现,是频率依赖性右束支传导阻滞(或 3 相阻滞)。图 B是心率减慢时的Ⅱ导联和 V_1 导联心电图。P_{II} ↑,P-R 间期 0.12 秒,P-P 间距为 0.46 秒,心率 130 次/分,仍为窦性心动过速。但因比图 A 心率减慢,V_1 的 QRS 波形态由 M 型恢复为 rS

型，S_{II} 不再增宽，说明右束支的 3 相阻滞随心率减慢而消失。

三、窦性心动过缓

窦性心动过缓的诊断标准：心电图符合窦性心律的诊断标准，而频率<60 次/分者诊为窦性心动过缓（图 3-24）。正常时常见于喜爱运动者，病理情况下常见于病态窦房结综合征。

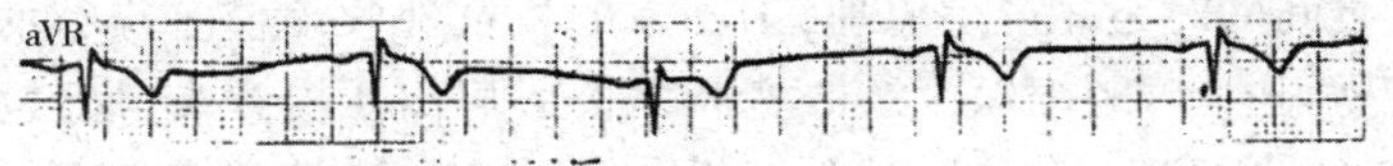

图 3-24 窦性心动过缓

P_{aVR}↓，P-R 间期 0.18 秒，P-P（R-R）间距 1.24～1.28 秒，基本整齐，窦性心律 48 次/分，<60 次/分，诊为窦性心动过缓

四、窦性心律不齐

窦性心律不齐是由于窦房结发放冲动的节律紊乱所致。此时，心室和心房的节律也同样不规则。每个 QRS 波群之前均有 P 波存在，且 P-R 间期正常。窦性心律不齐最常见于儿童和青年人，到成年人则倾向于消失，但到老年却又重新出现。

（一）窦性心律不齐的诊断标准

心电图符合窦性心律的诊断标准，但 P-P 间期不等，相差>0.12 秒（图 3-25）。

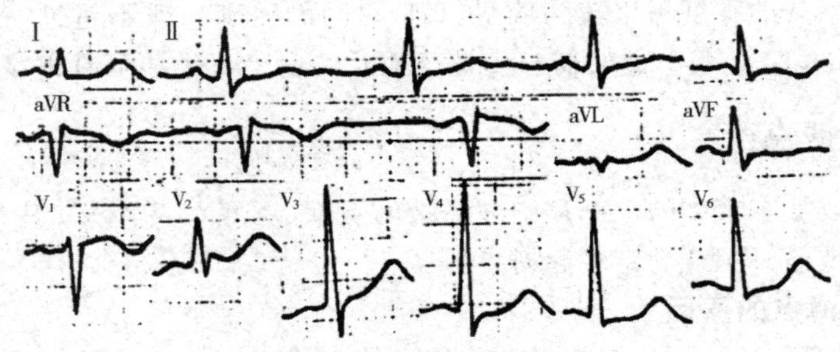

图 3-25 窦性心律不齐

图中 P_{aVR}↓、P_{II}↑，为窦性心律。由 aVR 导联测知，P-P（R-R）间距 1.03～0.86 秒，相差 0.17 秒，>0.12 秒，为窦性心律不齐

（二）窦性心律不齐的分类

1.原发性窦性心律不齐

（1）呼吸周期性窦性心律不齐：最常见，在儿童中尤为明显。特点：P-P 时间随吸、呼气呈周期性逐渐缩短及延长，深呼吸时上述变化更明显，甚至最长的 P-P 间距可为最短的 P-P 间距的两倍以上，屏气后窦性心律不齐即消失。

呼吸周期性窦性心律不齐的产生原理：①呼吸时肺泡受到刺激，通过神经反射，使交感神经与迷走神经张力发生周期性改变。吸气时肺循环或体循环（主动脉根部和颈动脉窦等）中的末梢感受器受刺激，而下视丘和延髓中的心脏-呼吸神经中枢波动，引起交感神经兴奋，使心率加快；呼气时迷走神经兴奋，使心率减慢。②呼吸中枢本身周期性地传出激动，通过神经作用，使窦房结的自律性强度呈周期性增减。

（2）非呼吸周期性窦性心律不齐：P-P 间距长短与呼吸周期无关，屏气后窦性心律不齐并不消失。

（3）病理性呼吸性窦性心律不齐：见于潮式呼吸，于呼吸幅度增大时心率减慢，呼吸幅度减小时心率加快。

2.继发性窦性心律不齐

（1）室相性窦性心律不齐：多见于二度、高度或完全性房室传导阻滞时，也可见于某些室性期前收缩或房室交界区期前收缩中。含有 QRS 波的两个窦性 P 波之间的时距短于两个不含有 QRS 波的窦性 P 波之间的时距。产生原理：①心室的机械性收缩使窦房结的血供增加，窦房结自律性增强，频率加快，P-P 时距缩短。②心室收缩使心房内压力升高，通过明氏反射抑制迷走神经，增强了窦房结的自律性，使 P-P 时距缩短。③心室收缩牵动窦房结，使其自律性增强。④当窦性激动被阻滞时，心室血液充盈增多，窦房结动脉压减低，血供减少，则窦房结自律性减低，P-P 时距延长。

（2）窦性节律重整或抑制后窦性心律不齐：在某些室上性期前收缩或伴有逆 P 的室性期前收缩后，最初数个窦 P 的节律不齐，大多先慢后快，期前收缩后的第一、二个窦性 P-P 间距较期前收缩前的窦性 P-P 间距为长。这是因为期前收缩逆行激动了窦房结，引起了窦房结的节律顺延，并对窦房结产生了抑制作用，使其自律性暂时降低，以致期前收缩后的窦性 P-P 间距延长，以后又逐渐恢复为正常的窦性周期，这是一种抑制后起步现象。

（3）神经性窦性心律不齐：例如，压迫颈动脉窦或眼球后，或某些疾病导致颈动脉窦神经反射而产生的窦性心律不齐。

各种窦性心律不齐的程度可以较为明显，P-P 时间的差别一般不超过一个最短的 P-P 时间的1 倍，但少数可超过 1～2 倍。此时需与窦性停搏及二度窦房传导阻滞相鉴别。

五、游走性起搏点

窦性起搏点可以从窦房结的上部移到窦房结的下部（尾部），或者从窦房结移到房室交界区，起搏点的这种位移现象，称为“游走性起搏点”。

（一）游走性起搏点的原因

（1）迷走神经兴奋和各种拟迷走神经药物均可使起搏点移位。这种拟迷走神经作用在窦房结和房室交界区的细胞中比在心肌传导纤维中更明显，所以心房传导路径可能是异位起搏点出现的部位。尽管两侧迷走神经都支配窦房结和房室交界区，但窦房结主要还是受右侧迷走神经支配，而房室交界区则主要受左侧迷走神经支配。刺激两侧迷走神经能引起心搏显著变慢，单独刺激左侧迷走神经，则易引起 P-R 间期恒定型（二度Ⅱ型）房室传导阻滞。

（2）随呼吸周期所引起的迷走神经紧张性变化，也可使起搏点发生规律性位移。在吸气时自律性纤维过度伸展，自律性增强。

（3）异位性期搏动（如窦房结周围的房性期前收缩）可暂时地抑制窦房结，形成游走性起搏点。

（4）在窦房阻滞时，潜在起搏点不定期地夺获了心房，并发放和传播可使窦房结除极化的冲动，即抑制了窦房结。

（二）游走性起搏点的分类诊断

1.窦房结内的游走性节律

必须同时具备以下两条：①窦性 P 波：P_{aVR} 倒置。②在同一导联中随着心率快（即 P-P 间期短）、慢（即 P-P 间期长）的变化 P 波振幅由高变低，P-R 间期由长变短（但 P-R 间期必须

≥0.12 秒）。较高 P 波和长P-R 间期见于起自窦房结头部较快的激动；较低 P 波和短 P-R 间期见于起自窦房结尾部的激动。

2.自窦房结到房室交界区的游走性节律

诊断条件：①必备条件：在同一导联中，随着心率快慢的变化，P 波大小、形态及方向逐渐发生变化，从窦性 P 波（P_{aVR}倒置，$P_{Ⅱ}$直立）逐渐演变成房室交界性 P 波（P_{aVR}直立，$P_{Ⅱ}$倒置）。②P-R 间期由≥0.12 秒逐渐演变成＜0.12 秒（图 3-26、图 3-27）。

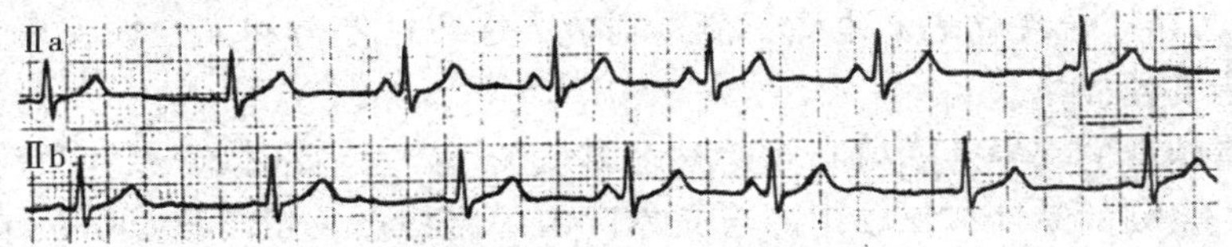

图 3-26　窦房结至房室交界区的游走节律

图中，Ⅱa 和Ⅱb 是Ⅱ导联连续记录，Ⅱa 和Ⅱb 两行中间部分的搏动 P 波高大，两端 P 波低小，所有 P 波后面均继以室上性 QRS 波。P-P 间距不等，由 0.80 秒至1.12 秒，P-P 间距长者 P 波低小，P-R 间期短（最短者 0.07 秒）；P-P 间距短者 P 波高大，P-R 间期长（最长者 0.14 秒）。心电图诊断：窦房结至房室交界区的游走节律

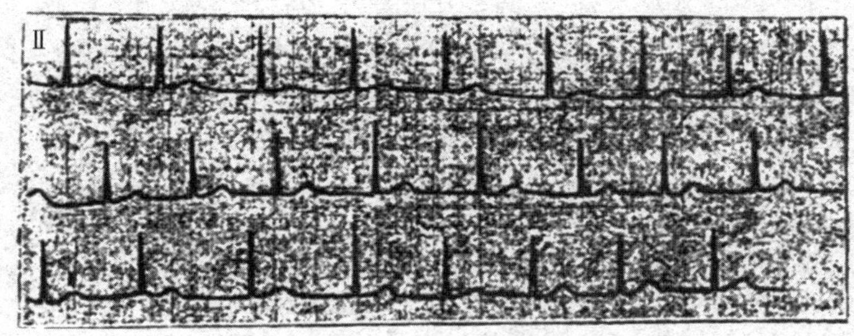

图 3-27　窦房结至房室交界区的游走节律

图为Ⅱ导联连续记录。P 波形态随着心率由快变慢而从直立（第 1 行的第 1 个 P 波，第 3 行倒数第 2 个 P 波）逐渐变成倒置（第 1 行第 2 个 P 波，第 3 行倒数第 1 个P 波），P-R 间期由大于 0.12 秒逐渐变为小于 0.12 秒

因呼吸影响心脏位置，P 波的大小和方向在同一导联中可能有变化，但仅见于Ⅱ、aVL、aVF 导联中，且 P-R 间期无变化。

六、窦性停搏

窦房结在较长时间不能产生和发出激动，致使心房和心室未被激动而暂时停搏，称窦性停搏。

（一）窦性停搏的心电图特征

若心电图上出现一个长短不一的无窦性 P 波的长间歇，不是窦性周期的整数倍数，这种无窦性 P 波的长间歇被诊为短暂性或较久性窦性停搏。若全部心电图上均不见窦性 P 波，即诊为持久性或永久性窦性停搏。短暂性及较久性窦性停搏，可继发或不继发逸搏；持久性或永久性原发性窦性停搏，必然继发逸搏心律或过缓的逸搏心律，否则将导致全心停搏，心电图表现为等电位线。

窦性停搏后的继发性心律：①交界性逸搏或逸搏心律，最常见（图 3-28）。②室性逸搏或逸搏心律。③房性逸搏或逸搏心律。④全心停搏（即交界性停搏、室性停搏或房性停搏同时发生），可以是短暂的，也可以是永久性的。

(二)窦性停搏的鉴别诊断

1.持久性或永久性窦性停搏须与下列心律失常鉴别

(1)明显的窦性心动过缓频率低于合并的房性逸搏心律或伴有室房传导的交界性或室性逸搏心律。若在同一次或其他次心电图上,窦性心动过缓的频率超过了逸搏心律的频率,呈现为单纯窦性心动过缓(或窦缓与逸搏心律形成干扰性脱节),则有助于窦缓的诊断。

(2)完全性窦房传导阻滞。当其他次心电图上曾有二度窦房传导阻滞时,有利于完全性窦传导房阻滞的诊断。由于单凭体表心电图不能鉴别持久性窦性停搏和完全性窦房传导阻滞,故遇此情况,宁愿诊为窦性停搏。

(3)伴有室房传导的交界性逸搏心律逆P埋在QRS波中。此时,交界性激动的室房传导侵入窦房结,引起一系列的窦性节律顺延。当交界区内的起搏点发生转移,埋在QRS波中的逆P显露出来时,方可确诊。若采用食道内导联因逆P振幅增大,有助于诊断。

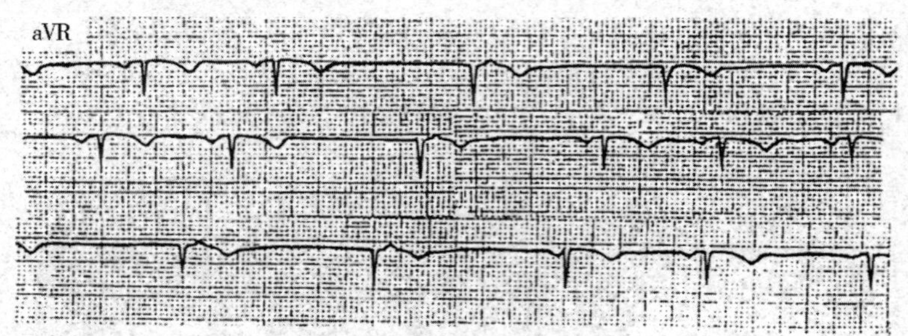

图3-28 窦性停搏伴交界性逸搏

本图是aVR导联的连续记录。基本心律为窦性,P_{aVR}↓、P-R间期0.16秒,P-P间距0.92～1.20秒,为窦性心律不齐,平均窦性心动周期1.01秒。第1行的第2个搏动和第5个搏动之间未见窦性P波,第3个搏动为交界性,R-P′间期0.08秒。第4个搏动与第3个搏动的间距为1.40秒,和第3个搏动至第2个搏动的间距相等,为交界性逸搏的固有周期。第4个QRS波之后的0.08秒缺少一个向上的逆P,是因在逆P位置有一个窦P与交界性逆P共同形成房性融合波(振幅为0)。自第2个窦P至房性融合波的距离为3.12秒,不是窦性搏动周期(1.01秒)的整数倍数,故3.12秒的长间歇为窦性停搏伴交界性逸搏。同理,其他长间歇亦为窦性停搏伴交界性逸搏。但由于存在窦性心律不齐,二度Ⅱ型窦房传导阻滞或高度窦房传导阻滞伴交界性逸搏的诊断不完全排除

(4)窦室传导。因弥漫性完全性心房肌传导阻滞,窦性激动只能沿房内束下传至房室交界区及心室肌,形成QRS波,但不能激动丧失了兴奋性和传导性的心房肌,故P波缺如。有助于诊断窦室传导的要点是:高血钾,临床上有导致高血钾的病因;QRS波宽大畸形;T波尖耸如篷状。

(5)窦性心律伴心房肌电麻痹。如在心电图动态观察中,看到P波消失之前有波幅的逐渐减低(反映心房肌的兴奋性逐渐丧失),却不伴有P波频率的逐渐减慢,或P波宽度逐渐增加(反映心房肌传导性逐渐减退),则可诊为心房肌兴奋性丧失。此时P波缺如,但可有宽大畸形的室性逸搏心律或交界性逸搏心律伴室内差异传导。心房肌的电麻痹与窦室传导的区别是:前者宽大畸形的QRS波频率比窦P消失前的P波频率慢,是交界区以下部位的逸搏频率;而后者宽大畸形的QRS波频率与窦P消失前的P波频率一致。

2.短暂性或较久性窦性停搏须与下列心律失常鉴别

(1)埋在T波中未下传的房性期前收缩。由于这种房早的代偿间歇是不完全的,长间歇不是窦性周期的2倍而好像窦性停搏。

(2)明显的窦性心律不齐的慢相。窦性心律不齐的慢相P-P时间不是快相P-P时间的整倍数,而貌似窦性停搏,但快相与慢相之间的P-P时间长短不一,有渐慢与渐快的过渡阶段,有利于

窦性心律不齐的诊断。

(3)二度Ⅰ型(文氏型)窦房传导阻滞。此时,长的P-P时间逐渐缩短,然后突然延长,P-P时间呈周期性变化,可以借此与窦性停搏鉴别。

(4)二度Ⅱ型窦房传导阻滞。此时,无窦性P波的长间歇是窦性周期的整数倍,但若在窦性心律不齐基础上发生的二度Ⅱ型窦房传导阻滞,就很难与窦性停搏鉴别。

(三)窦性停搏的病因

原发性窦性停搏可见于:①冠心病、急性心肌梗死、心肌炎和心肌病等心肌损害时。②药物(如洋地黄、奎尼丁等)过量或中毒时。③迷走神经张力亢进的正常人也可发生短暂的窦性停搏。继发性窦性停搏只发生在各种快速心律失常(如房速、房扑、房颤及交界性心动过速等)突然停止后,是窦房结起搏点的自律性受到心动过速的超速抑制而发生的一种短暂的窦性停搏。

七、病态窦房结综合征

病态窦房结综合征(SSS)又称窦房结功能障碍综合征,是由于窦房结及其周围组织的器质性病变造成起搏和传导功能异常,以致产生一系列心律失常和血液动力学障碍,从而造成心、肾、脑供血不足表现的一组综合征,严重者可发生阿-斯综合征或猝死。

病态窦房结综合征的病理改变,包括缺血、炎症、退行性变、纤维化、窦房结动脉闭塞等。病变范围除窦房结之外,尚可波及心房或房室交界区,如波及束支及浦氏纤维,称为"全传导系统缺陷"。病因包括冠心病(占50%)、心肌病(占15%)、心肌炎(占5%),其他还有风心病、克山病、家族性窦房结病、结缔组织病、代谢病、退行性变等,而原因不明者占20%。

病态窦房结综合征的心电图表现如下。

(一)主要的心电图表现

窦房结功能衰竭(图3-29):①明显的呈间歇性或持续性出现的长时间的窦性心动过缓,窦性心律多数时间频率≤50次/分;同时阿托品试验阳性(即注射阿托品后窦性心律频率<90次/分)。②窦房传导阻滞。③窦性停搏(持续2秒以上)。

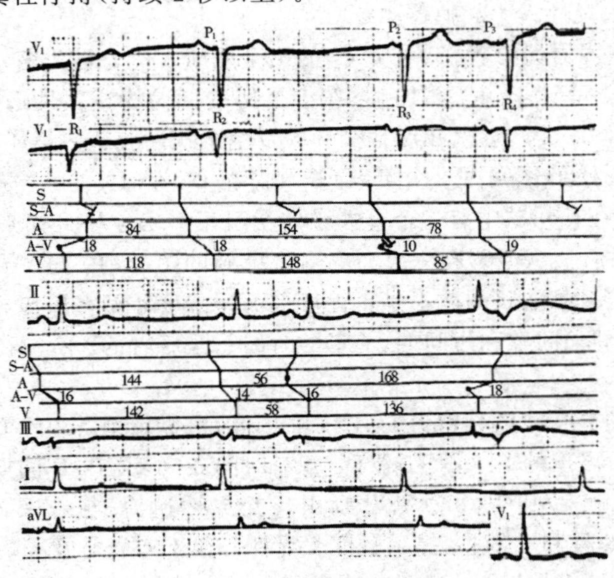

图3-29 病态窦房结综合征

窦房结功能衰竭的基础上发生短阵的快速的呈室上性心律失常

（二）次要的心电图表现

(1)在窦房结功能衰竭（表现为心率缓慢）的基础上发生短阵的快速的室上性心律失常如房性期前收缩、房性心动过速、心房扑动、心房颤动及交界性心动过速等。发作终止时出现一较长时间的窦性停搏（≥2 秒），然后再恢复缓慢的窦性心律。此即所谓心动过速-心动过缓综合征（快-慢综合征）。快速房性心律失常的原因主要是心房肌本身病变所致。此外，心动过缓对心房肌的电生理产生了不良影响。

(2)房室交界区功能障碍：由于窦房结功能衰竭，常出现异位被动心律-逸搏心律。这是对窦房结功能衰竭的代偿，对保持有效血液循环（即保障生命）有重要意义。逸搏的类型包括：①交界性逸搏心律（频率40～60 次/分），最常见，反映交界区自律功能良好。②过缓的交界性逸搏心律（频率＜35 次/分或逸搏周期＞2 秒），反映交界区自律功能减退，是“双结病变”的证据之一。③室性逸搏心律（频率为25～40 次/分）或过缓的室性逸搏心律（频率＜25 次/分），提示有交界区自律功能衰竭（交界性停搏），是“双结病变”的证据之二。除了过缓的交界性逸搏心律、交界性停搏（或室性逸搏心律）之外，亦可出现二度房室传导阻滞和三度房室传导阻滞。当窦房结功能衰竭合并房室结自律功能减退或丧失，或合并房室传导阻滞时，即称为“双结病变”。

(3)心室停搏：心电图表现为未见任何波形的等电位线（持续时间达 2 秒以上），是昏厥、阿-斯综合征和猝死的直接原因。全心停搏反映在“双结病变”基础上，出现房性和室性起搏点自律功能的暂时或持久丧失。

为了明确诊断，可进行电生理检查，测定窦房结恢复时间（正常值＜1 400 ms）和校正的窦房结恢复时间（正常值＜550 ms）。也可做 24 小时动态心电图（Holter）检查，查明患者 24～48 小时内最快和最慢的心律，是否有短阵室上速或房颤，最重要的是查明 24～48 小时内最长的 R-R 间隔，若 R-R 间隔长达2.5～3.0 秒，可确诊“病窦”。此外，在基层卫生单位可做阿托品试验（在青光眼患者中禁用，在前列腺肥大患者中慎用）。方法是：1 mg 阿托品加入 20 mL 生理盐水内稀释后以中速静注，在注射后 20 分钟内心电图监测心率＜90 次/分判断为阳性，诊为病态窦房结综合征。该病患者应及时安装永久性人工起搏器治疗。

图 3-29 来自一 60 岁男性患者。V_1 和 V_2 的第 1 至第 3 个 P 波为窦性 P 波，Pv_1 正负双相，第 1 个窦性搏动的 P-R 间期（P_1-R_2）0.18 秒，第 3 个搏动（R_3）为交界性逸搏，与其前的窦 P（P_2）的间期 0.10 秒无固定关系，P_2 与 R_3 在房室交界区发生干扰性脱节。第 4 个搏动为窦性，P-R 间期（P_3-R_4）0.19 秒。从梯形图可见，长间歇（P_1-P_2）的时间（1.54 秒）是短间期（P_2-P_3）时间（0.78 秒）的 2 倍，提示在长间歇中有一个窦性激动受阻于窦房连接处而形成一次心房漏搏。虽然 V_1、V_2 导联不是连续记录，但系同一次心电图记录到的图形，在 2 个导联中均存在长 P-P 间歇是短 P-P 间期的 2 倍，因此，长间歇不是窦性停搏而是二度Ⅱ型窦房传导阻滞。此外本图窦性搏动的间期只有两种，即长间歇和短间期，前者的时间总是后者的2 倍，不呈渐长渐短现象，因此不考虑窦性心律不齐。

在Ⅱ、Ⅲ导联中，长 P-P 间歇分别为 1.44 秒和 1.48 秒，提示稍有窦性心律不齐。在第 2 个窦性搏动之后有一个提前出现的 P′-QRST 波群，配对时间 0.56 秒，P′-R 间期 0.16 秒，为房性期前收缩。在期前收缩后1.36 秒和 1.38 秒处分别出现交界性逸搏，与Ⅰ及 aVL 导联的逸搏周期（1.44 秒）分别相差 0.08 秒和0.06 秒，提示轻度交界性心律不齐。Ⅱ及 V_2 导联的 Q-T 间期比较清晰易测，为 0.42 秒，ST 段长度为0.18～0.24 秒。Ⅱ、Ⅲ导联的第 4 个搏动为交界性逸搏，T 波负正双相，负相波十分尖锐，占据 ST 段的后半部，考虑为逆行P 波，提示交界性起搏点在交界区下部，R-P″间期0.18秒（大于0.16秒），提示交界性激动有逆行传导延缓。在V_1R_1的ST段的后半部，可见一个向上的P′波，为逆行P波，R-P′间期0.18秒，与其他导联交界性逸搏的R-P′间期相等。aVL导联的$R_1-R_2=R_2-R_3=1.44$秒，这是窦房传导阻滞引发的交界性逸搏心律的逸搏周期，与窦性搏动的长间歇（Ⅱ导联的P_1-P_2）相等。由于窦性心律与交界性心律均有轻度不齐，当含有心房漏搏的长P-P间歇较逸搏周期短时，则窦性激动抢先除极心房和心室，形成窦性搏动；当含有心房漏搏的长P-P间歇长于一个逸搏周期时，则出现交界性搏动。此外，Ⅰ、aVL及V_5导联的T波低平，提示左心室侧壁供血不足。V_1导联的QRS波群呈QS型，左侧导联V_5、Ⅰ、Ⅱ及aVL呈R型，V_5无q波等特点是左束支传导阻滞表现。从V_2测得QRS波时间（最宽）为0.09秒，未超出正常，故左束支传导阻滞为不完全性。

心电图诊断：①窦性心律。②二度Ⅱ型窦房传导阻滞。③房性期前收缩。④交界性逸搏心律。⑤病态窦房结综合征。⑥慢性冠状动脉供血不足。⑦不完全性左束支传导阻滞。

（三）心房调搏测定窦房结功能

1.心内间接法测定窦房传导时间（$SACT_I$）

心内间接法测定窦房传导时间可分心房单次刺激法（或程序房早法）测定窦房传导时间（$SACT_P$）和心房连续刺激法测定窦房传导时间（$SACT_C$）两种。心内心房连续刺激法测定窦房传导时间的方法是：将电极导管经股静脉穿刺送入右心房内，导管远端贴近右心房上部的侧壁。每例先描记自然窦性心律至少10个心动周期，取A-A（P-P）间期的平均值作为基础窦性心律的周期（A_1-A_1）。然后用远端的2个电极，进行短暂、连续、低速率的双极心房起搏，起搏电压3V。起搏频率较基础窦性频率高5次/分或10次/分，连续刺激8～10次以夺获心房，然后突然停止起搏，待心房恢复自然窦性心律。设起搏前的窦性P波为A_1，最后一个起搏心房波为A_2，恢复窦性心律的第一个心房波（P波）为A_3，其后顺次为A_4、A_5……。A_2-A_3间期为窦性恢复周期，则：$SACT_C$=[（A_2-A_3）－（A_1-A_1）]÷2（ms）（Strauss法）或者$SACT_C$=[（A_2-A_3）－（A_3-A_4）]÷2（ms）（Breithardt法）。

有人把从心内窦房结电图（SNE）上直接测量的窦房传导时间（$SACT_d$）与心内间接法测定的窦房传导时间（$SACT_I$）包括心房单次刺激法测定的SACTP和心房连续刺激法测定的$SACT_C$进行对照，并分别以[（A_2-A_3）－（A_3-A_4）]÷2和[（A_2-A_3）－（A_1-A_1）]÷2计算，结果发现以心内SNE测出的$SACT_d$20例均值为69.1 ms±16.8 ms，短于$SACT_I$。但各种间接法测定值与$SACT_d$都有直线相关性，而以[（A_2-A_3）－（A_3-A_4）]÷2比[（A_2-A_3）－（A_1-A_1）]÷2所测值相关性更高，提示以A_3-A_4代替A_1-A_1计算为优，有利于排除期外刺激对窦房结抑制作用所造成的测定误差。

有人经直接法从窦房结电图上测得10例非病窦患者的$SACT_d$平均为77.6 ms±6.1 ms，1例病窦患者的$SACT_d$为199 ms。用心房连续起搏法测得7例非病窦患者的$SACT_C$平均为78.4 ms±10.1 ms；2例病窦患者的$SACT_C$分别为242.5 ms和120 ms。这说明直接法测得的$SACT_d$比间接法$SACT_C$短。部分病例A_3-A_4比A_1-A_1长，甚至A_4-A_5仍然稍长于A_1-A_1，说明心内心房连续起搏法能抑制部分患者的窦房结自律性或延长SACT，因而间接法的测值可能与实际的数值不同。一般说来，间接法测定的窦房传导时间比直接法测得的窦房传导时间长，但两者在统计学上无显著性差异。

2.食道心房调搏法测定窦房传导时间（SACT）

将7F双极起搏导管（电极间距3 cm）自鼻腔插入食道，插入深度30～40 cm，以记录到最大振幅的双向心房波为准。

食道心房调搏法测定窦房传导时间分连续起搏法和心房单次刺激法2种。心房连续刺激法是连续起搏心房 8～10 次停止起搏，测定最后一次起搏脉冲信号(S)至下一个窦性激动 A_3(即P 波)的间期。如此，$SACT_C=[(S\text{-}A_3)-(A_1\text{-}A_1)]\div 2$ 或者 $SACT_C=[(S\text{-}A_3)-(A_3\text{-}A_4)]\div 2$，其中，$A_1$-$A_1$ 为基本窦性心律。SACT 正常值<160 ms。SACT 与年龄有关，如文献报道，50 例19～64 岁的正常人测得 SACT 为113.3 ms±22.1 ms(60～160 ms)；52 例 65 岁以上老年人非病窦者测得 SACT 132.7 ms±25.1 ms(85～210 ms)。

经食道心房调搏测定窦房结功能的方法已逐渐成熟。鉴于经食道心房调搏与经右房内调搏法测定窦房结功能的结果对比无显著性差异，而前者属无创性检查、特异性强、重复性好、不良反应小，故认为食道心房调搏法是一种较实用的电生理学检查方法，适合于临床广泛应用。有人为了确定经食道心房调搏测定 SACT 的可靠性，选择 8 例非病窦患者直接行右房内调搏，测得 $SACT_I$ 83.1 ms±23.7 ms(50～120 ms)；同时经食道心房调搏测得 SACT 100 ms±22.5 ms(60～125 ms)。可见经食道心房调搏测得的 SACT 较长，可能与房内传导时间有关。右房调搏时，脉冲刺激靠近窦房结，而经食道左房调搏时脉冲刺激远离窦房结，激动在心房内的传导顺序和时间各异，这或多或少会影响到 S-A_3 的时距，因此，必然影响到 SACT 的测值。所以，不同测量方法的 SACT 正常值应该有所不同。一般而言，从 SNE 上直接测得的 $SACT_d$ 短于右房内调搏间接测得的 $SACT_I$，右房内调搏测得的 $SACT_I$ 短于经食道内左房调搏测得的 SACT。正因为如此，经食道心房调搏的 SACT 正常值不能引起心内右房调搏的 $SACT_I$ 正常值。

3.食道心房调搏测定窦房结恢复时间(SNRT)

心房调搏拟订以高于窦性频率 10 次/分开始，每次递增 10 次/分，起搏至 130 次/分或150 次/分，每次刺激 30～60 秒，停止刺激时，计算最后一个起搏脉冲至第 1 个恢复的窦性 P 波(即 A_3)开始的间期(S-A_3)，即为 SNRT。正常值<1500 ms。SNRT 减去原来的窦性周期(A_1-A_1)，即为校正的窦房结恢复时间(SNRTC)，正常值<525 ms。SNRT 与(A_1-A_1)的比值称为窦房结恢复时间指数(SNRTⅠ)。SNRTⅠ=SNRT/A_1A_1×100%，正常值<150%。

4.食道心房调搏法测定窦房结有效不应期(SNERP)

应用电脑程控心脏电生理诊疗仪。基本起搏周期长度(PCL)从短于窦房结自身周期100 ms开始，每系列刺激由 10 个基本刺激(S_1)及 1 个期前收缩刺激(S_2)组成。期前收缩后的窦性 P 波为 A_3。S_2-A_3 为窦性恢复周期。期前收缩刺激从短于基本 PCL20 ms 开始，以 10 ms 为单位递减。当 S_1-S_2>SNERP 时，因 S_2 的窦房结抑制，A_3 比预期的推迟出现，则 S_2-A_3>A_3-A_4。当 S_1-S_2<SNERP 时，S_2 不能重整窦房结，进入 SNERP 的 S_2 呈完全性或不完全性插入，使 S_2-A_3 间期突然缩短，此时最长的 S_2-A_3 间期为 SNERP，正常值≤600 ms。在联合应用普萘洛尔及阿托品阻滞自主神经后，SNERP 缩短，对于严重窦性心律不齐者，可考虑在自主神经联合阻滞下进行 SNERP 测定。窦房传导阻滞、窦性静止是造成恢复周期(S_2-A_3)紊乱的原因之一，此时SNERP 无法检测。

测定 SNERP 的适应证：主要是心律规则的可疑病窦患者及原因不明持续而显著的窦缓(小于50 次/分)患者。刺激迷走神经后，窦性周期延长，但 SNERP 与迷走神经刺激前的差异不显著，表明单纯的窦缓患者不会造成 SNERP 延长。

与食道心房调搏法测定 SNERP 相似，经食道左心房起搏时，不引起 A_2 的最长 S_1-S_2 间期，即为心房有效不应期(AERP)。

5.自主神经联合阻滞及固有心率的测定

实测固有心率(IHR_0)：在静注普萘洛尔 5 mg、阿托品 2 mg 后取联合用药 5～10 分钟内最快的窦性心律频率即为 IHR_0。IHR_0 与年龄有关,随年龄增长而减慢。其预计值(IHR_P)按 Jose 公式计算:$IHR_P = 118.1 - (0.57 \times 年龄)$。45 岁以上者正常范围±18%,45 岁以下者正常范围±14%。如 $IHR_0 \leqslant IHR_P$ 的最低值提示窦房结功能不良。

药物阻滞前安静心率(RHR)和药物阻滞后固有心率(IHR)的比值,对了解自主神经张力有一定价值。有报告显示,155 例正常人 IHR 均>RHR,提示安静时正常人的迷走神经占优势。而 51 例病窦患者 33%IHR<RHR,提示约 1/3 的病窦患者表现为代偿性交感神经亢进,在休息状态下依赖儿茶酚胺的过度释放维持起码的心率和心排血量。

有人通过各种窦房结功能试验将病窦分为三型。①固有自律性低下型:表现为 SNRT 延长,SACT 正常。②窦房传导阻滞型:表现为 SACT 延长,SNRT 正常或延长。③迷走神经高敏型:SNRT 可变,SACT 延长,药物阻滞后恢复正常。

有的学者认为,一部分病窦患者可能就是由于原发性自主神经功能不全引起。电生理研究证明,有的单纯窦缓患者,自主神经药物阻滞前 SNRT 和 SACT 均正常,阻滞后明显延长,SNRT>1 500 ms,SACT>150 ms,IHR_0 为 60 次/分,明显低于预计值,符合病窦的电生理诊断标准。这种窦缓患者,可能原有窦房结功能不全,而平时被代偿性交感神经兴奋所掩盖,休息状态下借助儿茶酚胺的过度释放维持起码心率和心排血量,药物去神经作用后,则暴露出窦房结功能低下。

(四)窦房结电图

1977 年 Cramer 等于兔离体右心房标本同步记录窦房结自律细胞内的跨膜动作电位(TAP)和细胞外窦房结电图,发现细胞外记录导联在 A 波前存在 1 个与 TAP 起点一致的低频、低振幅波,考虑是窦房结电位。经快钠通道阻滞剂 TTX 灌注前后观察证实,在离体实验条件下可记录到细胞外窦房结电图(SNE)。该 SNE 由 2 个斜坡组成:第 1 个斜坡被命名为舒张期斜坡(DS),与窦房结细胞动作电位的(4)相一致,是窦房结细胞自动除极形成;第 2 个斜坡被称为陡升斜坡(US),与窦房结细胞的动作电位(O)相一致,由窦房结细胞除极形成。后来在犬的心表记录到与离体兔右房标本细胞外 SNE 相似的图形,谓心表 SNE。后经观察,从心内膜记录的窦房结电图与从心外膜记录到的图形特征一致,称心内 SNE。1986 年郑昶等经食道测定窦房结电图的研究获得成功。这样,使 SNE 的记录方法发展到三种:心表法、心内法和食道法。

1.窦房结电图的特征

窦房结电图是描记窦房结电位的工具,从窦房结电图上记录到的窦房结电活动称窦房结电位。窦房结电图的特征是在于体表心电图或(和)心房内电图同步记录时,在 T 波或 u 波后的等电位线之后,心房内电图的 A 波(或体表心电图的 P 波)之前低振幅缓慢上升的斜坡,其后部与高大而陡峭多向的 A 波融合(图 3-30)。

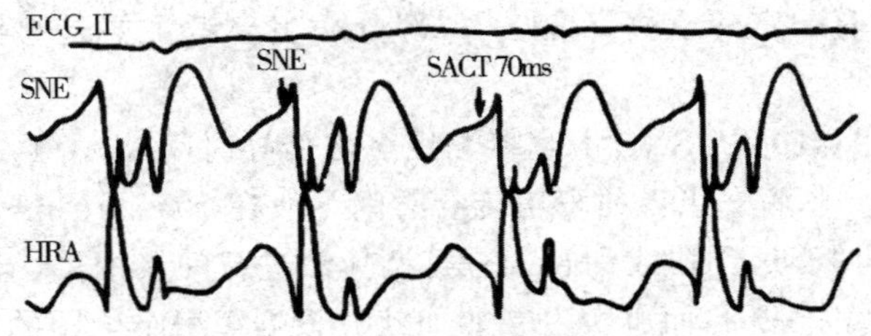

图 3-30 窦房结电图

从上至下分别为Ⅱ导联体表心电图(ECG)、窦房结电图(SNE)及高位右心房电图(HRA)。箭头所指为窦房结电图的部位及窦房传导时间(SACT,本例为 70 ms)

2.窦房结电图的记录方法

(1)心内记录法:一般经右股静脉经皮穿刺插入一条6号4极导管,导管上的电极间距1 cm,在X线荧光屏监视下插到上腔静脉与右心房连接处的外侧壁,相当于窦房结的部位,调整导管直到A波前面出现平坦上斜的窦房结电位。电极导管远端的2个电极作为双极导管记录SNE,近端的2个电极记录右心房高位或中位的心房内电图。

(2)心表记录法:用于心脏手术时确定窦房结的精确位置,以防止损伤窦房结。

1)双极记录法:用一个包含3对电极的探头,每对电极的距离分别为6 mm、7 mm、8 mm。将一横列3个电极端置于临近界沟的窦房结预计部位,另外3个电极置于右心房的心外膜面。

2)单极记录法:用记录希氏束电图的探查电极,共有3个电极端,呈三角形排列,各电极相隔1 mm。记录单极SNE只用其中的一个电极端,置于预计窦房结区域,但需另外配1个无关电极,置于靠近上腔静脉和主动脉的心包上。探头的另外2个电极构成一对双极电极,在窦房结附近记录高位右房电图。

(3)食道内记录法:用7F四极电极导管经鼻腔进入食道,远端第1极定位于左房中部,以食道电极上的心房波正负双向为准。然后将电极与前置放大仪相连,用双极记录,适当调整电极位置,直到记录到理想的窦房结电位。

由于窦房结电位很小,且在记录过程中存在噪声干扰,因此,必须经过前置放大仪和滤波器等技术处理,才能在记录仪上显示出较清晰的窦房结电位。

3.窦房结电图的临床应用

(1)了解窦房结功能:窦房结功能失常分为起搏异常和传导异常两种。在常规心电图上,窦性停搏和三度窦房传导阻滞不能鉴别。一度窦房传导阻滞一般也无法诊断,但通过SNE可以做出鉴别和诊断。在SNE上窦性停搏时窦房结电位不复存在。一度窦房传导阻滞时,窦房传导时间(SACT)显著延长,窦房结电位呈半圆形;在二度Ⅰ型窦房传导阻滞时,SACT逐渐延长,直至窦房结电位后无A波;二度Ⅱ型窦房传导阻滞时,未阻滞的SACT正常,阻滞发生时窦房结电位后有心房漏搏现象。三度窦房传导阻滞时,窦房结的激动均不能下传,窦房结电位后均无相关心房波(A波)。但是在窦性周期短的患者,窦房结电位可能与u波重叠,甚至u波与A波重叠,使窦房结电位不能显示。在显著窦性心律不齐时,每次心搏的窦房结电位形态和时限各异,可影响SACT测量的精确度,这些都是SNE的局限性。在体表心电图上P波频率35次/分的患者,可能是起搏功能低下的严重窦性心动过缓,也可能是2∶1窦房传导阻滞引起的"假"窦性心动过缓,这种情况只能借助SNE才能鉴别。窦性心动过缓时,在SNE上窦房结电位后均有A波;而在2∶1窦房传导阻滞时,SNE上窦房结电位与其后的A波比例为2∶1。在病窦与非病窦患者之间直接测得的SACT有一定的重叠,反映了一部分病窦患者主要是起搏功能障碍,其传导功能是正常的。

1)窦房传导时间(SACT):从SNE上直接测定窦房传导时间($SACT_d$)是从窦房结电位起点到心房激动起点的时间。非病窦患者的窦房传导时间一般在70～110 ms,而病窦患者一般超过120 ms。虽然SACT可用心房调搏或食管(心房)调搏法进行间接推算,但其方法是假定S-A和A-S传导时间相等为前提条件的,而事实上并非如此。根据窦房结电图的研究,直接测定与间接推算的SACT两者的相关系数为0.78～0.88。在间接推算法中,持续起搏法优于期前刺激法。前者的相关系数大于后者。实验证明,用程序刺激仪行期前刺激(A_2)可使窦性节律受到抑制,表现为期前收缩后的窦性周期长于期前收缩前的窦性周期,即A_3-A_4＞A_1-A_1以及A_3后延。由于间接测定的 SACT＝1/2(A_2A_3-A_1A_1)，因 A_2A_3 延长，使得 SACT 也变长，而实际的窦房传导未必延迟。

2)房窦传导时间(ASCT)的测量：显性房窦传导时，可以从 SNE 上直接测量窦房结电位的持续时间，从心房激动波的起点至窦房结超射斜坡起点的距离；在无显性房窦传导时，ASCT＝A_2A_3－A_1A_1－$SACT_d$。

(2)研究和诊断窦性及窦房连接处性心律失常：通过对窦房传入阻滞者做 SNE 检查，发现有的 SACT 是正常的，这说明有传入阻滞者，外出传导可以正常，这为窦性并行心律的存在提供了直接证据。窦房结内阻滞的表现是在心房静止时，SNE 上的窦性周期进行性缩短，直至突然延长，突然延长的周期短于其前周期的 2 倍。

(3)研究和诊断自律性房性异位心律：有人用心内记录 SNE 的方法将导管置于冠状窦口(冠状窦电图)，在每一个 A 波之前可记录到心房异位灶的除极电位，为一舒张期斜坡，对于确定心房异位起搏点的位置和异-房传导时间等提供了临床资料。

(4)研究药物对窦房结功能的影响：当给患者静注地高辛 0.75 mg，45 分钟之后直接和间接测定的 SACT 均延长。

(5)防止心脏手术时损伤窦房结：心表法记录 SNE 可以辨明窦房结的确切位置，防止手术损伤窦房结。

(李胜吉)

第四节 期前收缩

一、房性期前收缩

在窦性激动尚未发出之前，心房异位起搏点提前发生 1 次激动引起心脏除极，称为房性期前收缩。

(一)房性期前收缩心电图改变的原理

由于房性期前收缩使心房除极的顺序发生改变，所以形成的 P 波大小、形态与窦性 P 波不同，称为P′波。引发房性期前收缩的异位起搏点可以位于心房的任意位置，当异位起搏点靠近窦房结时(图 3-31B)，P′波形态与窦性 P 波极为相似；当异位起搏点位于心房下部并靠近房室交界区时(图 3-31C)，则会导致Ⅱ、Ⅲ和 aVF 导联的 P′波倒置，aVR 导联 P′波直立，即逆行性 P′波。当异位起搏点位于左心房时(图 3-31D)，提前发生的 P′波在左心导联倒置。当 P′波发生于心室的舒张早期时，常叠加于前面的 T 波上，使 T 波形态改变。

房性期前收缩激动心室的顺序与窦性激动相同，所以其后的 QRS 波群正常。

当房性期前收缩的冲动逆传侵入窦房结时，会使窦房结节律重整，使其提前释放下一次激动，产生不完全性代偿间歇。不完全性代偿间歇是指房性期前收缩前后两个窦性 P 波的间距小于正常 P-P 间期的 2 倍。在很少的情况下，房性期前收缩的冲动不能逆传侵入窦房结，也就不会使窦房结节律重整，因此产生完全性代偿间歇，表现为房性期前收缩前后两个窦性 P 波的间距等于正常 P-P 间期的 2 倍。

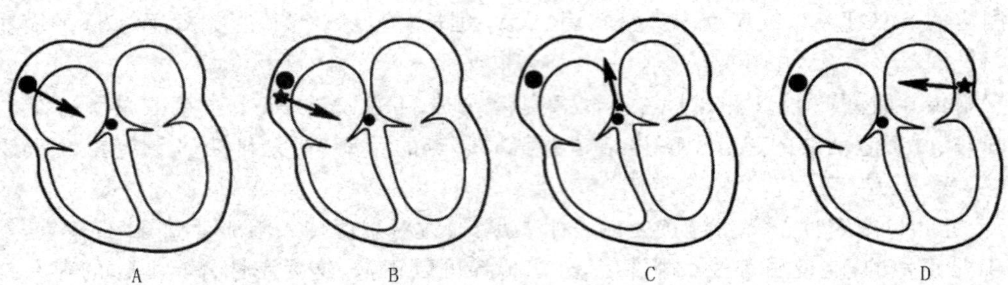

图 3-31 房性期前收缩的异位起搏点

A.窦房结引发的心房除极向量,方向为自右上到左下;B.靠近窦房结的异位起搏点引发的心房除极向量,方向也是自右上到左下;C.靠近房室结的异位起搏点引发的心房除极向量,方向为自下到上;D.位于左心房的异位起搏点引发的心房除极向量,方向为自左到右

(二)房性期前收缩的特点

房性期前收缩心电图表现见图 3-32。

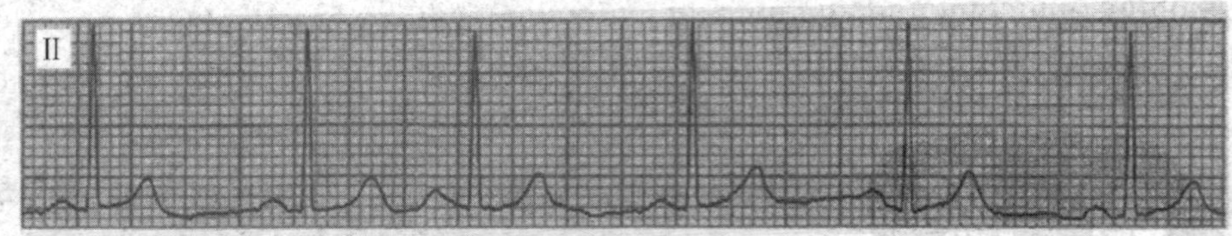

图 3-32 房性期前收缩

第 3 个 P′波提前出现,P′波形态和窦性 P 波不同,QRS 波群正常,P′-R 间期 0.16 秒,代偿间歇不完全,为房性期前收缩

(1)提前出现的 P′波,P′波形态和窦性 P 波不同,QRS 波群正常。

(2)P′-R 间期≥0.12 秒。

(3)常有不完全性代偿间歇。

(三)房性期前收缩时常见的各种干扰现象

激动在心肌组织里传导过程中,如恰逢某部位处于前一次激动的绝对不应期里,则不能下传或使之激动;如恰逢相对不应期里,则在该部位传导变慢,这种现象称为“干扰”,它属于生理性传导阻滞。

1.干扰性 P′-R 间期延长

出现在 T 波降支的房性期前收缩,由于此时房室交界区还处于相对不应期,传导速度减慢,故 P′-R 间期延长,>0.20 秒(图 3-33)。

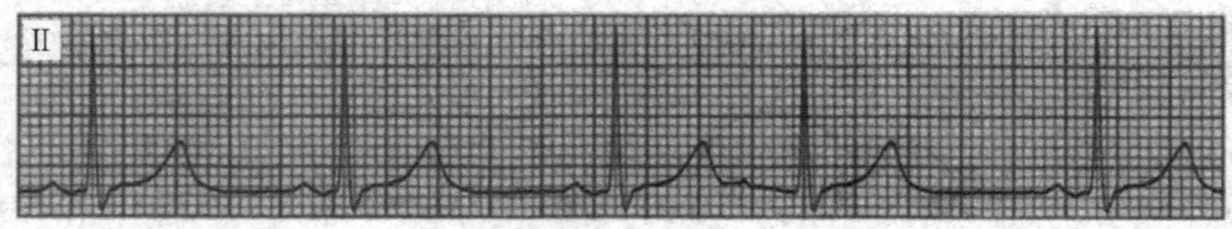

图 3-33 房性期前收缩。干扰性 P′-R 间期延长

第 4 个 P′波提前出现,P′波与 T 波降支紧密相连,且形态和窦性 P 波不同,QRS 波群正常,P′-R 间期 0.22 秒,代偿间歇不完全,为房性期前收缩伴干扰性 P′-R 间期延长

2.房性期前收缩伴室内差异性传导

此种房性期前收缩下传到心室时，由于左右束支不应期不一致，其中一支尚处于不应期里，故只能沿一侧束支下传，使 QRS 波群呈束支传导阻滞图形。

房性期前收缩时出现差异性传导现象的机制是，右束支的不应期比左束支稍长，当提前发生的激动传到左右束支时，就有可能落在右束支的不应期里，只能靠左束支下传激动心室，就好像发生了右束支传导阻滞，所以此时心电图呈右束支传导阻滞图形（图 3-34）。而当左束支的不应期病理性延长时，期前收缩就可能落在左束支的相对不应期里，只能靠右束支下传激动心室，就好像发生了左束支传导阻滞，所以此时心电图呈左束支传导阻滞图形。

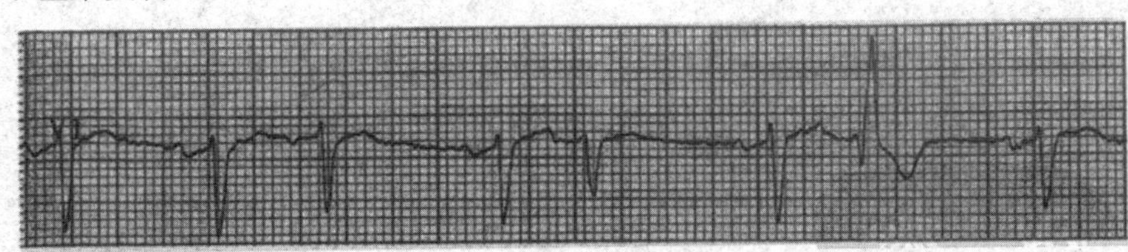

图 3-34 房性期前收缩伴室内差异性传导

第 3、5、7 个 P′波提前出现，P′波形态和窦性 P 波不同，P′-R 间期 0.14 秒，为房性期前收缩。其中第 3、5 个期前收缩的 QRS 波群与窦性略有不同，第 7 个 QRS 波群呈右束支传导阻滞图形，为房性期前收缩伴室内差异性传导

3.房性期前收缩未下传

出现于 T 波波峰前的房性期前收缩，由于此时房室交界区处于绝对不应期，激动不能下传，P′波后不能形成 QRS-T 波，称为房性期前收缩未下传（图 3-35）。

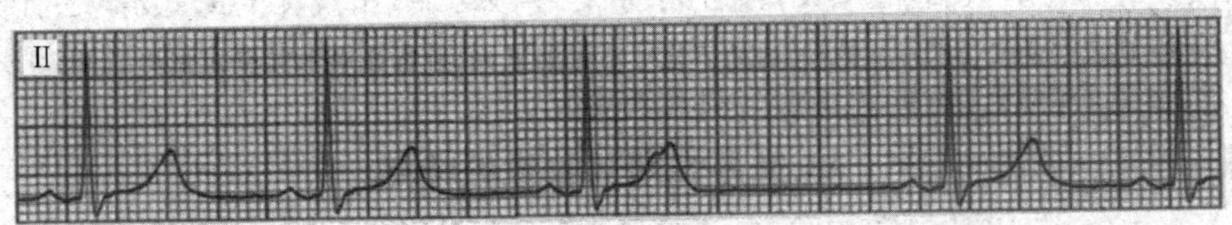

图 3-35 房性期前收缩未下传

第 3 个 T 波的波峰前可见一提前出现的 P′波，使 T 波形态发生改变，P′波后未形成 QRS-T 波，为房性期前收缩未下传

二、交界性期前收缩

在窦性激动尚未发出之前，房室交界区提前发生的一次激动称为交界性期前收缩。

（一）交界性期前收缩心电图改变的原理

交界性期前收缩时，虽然起搏点位置变了，但是下传到心室的路径并没有变，仍是经希氏束和左右束支下传到心室，故其 QRS 波群形态与窦性心律的相同。异位起搏点的激动既可向下传到心室，产生 QRS 波群，又可向上逆行传到心房，产生逆行性 P′波。如果异位起搏点位于房室交界区内比较靠上的部位（图 3-36B），则向下传导需要的时间比向上逆行传导需要的时间长，逆行性 P′波将位于 QRS 波群之前；反之，如果异位起搏点位于房室交界区内比较靠下的部位（图 3-36C），则向下传导需要的时间比向上逆行传导需要的时间短，逆行性 P′波将位于 QRS 波群之后；如果向下传导和向上逆行传导需要的时间相同，则逆行性 P′波重叠于 QRS 波群之中不可见。

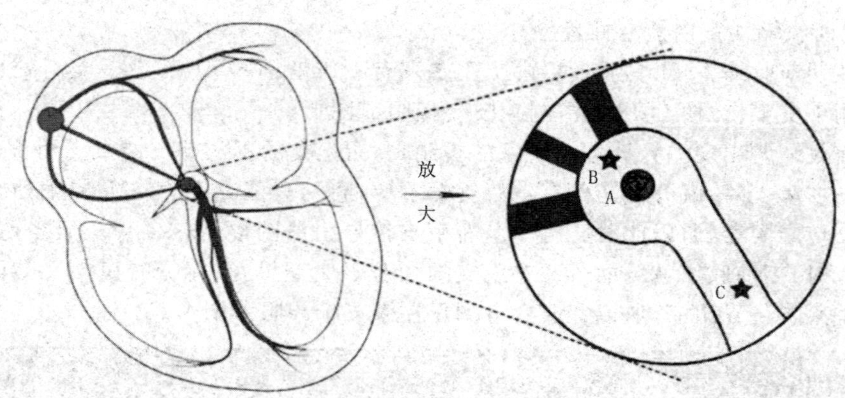

图 3-36　房室交界区的异位起搏点

A.房室结内的正常起搏点；B.房室交界区内位置靠上的异位起搏点；C.房室交界区内位置靠下的异位起搏点

交界性期前收缩后的代偿间歇多是完全的，因为交界性期前收缩向上逆传到窦房结时，窦房结往往已经刚发生了一次激动，尚处于绝对不应期里，故逆行激动未能侵入窦房结，也就不会导致窦房结的节律重整，因此呈完全性代偿间歇。

(二)交界性期前收缩的特点

交界性期前收缩特点如下。

(1)提前出现的 QRS-T 波群，其前无窦性 P 波，QRS 波群正常。

(2)P′波呈逆行性，可出现在 QRS 波群之前、之中或之后，出现在 QRS 波群之前者，其P′-R 间期＜0.12 秒(图 3-37)；出现在 QRS 波群之后者，R-P′间期＜0.20 秒(图 3-38)；出现在 QRS 波群之中者，P′波与 QRS 波群融合不可见，但可导致 QRS 波群出现顿挫。

(3)常伴有完全性代偿间歇。

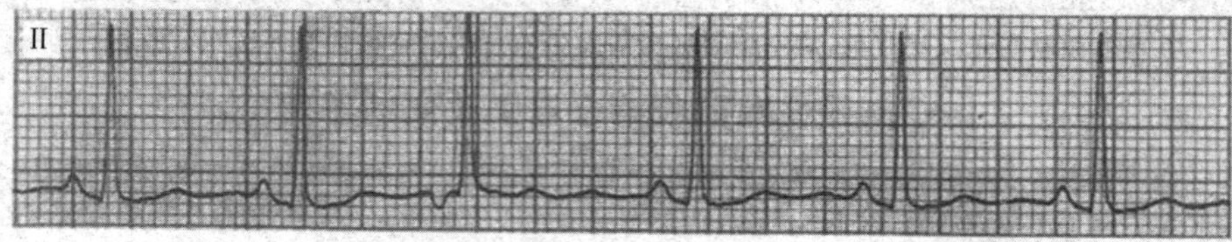

图 3-37　逆行性 P′波在 QRS 波前

第 3 个 QRS-T 波群提前出现，其前有逆行性 P′波，P′-R 间期 0.10 秒，QRS 波群正常，代偿间歇完全，为交界性期前收缩

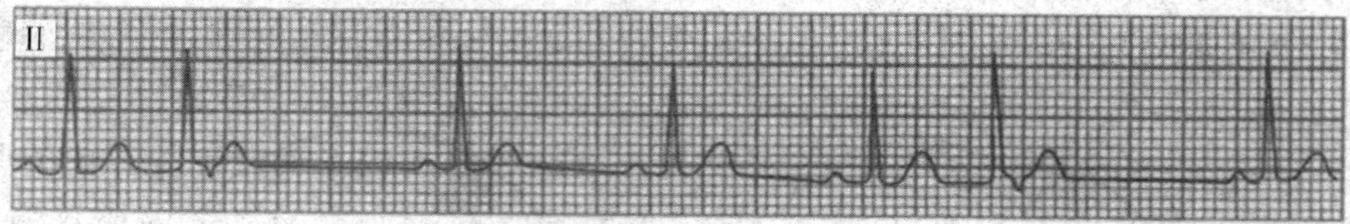

图 3-38　逆行性 P′波在 QRS 波后

第 2、6 个 QRS-T 波群提前出现，QRS 波群后有逆行性 P′波，R-P′间期＜0.20 秒，QRS 波群正常，代偿间歇完全，为交界性期前收缩

三、室性期前收缩

在窦性激动尚未到达心室之前，心室中某一异位起搏点提前发生激动引起心室除极，称为室性期前收缩。

（一）室性期前收缩心电图改变的原理

室性期前收缩的激动起源于浦肯野纤维或心室肌细胞，沿心室肌传导，心室的除极过程与正常的除极过程大不相同（图 3-39），两个心室不再同时除极，而是一前一后除极，且传导速度很慢，因而 QRS 波群宽大畸形。由于除极进行缓慢，常持续到复极开始，故 ST 段常缩短甚至消失。除极速度变慢还可导致复极从首先除极处开始，使 T 波较大且与 QRS 主波方向相反，为继发性 T 波改变。

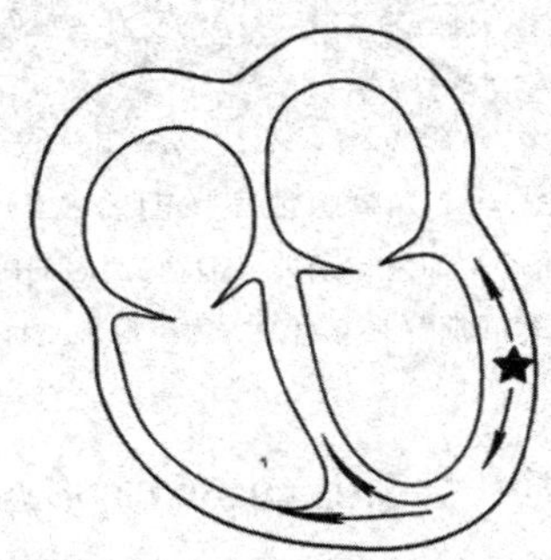

图 3-39 室性异位激动

★代表心室的异位起搏点室性期前收缩特点

由于室性期前收缩的激动起源于心室，与心房激动无关，所以 QRS 波群前无相关 P 波，但舒张晚期出现的室性期前收缩，可以晚到窦性 P 波已经出现，两者一前一后，巧合到一起，但P 波并不提前出现，且该 P 波与 QRS 波群无关。室性期前收缩的异位激动距窦房结较远，所以大多不能逆传侵入窦房结，不能重整窦房结的节律，故室性期前收缩后多伴有完全性代偿间歇。

（二）室性期前收缩的特点

室性期前收缩特点见图 3-40。

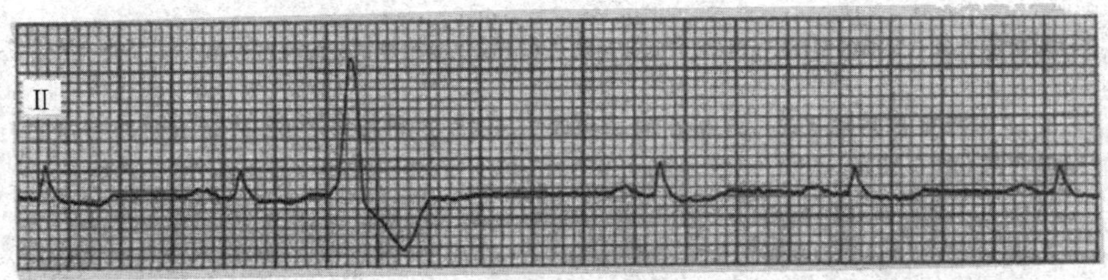

图 3-40 室性期前收缩

第 3 个 QRS 波群提前出现，宽大畸形，QRS 时限 0.14 秒，T 波与 QRS 主波方向相反，QRS 波群前无相关 P 波，代偿间歇完全，为室性期前收缩

（1）提前出现宽大畸形的 QRS 波群，时限通常＞0.12 秒，T 波与 QRS 主波方向相反。

（2）QRS 波群前无相关 P′波。

（3）多有完全性代偿间歇。

(三)室性期前收缩的分类

根据室性期前收缩的联律间期和 QRS 波群形态的不同，室性期前收缩可分为单源性、多源性、多形性室性期前收缩及并行心律 4 类。联律间期是指期前收缩前的 QRS 波群的起点到室性期前收缩的起点之间的时距。

1.单源性室性期前收缩

单源性室性期前收缩是指在同一导联上 QRS 波群形态相同，且联律间期固定的室性期前收缩(图 3-41)。

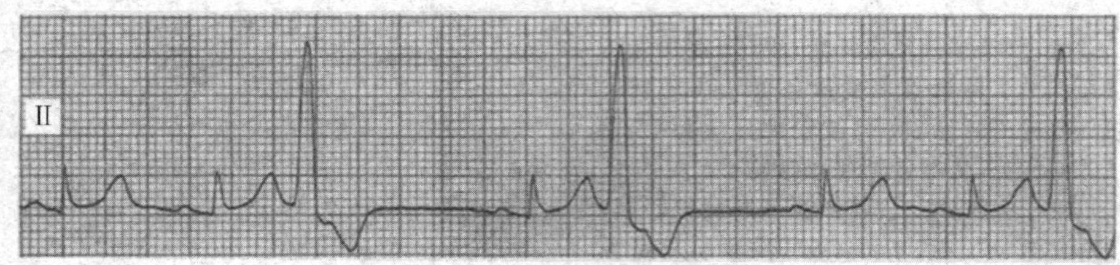

图 3-41　单源性室性期前收缩

第 3、5、8 个心搏为室性期前收缩，它们的 QRS 波群形态相同，联律间期都是 0.40 秒，为单源性室性期前

2.室性期前收缩并行心律

室性期前收缩并行心律是指在同一导联上 QRS 波群形态相同，但联律间期不固定的室性期前收缩(图 3-42)。

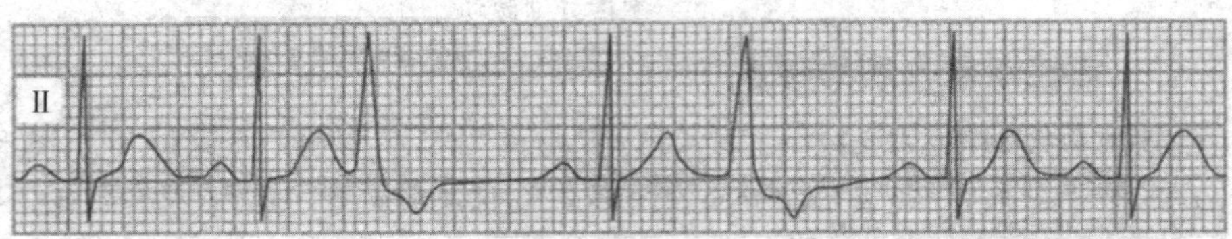

图 3-42　室性期前收缩并行心律

第 3、5 个心搏为室性期前收缩，它们的 QRS 波群形态相同，但联律间期不同，前面的室性期前收缩的联律间期是 0.38 秒，后面的室性期前收缩的联律间期是 0.48 秒，为室性期前收缩并行心律

3.多形性室性期前收缩

多形性室性期前收缩是指在同一导联上 QRS 波群形态不同，但联律间期固定的室性期前收缩(图 3-43)。

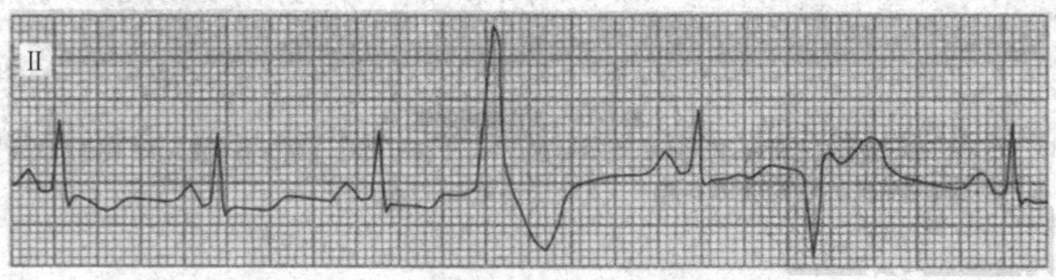

图 3-43　多形性室性期前收缩

第 4、6 个心搏为室性期前收缩，它们的 QRS 波群形态不同，但联律间期都是 0.50 秒，为多形性室性期前收缩

4.多源性室性期前收缩

多源性室性期前收缩是指在同一导联上 QRS 波群形态不同，联律间期也不固定的室性期前收缩（图 3-44）。

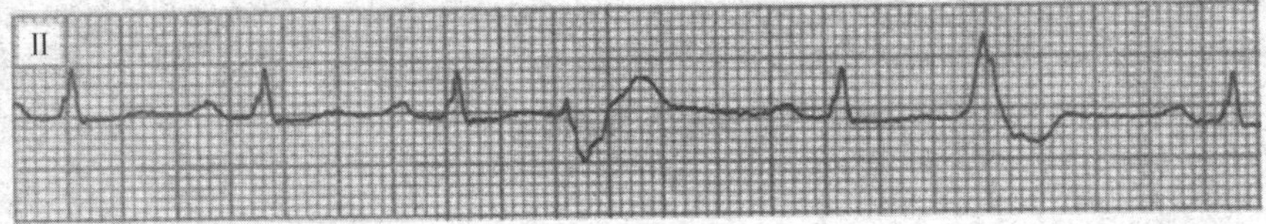

图 3-44 多源性室性期前收缩

第 4、6 个心搏为室性期前收缩，它们的 QRS 波群形态不同，前面的室性期前收缩的联律间期是 0.42 秒，后面的室性期前收缩的联律间期是 0.50 秒，为多源性室性期前收缩

（四）室性期前收缩的联律与连发

一个窦性搏动之后紧跟一个室性期前收缩，当这种情况连续出现 3 组或 3 组以上时，称为室性期前收缩二联律（图 3-45）；同理，当每两个窦性搏动之后紧跟一个室性期前收缩且连续出现 3 组或 3 组以上时，称为室性期前收缩三联律（图 3-46），依此类推。室性期前收缩可以连续发生，两个室性期前收缩连续出现时，称为成对室性期前收缩（图 3-47），3 个或 3 个以上室性期前收缩连续发生时，则称为短阵室性心动过速（图 3-48）。

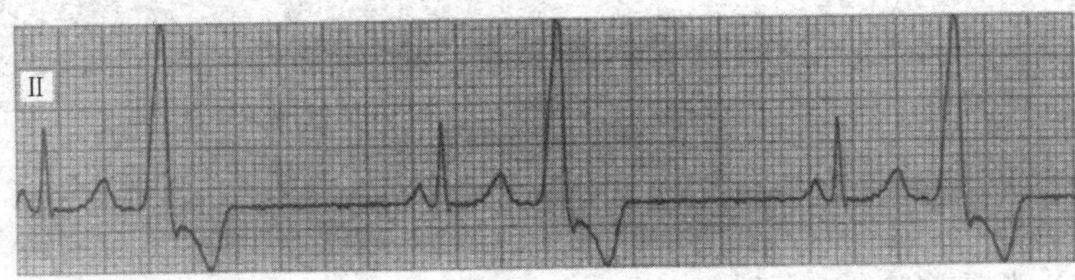

图 3-45 室性期前收缩二联律

第 2、4、6 个心搏为室性期前收缩，可见每个窦性搏动之后都跟着一个室性期前收缩，连续出现了 3 组，为室性期前收缩二联律

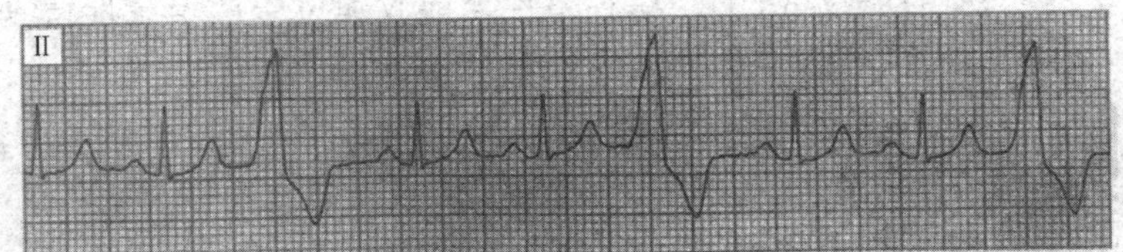

图 3-46 室性期前收缩三联律

第 3、6、9 个心搏为室性期前收缩，可见每两个窦性搏动之后都跟着一个室性期前收缩，连续出现了 3 组，为室性期前收缩三联律

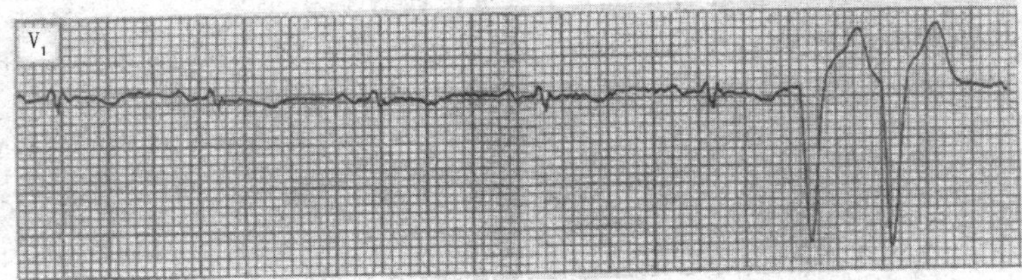

图 3-47 成对室性期前收缩

最后面的两个心搏为室性期前收缩，两个室性期前收缩连续出现，为成对室性期前收缩

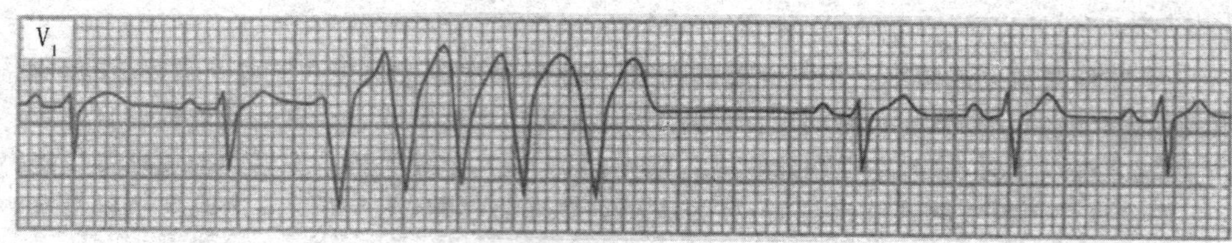

图 3-48 短阵室性心动过速

5 个室性期前收缩连续发生，为短阵室性心动过速

（五）R-on-T 室性期前收缩

当室性期前收缩发生较早时，其 R 波可落在前一个心搏的 T 波波峰上，称为 R-on-T 室性期前收缩。由于室性期前收缩出现得较早，正处于心室肌的易颤期，所以容易引发尖端扭转型室性心动过速或心室颤动（图 3-49）。

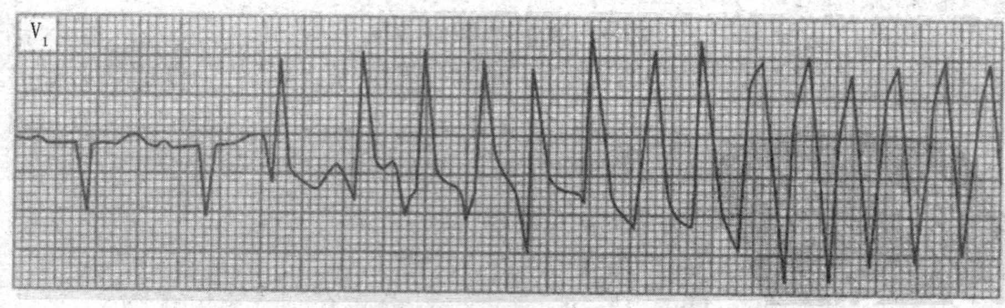

图 3-49 R-on-T 室性期前收缩引发尖端扭转型室性心动过速

第 1、2 个心搏为窦性搏动，第 3 个心搏为室性期前收缩，室性期前收缩落在了前一个心搏的 T 波波峰上，从而引发了尖端扭转型室性心动过速

（六）插入性室性期前收缩

插入性室性期前收缩常出现在基础心率较慢而联律间期较短时，其心电图表现是：两个窦性 P-QRS-T 波群之间出现一个宽大畸形的 QRS-T 波群，其后无代偿间歇，且前后两个窦性心搏之间的时距为一个窦性心动周期（图 3-50）。这种室性期前收缩位于两个窦性搏动之间，故称之为“插入性室性期前收缩”，也称“间位性室性期前收缩”。

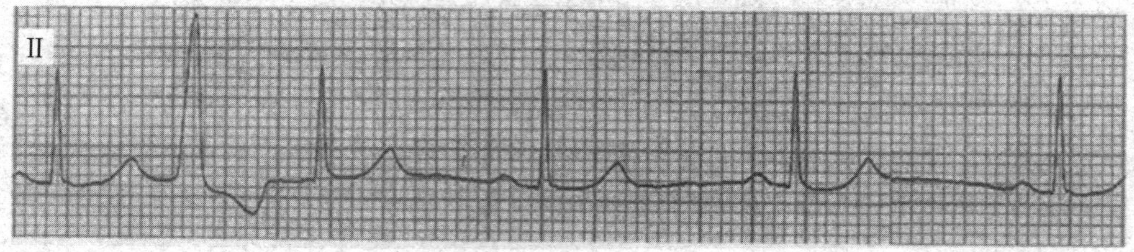

图 3-50 插入性室性期前收缩

第 2 个心搏为室性期前收缩，出现在两个窦性 P-QRS-T 波群之间，其后无代偿间歇，且其前后两个窦性心搏之间的时距正好为一个窦性心动周期，为插入性室性期前收缩

（李胜吉）

第四章　心脏起搏疗法

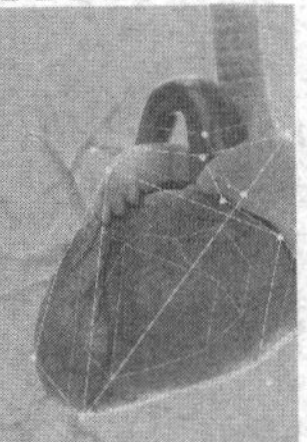

第一节　心脏起搏疗法的基本概念与基础知识

心脏起搏治疗是应用脉冲发生器发放脉冲电流，刺激心脏产生动作电位，模拟心脏的冲动发生和传导，从而纠正各种原因导致的心动过缓。自 1958 年第一台心脏起搏器植入人体以来，起搏器制造技术和工艺快速发展，功能日益完善。目前植入起搏治疗已成为临床上的常规治疗技术，成功挽救了无数患者的生命。

一、起搏器

起搏系统包括脉冲发生器(pulse generator，PG)和电极导线(lead)两个组成部分。作为起搏系统的主体，脉冲发生器属于精密的电子仪器。锂碘电池为其提供能源。通过电容器电路充放电发放脉冲，脉冲为矩形脉冲，多为 0.5～0.6 毫秒。脉宽太宽则耗电量大，影响起搏器寿命；脉宽太窄则起搏阈值升高，影响起搏的安全性。脉冲的发放间期(起搏周期)，指一次脉冲释放至下一次脉冲释放之间的时间间隔；重整后脉冲发放间隔(逸搏周期)，指周期被重整后，从重整即刻至下一次脉冲释放之间的时间间隔，两者都由定时电路控制。具有感知功能的起搏器由感知电路控制。感知电路通过电极感知心电和/或其他信号，通过导线将信号传导至脉冲发生器内的感知电路，从而调节脉冲发放的间期。脉冲发生器内的电池和各种电路必须密封，使外部的体液不能渗入内部，内部的物质不能漏出。现多采用钛金属壳，不易被腐蚀，压制、封闭容易，更重要的是钛的组织相容性好，组织与之接触不会产生变态反应。

人工心脏起搏器的分类方法有数种：根据时间分为临时性起搏和永久性体内起搏器；根据导线植入部位分为心内膜起搏(经外周静脉系统将导线植入心内膜)、心外膜起搏(采用开胸方法植入导线或在心脏直视手术后即刻植入导线，将导线固定于心外膜)和心肌起搏(导线固定于心肌)；根据起搏方式分为生理性起搏和非生理性起搏；根据起搏心腔分为心房起搏、心室起搏、双心房起搏、双心室起搏等。

起搏器编码能简单明了描述不同起搏器的工作方式。国际上最初使用起搏器编码，但当时的编码仅为 3 位。随着起搏技术的不断发展和改进，起搏器功能不断完善，程控、频率应答起搏器、遥测起搏器及抗心动过速起搏器相继问世，3 位编码不能很好地描述日益复杂的起搏器工作性能。此后对编码进行了补充、修订，使编码更加简明、易懂。此后，北美心脏起搏与电生理学会

(NASPE)和英国心脏起搏与电生理工作组(Britsih Pacingand Electrophysiology Group,BPEG)共同编制了本编码,又称NBG编码。另外,起搏器制造厂家用S字母代表单心腔(心房或心室)工作。

通过编码可以了解起搏器功能和类型。编码表中第Ⅰ～Ⅲ字母为起搏器的基本功能,第Ⅳ字母“R”代表频率适应功能,即起搏器通过感知某种生理参数的信号(如机械振动、呼吸、心室起搏的QT间期、中心静脉血液温度等)而主动调节起搏频率。第Ⅴ字母代表抗快速心律失常的两种工作方式,起搏方式(P)和电除颤方式(S)。如DDDRD意为房室全能型起搏器,具有频率适应性功能,兼有抗心动过速起搏及电复律除颤功能。

目前,起搏疗法已不仅仅用于治疗严重心动过缓,还可用于其他一些非心动过缓疾病,如起搏治疗肥厚梗阻型心肌病、神经性晕厥、先天性长QT综合征、充血性心力衰竭等。

此外,现代起搏器具有越来越强大的自动化和诊断功能,使人工心脏起搏变得更符合人体生理。起搏器的自动化功能,是指起搏器的工作方式及工作参数能根据患者的需要及心律情况作出自动调整以适合患者的需要,避免不利的心律状态;起搏器的诊断功能,就是利用植入性起搏器的诊断程序及贮存功能对患者心律情况做出诊断。存储资料记录了起搏器对患者心律的认识和解读及工作方式调整的过程,它还记录了起搏器电池电量和导线功能状态。临床工作者应熟悉各种起搏器具有的现代功能,这将有助于正确判断起搏器工作状态和分析起搏器诊断资料。

二、起搏电极导线

起搏电极导线是起搏系统的重要组成部分。充分了解起搏电极导线是理解心脏起搏系统工作的前提。电极导线的故障是起搏系统并发症的重要原因。目前广泛应用于临床的心内膜电极导线主要由电极、导线体、导线连接端三部分组成。

(一)心外膜与心内膜起搏电极导线

最早应用于植入型人工心脏起搏器的电极导线是心外膜电极导线。早期的心外膜电极导线易发生断裂,此外还存在许多其他问题。例如,心外膜电极导线只能由外科开胸手术植入,具较大创伤性;其次,心外膜电极导线存在起搏阈值高、慢性起搏传导阻滞、电极损坏以及感知功能差等弊端。这些不足限制了其广泛应用,目前仅约占总植入电极导线的4%。在成年人中,心外膜电极导线仅在三尖瓣闭锁或其他心内膜途径不能进行时才被采用。但在儿童患者中,由于婴幼儿细小的静脉以及心率快,使得心内科医师很难使用心内膜电极导线。因此,新生儿及婴幼儿在植入人工心脏起搏器时几乎毫无例外地采用心外膜电极导线。当然,随着电极导线制作工艺的不断改进以及临床经验的积累,心内膜电极导线将会越来越多地应用于婴幼儿。

心内膜电极导线具有许多优点,如导线纤细、易于植入、长期可靠等。然而,最早应用的心内膜电极导线却粗而重,植入后靠地球的重力固定。这就像一根铅笔放入一个杯中,当杯子倒置时,很容易造成铅笔的移位。因此,早期的电极导线固定是一个很大的问题。

随着科学技术的不断发展,电极导线也在不断完善,从粗重向细小,从难以固定到易于固定、从高起搏阈值到低起搏阈值等方面不断进步,以适应现代心脏起搏治疗的需要。

(二)单极导线与双极导线

这里所指的单极与双极是指起搏电极导线上的极数。单极是指电极导线上仅有一个极,即其头端(电极)的阴极。电流由阴极发出,刺激心脏,然后回到脉冲发生器上,构成完整的电极回路。在这个回路中,脉冲发生器充当了阳极。双极是指电极导线上同时具有阴极和阳极,阴极位于电极导线的头端，阳极位于阴极之后的数厘米，两极均位于心脏内，构成起搏和感知电路。

与单极起搏导线相比，早期的双极心内膜电极导线粗大、笨重，不易操作和植入。而今，随着工程技术的发展，双极导线在粗细、重量及柔耐性等方面已和单极导线无明显区别。而且，单极起搏和双极起搏效果均很好。在北美国家较早应用双极起搏，而欧洲、亚洲应用单极起搏较多。当今，双极起搏应用越来越广泛，并有取代单极起搏之势，其原因包括以下几个方面。

1.电极导线的粗细

最早应用的双极导线不仅直径粗而且质地硬，手术操作十分不便。其设计主要采用两根并行的单极电极导线包绕在一起成为一根双极导线，与脉冲发生器连接头为一分叉的双极连接头，十分笨重。脉冲发生器也因此增大体积。

临床上对双极电极导线进行了第一个主要改进：研究者设计出同轴排列的双极电极，其阴极导线排列在内圈，外层裹以一层很薄的绝缘层，绝缘层外是同轴排列的阳极导线。这种同轴排列双极导线虽然仍比单极导线粗，但比原来并行排列的双极导线细，可插入大多数用于起搏器电极植入的静脉血管。第二个主要进展是在双极导线的连接头端。研究者舍弃了原有的两根插头的分叉双极连接头，将阴极和阳极设计在同一插头上，插头的远端为阴极，阴极与阳极之间隔以绝缘体。这样仅一个插头就可与脉冲发生器相连，缩小了连接头体积。近年来，双极导线另一个主要进展是，将阴极导线和阳极导线分别绝缘，然后同方向进行排列。此项技术的应用，可使得双极导线与单极导线在粗细上已无区别。

2.刺激阈值

早期的双极电极由于使用后并发症较多，因而无法与单极导线进行起搏阈值的比较。

从理论上讲，单极起搏的系统阻抗低，因而在起搏电流相同的情况下，有较低的起搏电压阈值。以往，临床上可见双极起搏失灵后，改为单极起搏的成功个案。但现代起搏电极设计已大不相同，低极化的阴极设计对整个电极导线的阻抗起决定性作用，而阳极所起作用很小。尽管如此，双极导线的阻抗仍略高于单极导线。随着设计的改进、新技术的应用，目前的双极导线和单极导线在刺激阈值上已无差别。

3.心肌电位的感知

人们一直认为，单极导线对于心内电信号的感知优于双极。但研究表明，单极和双极感知的心室电位的振幅以及斜率差异无统计学意义。临床应用中尚未发生因采用双极而不能感知心内信号的情况。而且，双极具有更好的信号噪声比，临床证实了双极在避免感知过度、感知心外信号的方面明显优于单极。

4.交叉感知

心房电极有时会不适当地感知心房外的信号，如心室电信号，特别是当心房电极位置偏低，靠近三尖瓣环时更易发生。这时，双极感知就可以避免发生这种情况。

交叉感知是指一个心腔的电极不合适地感知了另一个心腔的电信号而抑制或触发了电刺激的情况，最常见于双腔起搏器的心室电极不适当地感知了心房的刺激信号，导致抑制心室刺激的发放。这种情况可间歇发生或持续发生，有时会对患者产生危害。

因为单极起搏的电信号振幅大，更易发生交叉感知，而双极起搏刺激信号和振幅很小，故极少发生交叉感知。除了单极和双极外，其他情况也与交叉感知的发生有关，如房室延迟和心室空白期的长短、心房刺激电压大小，以及感知灵敏度的大小等。双腔起搏器均设有一个安全起搏窗口，防止交叉感知对心室起搏的抑制。当心室电极在房室延迟的交叉感知窗口内感知任何信号，将于 A 脉冲后 110 毫秒发放心室安全起搏。为了避免发生交叉感知，双腔起搏建议采用双极导线。另外应尽量避免采用高心房输出，高心室感知灵敏度（数值低），心室空白期应设置足够长以防止不适合的感知心房刺激信号。

5.心外信号感知

肌电感知是起搏器感知心外信号的常见情况。肌电位的振幅大小不一，最高可达 3 mV。单极系统中，作为阳极的脉冲发生器直接与骨骼肌接触，更易感知肌电信号，特别是脉冲发生器周围的骨骼肌信号，而抑制起搏器刺激信号的发放。目前大多数厂家，均在脉冲发生器面涂以绝缘层，减少感知肌电信号。临床上单极起搏系统过度感知肌电信号，在某种程度上与感知灵敏度的设置有关。应用双极起搏系统时，用于感知心电信号的电极位于心腔内，因此很少发生肌电感知。

对于双腔起搏系统，不适当的肌电感知有时会产生一定的临床后果，如抑制心房和心室的刺激输出，不适当的触发心室起搏而丧失正常的房室顺序收缩等。遇到上述情况，通常需程控改变起搏器的感知灵敏度，以解决上述问题。

来自体外的电磁干扰可直接干扰起搏器的感知电路，造成起搏的抑制。虽然这种情况很少发生，但是一旦发生就会造成严重后果。现代起搏系统均设有特殊的保护电路，以防止外界信号的干扰。理论上，单极起搏系统更易发生电磁干扰而引起起搏的抑制，双极起搏系统具有更强的抗外界干扰能力。

6.刺激信号大小

单极起搏刺激信号明显大于双极刺激信号。一般来讲，分析双极起搏心电图比单极困难，特别是在一些伴有束支传导阻滞的患者。有时为了利于分析起搏心电图，可将双极起搏暂时程控为单极起搏。当今的许多起搏器可通过体外程控仪进行极性程控。

（三）起搏电极导线的组成和功能

起搏电极导线由电极、连接体及连接端组成。下面分别介绍各部分的构成及功能。

1.与脉冲发生器的连接端

电极导线通过连接端的金属头与脉冲发生器内的金属连接部分接触而实现电路的连接。连接的金属柄若为单极，则只有一个金属部分，若为双极，则在金属柄后（阴极连接部分）另有一金属圈（阳极连接部分），两者之间通过硅橡胶绝缘。金属柄的直径也在减小，以往大多数采用 5 mm或 6 mm 的金属连接柄与相应的脉冲发生器相连，目前大多采用国际标准的 3.2 mm 直径的连接端。在起搏电极连接端上标有 VS-1 和 IS-1 的，其直径均为 3.2 mm。这是多年来工程技术人员及医师们努力的结果，使全世界的起搏器生产厂家生产统一标准的电极连接端，为临床工作，特别是起搏器更换提供了很大方便。IS-1 已由国际标准组织（ISO）论证，成为国际统一标准，即标有 IS-1 的电极连接端直径为 3.2 mm。

2.电极导线连接体

电极导线连接体由电导体和绝缘层组成，绝缘层隔离不同的电路导体，并防止体内组织液进入电极导线的管腔内及导线内。电导体（导丝）由合金制成，以同向或同轴排列，具有一定强度以及柔耐性，导线的中心为一空腔，可植入一钢丝，以帮助医师将电极导线安放于心腔合适的位置。绝缘材料目前主要为多聚酯及硅橡胶，两种材料均被广泛地应用于临床，且被证明具有良好的特性。硅橡胶较为柔软，耐性好，易操作，而多聚酯的强度大于硅橡胶 4～6 倍，因此电极导线可制作得更细。另外，若两根在同一血管内操作，多聚酯制成的电极导线间阻力较小，不易损坏。在手术操作中应注意以下几方面,可以减少操作对电极导线绝缘层可能造成的损坏。

(1)在结扎固定电极导线时,不要直接将缝线扎在电极导线上,最好应用电极导线上所带的结扎固定保护套,或用周围的组织包裹结扎,以免直接损伤电极导线的绝缘层。

(2)在植入操作及固定在心内膜面上时,避免电极导线扭曲和打圈。

(3)如果应用锁骨下穿刺,应尽量避免穿刺点距离胸骨太近,使电极导线植入后受第一肋与锁骨的挤压而破损。此外电极导线进入锁骨下静脉的角度太锐,也易造成电极的扭曲和损坏。

(4)在植入脉冲发生器时,应将电极导线置于脉冲发生器下,以防在起搏器更换手术中损坏电极导线。

3.电极导线

(1)电极导管的固定装置:电极导线植入心腔后,能否有效地固定是确保其长期稳定起搏的前提。早期的起搏电极导线,电极头缺少固定装置,如柱状电极植入后很容易脱位。因此,起搏器生产厂家设计了不同的电极固定装置,主要分为两大类,被动固定和主动固定。被动固定装置主要为翼状固定,其设计为在电极导线远端设有倒叉状装置。植入心内膜后,倒叉状装置可嵌入肌小梁中而起到固定作用。目前,此种设计应用最为广泛。被动电极植入心内膜后,经过一段时间,由于纤维组织包绕,电极头与心内膜固定在一起,很难移动。

对于某些临床情况,如心房扩大、心室扩大、心内膜平滑或解剖异常者,应用被动电极有时很难固定,需要采用主动固定电极。主动固定装置是在电极头端有螺旋固定装置,通过操纵螺旋钢丝将螺旋装置伸出,拧入心内膜,起到固定作用。这种固定装置可插入心内膜,也可松解螺旋,取出电极导线。主动固定电极的优点:①可将电极导管固定在心房或心室的任何部位;②较稳定,不易脱位;③可松解螺旋,易拔除电极导线。

(2)起搏电极与起搏阈值:近些年来,脉冲发生器在设计方面得到长足进展。这些进展包括采用集成电路,更精确的感知线路、体积更小而寿命更长的可靠能源、复杂的双腔起搏间期、更生理的频率适应性传感器及可程控的存储功能等方面。这些技术的应用在20年前是不可想象的。然而,同一期间电极导线的研发却未受到相应的重视。虽然也有一些重要的进展,包括电极头面积和极化作用的减少、主动和被动电极固定装置以及传导和绝缘方面的改进等。但是,除了被动固定的翼状电极外,其他方面的发展相对还是较慢的。而且,起搏系统其他方面的重大发展,更凸显了电极导线已不能满足目前技术上的需要。当采用双腔起搏系统和频率适应性起搏系统后,加快了起搏能量的耗用。此时,更节能的起搏电极就显得十分重要了。解决这一问题的关键是研发低刺激阈值的起搏电极。因此,有必要回顾起搏电极设计方面的发展。

1)电极头大小:一开始起搏电极导管的头端面积约100 mm^2,如此大的电极表面接触心内膜时,产生了低至约250 Ω的阻抗。由于低阻抗导致电流大量流失,造成起搏器需要更大的能量才能夺获心肌。减少电极导线头端面积可使局部电流密度增加,使起搏阈值减低,从而减少电流的消耗。后来,多数起搏电极表面积减至25～50 mm^2。随后不久,电极头表面积进一步减少到8～12 mm^2,使阻抗增至500～1 000 Ω。目前小到6 mm^2的电极也已被证明能安全地胜任长期起搏和感知。对于4 mm^2或更小面积的电极,其阻抗将超过1 000 Ω,而且其起搏也会不安全。因为在电压固定的情况下,高阻抗将明显减少流向心脏的电流。心内电信号的感知也将受过小电极的影响。这是因为感知或信号阻抗是由导管、电极和电极组织接触面的阻抗组成的,过于小的电极产生高感知阻抗使心内信号明显减弱。

2)极化效应:虽然减小电极面积可降低刺激阈值,但增加了起搏阻抗,导致因极化作用损失的能量增加。要了解极化作用,有必要先了解导管系统的3个阻抗组成部分:第一部分来自起搏导管,这是导体阻抗,它是电流通过连接器、导丝和电极产生的阻抗,这部分阻抗10~50 Ω;第二部分是组织阻抗,包括电流通过心肌组织(单极导管则为阴极和阳极间的组织)时产生的阻抗,因为人体组织的重要组成是水和电解质,因此这部分组织的阻抗也比较低;第三部分是极化作用形成的阻抗。众所周知,金属导体的电流是由电子流动所产生的,而在人体中的电流是由于带电荷的分子或离子能转换的结果,因而伴随强烈的化学反应。极化是由于电极组织界面上,正负电荷带电粒子排列形成的电容效应。极化作用构成脉冲发生器放电阻抗的主要部分,在脉冲发生器放电的前沿,电容是零,放电期间,阻抗逐渐上升并在后沿达到最大值,随后离子弥散,阻抗下降。这一电化学极化效应随着电极面积的减小而增大。

极化阻抗也与电极导线植入后的时间、电极材料、电流(随电流减小而增加)、脉宽(随脉宽增加而增加)、组织化学适应及刺激极性有关,极化阻抗常常占系统阻抗的15%~35%,但对低电流小面积的电极则高达70%。许多研究者试图设计低极化、低刺激阈值电极。用绝缘的硅胶或特氟隆包裹的电极,其表面有多孔与心脏表面接触。这种电极在使用前,灌入生理盐水使电极通过电解质与心脏接触,从电极上的小孔测得的电流密度虽高,但并没有直接流向电极组织接触面,因而无极化发生。这一设计尚未被广泛接受,临床上还存在许多问题,包括电极需要处于稳定的位置以及与心内膜持续接触等。

是否有可能使电极面积小而又低极化呢?答案必须在电极形状设计、材料选择上寻找。多数阴极是光滑的。Amundson等的研究显示,多孔心内膜电极导线通过增加电极接收电流密度而降低极化作用。多孔电极导线经过单一微孔与组织接触面积小,但总体面积并不小,因此可产生一个相对大的低极化电解质表面区。Amundson电极表面呈网眼状的半球形,是由直径20 μm的铂铱合金金属丝随机排列而成,网眼孔径约150 μm,因为整个电极头由金属丝组成,称为完全多孔电极。多孔电极有利于组织生长进入电极孔内,产生良好的固定作用。使用Amundson多孔电极使得由电极组织介面极化丧失的能量减少到14%,而类似的实心电极则为20%。

另一种多孔电极是将实心电极表面处理成多孔,称为“多孔表面电极”。制作多孔表面有许多方法,最常用的方法是用经过防锈处理过的金属粉或微粒溶于实心电极的基质中,结果形成内部相连的多孔表面,微粒的大小决定着电极表面的微孔大小。主动固定电极的阴极、心外膜的螺旋电极头均可制作成多孔。通过多孔电极的中心,螺旋头可用作电极导线的固定,而不用来刺激或感知。“完全多孔电极”与“多孔表面电极”相比,后者的刺激阈值下降30%,感知阻抗也呈有意义的降低。研究表明:多孔电极在刺激阈值和感知方面都优于实心电极,但“完全多孔电极”与实心电极相比刺激阈值差异无统计学意义。

铂的电镀是另一种制作微孔表面电极的方法。做法是将铂粉颗粒镀在铂铱合金电极表面。因为表面颗粒比可见波长还小,因此表面呈黑色。这种铂黑或镀铂电极无论是用于心内膜还是心外膜,刺激阈值参数均优于实心电极。还有一种不寻常的多孔制作方法是用激光在一个标准的蘑菇或盘状电极上打孔。同样这种多孔电极可产生高电流密度和低极化区。临床研究表明,这些电极呈现高阻抗和低刺激阈值,与标准的实心电极相比,激光制成的多孔电极在起搏阈值上略优,但与其他多孔电极相比成本略高。

另一制作低极化电极的方法是将电极表面腐蚀或蚀刻成某种结构,结果使这种微孔表面的电极极化电位呈有意义的降低;也可在电极表面涂一层铂铱合金,使产生微面区,其极化电位比不涂的电极低。

总而言之，极化效应对于电极组织介面上能量的损失是非常重要的因素，多孔表面设计有助于电极导线实现低刺激阈值、低极化效应。

3)电极导线形状：除面积外，刺激电极导线的形状也是保证电极导线与组织或刺激心内膜区良好接触的一个重要因素。人们已经设计出许多不同形状的可产生高电流密度区的电极导线，由于面积小、电流集中，因而可使心肌有效除极。最早出于面积和形状的考虑而设计的球形电极导线，因为存在着感知过度的缺点而未被广泛采用。其他在电极导线上附加框架或螺旋装置的设计多出于电极导线固定的考虑，而不是考虑能量的保存。随着翼状电极导线的发展，电极导线的被动固定在设计上就不是主要问题了。使用 8 mm^2 或小至 6 mm^2 的翼状电极导线可产生高密度电流，而又不减低感知功能。

另一种广泛应用的微孔电极导线是用铂材料制成的，头端呈半圆形，形似靶的同心圆排列的环形沟之间突出的嵴与心内膜接触产生高密度电流，临床应用效果良好。可是，对于电极导线大小和形状的设计受电生理和制造技术的制约，电极导线越小，设计出特殊的可产生高密度电流的电极导线难度就越大。对于过小的电极导线，特殊的和复杂的形状可能与电极导线的功能无关了。

(3)电极导线材料：电极导线材料对于电极导线的长期使用至关重要。正如，前面介绍的电极导线-组织介面是一个复杂的电容阻抗，两者之间的电化学极化作用很大程度上依赖电极导线材料的选择，并在阴极和阳极有很大差异。另一个重要因素是电极导线材料的自蚀和退化。有些金属，如不锈钢或锌是不能应用的，因为金属的过度自蚀和金属离子在电极导线组织介面的释放所产生的强烈异物适应，会导致电极导线周围形成一层厚纤维被膜。而铂则相对稳定不易适应，无论是电子的消耗或释放均很少，就像水晶体对水一样。在铂材料中加入 10% 的铱形成铂铱合金，不改变电机械功能却增加了强度。因而，无论是铂还是铂铱合金均被广泛用来制造电极导线。此外，如前所述，将铂粉镀在铂制电极导线表面可制成低极化的多孔电极导线。另一个广泛应用的电极导线材料是 Elgiloy，这是由钴、铁、铬、钼、镍、锰组成的合金。尽管无临床方面的报道，但是 Elgiloy 和铂铱合金一样作阴极材料很少有腐蚀作用。

在欧洲，碳被广泛用于制造低刺激阈值、低极化电极导线的材料。普通的碳或石墨机械性能差而且抗磨损性差，因此不适合做电极导线材料。透明碳是一种高纯化的高温分解碳具有极好的机械强度和组织相容性。这一材料的缺点是极化作用造成的电能损失较大，甚至超过铂铱电极导线。克服这一缺点可将碳表面通过被称为“活化”的氧化过程制成低极化的微孔电极导线。动物试验显示，这种玻璃状的碳电极导线与铂铱电极导线比较，组织反应更小，可能由于前者通过糖和氨基酸的氧化减少了氧的释放，而铂电极导线因氧的释放可刺激接触组织的生长。大量的研究结果证实，临床上活化过的碳电极导线的长期刺激阈值优于以往的光滑面的铱电极导线。不久前，有报道设计了一种新型的玻璃碳电极导线，表面带微孔。这种电极导线具有低极化和微弱的组织适应，刺激阈值也低于其他碳电极导线。在动物试验中，这种用蒸发提纯高温分化的方法制造的多孔碳电极导线并不优于铂铱电极导线。

钛、氧和钛及钛合金也被用作电极导线材料，可作阳极，也可作阴极，钛最常用作阳极材料。用作阴极材料是有限的。实验表明，钛制作的阴极可氧化形成外膜而抗腐蚀，但进一步氧化电极导线会导致电极导线组织界面的破坏，90% 钛、6% 铝和 4% 钒合金表面镀钛制成的多孔阴极已在实验羊应用。临床上，这种电极导线的低刺激阈值是由于激素的作用，而与电极导线材料本身无关。

人们还研究用其他材料作为低刺激阈电极导线材料，包括银和钽五氧化物。由于种种原因，临床上尚未考虑应用，特别是银电极导线可产生过强的极化电性，而钽与钛相似可产生过度的表面氧化反应。

三、特殊设计的起搏电极导线

（一）激素释放电极导线

人工心脏起搏技术近十年来发展迅速，起搏器的功能也日趋完善。特别是复杂的双心腔起搏和频率适应性感知器结合的具有多功能程控起搏器的临床应用，以及抗心动过速起搏器和体内植入型除颤器（ICD）的应用等增加了电池能量的消耗。为维持起搏器的使用寿命，一个关键的课题就是开发低刺激阈值起搏电极导线，这也是节省能量，进一步减小脉冲发生器体积的有效途径。

在起搏系统中，电极导线组织界面是降低起搏阈值的关键环节。当起搏电极导线植入心腔后，电极导线与心内膜之间形成的纤维组织被膜对于电流是明显的阻碍，并由此使刺激阈值升高。在起搏电极导线植入早期，由于炎症反应产生的组织水肿等造成起搏阈值在短期内升高，并达到高峰。随后起搏阈值呈缓慢下降趋势，后期由于组织电极导线间纤维被膜的形成，使慢性起搏阈值维持在较高水平。刺激阈值的升高程度很难精确地预测，因此，生产低刺激阈值的起搏电极导线不仅关系到节省电能延长起搏器工作时间，而且关系到起搏安全。以下几个方面有助于减少电极导线组织间的阻抗。①植入电极导线时应尽量减少电极导线对心内膜的机械刺激，此方面被动固定电极导线优于主动固定电极导线。②避免使用能引起组织产生严重反应的电极导线材料，如锌引起强烈的电化学适应，应避免使用。而碳几乎无组织适应，与铂相比仅产生少量纤维组织被膜。此外，多孔表面金属电极导线与实心金属电极导线相比，组织反应也较少。③应用药物抑制电极导线组织炎症反应和纤维化。抗炎症反应的药物有许多，包括氟化钾、丙本醇、苯妥英钠、肾上腺素、肝素、清蛋白和一些非甾体制剂，如布洛芬等。但是经临床检验，上述药物并未能改善刺激阈值增高的现象，甚至部分患者阈值反而进一步增加，如脯氨酸。糖皮质激素被证实明显降低刺激阈值，特别是地塞米松磷酸钠盐比泼尼松更为有效。糖皮质激素可有效地抑制早期和晚期的炎症反应。早期炎症反应包括水肿、纤维蛋白沉积、毛细血管扩张、白细胞聚集和吞噬运动；晚期炎症反应包括成纤维细胞增殖、胶原沉积和纤维被膜形成。与地塞米松相比，由于泼尼松有较高的蛋白亲和力而限制了药理活性，因为在电极导线组织介面发生的炎症反应早期，由于水肿使组织液中蛋白含量较高，从电极导线释放的少量泼尼松因与蛋白结合而失去活性。糖皮质激素细胞水平的作用尚不甚清楚，但有证据表明，这种激素可改变细胞膜的通透性从而使心肌细胞的兴奋性增加导致刺激阈值降低。而非甾体药物的作用则不同，所以不能降低刺激阈值。通过药物释放控制装置，控制激素从电极导线头中释放到组织界面中。这一释放装置必须能精确定量地将激素缓慢释放至组织界面中。目前有两种释放装置，一种是在电极导线内装入微量渗透泵将激素直接打入组织界面，另一种是将药物渗入电极导线内的聚合基质材料中。当电极导线植入后，组织液通过电极导线表面的微孔进入基质中，将激素溶解然后释放到组织介面。

通过全身用激素处理慢性高刺激阈值患者的方法早已用于临床，这一作用起效时间短，可能与抗炎症反应无关，而与激素对细胞的直接作用有关。激素降低刺激阈值的作用已被临床上用来制作激素释放电极导线。最初设计的电极导线现仍广泛应用，在由铂镀钛制成表面积为 8 mm^2的多孔半球状电极导线头后方，装入含地塞米松磷酸钠盐的栓剂，激素含量小于 1 mg。用硅胶作为激素的释放栓剂，组织液通过电极导线表面的微孔进入电极导线内，溶解硅胶栓剂上的激素，然后缓慢释放到电极导线组织界面上。一些动物试验和临床应用已经证实了这种电极导线可有效地降低心房和心室的急性和慢性刺激阈值，并可消除植入后早期刺激阈值的高峰现象。特别是对儿童和以往具有高刺激阈值的患者，效果更加明显。临床双盲试验的结果表明，含激素电极导线在植入后头两天刺激阈值就明显低于不含激素电极导线。而且这一效果至少可维持5 年，推测其原因可能是最初炎症被抑制后就不发生进一步的纤维化，使刺激阈值保持低水平，或者由于纤维被膜厚度的改变。动物实验表明，含激素电极导线周围的纤维被膜厚度明显小于不含激素电极导线周围的纤维组织被膜。纤维被膜厚度的减少与刺激阈值的降低有很好的相关性。一个薄的纤维被膜可防止电极导线对心内膜的机械刺激，并作为屏障，防止激素的过快流失，使激素长时间维持有效浓度。另一动物实验研究表明，激素的释放是非常缓慢的，7 年后检测的硅胶栓剂中仍含 80%的激素。因此，对于大多数植入这种电极导线的患者，激素降低阈值的效果可维持终身。

激素释放电极导线对 P 波和 R 波感知有较高的敏感度。尤其是 P 波感知灵敏度的提高，更显得重要。因为普通的起搏电极导线很少发现 R 波感知低下，而对 P 波感知低下则是较常遇到的问题。激素释放电极导线则具有更好的 P 波感知效果。

激素释放电极导线的另一个优点是可降低电极导线组织的极化电位。这可能与其抗炎症反应有关。降低极化电位就有可能减少电极导线头表面积，从而使刺激阈值进一步降低。

除了采用硅胶栓剂以外，制作激素电极导线还可将含激素的多孔陶瓷或硅胶圈装在电极导线头后。经初步的临床应用证明这种含激素电极导线亦可降低刺激阈值。将激素释放装置与电极导线分开可能有更多益处，含激素硅胶或陶瓷圈可根据需要安装在任何类型的电极导线上，包括特制的多孔电极导线以及主动固定电极导线上。

制作激素释放电极导线的材料也很重要。以往的激素释放电极导线是由铂镀钛制成的，若不含激素，这种电极导线的刺激阈值相当高，甚至高于多孔的铂靶形电极导线。多孔电极导线可降低极化电位，因而使阈值较低。而含激素的铂镀钛电极导线与多孔铂靶形电极导线比，平均刺激阈值无明显差异，因而多孔的铂靶形电极导线优于不含激素的铂镀钛电极导线。而碳或铂制成的多孔电极导线与激素释放电极导线相比阈值相差无几。但对于高起搏阈值患者，激素释放电极导线能显著降低其阈值，而优于其他类型电极导线，因此，常规选用激素释放电极导线还是利的。研究显示，在 500 余例使用单极或双极激素释放电极导线进行心室起搏的患者中，未发现一例起搏失败的。华伟等报道了在心房起搏中应用激素释放电极导线的结果。在共 108 例心房起搏患者中，80 例应用激素释放电极导线，48 例应用普通的非激素释放心房电极导线。在 18 个月的随访中，心房起搏阈值在激素释放电极导线组明显低于非激素释放电极导线组，且在应用心房激素释放电极导线的患者中，有 98%患者心房起搏阈值低于 1.3 V，从而可安全地以 2.5 V 电压进行心房起搏。

综合有关铂、钛和带孔电极导线的资料，用铂材料制作激素释放电极导线是可取的。最近一种多孔的铂激素释放电极导线(表面积仅 5.8 mm^2)已在临床试用。这种电极导线比原有的铂镀钛激素释放电极导线刺激阈值更低，可安全地用在可程控的输出电压为 1.5 V 或更低的脉冲发生器上。

也许将来能设计小至 4 mm^{2}或更小面积的电极导线，但更小面积的电极导线是否能保证安全的起搏和感知，是否能进一步降低刺激阈值，还需进一步研究。其次，也可考虑用其他材料制作激素释放电极导线，特别是可与铂相比的碳。

目前使用的大多数电极导线可以满足正常起搏的需要，特别是多孔铂或碳电极导线使用效果较佳。尽管如此，临床上高刺激阈值的病例仍相当常见，如果没有经常刺激阈值的随访，很难常规使用较低的起搏电压输出。而激素释放电极导线不但可防止高刺激阈值的发生，而且对以往有高刺激阈值的患者，能很好地降低阈值。因而可在绝大多数应用激素释放电极导线的患者，特别是对双腔起搏者，常规使用低电压输出以延长起搏器寿命。此外，还有一个问题是，生产低刺激阈值的主动固定电极导线、将激素释放装置装入螺旋电极导线中。这种设计在不久的将来可望实现。

近几年，电极导线设计方面发生了很大变化，将来有望设计出更加成熟的、低刺激阈值、低极化作用的激素释放电极导线，维持长期的低电压输出，而成为未来高精度多功能起搏器的理想电极导线。

(二)频率适应性起搏与电极导线

频率适应起搏系统必须感知某些体内运动或代谢变化而启动心脏起搏频率的变化。对于体动感知起搏器，感知器位于起搏脉冲发生器上，而不依赖起搏电极导线，而其他类型的感知器则要通过电极导线进行感知。

某些频率适应起搏系统从电极导线获得有关心率的信息，不需要另外的感知器。这类频率适应起搏系统感知 QT 间期、每分通气量、双感知的 QT 与体动、双感知的每分通气量与心室除极阶差等。其他类型的频率适应起搏系统需要在电极导线上装设特殊的感知器。这些感知器有些已在临床应用，有些仍在研究开发中，包括右心室血液温度、射血前间期、每搏量、中心静脉氧饱和度、心室压差等。根据体内 pH 变化的感知系统曾在临床少量应用，但目前已不再应用。

1.标准电极导线系统

应用标准的起搏电极导线作为频率适应起搏系统电极导线在临床上很有吸引力，可直接将脉冲发生器与标准起搏电极导线相连，不需要植入一根带有特殊感知器的起搏电极导线。如在起搏器更换中，可直接与原起搏电极导线连接，使整个起搏系统成为频率适应起搏。同样，频率适应起搏系统的起搏电极导线也可直接与非频率适应起搏脉冲发生器相连。

常见的应用标准电极导线的频率适应起搏系统的感知器为 QT 间期，以及每分通气量。对于感知 QT 间期变化的包括体动加上 QT 间期双感知器的频率适应起搏系统，仅需要一根标准的单极起搏电极导线。而每分通气量感知系统是通过感知呼吸时胸腔阻抗的变化调节频率的。阻抗的变化是指从右心室的起搏电极导线与胸壁的脉冲发生器之间阻抗变化。阻抗的测量是通过右心室起搏电极导线发出脉冲信号，经过胸腔至脉冲发生器完成的。起搏电极导线必须是双极的，如果不需要频率适应起搏，也可程控为单极进行起搏。

2.带有感知器的电极导线

一些用于提示运动或代谢变化的生物感知器设在位于心腔内的起搏电极导线上，可更生理地进行感知。右心血液温度变化是一个较好的生物感知指标，Biotronik 和 Intermedics 等公司开发了根据右心血液温度变化的频率适应起搏系统，感知血液温度变化的感知器设在起搏电极导线上，电极导线与脉冲发生器的连接端可为 3.2 mm 或 5 mm，另外还有一个温度感受器的连接端，与脉冲发生器专门的温度感受器连接口相连。温度感受器的连接端较细，易区别。

心内阻抗变化可用来提示每搏量变化(SV)或射血前间期变化(PEI),起搏电极导线为三极电极导线,顶端电极导线用于感知和起搏,其后的一对电极导线用于感知右心室容量的变化。与脉冲发生器连接端为一 3.2 mm 的连接柄和一专为感知器设计的连接柄,若此电极导线与普通的脉冲发生器相连,则可将感知器的连接柄闲置不用,用一塑料帽罩住。

还有一种将生物感知器设在电极导线上的感知系统可感知血氧饱和度。其设计是在距心室电极导线 9 cm 的近端(在心房内)安放一个光电感知器,测量右心房内血氧饱和度的变化。目前这种电极导线仍在研究中。另一种在研制中的带有生物感知器的电极导线为可感知心腔内压变化的心室电极导线,感知器设在距电极导线头 2.8 cm 处,电极导线为单极起搏。因此,若与设置为双极的脉冲发生器相连,则不发放起搏脉冲。

3.电极导线的耐久性

电极导线植入心腔后要承受相当大的机械压力,以心率 70 次/分计算,心脏每年要收缩 3 600 万次,而电极导线随着每次心搏而摆动。电极导线的绝缘层及金属导丝可能因磨损而损坏,如电极导线在锁骨下与第一肋间的磨损。另外,电极导线在植入操作中,如结扎以及金属器械的操作中均可损伤电极导线。最早应用的多聚酯材料作为电极的绝缘体,在植入体内长时间后亦有被腐蚀破损的报道。而目前新型的多聚酯材料及硅橡胶大大提高了其耐久性。

一项 6 个起搏中心登记的 7 311 份电极导线植入随访报告显示,经过 10 年的随访,绝大多数电极导线功能仍完好无损,其中 Medtronic(96.6±0.4)%,Intermadics(97.7±0.9)%,Cordis(99.9±0.1)%的电极导线功能完好。但也有一些类型的电极导线(22.4%)损坏,在损坏的电极导线中,双极电极导线高于单极电极导线。

带有生物感知器电极导线的耐久性与标准起搏电极导线相似。与普通电极导线相比,不同的是要额外考虑感知器的稳定性,包括其绝缘及传导功能。为了将生物感知器置于心室,必须将感知器设在靠近起搏电极导线远端。然而,将感知器设在电极导线远端将增加其电极导线头的硬度,不易进行操作,而且容易造成心肌穿孔。

带有温度感受器的起搏电极导线在植入体内随访 5 年后,(99.8±1.1)%的电极导线完好无损。在共 2 261 根电极导线中仅有两例发生起搏电极导线绝缘层破裂,均发生在第一肋与锁骨下间隙处。温度感受器的功能在 5 年随访中,(97.3±1.4)%保持了正常的温度感知功能。对于含有血氧饱和度的电极导线,尚缺乏大量的临床应用资料。少数临床应用显示,由于位于心室电极导线的光电感知器受组织纤维化的包绕,减低了灵敏度,部分电极导线的血氧饱和度的感知功能完全丧失。

总之,需要考虑,带有感知器的起搏电极导线植入体内后能否长期保持其功能。可能发生的是感知器功能丧失,而起搏功能仍保留,另一种可能是,感知器功能丧失而起搏功能也丧失。总的来说,在起搏电极导线上的感知器线路越复杂,越可能出现问题。若起搏电极导线上的感知器出现问题,需将起搏器程控为非频率适应工作方式;若起搏功能丧失,则必须更换起搏电极导线。

(三)单导管心房感知心室起搏电极导线

心房除极波是三维的,其传播方向是沿心房肌从窦房结到房室结,来自心房肌细胞的电位向血池中扩散,置于心房血池中的电极导线可像天线一样接受心房血池中的心房除极信号。如果可以感知心房除极信号,滤除一些无用的信号,就可以实现心房感知心室起搏的单导管起搏电极导线的临床应用。

传播至血池中的心脏除极信号振幅及空间传播距离均很小,心腔内血池成为一个电场。有关肌肉和神经的电场理论表明，电极感知二相和三相表面信号取决于信号在电场中升高或衰减变化的频率。心肌复极的衰减频率与除极相比非常缓慢，因此与除极有关的细胞外电信号基本上是二相的。沿传播方向除极电压的弥散空间距离 1～3 mm，向血池中传播的空间距离当然也是很小的。因此，要想从心房血池中检出心房除极信号，必须有高灵敏度的信号接收器。

差分双极感知技术已经应用于心电图记录许多年，这一技术可有效滤除噪声及场外生物电信号。早在 20 世纪 80 年代初，就有研究应用差方双极感知技术制造单导管的心脏起搏系统，而今，单导管的心房感知心室起搏的 VDD 系统已在临床应用。

差分双极感知过程，是将双极感知的信号分别通过相减放大，与电极信号振幅相同位相一致的信号被相减去除，从而滤去了场外信号，而两个电极感知的不同位相的信号相减得到筛选放大。研究心房电信号感知的目的是开发心房感知心室起搏的单导管起搏系统，应用于房室传导阻滞而窦房结功能完好的患者。

较为理想的单导管心房感知心室起搏电极导线应具有下列特点。

(1)电极导线直径不太粗，应小于 3 mm。

(2)用于感知的双极电极导线可置于心房任一节段部位，不影响其感知功能。

(3)当电极导线植入后，与心房壁并列，在患者呼吸、运动时，置于心房的电极导线可能被弹出一定距离，离开心房壁，此时仍能有效地感知心房信号。

(4)电极导线从上腔静脉向下送入心房、心室，电极导线方向应与窦房结至房室结的传导方向一致，两极之间需要有一定的距离(5 mm)。避免同一衰减信号再被感知而造成干扰。

基于以上考虑，由 CCS 公司开发的单导管心房飘浮感知心室起搏电极导线最早应用于临床，这种电极导线包括位于心室部位的心室感知起搏电极导线和一对位于右心房的飘浮双极感知电极导线。初步临床应用结果表明，这种单导管的 VDD 起搏电极导线具有较稳定的心房感知。

(张华丽)

第二节　心脏起搏疗法的治疗适应证

随着对心律失常机制的认识不断深入以及起搏工程技术的进步，心脏起搏治疗适应证也在不断发展。除了对明确的病态窦房结综合征(SSS)和房室传导阻滞等常规适应证有肯定的治疗效果外，一些非常规适应证，如心力衰竭、梗阻肥厚型心肌病等也已列为临床起搏治疗适应证。由于临床情况的复杂性，某些病变有时难以界定是否为心脏起搏治疗的适应证。因此，临床上更需要指南进行指导，各级医师都应了解和熟悉起搏治疗的适应证。

永久性心脏起搏器治疗的主要适应证是症状性心动过缓，是指由于心搏过于缓慢，导致心排血量下降，重要脏器及组织尤其大脑供血不足而产生的一系列症状，如晕厥、近似晕厥、头晕、黑矇等。长期心动过缓也可引起全身性症状，如疲乏、运动耐量下降以及充血性心力衰竭等，这些症状的特异性较差，需要仔细辨别是否与心动过缓有关。对于心动过缓患者，包括反复窦性停搏、心脏变时功能不良、药物所致的心动过缓等，目前指南强调症状是植入起搏器时必须考虑的因素，无症状、特别是夜间心动过缓患者不建议植入起搏器。在考虑是否植入起搏器时还应鉴别传导系统病变是否可逆，以及复发的可能性。传导系统病变的不可逆是植入永久性起搏器必备条件。如病因可消除、病变可逆的房室传导阻滞患者不推荐植入起搏器，这些病因包括药物中毒、Lyme病、一过性迷走神经张力增加或无症状的睡眠呼吸暂停综合征等。对于一过性的缓慢性心律失常应仔细评估其复发的可能性，如复发率很高，应考虑起搏治疗。

基于循证医学证据的丰富与积累，ACC/AHA/HRS公布了《心脏节律异常器械治疗指南》，ESC公布了《ESC心力衰竭器械治疗指南》，中华医学会心电生理和起搏分会组织了CRT专家工作组，根据ACC/AHA/HRS和ESC的指南，结合我国的情况，提出了我国《心脏再同步治疗慢性心力衰竭的建议》。本章将结合上述指南介绍永久性起搏器植入的适应证。

在历数起搏器适应证前首先了解ACC/AHA/NASPE关于适应证的划分。①Ⅰ类适应证：根据病情状况，有明确证据或专家一致认为该治疗对患者有益、有用或有效。相当于我国所谓的绝对适应证。②Ⅱ类适应证：根据病情状况，该治疗给患者带来的益处和效果证据不足或专家的意见有分歧。Ⅱ类适应证中又进一步根据证据/观点的倾向性分为Ⅱa（意见有分歧倾向于支持）和Ⅱb（支持力度较差）两个亚类。相当于相对适应证。③Ⅲ类适应证：根据病情状况，专家一致认为该治疗无效，甚至某些情况下对患者有害，因此不需要/不应该接受此项治疗，即非适应证。支持当前建议的证据又根据证据的来源情况分为A、B、C 3个等级。A级：数据来源于多个随机临床试验或荟萃分析。B级：数据来源于单个随机临床试验或大规模非随机研究。C级：专家一致意见和/或小规模研究、回顾性研究和注册研究。

一、常规适应证

（一）窦房结功能不良（sinus node dysfunction，SND）

SND包括一系列心律失常，包括持续性窦性心动过缓、变时功能不良、窦性停搏、窦房传导阻滞和慢快综合征，后者可表现为阵发性室上性心动过速和心动过缓交替出现，因此药物治疗心动过速可加重心动过缓，使治疗矛盾。任何导致窦房结细胞破坏的情况均可导致SND的临床表现，如缺血或梗死、浸润性疾病、胶原血管疾病、外科创伤和内分泌疾病等，但SND主要发生于老年患者，典型的患者多在70～80岁被诊断，推测其可能是窦房结和心房肌的衰老退行性变所致。心房起搏治疗SND的28项不同研究的数据显示完全性房室传导阻滞的年发生率中位数为0.6%（0%～4.5%），总发生率为2.1%（0%～11.9%）。这提示尽管退行性变的过程缓慢，但对于特殊传导系统仍然是有影响的。

SND可表现为窦房结变时功能不良，即对运动或应激刺激无反应或反应低下，如运动后心率上升时间太慢、上升频率不足或下降太快。目前对于窦房结变时功能不良的诊断仍无统一标准，一般认为运动高峰时心率不能达到最大预测心率（220－年龄）的80%时，可考虑存在变时功能不良。频率适应性起搏器可使这类患者在体力活动时心率提高，以适应生理的需求。

症状性心动过缓唯一有效的治疗是植入永久性心脏起搏器。SND在我国是起搏治疗最常见的一种适应证，植入起搏器不仅能提高患者的生活质量，也能使部分患者生存时间延长。在考虑是否应行起搏治疗时，应仔细评估上述心律失常与症状的关系，包括使用动态心电图等多种手段。心脏电生理检查可通过测得一些参数，如窦房结恢复时间等来评估窦房结功能，但因其敏感性和特异性较差，临床意义需谨慎评价。对于心动过缓的患者，包括频发窦性停搏、心脏变时功能不良、药物所致的心动过缓等，强调症状是植入起搏器时必须考虑的因素，无症状，特别是夜间心动过缓患者不建议植入起搏器。例如，对于运动员和长期有较大运动量的年轻人来说，平时的心率就比较慢，常低于50次/分甚至40次/分，休息和睡眠时心率则更慢，可低于40次/分，但窦房结功能正常，也无症状，心率慢是由迷走神经功能增强引起的，不考虑起搏治疗。ACC/AHA/HRS《心脏节律异常器械治疗指南》SND的永久性起搏治疗适应证如下。

1.Ⅰ类适应证

(1)已证实的症状性心动过缓，包括频发窦性停搏引起症状的SND。(证据等级:C)

(2)有症状的变时性功能不良。(证据等级:C)

(3)治疗其他疾病所必需的药物所致的症状性窦性心动过缓。(证据等级:C)

2.Ⅱa类适应证

(1)有与心动过缓一致的明显症状，但未证实与所发生的心动过缓有关，心率＜40次/分。(证据等级:C)

(2)不明原因的晕厥，若发现有临床意义或经电生理检查证实的SND。(证据等级:C)

3.Ⅱb类适应证

清醒状态下心率长期低于40次/分，但症状轻微。(证据级别:C)

4.Ⅲ类适应证

(1)无症状患者。(证据等级:C)

(2)症状明确与心动过缓无关。(证据等级:C)

(3)非必需药物引起的症状性心动过缓。(证据等级:C)

(二)成人获得性房室传导阻滞

房室传导阻滞分为一度、二度、三度(完全性)传导阻滞。高二度房室传导阻滞是指连续2个或以上P波被阻滞的严重二度传导阻滞。按解剖学分类，阻滞位置可以在希氏束上、内或以下。依阻滞的严重程度不同，患者可以从无症状到因心室率过于缓慢而出现晕厥，甚至出现继发于心动过缓的室性心动过速。房室传导阻滞患者是否需要心脏起搏器治疗，在很大程度上取决于患者是否存在与心动过缓相关的症状。根据临床试验的结果，植入心脏起搏器肯定能改善三度房室传导阻滞患者的生存率。对一度房室传导阻滞的患者起搏治疗的必要性难以定论。临床上有一种情况为长PR综合征，由于PR间期过长，超过300毫秒，造成心室舒张期充盈减少，产生类似起搏器综合征的临床表现，使用双心腔起搏纠正PR间期能改善患者的临床症状。二度Ⅰ型房室传导阻滞若为窄QRS波阻滞，位置一般在房室结，进展为三度房室传导阻滞并不常见，一般不需起搏治疗。二度Ⅱ型房室传导阻滞多为房室结下阻滞，特别是宽QRS波者，容易进展为三度房室传导阻滞，预后较差，起搏治疗是必需的。因此，房室传导阻滞是否需要起搏治疗主要决定于阻滞位置及患者是否有症状。ACC/AHA/HRS《心脏节律异常器械治疗指南》成人获得性房室传导阻滞患者的永久性起搏治疗适应证如下。

1.Ⅰ类适应证

(1)任何解剖部位的三度和高二度房室传导阻滞患者，出现心动过缓相关症状(包括心力衰竭)或推测有房室传导阻滞引起的室性心律失常。(证据等级:C)

(2)任何解剖部位的三度和高二度房室传导阻滞患者，出现药物(治疗其他心律失常或疾病所必需)引起的症状性心动过缓。(证据等级:C)

(3)任何解剖部位的三度和高二度无症状的窦性心律房室传导阻滞患者，在清醒状态下已证实心室停搏≥3秒，或任何＜40次/分的逸搏心律，或出现房室结以下的逸搏节律。(证据等级:C)

(4)任何解剖部位的三度和高二度无症状的心房颤动、房室传导阻滞患者，清醒状态下出现

≥1 次至少 5 秒的间歇。(证据等级:C)

(5)房室交界区消融后出现的任何解剖部位的三度和高二度房室传导阻滞患者。(证据等级:C)

(6)心脏手术后出现的没有希望恢复的任何解剖部位的三度和高二度房室传导阻滞患者。(证据等级:C)

(7)无论是否有症状的神经肌源性疾病伴随的任何解剖部位的三度和高二度房室传导阻滞患者,如强直性肌营养不良、Kearns-Sayre 综合征、欧勃肌营养不良和腓骨肌萎缩症。(证据等级:B)

(8)无论阻滞的类型和部位,症状性的二度房室传导阻滞患者。(证据等级:B)

(9)无症状的任何解剖部位的持续三度房室传导阻滞患者,清醒状态下平均心室率≥40 次/分,如果存在心脏扩大或左心室功能障碍,或阻滞部位在房室结以下。(证据等级:B)

(10)运动时出现的二度或三度房室传导阻滞,且没有心肌缺血证据患者。(证据等级:C)

2.Ⅱa 类适应证

(1)无症状且没有心脏扩大的持续三度房室传导阻滞患者,伴随逸搏心率>40 次/分。(证据等级:C)

(2)电生理检查证实的希氏束内或以下的无症状二度房室传导阻滞患者。(证据等级:B)

(3)伴随血流动力学不稳或类似起搏器综合征症状的一度或二度房室传导阻滞患者。(证据等级:B)

(4)无症状的窄 QRS 的二度Ⅱ型房室传导阻滞患者。当出现宽 QRS 时,包括单纯的右束支阻滞,则推荐升为Ⅰ类适应证。(证据等级:B)

3.Ⅱb 类适应证

(1)无论是否有症状,神经肌源性疾病伴随任何程度的房室传导阻滞(包括Ⅰ度)患者,如强直性肌营养不良、欧勃肌营养不良和腓骨肌萎缩症,因为其房室传导阻滞的进展不可预测。(证据等级:B)

(2)药物和/或药物中毒引起房室传导阻滞,当停药后仍有可能再次发生房室传导阻滞者。(证据等级:B)

4.Ⅲ类适应证

(1)无症状的一度房室传导阻滞。(证据等级:B)

(2)希氏束上,或不知道是位于希氏束内或以下的无症状二度Ⅰ型房室传导阻滞患者。(证据等级:C)

(3)很有希望恢复且复发可能性不大的房室传导阻滞患者(如药物中毒、Lyme 病或一过性迷走神经张力增加,或无症状的睡眠呼吸暂停综合征低氧血症期间发生者)。(证据等级:B)

(三)慢性双分支传导阻滞

双分支传导阻滞指心电图上有房室结以下右束支和左束支的两个分支之一传导障碍的证据。交替性束支传导阻滞(双侧束支传导阻滞)是指两侧的三个分支在心电图上均有阻滞的证据,如在一连续记录的心电图上分别可见到右束支和左束支传导阻滞图形,或一份心电图为右束支传导阻滞合并左前分支传导阻滞,另一份心电图为右束支传导阻滞合并左后分支传导阻滞。这类患者出现症状或进展为三度房室传导阻滞时猝死的发生率较高。晕厥是双分支阻滞常见的表现。尽管无肯定的证据表明起搏能降低猝死的发生率,但起搏能减轻患者的症状。这类患者有时症状是由合并的室性心动过速引起的，必要时应行电生理检查加以评定。另外，双分支阻滞患者 HV 间期延长尤其是≥100 毫秒时会增加病死率，应考虑起搏治疗。ACC/AHA/HRS《心脏节律异常器械治疗指南》慢性双分支阻滞患者的永久性起搏治疗适应证如下：

1. Ⅰ类适应证

(1)高二度房室传导阻滞或间歇三度房室传导阻滞患者。(证据等级:B)

(2)二度Ⅱ型房室传导阻滞患者。(证据等级:B)

(3)交替性束支传导阻滞患者。(证据等级:C)

2. Ⅱa 类适应证

(1)未被证实晕厥由房室传导阻滞引起，在除外了其他可能的原因(特别是室性心动过速)后。(证据等级:B)

(2)电生理检查时偶然发现 HV 间期明显延长(≥100 毫秒)的无症状患者。(证据等级:B)

(3)电生理检查偶然发现的并非生理因素引起的起搏诱导的希氏束下阻滞。(证据等级:B)

3. Ⅱb 类适应证

无论是否有症状，双分支阻滞或任何分支阻滞患者合并有神经肌源性疾病，如强直性肌营养不良、欧勃肌营养不良和腓骨肌萎缩症。(证据等级:C)

4. Ⅲ类适应证

(1)无房室传导阻滞或症状的分支阻滞患者。(证据等级:B)

(2)无症状，合并一度房室传导阻滞的分支阻滞患者。(证据等级:B)

(四)心肌梗死急性期后患者的起搏治疗

急性心肌梗死伴房室传导阻滞的患者，心脏起搏器的适应证在很大程度上取决于是否存在室内传导阻滞。与其他永久性心脏起搏适应证不同，伴发房室传导阻滞的心肌梗死患者不单以症状作为心脏起搏的主要条件，而且对需要临时起搏治疗者并不意味着将来一定需要永久性起搏治疗。急性心肌梗死伴室内传导阻滞，除单纯性左前分支阻滞外，近期及远期预后多数不佳，且猝死发生率增加。因此，考虑永久性心脏起搏治疗时必须注意传导异常的类型以及梗死部位、心电紊乱与梗死的关系等。至于心肌梗死前已存在的束支阻滞对急性心肌梗死后病死率的影响，观点尚不统一。而左束支阻滞合并高度或三度房室传导阻滞、右束支阻滞合并左前或左后分支阻滞，则属预后不良的表现。如果急性心肌梗死伴发的房室传导阻滞可望恢复或对远期预后无不良影响(如急性下壁心肌梗死时)，则一般不需要植入永久性起搏器。ACC/AHA/HRS《心脏节律异常器械治疗指南》心肌梗死急性期后患者的永久性起搏治疗适应证如下。

1. Ⅰ类适应证

(1)ST 段抬高心肌梗死后发生希氏束-浦肯野纤维系统内的伴交替性束支传导阻滞的持续二度房室传导阻滞，或希氏束-浦肯野纤维系统内或之下发生的三度房室传导阻滞患者。(证据等级:B)

(2)房室结下短暂的高二或三度房室传导阻滞患者，合并束支传导阻滞。如果阻滞部位不明确，应行电生理检查。(证据等级:B)

(3)持续的症状性二或三度房室传导阻滞患者。(证据等级:C)

2. Ⅱb 类适应证

即使没有症状的房室结水平的持续二或三度房室传导阻滞患者。(证据等级:B)

3.Ⅲ类适应证

(1)无室内传导异常的短暂性房室传导阻滞患者。(证据等级:B)

(2)仅有左前分支阻滞的短暂性房室传导阻滞患者。(证据等级:B)

(3)无房室传导阻滞的新发束支传导阻滞或分支传导阻滞。(证据等级:B)

(4)合并束支传导阻滞或分支传导阻滞的无症状持续一度房室传导阻滞患者。(证据等级:B)

(五)儿童、青少年和先天性心脏病(先心病)患者的起搏治疗

儿童、青少年和先心病患者永久性心脏起搏的最常见指征:①症状性心动过缓;②慢-快综合征;③先天性或外科手术后的高二度或三度房室传导阻滞。尽管起搏治疗的常见适应证与成年人相似,但在考虑儿童和青少年患者(<19岁)是否需行永久性起搏治疗时,下列一些情况应注意:相当一部分患儿合并先心病或为先心病手术后,其心脏循环状态不同于正常情况;定义婴幼儿及儿童"心动过缓"的频率标准时,应考虑患儿的年龄;先天性传导系统病变即便有显著的心动过缓,也可能无明显症状,尤其在婴幼儿,但确有不正常的病理生理学状态存在,如平均心率、QT间期、心排血量和运动耐量等,应加以综合评估;与心动过缓有关的症状在许多患儿为阵发性或短暂性,难以记录到,需反复多次记录动态心电图。先天性三度房室传导阻滞患儿症状可不明显,现有的研究已表明植入起搏器可改善这类患儿的预后。对儿童常见的长QT综合征,起搏治疗对长间歇诱发的心动过速有预防作用。对于儿童阵发性房性心律失常合并心动过缓,也是先心病术后常见的一种情况,使用抗心律失常药物治疗尤其是胺碘酮可导致心率进一步减慢及其他不良反应,起搏治疗可起心率支持作用。先心病手术后合并的高二度或三度房室传导阻滞预后很差,若传导阻滞持续7天以上,并且预期不能恢复者应植入永久性起搏器。ACC/AHA/HRS《心脏节律异常器械治疗指南》儿童、青少年和先天性心脏病患者的永久性起搏治疗适应证如下。

1.Ⅰ类适应证

(1)高二度或三度房室传导阻滞患者,伴随症状性心动过缓、心室功能不良或低心排血量时。(证据等级:C)

(2)与年龄不相称的心动过缓导致相关症状的SND患者。心动过缓定义随患者年龄和预期心率变化。(证据等级:B)

(3)预期不能恢复或持续时间至少7天的心脏手术后高二度或三度房室传导阻滞患者。(证据等级:B)

(4)伴随宽QRS波逸搏心律、复杂室性期前收缩或心室功能不良的先天性三度房室传导阻滞患者。(证据等级:B)

(5)先天性三度房室传导阻滞婴儿患者,伴随心室率<55次/分或心室率<70次/分合并先心病。(证据等级:C)

2.Ⅱa类适应证

(1)预防先心病合并窦性心动过缓患者房内折返性心动过速的复发,SND可为自身先天性或继发于抗心律失常药物的治疗。(证据等级:C)

(2)1岁以上先天性三度房室传导阻滞,平均心率<50次/分,心室有基本RR间期2~3倍的突然停搏,或存在变时功能不良相关的症状。(证据等级:B)

(3)复杂先心病伴随窦性心动过缓,静息心率<40次/分或心室停搏>3秒的患者。(证据等级:C)

(4)窦性心动过缓或房室失同步所致血流动力学不稳定的先心病患者。(证据等级:C)

(5)先心病患者心脏手术后出现不明原因晕厥,曾有一过性完全性心脏传导阻滞,目前残存分支传导阻滞,在仔细评估除外其他晕厥原因后。(证据等级:B)

3.Ⅱb 类适应证

(1)术后一过性三度房室传导阻滞,恢复窦性心律后伴残存双分支传导阻滞。(证据等级:C)

(2)无症状的先天性三度房室传导阻滞患者(儿童或青少年),伴随可接受的心室率和窄 QRS 波,且心室功能正常。(证据等级:B)

(3)先心病双心室修补术后的无症状性窦性心动过缓患者,伴随静息心率<40 次/分或心室停搏>3 秒。(证据等级:C)

4.Ⅲ类适应证

(1)术后一过性房室传导阻滞,之后恢复正常房室传导且无症状的患者。(证据等级:B)

(2)既往无一过性三度房室传导阻滞的先心病术后患者,出现无症状的双分支阻滞,无论是否合并一度房室传导阻滞。(证据等级:C)

(3)无症状的二度Ⅰ型房室传导阻滞患者。(证据等级:C)

(4)无症状的窦性心动过缓患者,最长 RR 间期<3 秒,且最小心率>40 次/分。(证据等级:C)

二、非常规适应证

(一)超敏性颈动脉窦综合征和神经心源性晕厥患者的起搏治疗

因颈动脉窦受刺激引起的心脏血管反应导致晕厥或先兆晕厥者称为颈动脉窦超敏综合征。该综合征可表现为:①心脏抑制反射,系迷走神经张力增高导致的窦性心动过缓或房室传导阻滞,或两者兼有;②血管抑制反射,系指继发于交感神经张力降低所致的血管扩张和血压降低,此效应与心率变化无关;③混合型,同时合并心脏和血管抑制反应。对单纯心脏抑制反射的颈动脉窦超敏患者,永久性起搏治疗可以有效地改善症状;对兼有心脏和血管反射的患者,在行起搏治疗前必须慎重考虑上述因素,旨在取得最佳的治疗效果。正常人颈动脉窦受到刺激时心搏可以减慢,但最长间歇应<3 秒。若患者有晕厥或先兆晕厥症状,行颈动脉窦按压出现窦性停搏和/或房室传导阻滞,长间歇>3 秒,可诊断为颈动脉窦超敏综合征。有研究表明,对老年人不明原因的晕厥应考虑本病的存在,一旦诊断明确,起搏治疗有预防作用。神经心源性晕厥系指各种临床情况下触发神经反射所致的自限性体循环低血压发作,其特征为心动过缓和血压下降,占晕厥发作的 10%~40%。血管迷走性晕厥是这个综合征最常见的一种临床类型。对该综合征的心脏起搏治疗尚存在较大争议。约 25%的患者主要是血管抑制性反射而无明显的心动过缓;另有较多的患者兼有血管抑制和心脏抑制。虽然已有资料表明心脏起搏治疗并不比药物治疗能更有效地防止晕厥发作,但若严格以直立倾斜试验结果为依据,提示患者的症状如主要是心脏抑制反射所致,则心脏起搏治疗可能对改善症状有益,如植入具有频率骤降反应功能的双腔起搏器,其疗效更为显著。ACC/AHA/HRS《心脏节律异常器械治疗指南》超敏性颈动脉窦综合征和神经心源性晕厥患者的永久性起搏治疗适应证如下。

1.Ⅰ类适应证

自发的颈动脉窦刺激导致晕厥反复发作,并且颈动脉窦压迫可诱发心室停搏>3 秒。(证据等级:C)

2.Ⅱa类适应证

无明确颈动脉窦刺激因素的晕厥，伴有超敏性心脏抑制反应≥3秒。（证据等级：C）

3.Ⅱb类适应证

症状明显的神经心源性晕厥患者，伴随记录到的自发或直立倾斜试验诱发的心动过缓。（证据等级：B）

4.Ⅲ类适应证

（1）无症状或症状不明确的颈动脉窦刺激所致超敏性心脏抑制反应患者。（证据等级：C）

（2）避免相关行为可有效预防的情景性血管迷走性晕厥患者。（证据等级：C）

（二）快速性心律失常的起搏终止和预防

由于心脏起搏可有效预防和终止心律失常，因此在某些情况下，植入永久性心脏起搏器可用于治疗阵发性室性心动过速和室上性心动过速。用一系列起搏方式包括程控刺激和短阵快速刺激可终止折返性心动过速（包括心房扑动、阵发性室上性心动过速、室性心动过速）。这类抗心动过速装置既可以监测心动过速，又可自动或由体外装置（如磁铁）启动一种起搏方式或程序。已证实在某些情况下，起搏能预防心动过速的发作。持续起搏能防止长QT综合征和阵发性心动过缓依赖性室性心动过速。起搏与β受体阻滞剂联合应用，可缩短QT间期，有助于预防心脏性猝死。ICD联合超速抑制起搏应考虑用于高危长QT综合征患者。在接受抗心动过速起搏治疗之前，必须做各种试验，以确保起搏器的安全和可靠，不加速心动过速，不诱发心室颤动。接受抗心动过速起搏器者，通常为对抗心律失常药物无反应，或不能控制心动过速发作。永久性抗心动过速起搏器检测和终止室上性心动过速时，其起搏应在心房内进行，如用心室起搏终止室上性心动过速，多种不良反应都曾报道过。永久性抗心动过速起搏器作为单项治疗终止室性心动过速并不合适，应作为ICD的一种功能，当抗心动过速起搏无效或加速心动过速时，ICD能转复和除颤。心房同步心室起搏可以预防阵发性室上性心动过速的发作，但由于导管射频消融等技术的成熟，目前已极少应用。对于心动过缓需植入起搏器且合并心房颤动的患者，大规模的随机临床试验并没有得出一致的数据支持使用哪种心房起搏方式，甚至很少有资料支持对没有症状性心动过缓的患者使用心房起搏来治疗心房颤动。ACC/AHA/HRS《心脏节律异常器械治疗指南》快速性心律失常的起搏终止和预防的永久性起搏治疗适应证如下。

1.永久性起搏器自动探测和终止心动过速

（1）Ⅱa类适应证：症状性、反复发作且可反复被起搏终止的室上性心动过速患者在导管消融和/或药物治疗失败或不能耐受药物治疗时。（证据等级：C）

（2）Ⅲ类适应证：存在快速前向传导功能旁道的患者。（证据等级：C）

2.起搏预防心动过速

（1）Ⅰ类适应证：无论是否合并QT间期延长的持续性停搏依赖性室性心动过速患者。（证据等级：C）

（2）Ⅱa类适应证：先天性长QT综合征的高危患者。（证据等级：C）

（3）Ⅱb类适应证：合并SND的症状性、药物无效的反复发作心房颤动患者。（证据等级：B）

（4）Ⅲ类适应证：①无长QT综合征和持续性室性心动过速的频发或复杂室性期前收缩患者。（证据等级：C）②由可逆因素引起的尖端扭转性室性心动过速患者。（证据等级：A）

（三）起搏预防心房颤动

Ⅲ类适应证：没有其他永久性起搏器植入适应证的心房颤动患者。（证据等级：B）

（四）肥厚型心肌病（HCM）

早期非随机研究显示短AV间期的双腔起搏能降低左心室流出道压力梯度，并能改善一些肥厚型心肌病患者的症状。一项在8例肥厚型心肌病患者中进行的长期研究支持双腔起搏的长期获益。起搏停止后左心室压力梯度仍降低，提示起搏已经导致心室重构。2个随机试验显示约50%的参加者出现主观症状的改善，但和左心室压力梯度降低无相关性，出现了明显的安慰剂效应。第三个随机双盲试验显示起搏不能改善肥厚型心肌病患者的总体生活质量，仅在老年患者（65岁以上）中提示获益较多。目前没有足够的资料支持起搏能改善肥厚型心肌病的临床过程、存活或长期生活质量。因此，不支持在所有症状性梗阻肥厚型心肌病患者中植入永久性起搏器。在伴随明显左心室流出道梗阻（静息时压差＞4.0 kPa（30 mmHg），激发试验时压差＞6.7 kPa（50 mmHg））的患者中起搏治疗获益较多。ACC/AHA/HRS《心脏节律异常器械治疗指南》肥厚型心肌病患者的永久性起搏治疗适应证如下。

1.Ⅰ类适应证

HCM患者，具SND或房室传导阻滞起搏器适应证（证据等级：C）

2.Ⅱb类适应证

药物治疗效果不佳的症状性肥厚型心肌病患者，伴随明显静息或诱发的左心室流出道梗阻。（证据等级：A）

当存在心脏性猝死危险因素时，应考虑植入DDD-ICD，且适应证升为Ⅰ类。

3.Ⅲ类适应证

（1）无症状或药物可控制症状的肥厚型心肌病患者。（证据等级：C）

（2）无明显左心室流出道梗阻的症状性肥厚型心肌病患者。（证据等级：C）

（五）心脏移植后

心脏移植后缓慢性心律失常的发生率为8%～23%。对于心脏移植后患者缓慢性心律失常是一种不祥的预兆，可能会增加猝死的风险，尤其是当基础心率比预期高时，其最常见的缓慢性心律失常和SND相关。尽管约50%的缓慢性心律失常在6～12个月可以恢复，但为加快患者康复，一些心脏移植程序仍推荐，对于术后持续性缓慢心律失常应更积极采用心脏起搏治疗。在出现排斥反应的情况下，传导系统可能有局部炎症导致心动过缓和晕厥，起搏器植入对这些患者的致心律失常作用仍然不清楚。心脏移植后患者如出现不可逆的SND或房室传导阻滞，并具有前面提到的Ⅰ类适应证时应植入起搏器。由于心率的改善会增加心排血量和变时功能，从而提高患者的一般状态。心脏移植后如果晕厥反复发作，即使反复评价结果为阴性也应考虑植入永久性起搏器，因为心动过缓的突然发作最终经常被证实，并且可能是移植血管病的一个征象。ACC/AHA/HRS《心脏节律异常器械治疗指南》心脏移植后患者的永久性起搏治疗适应证如下。

1.Ⅰ类适应证

没有希望自行恢复的持续性不恰当或症状性心动过缓患者，以及其他所有永久性起搏Ⅰ类适应证患者。（证据等级：C）

2.Ⅱb类适应证

（1）心脏移植后患者相对的心动过缓时间较长或反复发生，影响其恢复和出院的患者。（证据等级：C）

（2）即使没有记录到心动过缓的心脏移植后晕厥患者。（证据等级：C）

(六)心力衰竭

1.心力衰竭起搏治疗的发展历程

心脏起搏用于治疗心力衰竭已有30多年的历史,发展过程可分为4个阶段。

第一阶段:Hochleitner首次提出使用双腔起搏及短AV间期可以改善心功能,标志着心脏起搏治疗心力衰竭时代的开始。虽然随后研究显示疗效不一,但ACC/AHA起搏指南中仍将药物难治性心力衰竭列为起搏的Ⅱb类适应证。NASPE最终否定了其疗效,指出双腔起搏用于慢性心力衰竭没有临床应用价值。

第二阶段:20世纪90年代初即开展了三腔起搏的一系列基础研究工作。直到Daubert等首先成功地经心脏静脉植入左心室心外膜起搏电极导线,才实现了左、右双心室同步起搏,即后来称为CRT。第一个商用双心室起搏装置在美国问世,次年得到美国FDA批准。期间及此后进行了多个临床试验,其结果证明双心室同步起搏可以改善伴QRS时限延长心力衰竭患者的心功能,提高其生活质量。为此,ACC/AHA/NASPE将QRS时限延长的心力衰竭列为双心室同步起搏的Ⅱa类适应证。

第三阶段:JAMA发表的荟萃分析、COMPANION和CARE-HF研究表明,CRT不但能改善心力衰竭患者症状、降低住院率,同时也能明显降低心力衰竭患者的病死率。基于此,ESC和ACC/AHA制定的心力衰竭治疗指南相继将部分合并心脏不同步的心力衰竭列为CRT的Ⅰ类适应证。

第四阶段:ESC心脏起搏和再同步治疗指南和ACC/AHA/HRS《心脏节律异常器械治疗指南》均将心功能不全、左心室射血分数(LVEF)下降且QRS时限延长的患者列为CRT的Ⅰ类适应证,再次充分肯定了CRT的治疗意义。同时,基于日益丰富的循证医学证据,就心房颤动患者、起搏依赖患者、CRT-D等特定人群的适应证进行了界定,进一步扩大了CRT的适应人群,拓展了CRT的适用范畴,提升了CRT-D的应用地位。

2.适应证

(1)ACCF/AHA心力衰竭管理指南。①Ⅰ类适应证:经指南推荐的标准和优化药物治疗、LVEF≤35%、窦性心律、LBBB伴QRS波时限>150毫秒、心功能Ⅱ、Ⅲ级(NYHA分级)或不卧床Ⅳ级的患者。②Ⅱa类适应证:经指南推荐的标准和优化药物治疗、LVEF≤35%、窦性心律的患者,非LBBB图形QRS波时限≥150毫秒、心功能Ⅲ级/不卧床Ⅳ级;或者LBBB伴QRS波时限120~149毫秒、心功能Ⅱ、Ⅲ级或不卧床Ⅳ级的患者;经指南推荐的标准和优化药物治疗,LVEF≤35%的患者,如果患者需要心室起搏或其他方面满足CRT标准;房室结消融或药物心率控制将允许CRT近100%心室起搏时;预期需要明显的(>40%)心室起搏,拟行一个新装置植入或更换的患者。③Ⅱb类适应证:经指南推荐的标准和优化药物治疗,LVEF≤35%、窦性心律,非LBBB图形伴QRS波时限120~149毫秒、心功能Ⅲ级/不卧床Ⅳ级的患者;非LBBB图形伴QRS波时限≥150毫秒、心功能Ⅱ级的患者;LBBB伴QRS波时限≥150毫秒、心功能Ⅰ级的患者。④Ⅲ类适应证:心功能Ⅰ、Ⅱ级、非LBBB图形伴QRS波时限<150毫秒的患者,对于因合并症或虚弱限制其以良好功能状态生存预期不足1年的患者,CRT不是指征。

(2)我国CRT适应证建议,根据中国心力衰竭诊断和治疗指南。适应证:适用于窦性心律,经标准和优化的药物治疗3~6个月仍持续有症状、LVEF降低,根据临床状况评估预期生存超过1年,且状态良好,并符合以下条件的患者。①Ⅰ类适应证:心功能Ⅲ或Ⅳa级患者,LVEF≤35%,且伴LBBB及QRS波时限≥150毫秒,推荐置入CRT或CRT-D;心功能Ⅱ级患者,

LVEF≤30%，伴 LBBB 及 QRS 波时限≥150 毫秒，推荐置入 CRT，最好是 CRT-D。②Ⅱa 类适应证：NYHAⅢ或Ⅳa 级患者，LVEF≤35%，并伴以下情况之一：伴 LBBB 且 120 毫秒≤QRS 波时限<150 毫秒；非 LBBB 但 QRS 波时限≥150 毫秒；有常规起搏治疗但无 CRT 适应证的患者，如 LVEF≤35%，预计心室起搏比例>40%，无论 QRS 波时限，预期生存超过 1 年，且状态良好。心功能Ⅱ级，LVEF≤30%，伴 LBBB 且 130 毫秒≤QRS 波时限<150 毫秒。③Ⅱb 类适应证：心功能Ⅱ级，LVEF≤30%，非 LBBB 但 QRS 波时限≥150 毫秒。心功能Ⅰ级患者，LVEF≤30%，伴 LBBB 及 QRS≥150 毫秒，缺血性心肌病。永久性心房颤动、心功能Ⅲ或Ⅳa 级，QRS 波时限≥120 毫秒、LVEF≤35%，能以良好的功能状态预期生存大于 1 年的患者，以下 3 种情况可以考虑置入 CRT 或 CRT-D：固右心室率缓慢需要起搏治疗；房室结消融后起搏器依赖；静息心室率≤60 次/分、运动时心率≤90 次/分。但需尽可能保证双心室起搏，否则可考虑房室结消融。④Ⅲ类适应证：非 LBBB 且 QRS 波时限<150 毫秒。

(3)ESC 急慢性心力衰竭诊断和治疗指南。①Ⅰ类适应证：对于优化了药物治疗，仍有症状的窦性心律患者，QRS 波时限≥150 毫秒、QRS 波呈 LBBB 图形、LVEF≤35%；或者 QRS 波时限 130～149 毫秒、QRS 波呈 LBBB 图形、LVEF≤35%。对于有高度房室传导阻滞和心室起搏指征的，HFrEF 患者，无论心功能分级如何，推荐使用 CRT 而不是右心室起搏，以降低死亡率，包括心房颤动患者。②Ⅱa 类适应证：对于优化了药物治疗，仍有症状的窦性心律患者，QRS 波时限≥150 毫秒、QRS 波呈非 LBBB 图形、LVEF≤35%，可以考虑使用 CRT，以改善症状并降低发病率和死亡率。对于优化了药物治疗，LVEF≤35%、心功能Ⅲ～Ⅳ级的患者，应当考虑使用 CRT，以改善症状并降低发病率和死亡率。如果他们为心房颤动，QRS 波时限≥130 毫秒，要确保双室夺获的方法，或患者有望恢复窦性心律。③Ⅱb 类适应证：对于优化了药物治疗，仍有症状的窦性心律患者，QRS 波时限 130～149 毫秒、QRS 波呈非 LBBB 图形、LVEF≤35%，可以考虑使用 CRT，以改善症状并降低发病率和死亡率。植入了心室起搏器或 ICD 的 HFrEF 患者，优化了药物治疗，后来发生了心衰恶化和出现高比例的右室起搏，可以考虑升级到 CRT。不用于稳定性心衰患者。④Ⅲ类适应证：QRS 波时限<130 毫秒的患者。

尽管指南提供了较为详细的起搏器适应证，但临床情况是复杂多变的，临床医师应在指南的指导下个体化选择起搏器适应证。在医疗实践中应将患者作为一个整体来考虑，除了心律失常外，患者的个人意愿、一般情况、共存的疾病、心理状况和经济情况等均需要逐一考虑，最终做出决定是否植入永久性心脏起搏器。

(张华丽)

第三节　心脏起搏器的植入技术

起搏器在植入技术方面，也取得了迅速发展。由过去的开胸经心外膜方法，发展到目前的经静脉技术植入起搏导线。手术创伤更小，操作更简单安全，给医师和患者带来很大便利。目前 95%的起搏器埋植均采用经锁骨下静脉穿刺技术植入导线。

一、手术设备和术前准备

(一)手术设备

1.手术室

起搏器手术属于植入器械,容易感染,须在严格无菌条件下进行,以专门的手术室并配备紫外线和臭氧消毒装置最为理想,国内医院大多在专门的导管室完成手术。

2.人员配备

起搏器手术应由专门从事该项专业工作的技术队伍完成,包括受过专门训练、能正确处理各种心律失常、心肺复苏的专科医师,工程技术员和护士。相对固定人员有利于提高手术成功率、减少并发症。

3.仪器设备

(1)X线机:要求性能要好,能以后前位和侧面等观察心脏影像,带影像增强器、电视屏幕及摄像等功能。

(2)起搏分析仪:起搏分析仪主要用于起搏导线定位时参数测试,包括起搏阈值、心内P/R波振幅、阻抗等。目前有些起搏器程控仪有起搏参数测试功能。

(3)心电血压监护仪:监测手术过程中心律、血压变化,观察起搏器是否能起搏并夺获心脏,便于及时发现及处理意外情况。

(4)除颤器及麻醉机:植入起搏器时,有时会发生恶性心律失常(如室性心动过速、心室颤动),这时除颤器是必不可少的。尤其对心功能差的患者风险更大。

4.必需药品及其他器材

手术室必须准备好抢救药品。有些患者可能合并其他器质性心脏病,手术室应准备好各种应对心脏意外的抢救药品、液体等。另外还应具备临时起搏装置、起搏器程控仪等。

(二)术前准备

1.医师及患者准备

(1)手术医师术前应核实患者植入起搏器的适应证,若有其他基础心脏病或影响植入起搏器的疾病,应积极纠正或控制。根据病情在术前决定起搏器型号、起搏方式(特殊情况在术中决定)及植入部位。并向患者及其家属说明植入起搏器过程中可能存在或出现的问题,争取患者及家属理解并签字。

(2)按照无菌原则,术前进行颈胸前清洁备皮,可预防性应用抗生素。若患者较紧张或焦虑,手术前晚上可适当给予镇静药物,让患者充分休息。如有必要,患者行手术前可禁食6小时。

(3)如果患者服用阿司匹林、氯吡格雷等抗凝药物,在允许的条件下围术期尽量停用。

2.心导管室、手术室及其他相关物品准备

(1)术前要做好导管室或手术室清洁消毒,确保无菌操作的进行,进出导管室或手术室人员要穿戴专门手术衣、拖鞋、口罩、帽子等。

(2)根据术前讨论备好起搏器及导线,并核实与植入起搏器相关的测试仪及连接线、程控仪等配件到位。

(3)患者进入导管室或手术室前,应尽量排空膀胱;进入后应建立可靠的静脉通道,进行持续心电、血压、血氧检测,各种急救仪器(如除颤器、麻醉机等),药品及供氧装置准备到位,以防不测。

3.麻醉

从静脉插管植入起搏器后，一般采取局部麻醉，除非是不能配合手术年龄太小的儿童和少数老年人，或者经心外膜植入起搏导线者采用全身麻醉。目前大多用不需作皮试的0.5%～1%的利多卡因进行麻醉（术前可用生理盐水进行1∶1稀释），注意剂量不要太大，最好不要超过2 mg/kg（体重），浓度太大可通过抑制 Na^+ 内流，促进 K^+ 外流而导致窦性停搏及完全性房室传导阻滞的危险。如果单用利多可因麻醉不佳，必要时可联合应用镇静药，但需要麻醉师密切观察患者，以免引起呼吸抑制。亦可采用2%普鲁卡因，但用前必须做皮试。

二、植入技术

心脏起搏器植入技术从Senning的开胸心外膜植入开始及Furman经静脉植入经历了半个世纪的发展历程，到目前主要有两种植入方法：一种是心外膜植入，另一种是经静脉植入。前者需开胸将起搏导线直接固定于心外膜上，需全身麻醉；后者为经静脉将起搏导线置于心内膜，局部麻醉即可。目前95%以上的起搏导线是经静脉插管植入的。心外膜植入导线主要应用于有起搏器适应证的心外科手术患者或不能经静脉系统植入者。下面主要介绍经静脉心内膜起搏植入技术。

经静脉植入起搏器技术的要点：静脉选择，起搏导线固定，电极参数测试、连接并埋植起搏器。

（一）静脉选择

常用的静脉有8条，左右各4条。近年来，不少中心采用经腋静脉穿刺植入起搏导线，可以减少血气胸等并发症。浅静脉是头静脉和颈外静脉，深静脉有锁骨下静脉和颈内静脉。头静脉或颈外静脉需采用切开方法，锁骨下静脉和颈内静脉则采用穿刺技术。两种方法各有利弊，头静脉切开较为安全，锁骨下静脉穿刺较为方便快捷。对于一位专科医师来说，必须掌握静脉切开和静脉穿刺两种方法。

1.头静脉切开法

(1)解剖位置：头静脉起自手背静脉网的桡侧，先沿前臂桡侧上行，后沿肱二头肌外侧上行，穿过锁骨的胸骨部近端到胸大肌附着处，并走行于三角肌和胸大肌之间，注入腋静脉。

(2)手术步骤：患者仰卧于X线手术台上，切口定位，对一侧胸前锁骨下胸壁的三角肌胸大肌沟处进行局部麻醉。沿麻醉部位在锁骨下2～3 cm的胸三角肌沟纵向或斜向切开皮肤3～5 cm，钝性分离皮下组织和肌肉筋膜，暴露三角肌沟，在两肌肉的缝隙间有一层脂肪垫，头静脉就位于此脂肪垫下；剪开脂肪垫寻找头静脉，注意保持手术野止血良好，以便更好地找头静脉。头静脉粗细变化较大，10%～15%的患者血管较细，不易插管。大多数患者血管较粗能插入两根电极。钝性分离头静脉1.5～2 cm后，结扎静脉远端，近端绕一固定线。轻提固定线，用小剪刀在两线之间剪开头静脉一小切口，为血管的1/3～1/4。用静脉拉钩将小切口提起，注意动作要轻柔，避免拉断头静脉。将导线经切口沿头静脉送入，导线的指引钢丝要顶到头端。在进入锁骨下有阻力时，可拔出钢丝2 cm或使患者手臂外展张开，注意导线易返回进入腋静脉；进入颈内或对侧锁骨下静脉，可在X线影像下操作。有少数导线难以进入头静脉的，可先行放置可撕裂外鞘，然后经外鞘管送入导线。

头静脉切开插管几乎没有并发症。多采用右侧头静脉，因为右侧头静脉距右心室近，导线行程短，容易插管，并且右侧插管有利于大多数医师操作。但对于大多喜欢活动右上肢的患者来说，能影响患者活动。10%～15%的患者头静脉较细，不宜插入两根电极，因此我们还应该掌握另一常用方法——锁骨下静脉穿刺法。

2.锁骨下静脉穿刺法

锁骨下静脉穿刺由于方法简单、迅速可靠，成为广大医师喜爱的手术方法。

(1)解剖位置：锁骨下静脉是腋静脉的延续，长3～4 cm，直径1～2 cm，由第一肋外缘行至胸锁关节的后方，在此与颈内静脉相汇合形成头臂静脉。锁骨下静脉的前上方有锁骨与锁骨下肌；后上方则为锁骨下动脉，动静脉之间由厚约0.5 cm的前斜角肌隔开；下后方为宽扁的第一肋骨。锁骨下静脉下后壁与胸膜仅相距5 mm，该静脉的管壁与颈固有筋膜、第一肋骨膜、颈斜角肌及锁骨下筋膜鞘等结构相连接，因而位置恒定，不易发生移位，利于穿刺，但管壁不易回缩，若术中不慎，易进入空气导致气栓。在锁骨近心端，锁骨下静脉有一对静脉瓣，可防止头臂静脉的血液逆流。

(2)手术步骤：①患者仰卧于X线手术台上，取头高脚低位(在头部或两肩胛部垫薄枕)以提高静脉压，利于穿刺，并偏向对侧。于一侧(左右侧均可)锁骨下第一肋间隙处进行局部麻醉。②根据手术医师习惯，锁骨下静脉穿刺可分两种情况：一是先行皮肤小切口，从切口中穿刺；一是先成功穿刺后切开皮肤。沿局麻部位切开皮肤，钝性分离皮下组织。用18号穿刺针连接盛有少量生理盐水的5 mL注射器于锁骨中内1/3处进行穿刺，针尖与皮肤呈10°～30°，针尖指向胸骨上窝，可用左手指触摸锁骨上窝作为参考线路。也有人主张在锁骨中点处进针，过于靠内，导线在锁骨与第一肋间容易被挤压断裂，即锁骨下静脉挤压综合征。③选好穿刺点后沿既定方向进针，进针要缓慢，如碰到锁骨针尖可后退0.5 cm，向胸廓压低针杆3～5 mm后再进针，针尖在锁骨与第一肋之间的疏松组织中通过，针筒始终保持负压。当进入锁骨下静脉后，回流通畅后再插入少许后用另一只手固定针头，右手并取下针筒，注意针头不要移动位置。迅速将导引钢丝沿针孔送入锁骨下静脉。④钢丝进入锁骨下静脉后必须在X线透视下进行，大多情况下导引钢丝可顺利进入上腔静脉，但有时会进入颈部静脉，可回撤并旋转钢丝改变前端方向重新进入。当导引钢丝经上腔静脉进入右心房后，最好也进入下腔静脉，以确保穿刺操作在静脉系统内，没有误穿动脉，拔出针头保留钢丝。⑤将可撕开鞘沿钢丝插入锁骨下静脉。若为单腔起搏，可将导引钢丝及可撕开鞘内芯全撤出，留置可撕开鞘，在X线透视下迅速将导线沿锁骨下静脉送入心脏，撤出并撕去可撕开鞘。若为双心腔起搏，目前常用的有两种方法：一是一针穿刺法，只将可撕开鞘内芯撤出保留钢丝及可撕开外鞘，将导线送入后把可撕开鞘拔出并撕去。重新将另一可撕开鞘及内芯沿保留的钢丝插入锁骨下静脉，拔出内芯和导引钢丝送入导线并撕去可撕开鞘。这样两根导线全留置于右心房内。另一种是两针穿刺法，按第一次的穿刺方法重新穿刺锁骨下静脉，送入起搏导线。两种方法各有利弊，可根据习惯选择。

(3)注意事项：①有少数患者锁骨与第一肋间隙狭窄，锁骨下静脉穿刺困难，可能是因为穿刺点过于偏内侧，也可以在X线透视下进行穿刺，还必须掌握另一种静脉植入途径。②有少数情况下，穿刺后导引钢丝不能顺利进入，可能穿刺针已不在静脉内，可重新穿刺。有时导引钢丝进入穿刺针后既不能前进又不能后退。可能针尖嵌入钢丝螺纹中，此时不能用力硬拉，以防钢丝断裂，可先回撤针头再撤钢丝。有时锁骨下静脉发生狭窄或闭塞(原先有起搏导线需重新植入的多见)，可经穿刺针静脉造影，以明确静脉狭窄程度。若不能通过可选择对侧静脉途径。③必须确保穿刺操作在静脉系统内。如果穿刺针误穿入锁骨下动脉，未送入鞘管，可拔出穿刺针局部压迫数分钟即可；若已送入扩张鞘，千万不可冒然拔出，否则会导致致命性大出血。可紧急请外科会诊。有报道可以通过逐渐缩小鞘管直径方法或球囊导管封堵、带膜支架封堵来解决，遇到必须慎重处理。④若穿刺时患者感疼痛或有向上肢放射的感觉异常，说明穿刺针刺入臂丛神经附近，必须立即后撤针头。若穿刺针回抽为气体，可能进入胸膜腔或刺伤肺组织，回撤针头重新穿刺。术后应及时检查，并对症处理。在插入鞘管过程中，嘱患者必须平静呼吸，避免咳嗽，以防空气进入静脉发生气栓。⑤若已送入可撕开鞘于锁骨下静脉内，鞘管如进入过深，在进入上腔静脉处撕开外鞘容易扭曲变形，导线难以通过。此时可回撤鞘管或应用导引钢丝与导线一起送入。

3.颈外静脉切开法

位于颈部浅筋膜内，在胸锁乳突肌浅表面向下后斜行，至该肌后缘距锁骨约 0.5 cm 处进入深筋膜汇入锁骨下静脉。在锁骨中点上 2～3 cm 处进行局部麻醉并做一约 3 cm 横切口，切开皮肤，分离到浅筋膜，在颈阔肌下面即可找到静脉。颈外静脉壁薄容易损伤，故应小心分离。颈外静脉插管后需经过长距离皮下隧道才能到达胸大肌表面与脉冲发生器连接。因此在操作中容易牵拉导线，发生移位。现在很少使用颈外静脉切开法，只有以上几种方法不能植入时才考虑此方法。

4.颈内静脉穿刺法

颈内静脉伴随颈内动脉下降，初在该动脉的背侧，后达其外侧，向下与颈总动脉(偏内)、迷走神经(偏后)共同位于颈动脉鞘内。颈内静脉上段位于胸锁乳突肌胸骨头内侧，中段位于胸锁乳突肌 2 个头的内侧，下段位于胸锁乳突肌胸骨头与锁骨头构成的颈动脉三角内。通过颈内静脉植入导线有两种方法，一是颈内静脉切开法，一是颈内静脉穿刺插管。目前多采用后者。从理论上讲颈内静脉各段均可穿刺，但其上段与颈总动脉、颈内动脉距离较近，且有部分重叠，尤其颈动脉在该段位置变化较大，故不宜穿刺。下段位置较深，穿刺有一定难度，但表面标志清楚，其位置在胸锁乳突肌二头与锁骨上缘形成的小三角内(锁骨上小凹)。中段位置较表浅，操作视野暴露充分，穿刺时可避开一些重要的毗邻器官，操作较安全，可选此段穿刺。

患者多取仰卧位，肩部垫枕使之仰头，头偏向对侧(穿刺多选右侧)，操作者站于患者头端。在选定的部位处，先用 5 mL 针管进行局部麻醉，继续试穿颈内静脉，以了解进针方向及进针深度。然后换用 18 号针头沿原来进针部位刺入，防止穿透静脉后壁，要求边进针边抽吸，有落空感并回血示已进入颈内静脉内。注意进针不应过深，麻醉药不宜过多，以免引起水肿不宜穿刺。当血液回流通畅后固定针头拔出针管，沿针孔导入钢丝。X 线透视下钢丝经右心房一直进入下腔静脉。切开法同颈外静脉切开法，插入鞘管进导线同锁骨下静脉穿刺。

颈内静脉是上腔静脉系的主要属支之一，离心脏较近，当有心房舒张时管腔压力较低，故穿刺插管时要防止空气进入形成气栓；穿刺时穿刺针进入方向不可过于偏外，因静脉角处有淋巴导管(有侧)或胸导管(左侧)进入，以免损伤。穿刺针不可向后过深以免损伤静脉后外侧的胸膜顶造成气胸。选右侧颈内静脉比左侧安全，且易成功，因右侧颈内静脉与右头臂静脉、上腔静脉几乎呈垂直位，插管插入颈内静脉后可继续向下垂直推进也相对安全。

5.腋静脉穿刺法

(1)解剖位置：腋静脉是锁骨下静脉向外的延续，在锁骨内侧称为锁骨下静脉，出锁骨称为腋静脉。腋静脉全程均在锁骨下方的胸廓外经过，通常在大圆肌下缘处，由肱静脉内侧支延续而成，至第一肋外侧缘处移行于锁骨下静脉。根据其走行，以胸小肌上、下缘为标志将其分为三段：第一段：大圆肌腱下缘至胸小肌下缘；第二段：胸小肌上、下缘之间；第三段：胸小肌上缘及第一肋外侧缘，其内侧为第一肋间隙，外侧为腋动脉，腋动脉和腋静脉在第三段被前斜角肌隔开，前斜角肌的厚度为 10～15 mm。

(2)腋静脉穿刺的优点:①解剖位置相对固定,容易穿刺,成功率高;②损伤腋动脉时,因无骨性组织遮挡,容易压迫止血,特别适用于血管脆性大的老年人;③穿刺针与胸前壁成一定角度,有肋骨的屏障作用,故穿刺进入胸腔的可能性甚低,不用担心误穿胸腔内脏器;④远离胸膜顶,穿刺时比较安全,不易造成气胸;⑤腋静脉穿刺时起搏导线通过锁骨与第一肋骨的间隙时距离大,不形成挤压。

(3)方法:腋静脉穿刺方法有根据体表定位、X 线透视定位、腋静脉穿刺盲穿法、静脉造影、超声引导、导丝引导等多种方法,下面介绍几种常用方法。①Magney 体表定位法:先取两条线,一条是胸锁关节与肩锁关节的连线(A 线),一条是胸骨角中心与肩胛骨喙突的连线(B 线),两个点分别是 A 线的内、中 1/3 交点(C 点)和 B 线的外中 1/3 交点(D 点);取 D 点为穿刺点,针尖指向 C 点,与皮肤成 30°～45°夹角,在 X 线引导下,在 C 点处刺入静脉,此点为腋静脉与锁骨下静脉移行处,深度以锁骨和第一肋骨的间隙为准。②盲穿法:选胸三角沟和喙突作为基本体表标志。在喙突水平垂直于胸三角沟做一约 2 cm 的切口,在胸三角沟内侧 1～2 cm 处进针穿刺。如未能进入静脉,则在透视下找到第一肋,针头指向第一肋,由内向外不断进针直至进入静脉。③腋静脉造影+导丝体表引导法:先行腋静脉造影,造影时行透视,将穿刺用的导引钢丝放置在静脉造影所显示的皮肤表面,并作一记号,在记号导引下行腋静脉穿刺。

(二)导线的固定

导线固定的牢靠性取决于导线的硬度和头端的造型。目前导线大多属于聚氨酯导线,比较细小、柔韧。导线头的固定目前分为被动固定和主动固定。被动固定是靠其固定装置(翼状头、叉状头等)牢固地固定于肌小梁中,主动固定是借助其头端的电极螺旋头,通过螺旋将电极头牢牢地旋入心内膜中。

1.右心室导线固定

右心室导线目前主要放置于右心室心尖部和右心室流出道间隔部。长期以来由于右心室心尖部容易到达、易固定、移位率低,因此是常规的心内膜起搏部位,多采用被动固定方式。最近有研究表明右心室流出道高位间隔部起搏更接近生理性起搏,使患者更加获益,因此有许多医师采用右心室流出道起搏,流出道间隔部位起搏多采用主动固定方式。下面主要介绍右心室心尖部起搏。

若植入双腔起搏器,应首先植入右心室导线,然后再植入右心房导线。右心室导线的放置有以下几个关键步骤:①导线通过三尖瓣口;②确定导线的植入部位并固定;③参数测定;④调整导线张力及预留长度。心室导线欲通过三尖瓣进入右心室有以下几种方法:

(1)弯钢丝法:是最常用的一种方法,将钢丝尖端弯成一适当角度(30°～60°)。先用直钢丝将导线送入右心房内,抽出直钢丝送入弯钢丝,于三尖瓣口处旋转弯钢丝使尖端朝向右心室,推送导线及钢丝跨过三尖瓣口进入右心室流出道或肺动脉内,此时撤出弯钢丝送入直钢丝,缓慢回撤导线使其落入右心室心尖部,并根据参数调整到合适位置。固定好后若轻拉导线,头端不会移位。

(2)直钢丝法:当导线进入右心房后,回撤钢丝 2～3 cm,使导线前端恢复柔韧弹性,电极头顶住右心房侧壁,施与导线体旋转力量,使电极后坐通过三尖瓣进入右心室。再将直钢丝顶到头,向前推送,使其嵌入心尖部的肌小梁中。导管操作动作应轻柔,避免损伤瓣膜、腱索或引起严重心律失常。

(3)转动体位法:导线进入右心房中部时后,让患者取右前斜或左侧位,导引钢丝回撤 2～3 cm,使前端恢复柔韧并旋转导线,使导线头指向前端或顶住右心房侧壁,导线前端靠自身重力及血流作用进入右心室。

2.右心房导线固定

右心房导线的固定一般在右心室导线固定好后进行。右心房壁肌小梁不如右心室心尖部发达,电极不易固定。因此多选用右心耳、冠状静脉窦或采用螺旋电极主动固定于心房壁和房间隔部位。目前最常用的心房起搏部位是右心耳,采用"J"型被动固定导线。右心耳难以固定、起搏域值不好或外科手术切除右心耳的患者可采用主动固定或冠状静脉窦起搏。

(1)右心房"J"型导线固定:"J"型导线是根据右心房特点设计的,适合固定于右心耳。首先将直钢丝插入导线中顶到头端,"J"型导线尖端变直,然后将导线下送至右心房三尖瓣口的上方,并成游离状态,把钢丝缓慢回撤少许,导线尖端恢复自然弯度钩住右心耳(如果回撤太多导线尖端可能回缩成环状或泪滴状,钩不住心耳)。然后旋转导线,使其牢固地固定于右心耳的肌小梁内并随心房收缩同步左右移动,再将钢丝全撤出导线。如果电极头固定不牢,需要重新放置。

(2)右心房主动固定螺旋导线:心房主动固定导线有"J"型螺旋导线和直螺旋导线,"J"型电极头主要固定于右心耳,直电极可用于心房侧壁或房间隔部位的固定。"J"型螺旋导线主要借助"J"型钢丝将导线送至右心耳部,再根据体外旋转导线的圈数将导线旋出并固定好。直螺旋导线可以根据右心房结构需要植入大多数部位(通过弯钢丝)。

(3)冠状静脉窦导线固定:右心房导线绝大多数固定于右心耳,但有些患者心房结构异常或做过心脏外科手术,因此需要把导线固定于冠状静脉窦内。但由于进入冠状静脉窦太深就成为左心室起搏,过浅容易脱位。故冠状静脉窦导线是特殊设计的,导线尖端带有一定的弯度,易使导线固定于冠状静脉窦内。最佳位置应该为冠状静脉窦口附近,此处起搏域值较低,容易植入。植入时将导线的指引钢丝前端 2～3 cm 弯成 60°,使近端与远端的弧度方向基本一致。冠状静脉窦口在左前斜 30°位于心脏下缘上方 2～3 cm 与胸椎交界处。导线进入冠状静脉窦后会上下摆动。冠状静脉窦导线的尾端弯曲主要起固定作用。最近出现冠状静脉窦螺旋导线,将其旋于冠状静脉窦近端。有报道并没有增加冠状静脉窦破裂的风险。

3.双腔起搏器导线固定

目前大多数患者需要植入双腔起搏器,这就需要植入两根导线。现在导线采用聚氨酯材料,因此比较细而柔软,大多数静脉都能容纳两根导线。固定时一般先固定心室导线再固定心房导线。如果先行植入心房导线,在操作心室导线时容易使其移位。

在导线固定过程中可能会遇到许多问题及特殊情况。

(1)有些患者心脏结构异常,如巨大右心房、右心室肥厚、Ebstein 畸形、永久左上腔、大量三尖瓣反流,此时导线难以跨过三尖瓣口或不易固定于心尖部。此类患者术前应该评估,可采用主动螺旋导线或让患者取左侧卧位,这样容易进入和固定。约 0.5%的人群存在左上腔静脉,这些人中又有 10%～17%的患者缺少右上腔静脉。因此,在植入起搏器时导线不容易进入右心室。如果反复推送不能进入,就需考虑患者是否存在右上腔静脉,可造影显示,如缺如就需考虑心外膜导线。

(2)导线的翼状头有时在三尖瓣附近时会钩住瓣叶,此时可短促用力牵拉导线,避免大力撕裂三尖瓣,或插入弯钢丝至尖端通过旋转脱离三尖瓣。有时右心室导线容易误进入冠状静脉窦,因此必须在透视下确定:如侧位时导线尖端指向前方,在右心室内,指向后方可能在冠状静脉窦内;如进入右心室内有室性期前收缩,进入冠状静脉窦则没有。送导线时,如果进入肺动脉后撤回心室的,肯定不在冠状静脉窦内。冠状静脉窦内起搏域值较高,心室内域值较低。

(3)导线固定于心内膜后,要患者深吸气及反复咳嗽,在X线透视下观察患者电极头是否移位;还需观察导线的张力,如深吸气或咳嗽时,导线张力过大,容易引起牵拉移位;如过于松弛,导线会在心脏内打圈或在呼气时脱位。

(4)采用主动固定导线时,螺旋电极头对心内膜具有损伤作用,有时测试域值时不能即刻得到满意结果,大多需5～10分钟后方自动改善。如果测试参数不满意需调整导线,必须将螺旋完全旋回,否则有可能引起心肌穿孔、心脏压塞。

(5)导线在胸壁固定时也很重要,要用8号缝线双重结扎导线,注意结扎时需通过导线固定护套将导线缝于皮下组织,不能直接结扎导线表面,以免损伤导线的绝缘层或使导线断裂。

(三)参数测定

当导线到达并固定于心内膜的相应位置后,需进行起搏域值的测试。这一点非常重要,如果起搏域值不好,将影响起搏器正常工作。测试主要有起搏域值、感知域值、阻抗、P波及R波振幅。如果是单极导线电极头与阴极连接,另一电极夹皮下组织与阳极相连或起搏器囊袋的金属面与阳极相连;如果是双极导线,远端电极与阴极相连,近端电极与阳极连接。测试项目有电压、电流、心肌阻抗、P波及R波振幅,有条件可测斜率即电压和时间的变化。如R波振幅偏低,斜率亦低,则可能感知不足;若斜率测试正常,就表现为感知正常。因此斜率测试也很重要。起搏域值在植入导线后会有变化,短期上升,2周左右达高峰(可达刚植入的2～4倍),然后开始下降,3个月左右趋于平稳。目前多采用激素洗脱起搏导线,其起搏域值大多<0.5 V。因此要求脉宽为0.5毫秒时心房应≤1.5 V,心室应≤1 V,并尽量寻找电压输出域值最小的部位。心肌对输入的脉冲有一定的阻力,成为心肌阻抗,其正常值为300～1 000 Ω。阻抗太小可能出现短路,太大可能是导线连接不良或导线断裂。目前按需起搏器感知功能极为重要,临床要求P波振幅≥2 mV,R波振幅≥5 mV。因此导线的位置既要使起搏域值低又要使P波及R波振幅高。如果各项参数不满意,可以重新寻找导线放置位置,至满意为止。导线应尽量避开膈神经走行位置,以免引起膈肌刺激现象。在测试时常规在起搏电压5～10 V时检查有无膈肌刺激现象。若有则应重新更换起搏位置。

(四)起搏器囊袋制作与埋植

目前由于起搏器重量轻,体积较以前大为减小绝大多数埋植于两侧胸前。首先制作囊袋,与锁骨下第一肋间用0.5%～1%利多卡因局部麻醉,做一长约5 cm的斜切口或横切口。钝性分离皮下组织至胸大肌筋膜层,在筋膜层上用示指和中指向内下方钝性分离制作一囊袋,大小与起搏器体积相符。制作时要严格止血,制作完成后如进行其他操作可先填塞无菌纱布压迫止血。操作完成后将无菌纱布取出,并再次检查囊袋内有无出血、渗血,确定囊袋中无纱布及出血后,将已连接导线的脉冲发生器放入囊袋中。有些医师习惯先制作囊袋,从囊袋中进行锁骨下静脉穿刺。优点是免去制作皮下隧道,操作简单;缺点是囊袋靠外侧,影响患者活动且易磨损皮肤。也有些医师习惯作两个切口,一个静脉穿刺的小切口、一个囊袋切口。在静脉切口与起搏器切口之间做一皮下隧道,使脉冲发生器与导线连接。优点是囊袋偏内侧,不影响患者活动,但操作稍复杂。制作囊袋需注意:①囊袋必须到达胸大肌筋膜层,如太浅在皮下组织或脂肪内,容易使脂肪液化及磨损皮肤,太深接触胸大肌容易刺激肌肉抽动及并发血肿;②囊袋制作过程要严格止血,可采用电刀、结扎及压迫止血,以免出现血肿或继发感染;③囊袋大小要适宜,过大起搏器容易反转牵拉导线移位，单极则有可能导致不起搏现象；过小起搏器容易磨损周围组织；④导线多余部分要盘埋于起搏器下面，以免导线被磨损及以后更换脉冲发生器时切断或剪短电极；⑤脉冲发生器植入囊袋后要双层缝合，先缝合皮下组织及囊袋，后再缝合皮肤。关闭后要加压包扎或沙袋压迫8～12小时。起搏器植入近期内尽量避免剧烈咳嗽、剧烈运动，以免引起导线脱位，并可根据情况预防性应用抗生素。

有少数年轻患者，为了美观不愿在前胸埋植起搏器，可在腋窝下作纵切口或在乳房下做斜切口制作囊袋，通过皮下隧道将导线与脉冲发生器连接。

三、其他起搏部位

(一)双心房起搏导线固定

双心房起搏主要用于有明确房内传导阻滞的患者。正常情况时，双侧心房的电活动有先后，但差别不大于100毫秒。当右心房的电活动经Bachman束向左心房的传导明显延缓时，称为房间传导阻滞。在体表心电图上表现为P波增宽，带有切迹或呈双峰，P波时限＞120毫秒。人群中房间传导阻滞少见，发生率约为1%，其中90%的患者伴有器质性心脏病及左心房扩大。在需要植入永久性起搏器的患者中，房间传导阻滞的发生率达10%，而在病态窦房结综合征伴有慢-快综合征的患者中发生率高达32%。房间传导阻滞的患者房性快速性心律失常发生率明显增高。这种房性快速性心律失常常表现为频繁发作，而抗心律失常药物，包括胺碘酮在内预防心律失常的发生效果不佳。

双心房同步起搏能消除房间传导阻滞，改变心房内激动传导顺序，也就去除了产生心房颤动的基质。但目前尚无成熟的永久性左心房起搏导线，多采用冠状静脉窦起搏替代左心房起搏。如冠状静脉窦起搏电极进入太深或进入其分支，就成了左心室起搏；如进入太浅，就容易脱出窦口。因此冠状静脉窦导线必须为特制导线或主动固定螺旋导线，其植入技术也相对较难(具体操作同右心房导线固定)。植入成功后须将左右心房导线与Y型转接器连接，注意冠状静脉窦导线应与转接器的阳极孔连接，右心房导线与阴极孔连接。使右心房导线的顶部负极与冠状静脉窦导线顶部正极组成一对双极电极，再连接脉冲发生器。

(二)右心房双部位起搏

右心房双部位起搏可以减少房早时心房间的传导时间，预防心房颤动的发生。右心房双部位起搏使心房同步，减少术后心房颤动的发生率。一项超声心动图的研究显示，DDDR模式中高比例的右心房起搏会导致LVEF降低和左心房扩大，但右心房双部位起搏会减少这些不良结果。起搏部位多选择房间隔(Bachmann束或右心房后间隔部位)或高位右心房，多采用主动固定导线。

(三)右心室流出道间隔部起搏

右心室流出道影像学解剖：在左前斜45°和右前斜30°投照下，将右心室流出道分为游离壁和间隔部，在左前斜45°时，导线尖端指向右心室流出道的后方(脊柱方向)为间隔部，指向前方(背离脊柱)为游离壁。

右心室流出道起搏需采用螺旋导线主动固定。手术方法及导线定位于心尖部基本相同，多采用弯钢丝法将螺旋电极头送到肺动脉内，然后回撤到右心室流出道。此过程必须在X线透视下进行，后前位时电极尖端指向右上方，左前斜45°时导线尖端指向脊柱。当确定好电极头位于右心室流出道并接触良好后，将螺旋旋出根据体外旋转圈数固定于心内膜内(完全旋入心内膜或心肌后旋转电极用的弹簧夹固定几分钟后再松开，以防螺旋电极弹性回缩退出心内膜）。一般在导线送入心脏前，在体外将螺旋旋出再旋入，可检查导线旋转功能是否正常，又能测试完全旋出圈数。一般需要 8～12 圈。

间隔部起搏的定位有时需要借助体表心电图的指导，间隔部起搏时Ⅰ、aVL 导联的 QRS 波多呈 QS 型，Ⅱ、Ⅲ、aVF 导联多主波向上。游离壁起搏时Ⅰ、aVL 导联的 QRS 波多呈 R 型，Ⅱ、Ⅲ、aVF 导联多主波向上。

（四）心外膜导线的植入

心外膜埋植导线进行起搏已很少应用，目前仅限于经静脉系统无法植入、心内膜导线反复脱位无法固定或需开胸手术的患者（如瓣膜置换术、先天性心脏病等）。开胸手术可直接将电极缝于心外膜上。单纯开胸手术植入导线可采用剑突下切口将导线植入右心室；也可以采用左侧开胸，较方便，于左侧第五肋间沿左肋缘至左腋前线作切口。最近有人亦采用胸腔镜植入心外膜导线。开胸方式植入心外膜导线需全麻、损伤大，风险亦大，是万不得已之举。

（张华丽）

第四节 心脏起搏的并发症与处理

自第一例植入型起搏器手术以来，已 60 余年。毫无疑问，心脏起搏器在挽救患者生命和改善生活质量方面发挥了无可替代的作用。但与任何其他治疗一样，也会带来我们所不期望的并发症。它可发生于手术过程中，也可发生在手术后。幸运的是，随着现代起搏技术的发展，这些相关的并发症很少致命。

对于心脏起搏并发症的分类，目前尚无统一的方法。有按发生时间早晚分为急性和慢性的；也有按临床表现分为植入术有关的并发症，起搏器植入前症状的复发、继发于植入起搏器的症状和无症状的心电图异常。为便于叙述，本文将术中及术后的并发症综合描述。

一、术中并发症

（一）锁骨下静脉穿刺并发症

经锁骨下静脉穿刺植入导线已被临床广泛采用，由于其毗邻锁骨下动脉、神经和肺尖，若操作不当可引起严重并发症。

1.气胸

气胸是锁骨下静脉穿刺最常见的并发症。研究显示，气胸的发生率约为 1.97%，多与穿刺点偏外、穿刺过深和重复多次穿刺有关。如果发生气胸，在起搏器植入术中或术后 48 小时可以出现临床症状，以下情况提示可能发生了气胸：锁骨下穿刺抽到气体、不能解释的低血压、胸痛和呼吸困难。锁骨下穿刺术后可疑气胸必须行 X 线检查，观察有无气胸发生。如果肺压缩＜30%，症状不明显，可不作特殊处理，但须严密观察，气体多于术后 1～2 周逐渐被吸收，如果肺压缩＞30%，且症状明显，则应行胸腔穿刺排气。

2.血胸

血管如锁骨下动脉和胸膜被刺破，则形成血胸或血气胸，这是锁骨下静脉穿刺的严重并发症，多需外科手术治疗。对于局部解剖结构可能存有变异者，外周注入造影剂和放射影像协助锁骨下静脉穿刺可以减少并发症。

3.误穿锁骨下动脉

如果误穿锁骨下动脉（动脉血颜色鲜红、压力高），应退出穿刺针，局部压迫数分钟，一般无严重后果；如贸然植入扩张管，不可匆忙拔出，以免发生严重后果，应外科介入缝合动脉创口。因此，锁骨下静脉穿刺成功后，应在X线透视下确认钢丝已进入下腔静脉，方可进入扩张管和套管。

4.静脉空气栓塞

静脉空气栓塞较为少见。穿刺或切开大静脉如颈内静脉、锁骨下静脉等时，如患者深呼吸或咳嗽时胸膜腔成为负压，空气可能从静脉穿刺口吸入形成空气栓塞。气体不多时可无明显症状，10分钟后被吸收；气体多时可致急性呼吸窘迫、低血压、低氧血症和心脏骤停。预防的方法是穿刺时取头低脚高位或嘱患者呼气后屏气，避免深呼吸。

5.其他可能出现的并发症

包括动静脉瘘、胸导管损伤、臂丛神经损伤和皮下气肿等。尽管这些并发症很少出现，但只要选择经典锁骨下静脉植入起搏器，就应熟知这些并发症。

（二）心肌穿孔

由于导线的植入部位，心肌穿孔多发生于右心室。其发生率国外报道约为0.98%，多与操作导线的手法和患者的临床状况有关。心脏过大、心室壁薄、心功能差者（如扩张型心肌病、老年人）较易发生。

心肌穿孔可以是无症状的，或因起搏阈值升高而被发现，也可表现为：①心包炎的表现，如心前区疼痛和/或心包摩擦音；②刺激肋间肌或膈肌，表现为胸腹部肌肉抽动；③完全性或间隙性心室夺获和感知丧失；④心包积液、心脏压塞的表现。

导线致心肌穿孔的处理，取决于起搏系统的功能和临床后果。如超声心动图提示少量积液且无血流动力学症状，可在超声心电图监测下严密观察。心肌穿孔如引起血流动力学变化，则必须紧急处理。如临床表现和超声心动图都提示心脏压塞，应心包穿刺引流；症状解除后通常留置猪尾巴导管，以防再次发生血流动力学障碍，并准确记录引流量。如心包腔内无继续渗液，可在48～72小时拔除引流管，并对患者进行密切观察和定期超声复查。如起搏阈值稳定，可不必调整导线位置；如起搏阈值高，则应回撤导线，重新调整导线的位置。任何时候回撤心肌穿孔的导线，都可能导致心包积血。

（三）心律失常

导线植入时常见的并发症是操作导线所致的室上性或室性心律失常。这种心律失常通常是一过性的，调整导线位置即可消失，很少持续。心房导线的操作很少引起持续性房性心动过速、心房扑动或心房颤动。轻轻操作导线顶向心房壁或使用超速起搏有时可终止房性心动过速；心房扑动和心房颤动的处理较为困难，可能需使用抗心律失常药或行直流电复律以恢复窦性心律。操作心室导线时，短暂的室性心律失常较为常见，通常也较易控制。有自发持续性室性心动过速史的患者，心室导线的操作可能再次诱发室性心动过速。因此，在行起搏器植入术时必须行心电监测，并有相应的抢救设施和除颤器备用。植入术后早期，由于导线与心肌接触面的刺激，可能出现室性期前收缩，称为顶端期前收缩。通常与心室起搏图形相同，一般在植入术后24小时内消失，极少需处理。

除心动过速外，也可发生缓慢性心律失常。对间歇性房室阻滞和左束支阻滞的患者，导线操作时损伤右束支可引起完全性房室传导阻滞。心动过缓多见于测试起搏阈值时，通常由起搏心律超速抑制所致。对可能发生心脏停搏或完全性房室传导阻滞的高危患者，谨慎的术者主张先行临时起搏器植入术或放置体外电极板行经胸体外起搏，以策安全。

(四)起搏导线误植入左心室

经静脉起搏导线误植入左心室者并不少见，最常见的原因是导线经未闭的房间隔或室间隔进入左心室；也可能经误穿的锁骨下动脉植入起搏导线。如果心室导线抬高，应怀疑在左侧，即导线在心房最低部位之上时入左侧，侧位或左侧位透视或摄片可清楚显示其位置，此时导线靠右方。导线进入左心室的潜在危险是血栓栓塞。虽然，右心室导线所致小的血栓栓塞也并非罕见，但其很少引起明显的临床征象。相反，体循环系统任何小的血栓栓塞都可能导致灾难性的后果。因此，对导线误植入左心室应予重视。对于没有右向左分流的患者，如果术后几天内发现导线误植入左心室，应撤回导线重新放置。对伴右向左分流的患者，应考虑植入心外膜导线。如最初几天内未发现导线误植入左心室，这一并发症则可能在相当长一段时间内被忽视。如数月后被发现，处理方法需个体化。如导线在左心系统，必须用华法林抗凝，并告知患者有发生血栓栓塞的潜在危险。尽管沿有争议，仍应考虑拔除导线。由于拔除导线的过程中可能发生小血栓脱落导致栓塞的危险，有些学者主张开胸直视下拔除导线。然而，有丰富拔除导线经验的专家则认为发生栓塞的危险很小，可以使用标准的方法拔除导线。

(五)导线尾端与脉冲发生器连接不紧

导线尾端与脉冲发生器接口连接不紧可致间歇性或完全性起搏失灵，通常是由于导线植入脉冲发生器时连接不紧所致。放射影像学可以帮助诊断。

(六)导线损伤

起搏器植入术中的导线损伤比实际认识的更常见，锋利的手术刀或剪刀很容易损伤起搏导线，且修复困难。聚氨酯导线易被结扎线直接固定所损伤；为安全起见，几乎所有聚氨酯导线都配有保护套或“蝶状”套，应用其包住导线再固定于有支撑力的组织上。

在植入术中，钢丝也可损伤导线，即过度用力可使钢丝打折而穿破导体和周围的绝缘层，如发生这种情况，应另换一根新钢丝再重新操作。

(七)膈神经刺激

如果心肌电极导线置于心包附近太靠近膈神经则可引起膈神经刺激，如术中发现应将电极导线置于离膈神经远一点的位置。右心耳的”J”型导线移位或主动性固定导线在右心房侧壁，则可刺激右侧膈神经；右心外膜电极在右房外侧太靠近膈神经表面，亦可刺激膈神经。移走和重新调整导线位置，可消除此并发症。

(八)膈刺激

膈刺激和膈神经刺激虽然结果相同，但并发症是不一样的。从脉冲发生器发出的非生理性能量经壁薄的右心室传导，直接刺激下面的膈肌，也可因导线进入右心室壁或急性右心室穿孔而刺激膈肌，右心室穿孔还可出现起搏失夺获。

起搏器植入时，当导线固定后常规给予 10 V，0.5 毫秒起搏刺激，观察患者有无胸部或腹部跳动；如有跳动则需重新定位。个别患者虽经上述测试，仍于手术结束后出现膈神经刺激，多于左侧卧位时发生，也有与体位无关者。可能与心内导线移位有关。经 1～2 周后逐渐减轻，甚至消失，症状持续存在者，可通过体外程控降低输出电压至既能有效起搏又可避免膈肌刺激的理想值。如仍不能消除膈神经刺激，患者症状明显，烦躁不安，则需手术调整和固定导线。

（九）麻醉意外

植入永久心脏起博器手术通常采用局部麻醉，常用的麻醉药物是2%利多卡因。局部麻醉时应注意麻醉药物勿入血管，少数患者可能对麻醉药物过敏，如发生严重过敏甚至休克，应及时处理。

二、术后并发症

（一）血肿形成

植入术后的血肿形成是与装置植入相关的最常见的并发症之一。尽管其发生常与植入技术相关，有时即使有经验的医师也难以避免。其发生的主要原因：①筋膜撕裂，在皮下组织和肌肉之间的筋膜通常少含血管，但有时也会有血管穿行其间。因此，分离或撕裂筋膜至皮下组织或肌肉都可能伤及小动脉、小静脉和毛细血管，引起出血、渗血，并在囊袋内形成血肿。②动脉出血，囊袋内的动脉出血最引人注目，其迅速发展形成血肿；严重者沿组织间隙扩展致囊袋扩大或因张力过高致缝合的切口裂开。③静脉血逆流，心力衰竭、瓦氏动作和咳嗽等可致静脉压升高，血液沿导线逆流入囊袋形成血肿。

血肿形成后便发生溶解和机化。溶解形成的小碎片增加囊袋内渗透压，致液体回流入囊袋，从而引起出血性渗出。严重者，随着出血性渗出的增加，囊袋内的张力不断升高，可致囊袋沿夹层扩展或致缝合的切口裂开。这与严重的动脉出血所致的血肿一样，都需重新手术予以纠治。

起搏器植入术后局部淤血较为常见，无论面积大小，如果不继续扩大，可只进行观察。这种情况在应用抗凝或抗血小板治疗的患者中尤易出现。阿司匹林、氯吡格雷等是常被忽视的引起淤血的药物。术中严密止血极为重要。对于服用抗凝药的患者，应等凝血酶原时间接近正常、INR控制在1.5～1.7，再进行植入手术。

血肿形成可表现为局部疼痛、肿胀隆起，触诊可有波动感。对早期的轻度血肿可采用局部压迫如沙袋加压，可使出血停止，血肿逐渐吸收；不主张引流，以防增加感染的机会，但应严密观察。

如局部囊袋很紧，皮肤肿胀、饱满，波动感明显，可在严格消毒无菌的条件下抽吸血液；但应避免重复抽吸，以免增加感染机会。但也有作者反对抽吸血肿，认为血肿是无菌的，即使注意无菌技术，还是会增加感染的机会。

囊袋血肿的再手术率为0.1%～0.5%。如经局部压迫仍不能止血且疼痛明显的严重血肿，有切口裂开的危险，应考虑尽早重新打开囊袋，清除血肿，并找到出血的血管严密结扎止血。避免长时间观察，延误处理的时机。未经处理的血肿可引起伤口裂开、起搏器移位、局部皮肤溃破和感染。

（二）感染

起搏器植入术后感染的发生率应<2%，大规模资料的感染发生率<1%。感染的发生多与以下因素有关：①手术时无菌操作不严格，切口或起搏系统污染；②手术时间过长；③脉冲发生器过大、囊袋过小，造成局部压迫缺血或磨破皮肤；④囊袋内血肿形成为细菌繁殖创造了条件。术中认真、规范的手术操作和贯穿始终的无菌观念，对于避免感染至关重要。对于术前、术后预防性应用抗生素尚有争议。多数研究表明，预防性应用抗生素患者与未用抗生素患者的感染发生率并无差别，临床实践中，可根据具体情况处理。

起搏系统的感染应尽早发现和正确处理，其表现如下：①起搏器囊袋的局部炎症和脓肿形成;②起搏系统部分磨破皮肤并继发感染;③发热和血培养阳性伴或不伴其他部位感染灶。

临床上最常见的是脉冲发生器周围的局部感染,脓毒症并不多见。术后早期感染多由金黄色葡萄球菌引起,多发生于植入术后的数周内,常伴有发热和全身症状,多与局部脓液积聚有关。后期的感染多系表皮葡萄球菌所致,可发生于植入后数月至数年,发展较隐匿,常无发热和全身症状。Hayes 等认为,对于这两种细菌所致的感染,均应取出整个起搏系统包括脉冲发生器和导线,方能控制感染。早期和晚期的感染也可由其他细菌引起(包括真菌)。1/3～1/2 的感染发生于新植入者,其余的发生于再次手术行脉冲发生器更换和导线重新植入者。

感染发生后,细菌可黏附于起搏系统(如导线)的表面形成菌落,其表面覆盖的分泌物具有防止机体和抗菌药物攻击的作用。因此,单用抗生素治疗常难以奏效,最彻底的解决方法是将起搏系统全部取出。感染的起搏器取出后如何处理尚存争议。一种是起搏器取出后立即在远离感染的部位重新植入新的起搏系统;另一种方法是先取出感染的起搏系统,如果需要,即行临时起搏术,待感染基本控制后在对侧植入新的起搏系统。

导线感染所致的结果,可轻至局部皮肤溃破形成窦道,重至危及生命的全身感染(败血症)。如不拔除导线,持续感染所致的死亡率可高达 66%。因此,即使在老年的高危患者,如果必要也应行导线拔除术(包括开胸拔除导线)。

(三)皮肤粘连和溃破

1.脉冲发生器与皮肤粘连

强烈提示感染,囊袋可能保不住。如果皮肤接近磨破(太薄,甚至近乎透明),应紧急处理,一旦皮肤溃破则感染难以避免。发生皮肤粘连前,起搏器可以轻轻移动,此时如无感染,清创并重新缝置囊袋,多可获成功。原位置和原起搏器也可重新使用。皮肤粘连发生后,炎症反应随之发生;同时,细菌穿过皮肤污染囊袋。因此,皮肤发生粘连后,囊袋的处理原则同溃破。

2.溃破

溃破是指囊袋表面的皮肤失去完整性致起搏器系统外露的现象。尽管皮肤溃破常发生于起搏器植入术后很长时间,但常与植入技术有关。皮肤溃破并不常见,常由以下因素引起:①起搏器囊袋无痛性感染;②手术时囊袋制作过小;③起搏器植入过于表浅,尤其是在儿童和瘦小的成人,这些人缺少皮下脂肪,即使囊袋足够大,局部皮肤仍显“紧张”;④起搏器植入过于靠近腋窝侧。感染是溃破最常见的原因,其他原因较少见。当溃破发生时,对原植入部位的外科修复是唯一的选择。如伴感染,整个起搏系统包括脉冲发生器和导线必须被取出;然后,在远离感染的清洁部位重新植入新的起搏系统;如不伴感染,可以对原植入位置进行修复,扩大囊袋,修复皮肤使其满意覆盖。即使没有脓性分泌物,感染也可能存在;因此,应在术前细菌培养阴性后方可行囊袋修复。

(四)导线移位和微移位

导线移位是经静脉植入起搏器最常见的并发症。随着起搏工程技术的发展,导线的结构和功能得到不断的改进,导线的移位率明显降低。一般认为,对于心室导线来说,因各种原因需再次放置导线的比率应<2%;心房导线应<3%。导线移位可分为完全移位和微移位。完全移位在 X 线下可以发现导线离开原植入位置,心电图可见不起搏及不感知现象。微移位在 X 线检查时不易发现,心电图可显示起搏和/或感知不良,程控仪检查时可发现导线阻抗明显增高。导线移位的发生与导线的设计、心内膜结构光滑、过早活动的等因素有关,但与植入者的经验关系更大。

(五)疼痛

起搏器植入部位会有局部不适,通常会逐渐减轻,一般给予镇痛药如乙酰氨基酚即可缓解。偶尔,有些患者会主诉囊袋内或附近疼痛,且程度可能较严重。最坏的情况是切口正常愈合过程的患者,剧烈体力活动诱发疼痛。这类患者植入术后疼痛缓解常需较长的时间。如体力活动诱发局部疼痛,调整用力体位则可缓解疼痛。嘱患者继续活动,疼痛快速复现。

长期疼痛并不正常,如患者主诉长期疼痛应认真对待。胸壁疼痛可能伴其他症状,如慢性胸壁疼痛或致肌肉痉挛、颈部肌肉痉挛可致胸腔出口综合征、胸大肌痉挛可致手臂运动不适和其在肱骨附着处局部的触痛。

疼痛的诊断主要依据病史和体格检查,尚缺乏精确的辅助检查手段。疼痛的原因包括神经受累、瘢痕组织的炎症、脉冲发生器的移位和肌肉-骨骼系统的损伤。

与体力活动无关的疼痛可能是神经受累所致;由于探查难以发现受累的神经,最好的解决方法是取出脉冲发生器和导线,重新植入到对侧。瘢痕组织的炎症通常是明显的,常呈明显的红色并伴触痛。使用激素减轻炎症反应,可最终缓解症状。与肌肉-骨骼系统损伤相关的疼痛主要是最初缝制囊袋的位置和脉冲发生器移位所致,囊袋过于靠近三角肌-胸大肌肌间沟,致脉冲发生器损伤毗邻组织是常见的原因,可通过触诊和向正中移动手臂诱发疼痛确诊。与脉冲发生器移位有关的疼痛并非移位本身所致,而是移位致新的解剖位置损伤的结果。如肋骨和肋骨-软骨交界处的损伤是最常见的原因。在其他部位重新制作皮下或胸大肌下囊袋是有效的解决办法。胸大肌损伤的另一个原因是局部缝合、撕裂或破溃的结果。绝大多数患者表现为典型的肌肉痉挛痛,胸大肌肱骨附着端触痛;颈部肌肉痉挛也并非少见。随着肌肉损伤的愈合,疼痛逐渐消失。

(六)体外电磁干扰(electromagnetic interference,EMI)

起搏器和其他电子仪器一样也可能受到体外电磁干扰。尽管随着起搏工艺的提高,现代起搏器的屏蔽功能已大为提高,但从谨慎角度来讲,实际生活中还是应该重视。

目前所知可能产生 EMI 的有射频消融术、电灼术、电除颤术、体外碎石术、磁共振成像术、放射性治疗、经皮神经刺激术及雷达、电弧焊机、电按摩器等。

当起搏器发生 EMI 抑制可能引起心动过缓,表现为头晕、乏力,甚至晕厥。应快速终止 EMI 或迅速撤离该场所。如因医疗关系必须接受该诊断或治疗措施时,可将起搏器程控为 VOO 或 DOO 方式解决。

(七)肌电干扰

肌电干扰较 EMI 更为普遍,单极起搏系统容易受到影响。骨骼肌(胸大肌)等肌电干扰的发生率可达 30%~85%,但出现症状的只占 15%~20%。诊断方法:①详细询问病史,如植入起搏器后是否有头晕、乏力、黑矇、晕厥症状及症状发生前后的活动状况;②心电监测下行肌电干扰试验,如使患者双手掌对推或推墙壁、左手压右肩或右手压左肩、仰卧位双手支撑起坐和乏氏动作等,如试验过程中一过性的电脉冲不发放,患者出现相关症状,可将脉冲发生器程控为触发式(如 AAT、VVT)或非同步方式,如仍有症状,可行动态心电图检查以助诊断。对具极性程控功能的起搏器,如导线为双极的,将原设的单极程控为双极可能解决肌电干扰问题。

(八)肌肉刺激

肌肉刺激是单极起搏系统可能发生的问题,此时脉冲发生器为阳极,刺激附近的骨骼肌可引起局部肌肉跳动,给患者带来不适和烦恼;而双极起搏系统则不会发生。脉冲发生器带棱角,体积小,容易发生此并发症。肌肉跳动的原因可能与脉冲发生器外壳绝缘不良、导线绝缘层破损或输出电压过高引起漏电所致。通过降低输出电压或给脉冲发生器装上绝缘套可解决问题。

(九)电池提前耗竭

电池耗竭是预期会发生的,由于脉冲发生器的能量供应是消耗性的,因此大多数情况下不应归于并发症。但如果脉冲发生器电池耗竭比预期寿命提前出现,则应当查明原因。电池提前耗竭可能是程控为不必要的高输出或由于导线完整性丧失导致过量电流外漏所致;少数也可能与电路障碍有关。

如果电池耗竭非常严重,不能单靠程控脉冲发生器来解决。电池耗竭晚期程控起搏器,有时可致输出突然完全丧失。解决的方法是更换脉冲发生器及破损的导线。

(十)起搏频率“奔放”

这是一种危及生命的严重并发症。由于电子元件失效、电池耗竭、电路不稳等原因,脉冲发生器突然发放快而不规则的电脉冲信号,频率可达100～400次/分,常导致快速而不规则的室性心律失常如室性心动过速和心室颤动。这种并发症发生率在20世纪70年代以前曾高达2%～4%,其死亡率可达30%～40%.目前,由于起搏器电路设计的改进,这种并发症已极少发生,国外报道其发生率已降至0.04%。同时,现代起搏器由于内置安全电路,设定了上限频率限制(如140次/分)。这样,即使发生了起搏频率“奔放”现象,也多不会导致严重后果。

对于这种并发症,可通过使用程控仪将起搏输出减少至失夺获、使用磁铁置于脉冲发生器上使其转为固定频率模式等方法解决;经皮切断导线是可选用的最后一项措施,可毁坏起搏系统,如患者无有效的逸搏心律,在无紧急体外起搏或临时起搏支持下,这样处理可能因心脏停搏而致严重后果。

(十一)旋弄综合征

旋弄综合征是指植入起搏器患者有意或无意地触弄脉冲发生器,可致起搏器转位、导线扭曲,最终引起导线断裂或移位。脉冲发生器通常不受损害。旋弄综合征通常因起搏器囊袋过大或起搏器移位,使起搏器在囊袋内过于松弛所致。因此,发生这种情况应重新处理囊袋。用缝线充分固定脉冲发生器或用衣袖套固定导线于皮下筋膜,可防止这种情况的发生。也有建议将脉冲发生器放入一个合适的涤纶袋内,通过促使组织向内生长和稳定脉冲发生器,减少起搏系统的移位和扭转。

(十二)起搏器综合征

起搏系统功能正常,但却出现血流动力学障碍,患者出现明显症状或限制患者获得最佳功能状况的现象,称为起搏器综合征。起搏器综合征最初是在心室起搏模式(VVI)中发现的;后来发现只要存在房室分离,任何起搏模式都可能发生。起搏器综合征的发生率难以确定,这取决于如何定义。如果定义限于任何起搏模式所致房室分离的临床表现,则发生率在VVI起搏的患者中7%～10%。在一项DDD起搏的研究中,将患者随机分为DDD或VVI起搏模式1周,然后交换起搏方式,结果83%的患者在接受VVI起搏治疗期间存有不同程度的起搏器综合征。该试验表明,在有比较的基础上,可能会有更多的VVI起搏者能意识到起搏器综合征的存在。起搏器综合征最常见的症状有气短、头晕、乏力、颈或腹部跳动、咳嗽和焦虑。除这些症状外,尚有心室起搏时血压下降,但在窦性心律或双腔起搏时血压正常,提示血流动力学受损。

应当指出,VVIR起搏模式不能防止起搏器综合征的发生;双腔起搏模式在左心房激动明显延迟、AV间期程控的过长等情况下也有发生起搏器综合征的可能。

如发生起搏器综合征,可通过心房起搏(房室传导功能正常者)或房室延迟适当的双腔起搏来重建房室同步收缩,从而消除起搏器综合征。

(十三)起搏器介导性心动过速(pacemaker mediated tachycardia,PMT)

PMT是与起搏器相关的心律失常。如果任何原因(最常见于室性期前收缩)导致房室同步分离,则室房逆转可产生逆行P波,逆行P波如果被起搏器心房线路感知,启动AV间期以近似最大跟踪频率起搏心室;心室起搏可以再次引起室房逆转,形成持续性的快速折返环路。PMT可以通过延长心室后心房不应期(post-ventricular atrial refractory period,PVARP),使其足够长而不能感知逆传P波来预防,或通过启动起搏器的特殊程序(如程控为PMT ON),识别和终止这类心动过速。

(十四)起搏器过敏

起搏器过敏很少见,通常由脉冲发生器的保护性套袋引起;但也可能是对硅胶、聚氨酯或金属过敏。实际上,所谓的过敏往往存在不同程度的感染。因此,在诊断过敏前必须排除感染。

(十五)脉冲发生器故障

主要是元器件的故障和电池提前耗竭,可表现为频率变化、丧失夺获、感知低下、工作方式自动转换(如DDD转为VVI)等。现已十分罕见,如发生,则需要更换脉冲发生器。

(十六)导线断裂和绝缘层破裂

由于导线断裂和绝缘层破裂所致的导线功能障碍多见于起搏器植入晚期。导线断裂在心脏起搏器植入的早年发生率较高,由于技术的进步现已不常见。虽然有更远部位的报道,但导线断裂通常还是发生在脉冲发生器附近或其进入静脉的位置即受压点。直接外伤可损坏导线,但较少见。导线断裂后通常需要更换以恢复起搏功能。如果是双极导线断裂,且起搏器极性可程控,可以将其程控为单极而恢复起搏,但这仅仅是权宜之计,不能代替导线的更换。

绝大多数永久起搏导线以聚氨酯和硅胶作为绝缘材料。在20世纪80年代早期,由于几种特定的聚氨酯导线早期出现故障,引起了人们对聚氨酯导线长期性能的担忧。在这类导线中,仅发现几种特定的导线存在制造方面的问题,并不代表所有聚氨酯导线都有问题。也有聚氨酯导线在受压部位发生绝缘层破裂的报道。经锁骨下静脉穿刺植入的导线尤其容易在肋骨-锁骨间隙造成挤压损伤。导线固定结扎部位即使有保护外套,也容易损坏绝缘层。双极同轴导线常发生内部绝缘层破损,即导线内层两根螺旋导丝间的绝缘层破损,而非表层的外部绝缘层破裂。

(十七)传出阻滞

传出阻滞有多种定义。最普遍接受的临床定义为起搏阈值增高,通常呈进行性,而不能用影像学上的导线移位或穿孔来解释。如调整导线位置后能获得并维持正常的阈值,则传出阻滞不成立。真正的传出阻滞在植入时阈值常常良好,与通常3～6周逐渐升高而后下降并保持某一水平的情况不一样,其阈值一直维持高水平。传出阻滞不常见,似乎与心肌组织-电极界面存有异常有关。对传出阻滞的原因尚存争议,有人认为与导线设计有关;另一些人则认为是患者心肌本身对电极的过度反应所致。激素洗脱导线常能有效地防止传出阻滞。

(十八)静脉血栓形成

起搏器植入后静脉血栓形成较罕见。如果血栓累及上腔静脉、腋静脉,包绕右心房或右心室内的起搏导线则会产生一些问题,包括上腔静脉阻塞、上腔静脉综合征;上腔静脉、右心房或右心室血栓形成引起血流动力学障碍;肺动脉栓塞及锁骨下静脉血栓形成引起上肢水肿和疼痛等。

不完全阻塞或无症状的血栓形成常见,除非要更换起搏系统,通常无须临床处理。当血栓形成限制导线的静脉通路而又必须植入新导线时,有人采用静脉扩张成形术的方法解决。

如患者发生静脉血栓，可考虑采用几种治疗方法。静脉血栓最常见的表现是上肢轻度水肿、疼痛和沉重感。保守治疗包括卧床休息、抬高上肢、静脉注射肝素等，通常可以减轻症状。有报道对起搏器植入后血栓形成并出现症状者进行溶栓治疗，尽管这种方法有效，但对近期手术者有发生囊袋内出血的危险。锁骨下静脉血栓形成后长期抗凝对患者是否有利尚存争议。有的学者主张肝素治疗后继续应用华法林 3 个月，对于受累更重的血栓形成患者如上腔静脉综合征，需要其他介入治疗措施。

(十九)栓塞

肺栓塞少见，发生率为 1%～3.5%，可采用抗凝和开胸取出右心房内血栓。

(二十)药物作用

拟交感神经药物如肾上腺素、麻黄碱、异丙肾上腺素等和类固醇皮质激素可降低起搏阈值，而Ⅰa、Ⅰc 类药抗心律失常药物则可增高起搏阈值。此外，高钾血症也可使起搏阈值增高。

(张华丽)

第五章　冠状动脉粥样硬化性心脏病

第一节　动脉粥样硬化

动脉粥样硬化是西方发达国家的流行性疾病，随着我国人民生活水平提高和饮食习惯的改变，该病亦成为我国的主要死亡原因。动脉粥样硬化始发于儿童时代而持续进展，通常在中年或中老年出现临床症状。由于动脉粥样硬化斑块表现为脂质和坏死组织的聚集，因此以往被认为是一种退行性病变。目前认为本病变是多因素共同作用的结果，首先是局部平滑肌细胞、巨噬细胞及T淋巴细胞的聚集；其次是包括胶原、弹力纤维及蛋白多糖等结缔组织基质和平滑肌细胞的增生；再者是脂质积聚，其中主要含胆固醇结晶及游离胆固醇和结缔组织，粥样硬化斑块中脂质及结缔组织的含量决定斑块的稳定性以及是否易导致急性缺血事件的发生。

一、病因与发病机制

本病的病因尚不完全清楚，大量的研究表明本病是多因素作用所致，这些因素称为危险因素。

（一）病因

1.血脂异常

血脂在血液循环中以脂蛋白形式转运，脂蛋白分为乳糜微粒、极低密度脂蛋白（VLDL）、低密度脂蛋白（LDL）、中等密度脂蛋白（IDL）及高密度脂蛋白（HDL）。各种脂蛋白导致粥样硬化的危险程度不同：富含三酰甘油（TG）的脂蛋白如乳糜微粒和VLDL被认为不具有致粥样硬化的作用，但它们脂解后的残粒如乳糜微粒残粒和IDL能导致粥样硬化。现已明确VLDL代谢终末产物LDL及脂蛋白(a)[Lp(a)]能导致粥样硬化，而HDL则有心脏保护作用。

血脂异常是指循环血液中的脂质或脂蛋白的组成成分浓度异常，可由遗传基因和/或环境条件引起，使循环血浆中脂蛋白的形成、分解和清除发生改变，血液中的脂质主要包括总胆固醇（TC）和TG。采用3-羟甲基戊二酰辅酶A（HMG-CoA）还原酶抑制剂（他汀类）降低血脂，可以使各种心血管事件的危险性降低30%。其中心肌梗死危险性下降60%左右。调整血脂治疗后还可能使部分粥样硬化病灶减轻或消退。

2.高血压

无论地区或人种，血压和心脑血管事件危险性之间的关系连续一致，持续存在并独立于其他危险因素。年龄在40～70岁，收缩压在15.3～24.7 kPa(115～185 mmHg)、舒张压在10.0～15.3 kPa(75～115 mmHg)的个体，收缩压每增加2.7 kPa(20 mmHg)，舒张压每增加1.3 kPa(10 mmHg)，其心血管事件的危险性增加1倍，临床研究发现，降压治疗能减少35%～45%的脑卒中、20%～25%的心肌梗死。

3.糖尿病

胰岛素依赖型和非胰岛素依赖型糖尿病是冠心病的重要危险因素，在随访观察14年的Rancho Bemardo研究中，与无糖尿病者相比，非胰岛素依赖型糖尿病患者的冠心病死亡相对危险度在男性是1.9，在女性是3.3。糖尿病患者中粥样硬化发生较早并更为常见，大血管疾病也是糖尿病患者的主要死亡原因，冠心病、脑血管疾病和周围血管疾病在成年糖尿病患者的死亡原因中占75%～80%。

4.吸烟

Framingham心脏研究结果显示，平均每天吸烟10支，能使男性心血管病死率增加18%，女性心血管病死率增加31%。此外，对有其他易患因素的人来说，吸烟对冠心病的病死率和致残率有协同作用。

5.遗传因素

动脉粥样硬化有在家族中聚集发生的倾向，家族史是较强的独立危险因素。冠心病患者的亲属比对照组的亲属患冠心病的危险增大2.0～3.9倍，双亲中有70岁前患心肌梗死的男性发生心肌梗死的相对危险性是2.2。阳性家族史伴随的危险性增加，可能是基因对其他易患因素介导而起作用，如肥胖、高血压、血脂异常和糖尿病等。

6.体力活动减少

定期体育活动可减少冠心病事件的危险，不同职业的发病率回顾性研究表明，与积极活动的职业相比，久坐的职业人员冠心病的相对危险增加1.9。从事中等度体育活动者中，冠心病病死率比活动少的人降低1/3。

7.年龄和性别

病理研究显示，动脉粥样硬化是从婴儿期开始的缓慢发展的过程；出现临床症状多见于40岁以上的中、老年人，49岁以后进展较快；致死性心肌梗死患者中约4/5是65岁以上的老年人，高胆固醇血症引起的冠心病病死率随年龄增加而增高。本病多见于男性，男性的冠心病病死率为女性的2倍。

8.酒精

大量观察表明，适量饮酒可以降低冠心病的病死率。这种保护作用被认为与酒精对血脂及凝血因子的作用有关，适量饮酒可以升高HDL及载脂蛋白并降低纤维蛋白原浓度，另外还可抑制血小板聚集。以上都与延缓动脉粥样硬化发展、降低心脑血管疾病病死率有关。但是大量酒精摄入可导致高血压及出血性脑卒中的发生。

(二)发病机制

曾有多种学说从不同角度来阐述该病的发病机制。最早提出的是脂肪浸润学说，该学说认为血液中增高的脂质侵入动脉壁，堆积在平滑肌细胞、胶原和弹性纤维之间，引起平滑肌细胞增生。后者与来自血液的单核细胞一样可吞噬大量脂质成为泡沫细胞。脂蛋白降解而释放出胆固醇、胆固醇酯、TG和其他脂质，LDL-C还和动脉壁的蛋白多糖结合产生不溶性沉淀，都能刺激纤维组织增生，所有这些成分共同组成粥样斑块。其后又提出血小板聚集和血栓形成学说以及平滑肌细胞克隆学说。前者强调血小板活化因子(PAF)增多,使血小板黏附和聚集在内膜上,释出血栓素 A_2(TXA_2)、血小板源生长因子(PDGF),成纤维细胞生长因子(FGF)、第Ⅷ因子、血小板第 4 因子(PF4)等,促使内皮细胞损伤、LDL 侵入、单核细胞聚集、平滑肌细胞增生和迁移、成纤维细胞增生、血管收缩、纤溶受抑制等,都有利于粥样硬化形成。后者强调平滑肌细胞的单克隆性增殖,使之不断增生并吞噬脂质,形成动脉粥样硬化。

二、病理解剖

动脉粥样硬化是累及体循环系统从大型弹力型(如主动脉)到中型肌弹力型(如冠状动脉)动脉内膜的疾病。其特征是动脉内膜散在的斑块形成,严重时这些斑块也可以融合。每个斑块的组成成分不同,脂质是基本成分。内膜增厚严格地说不属于粥样硬化斑块而是血管内膜对机械损伤的一种适应性反应。

正常动脉壁由内膜、中膜和外膜 3 层构成,动脉粥样硬化斑块大体解剖上有的呈扁平的黄斑或线(脂质条纹),有的呈高起内膜表面的白色或黄色椭圆形丘(纤维脂质性斑块)。前者(脂质条纹)见于 5～10 岁的儿童,后者(纤维脂质性斑块)始见于 20 岁以后,在脂质条纹基础上形成。

根据病理解剖,可将粥样硬化斑块进程分为 6 期。

(1)第Ⅰ期(初始病变):单核细胞黏附在内皮细胞表面,并从血管腔面迁移到内皮下。

(2)第Ⅱ期(脂质条纹期):主要由含脂质的巨噬细胞(泡沫细胞)在内皮细胞下聚集而成。

(3)第Ⅲ期(粥样斑块前期):Ⅱ期病变基础上出现细胞外脂质池。

(4)第Ⅳ期(粥样斑块期):两个特征是病变处内皮细胞下出现平滑肌细胞以及细胞外脂质池融合成脂核。

(5)第Ⅴ期(纤维斑块期):在病变处脂核表面有明显结缔组织沉着形成斑块的纤维帽。有明显脂核和纤维帽的斑块为Ⅴa 型病变(图 5-1);有明显钙盐沉着的斑块为Ⅴb 型病变;主要由胶原和平滑肌细胞组成的病变为Ⅴc 型病变。

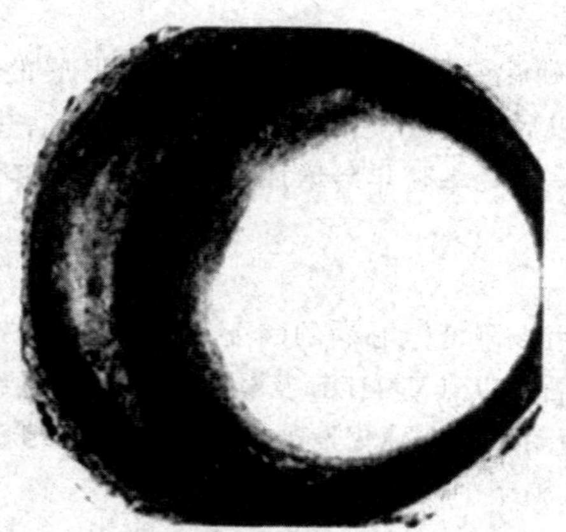

图 5-1　动脉粥样硬化Ⅴa 型病变

可见薄纤维帽和较大的脂核

(6)第Ⅵ期(复杂病变期):此期又分为 3 个亚型。Ⅵa 型病变为斑块破裂或溃疡,主要由Ⅳ期和Ⅴa 型病变破溃而形成;Ⅵb 型病变为壁内血肿,是由斑块内出血所致;Ⅵc 型病变指伴血栓形成的病变,多由于在Ⅵa 型病变的基础上并发血栓形成,可导致管腔完全或不完全堵塞。

三、临床表现

根据粥样硬化斑块的进程可将其临床过程分为 4 期。

(一)无症状期或隐匿期

其过程长短不一,对应于Ⅰ～Ⅲ期病变及大部分Ⅳ期和Ⅴa 型病变,粥样硬化斑块已形成,但尚无管腔明显狭窄,因此无组织或器官受累的临床表现。

(二)缺血期

由于动脉粥样硬化斑块导致管腔狭窄、器官缺血所产生。对应于Ⅴb 和Ⅴc 及部分Ⅴa 型病变。根据管腔狭窄的程度及所累及的靶器官不同,所产生的临床表现也有所不同。冠状动脉狭窄导致心肌缺血可表现为心绞痛,长期缺血可导致心肌冬眠及纤维化。肾动脉狭窄可引起顽固性高血压和肾功能不全。在四肢动脉粥样硬化中以下肢较为多见,尤其是腿部动脉。由于血供障碍,引起下肢发凉、麻木和间歇性跛行,即行走时发生腓肠肌麻木、疼痛以至痉挛,休息后消失,再走时又出现,严重时可持续性疼痛,下肢动脉尤其是足背动脉搏动减弱或消失。其他内脏器官血管狭窄可产生靶器官缺血的相应症状。

(三)坏死期

由于动脉管腔堵塞或血管腔内血栓形成而产生靶器官组织坏死的一系列症状。冠状动脉闭塞表现为急性心肌梗死。下肢动脉闭塞可表现为肢体的坏疽。

(四)纤维化期

组织坏死后可经纤维化愈合,但不少患者可不经坏死期而因长期缺血进入纤维化期,而在纤维化期的患者也可发生缺血期的表现。靶器官组织纤维化、萎缩而引起症状。心脏长期缺血纤维化,可导致心脏扩大、心功能不全、心律失常等表现。长期肾脏缺血可导致肾萎缩并发展为肾衰竭。

主动脉粥样硬化大多数无特异症状,叩诊时可发现胸骨柄后主动脉浊音区增宽,主动脉瓣区第二心音亢进而带金属音调,并有收缩期杂音。收缩期血压升高,脉压增宽,桡动脉触诊可类似促脉。X 线检查可见主动脉结向左上方凸出,主动脉影增宽和扭曲,有时可见片状或弧状钙质沉着阴影。主动脉粥样硬化还可形成主动脉瘤,以发生在肾动脉开口以下的腹主动脉处最为多见,其次在主动脉弓和降主动脉。腹主动脉瘤多在体检时因见腹部有搏动性肿块而发现,腹壁上相应部位可听到杂音,股动脉搏动可减弱。胸主动脉瘤可引起胸痛、气急、吞咽困难、咯血、声带因喉返神经受压导致声音嘶哑、气管移位或受压、上腔静脉或肺动脉受压等表现。X 线检查可见相应部位血管影增大。

四、实验室检查

(一)实验室检查

本病尚缺乏敏感而又特异的早期实验室诊断方法。血液检查有助于危险因素如脂质或糖代谢异常的检出,其中的脂质代谢异常主要表现为 TC 增高、LDL-C 增高、HDL-C 降低、TG 增高、Apo-A 降低、Apo-B 和 Lp(a)增高。部分动脉的病变(如颈动脉、下肢动脉、肾动脉等)可经体表超声检测到。X 线平片检查可发现主动脉粥样硬化所导致的血管影增宽和钙化等表现。

(二)特殊检查

CT 或磁共振成像有助于判断脑动脉的功能情况及脑组织的病变情况。电子束 CT 根据钙化的检出，来评价冠状动脉病变，而随着技术的进步，多排螺旋 CT 血管造影技术已被广泛用于无创性地评价动脉的病变，包括冠状动脉。静息和负荷状态下的放射性核素心脏检查、超声心动图检查、ECG 检查及磁共振技术，有助于诊断冠状动脉粥样硬化所导致的心肌缺血。数字减影血管造影（DSA）可显示动脉粥样硬化病变所累及的血管如冠状动脉、脑动脉、肾动脉、肠系膜动脉和四肢动脉的管腔狭窄或动脉瘤样病变以及病变的所在部位、范围和程度，有助于确定介入治疗或外科治疗的适应证和选择施行手术的方式。血管内超声显像（IVUS）和光学相干断层扫描（OCT）是侵入性检查方法，可直接观察粥样硬化病变，了解病变的性质和组成，因而对病变的检出更敏感和准确。血管镜检查在识别粥样病变基础上的血栓形成方面有独特的应用。

五、诊断和鉴别诊断

本病的早期诊断相当困难。当粥样硬化病变发展引起管腔狭窄甚至闭塞或血栓形成，从而导致靶器官出现明显病变时，诊断并不困难。年长患者有血脂异常，动脉造影发现血管狭窄性病变，应首先考虑诊断本病。主动脉粥样硬化引起的主动脉变化和主动脉瘤，需与梅毒性主动脉炎和主动脉瘤鉴别，胸片发现主动脉影增宽还应与纵隔肿瘤相鉴别。其他靶器官的缺血或坏死表现需与其他原因的动脉病变所引起者相鉴别。冠状动脉粥样硬化引起的心绞痛和心肌梗死，需与其他原因引起的冠状动脉病变如冠状动脉炎、冠状动脉畸形、冠状动脉栓塞等相鉴别。心肌纤维化需与其他心脏病特别是原发性扩张型心肌病相鉴别。肾动脉粥样硬化所引起的高血压，需与其他原因的高血压相鉴别，肾动脉血栓形成需与肾结石相鉴别。四肢动脉粥样硬化所产生的症状，需与多发性动脉炎等其他可能导致动脉病变的原因鉴别。

六、防治和预后

首先应积极预防其发生，如已发生应积极治疗，防止病变发展并争取逆转。已发生器官功能障碍者，应及时治疗，防止其恶化，延长患者寿命。血运重建治疗可恢复器官的血供，其效果取决于可逆性缺血的范围和残存的器官功能。

（一）一般预防措施

1.发挥患者的主观能动性配合治疗

经过防治，本病病情可得到控制，病变可能部分消退，患者可维持一定的生活和工作能力。此外，病变本身又可以促使动脉侧支循环的形成，使病情得到改善。因此说服患者耐心接受长期的防治措施至关重要。

2.合理的膳食

（1）膳食总热量不能过高，以维持正常体重为度，40 岁以上者尤应预防发胖。正常体重的简单计算方法：身高（cm）－105＝体重（kg）；或 BMI＜24 为正常，可供参考。

（2）超过正常标准体重者，应减少每天饮食的总热量，食用低脂、低胆固醇食物，并限制摄入蔗糖及含糖食物。

（3）年过 40 岁者即使血脂无异常，也应避免经常食用过多的动物性脂肪和含胆固醇较高的食物，如肥肉、肝、脑、肾、肺等内脏，鱿鱼、墨鱼、鳗鱼、骨髓、猪油、蛋黄、蟹黄、鱼子、奶油及其制品、椰子油、可可油等。如血 TC、TG 等增高，应食用低胆固醇、低动物性脂肪食物，如鱼肉、鸡肉、各种瘦肉、蛋白、豆制品等。

（4）已确诊有冠状动脉粥样硬化者，严禁暴饮暴食，以免诱发心绞痛或心肌梗死。合并有高血压或心衰者，应同时限制盐的摄入。

(5)提倡饮食清淡，多食富含维生素C(如新鲜蔬菜、瓜果)和植物蛋白(如豆类及其制品)的食物，在可能条件下，尽量以豆油、菜籽油、麻油、玉米油、茶油、米糠油、红花油等为食用油。

3.适当的体力劳动和体育锻炼

一定的体力劳动和体育活动对预防肥胖、锻炼循环系统的功能和调整血脂代谢均有益，是预防本病的积极措施。体力活动量根据个体的身体情况、体力活动习惯和心脏功能状态来规定，以不过多增加心脏负担和不引起不适感觉为原则。体育活动要循序渐进，不宜勉强做剧烈活动；对老年人提倡散步、做保健体操、打太极拳等。

4.合理安排工作和生活

生活要有规律，保持乐观、愉快的情绪，避免过度劳累和情绪激动，注意劳逸结合，保证充分睡眠。

5.积极治疗与本病有关的一些疾病

与本病有关的一些疾病包括高血压、肥胖症、高脂血症、痛风、糖尿病、肝病、肾病综合征和有关的内分泌病等。不少学者认为，本病的预防措施应从儿童期开始，即儿童也应避免摄食过量高胆固醇、高动物性脂肪的饮食，防止肥胖。

(二)药物治疗

1.降血脂药

降血脂药又称调脂药物，血脂异常的患者，经上述饮食调节和进行体力活动后仍未正常者，可按血脂的具体情况选用下列调血脂药物。

(1)HMG-CoA还原酶抑制剂(他汀类药物)：HMG-CoA还原酶是胆固醇合成过程中的限速酶，他汀类药物部分结构与HMG-CoA结构相似，可和HMG-CoA竞争酶的活性部位，从而阻碍HMG-COA还原酶的作用，因而抑制胆固醇的合成，血胆固醇水平降低。细胞内胆固醇含量减少又可刺激细胞表面LDL受体合成增加，从而促进LDL、VLDL通过受体途径代谢降低血清LDL含量。常见的不良反应有乏力、胃肠道症状、头痛和皮疹等，少数病例出现肝功能损害和肌病的不良反应，也有横纹肌溶解症致死的个别报道，长期用药要注意监测肝、肾功能和肌酸激酶。常用制剂有洛伐他汀20～40 mg，普伐他汀20～40 mg，辛伐他汀10～40 mg，氟伐他汀40～80 mg，阿托伐他汀10～40 mg，瑞舒伐他汀5～20 mg，均为每天1次。一般他汀类药物的安全性高和耐受性好，其疗效远远大于产生不良反应的风险，但对高龄、低体重、基础肾功能不全及严重心功能不全者应密切监测。

(2)氯贝丁酯类：又称贝丁酸或纤维酸类。其降血TG的作用强于降总胆固醇，并使HDL-C增高，且可减少组织胆固醇沉积。可选用以下药物：非诺贝特100 mg，3次/天，其微粒型制剂200 mg，1次/天；吉非贝齐(吉非罗齐)600 mg，2次/天；苯扎贝特200 mg，2～3次/天；环丙贝特50～100 mg，1次/天。这类药物有降低血小板黏附性、增加纤维蛋白溶解活性和减低纤维蛋白原浓度、削弱凝血的作用，与抗凝药合用时，要注意抗凝药的用量。少数患者有胃肠道反应、皮肤发痒和荨麻疹以及一过性血清转氨酶增高和肾功能改变。宜定期检查肝、肾功能。

(3)烟酸类：烟酸口服，3次/天，每次剂量从0.1 g逐渐增加到最大量1.0 g，有降低血三酰甘油和总胆固醇、增高HDL-C及扩张周围血管的作用。可引起皮肤潮红和发痒、胃部不适等不良反应，故不易耐受；长期应用还要注意检查肝功能。同类药物有阿昔莫司(吡莫酸)，口服250 mg，3次/天，不良反应较烟酸少，适用于血TG水平明显升高、HDL-C水平明显低者。

(4)胆酸螯合树脂类:为阴离子交换树脂,服后吸附肠内胆酸,阻断胆酸的肠肝循环,加速肝中胆固醇分解为胆酸,与肠内胆酸一起排出体外而使血 TC 下降。常用的有:考来烯胺(消胆胺)4～5 g,3 次/天;考来替泊 4～5 g,3～4 次/天。胆酸螯合树脂类药物可引起便秘等肠道反应,近年采用微粒型制剂,不良反应减少,患者较易耐受。

(5)其他调节血脂药:①普罗布考 0.5 g,2 次/天,有抗氧化作用并可降低胆固醇,但 HDL-C 也降低,主要的不良反应包括胃肠道反应和 Q-T 间期延长。②不饱和脂肪酸类,包括从植物油提取的亚油酸、亚油酸乙酯等和从鱼油中提取的多价不饱和脂肪酸如 EPA 和 DHA,后两者用量为 3～4 g/d。③维生素类,包括维生素 C(口服至少 1 g/d)、维生素 B_6(口服 50 mg,3 次/天)、泛酸的衍生物泛硫乙胺(口服200 mg,3 次/天)、维生素 E(口服 100 mg,3 次/天)等,其降脂作用较弱。

2.抗血小板药物

抗血小板黏附和聚集的药物,可防止血栓形成,有助于防止血管阻塞性病变病情发展。可选用的药物有以下几种。

(1)阿司匹林:主要抑制 TXA_2 的生成,较少影响前列环素的产生,建议剂量 50～300 mg/d。

(2)氯吡格雷或噻氯匹定:通过 ADP 受体抑制血小板内 Ca^{2+} 活性,并抑制血小板之间纤维蛋白原桥的形成,氯吡格雷 75 mg/d,噻氯匹定 250 mg,1～2 次/天,噻氯匹定有骨髓抑制的不良反应,应随访血常规,已较少使用。

(3)血小板糖蛋白Ⅱb/Ⅲa(GPⅡb/Ⅲa)受体阻滞剂,能通过抑制血小板 GPⅡb/Ⅲa 受体与纤维蛋白原的结合而抑制血小板聚集和功能,静脉注射制剂有阿昔单抗、替罗非班等,主要用于 ACS 患者,口服制剂的疗效不肯定。

(4)双嘧达莫 50 mg,3 次/天,可使血小板内环磷酸腺苷增高,抑制 Ca^{2+} 活性,可与阿司匹林合用。

(5)西洛他唑是磷酸二酯酶抑制剂,50～100 mg,2 次/天。

(三)预后

本病的预后随病变部位、程度、血管狭窄发展速度、受累器官受损情况和有无并发症而不同。重要器官如脑、心、肾动脉病变导致脑卒中、心肌梗死或肾衰竭者,预后不佳。

(张　凯)

第二节　急性冠状动脉综合征

急性冠状动脉综合征(ACS)指心血管疾病中急性发病的临床类型,包括 ST 段抬高型心肌梗死(STEMI)、非 ST 段抬高型心肌梗死(NSTEMI)和不稳定型心绞痛(UA)。近年又将前者称为 ST 段抬高型 ACS,约占 1/4(包括小部分变异型心绞痛),后两者合称为非 ST 段抬高型 ACS,约占 3/4。它们主要涵盖了以往分类中的 Q 波型急性心肌梗死(AMI)、非 Q 波型 AMI 和不稳定型心绞痛。

一、不稳定型心绞痛和非 ST 段抬高型心肌梗死

UA 指介于稳定型心绞痛和急性心肌梗死之间的临床状态,包括了除稳定型劳力性心绞痛

以外的初发型、恶化型劳力性心绞痛和各型自发性心绞痛。它是在粥样硬化病变的基础上，发生了冠状动脉内膜下出血、斑块破裂、破损处血小板与纤维蛋白凝集形成血栓、冠状动脉痉挛及远端小血管栓塞引起的急性或亚急性心肌供氧减少所致。它是 ACS 中的常见类型。若 UA 伴有血清心肌坏死标志物明显升高，此时可确立 NSTEMI 的诊断。

(一)发病机制

ACS 有着共同的病理生理学基础，即在冠状动脉粥样硬化的基础上，粥样斑块松动、裂纹或破裂，使斑块内高度致血栓形成的物质暴露于血流中，引起血小板在受损表面黏附、活化、聚集，形成血栓，导致病变血管完全性或非完全性闭塞。冠脉病变的严重程度，主要取决于斑块的稳定性，与斑块的大小无直接关系。不稳定斑块具有如下特征：脂质核较大，纤维帽较薄，含大量的巨噬细胞和 T 淋巴细胞，血管平滑肌细胞含量较少。UA/NSTEMI 的特征是心肌供氧和需氧之间平衡失调，目前发现其最常见病因是心肌血流灌注减少，这是由于粥样硬化斑块破裂发生的非阻塞性血栓导致冠状动脉狭窄所致。血小板聚集和破裂斑块碎片导致的微血管栓塞，使得许多患者的心肌标志物释放。其他原因包括动力性阻塞(冠状动脉痉挛或收缩)、进行性机械性阻塞、炎症和/或感染、继发性 UA 即心肌氧耗增加或氧输送障碍的情况(包括贫血、感染、甲状腺功能亢进、心律失常、血液高黏滞状态或低血压等)，实际上这 5 种病因相互关联。

(二)病理解剖

冠状动脉病变或粥样硬化斑块的慢性进展，即使可导致冠状动脉严重狭窄甚至完全闭塞，由于侧支循环的逐渐形成，通常不一定产生心肌梗死。若冠状动脉管腔未完全闭塞，仍有血供，临床上表现为 NSTEMI 即非 Q 波型心肌梗死或 UA，心电图仅出现 ST 段持续压低或 T 波倒置。如果冠脉闭塞时间短，累计心肌缺血＜20 分钟，组织学上无心肌坏死，也无心肌酶或其他标志物的释出，心电图呈一过性心肌缺血改变，临床上就表现为 UA；如果冠脉严重阻塞时间较长，累计心肌缺血＞20 分钟，组织学上有心肌坏死，血清心肌坏死标志物也会异常升高，心电图上呈持续性心肌缺血改变而无 ST 段抬高和病理性Q 波出现，临床上即可诊断为 NSTEMI 或非 Q 波型心肌梗死。NSTEMI 虽然心肌坏死面积不大，但心肌缺血范围往往不小，临床上依然很高危；这可以是冠状动脉血栓性闭塞已有早期再通，或痉挛性闭塞反复发作，或严重狭窄的基础上急性闭塞后已有充分的侧支循环建立的结果。NSTEMI 时的冠脉内附壁血栓多为白血栓；也可能是由斑块成分或血小板血栓向远端栓塞所致。

(三)临床表现

(1)静息时或夜间发生心绞痛常持续 20 分钟以上。

(2)新近发生的心绞痛(病程在 2 个月内)且程度严重。

(3)近期心绞痛逐渐加重(包括发作的频度、持续时间、严重程度和疼痛放射到新的部位)。发作时可有出汗、皮肤苍白湿冷、恶心、呕吐、心动过速、呼吸困难、出现第三心音或第四心音等表现。而原来可以缓解心绞痛的措施此时变得无效或不完全有效。UA 患者中约 20% 发生 NSTEMI 需通过血肌肌钙蛋白和心肌酶检查来判定。UA 和 NSTEMI 患者中很少有严重的左心室功能不全所致的低血压(心源性休克)发生。

(四)危险分层

由于不同的发病机制，造成不同类型 ACS 的近、远期预后有较大的差别，因此正确识别 ACS 的高危人群并给予及时和有效的治疗可明显改善其预后，这具有重要的临床意义。对于 ACS 的危险性评估遵循以下原则：首先是明确诊断，然后进行临床分类和危险分层，最终确定治疗方案。

1.高危非ST段抬高型ACS患者的评判标准

美国心脏病学会/美国心脏病协会(ACC/AHA)将具有以下临床或心电图情况中的1条作为高危非ST段抬高型ACS患者的评判标准。

(1)缺血症状在48小时内恶化。

(2)长时间进行性静息性胸痛(>20分钟)。

(3)低血压,新出现杂音或杂音突然变化、心力衰竭,心动过缓或心动过速,年龄>75岁。

(4)心电图改变:静息性心绞痛伴一过性ST段改变(>0.05 mV),新出现的束支传导阻滞,持续性室性心动过速。

(5)心肌标志物(TnI、TnT)明显增高(>0.1 μg/L)。

2.中度危险性ACS患者的评判标准

中度危险为无高度危险特征但具备下列中的1条。

(1)既往心肌梗死、周围或脑血管疾病,或冠脉搭桥,既往使用阿司匹林。

(2)长时间(>20分钟)静息性胸痛已缓解,或过去2周内新发CCS分级Ⅲ级或Ⅳ级心绞痛,但无长时间(>20分钟)静息性胸痛,并有高度或中度冠状动脉疾病可能;夜间心绞痛。

(3)年龄>70岁。

(4)心电图改变:T波倒置>0.2 mV,病理性Q波或多个导联静息ST段压低<0.1 mV。

(5)TnI或TnT轻度升高(即<0.1 μg/L,但>0.01 μg/L)。

3.低度危险性ACS患者的评判标准

低度危险性为无上述高度、中度危险特征,但有下列特征。

(1)心绞痛的频率、程度和持续时间延长,诱发胸痛阈值降低,2周至2个月内新发心绞痛。

(2)胸痛期间心电图正常或无变化。

(3)心脏标志物正常。近年来,在结合上述指标的基础上,将更为敏感和特异的心肌生化标志物用于危险分层,其中最具代表性的是心肌特异性肌钙蛋白、C反应蛋白、高敏C反应蛋白(HsCRP)、脑钠肽(BNP)和纤维蛋白原。

(五)实验室检查和辅助检查

1.心电图检查

应在症状出现10分钟内进行。UA发作时心电图有一过性ST段偏移和/或波倒置;如心电图变化持续12小时以上,则提示发生NSTEMI。NSTEMI时不出现病理性Q波,但有持续性ST段压低≥0.1 mV(aVR导联有时还有V_1导联则ST段抬高),或伴对称性T波倒置,相应导联的R波电压进行性降低,ST段和T波的这种改变常持续存在。

2.心脏标志物检查

UA时,心脏标志物一般无异常增高;NSTEMI时,血CK-MB或肌钙蛋白常有明显升高。TnT或TnI及C反应蛋白升高是协助诊断和提示预后较差的指标。

3.其他

需施行各种介入性治疗时,可先行选择性冠状动脉造影,必要时行血管内超声或血管镜检查,明确病变情况。

(六)诊断

对年龄>30岁的男性和>40岁的女性(糖尿病患者更年轻)主诉符合上述临床表现的心绞

痛时应考虑ACS,但须先与其他原因引起的疼痛相鉴别。随即进行一系列的心电图和心脏标志物的检测,以判别为UA、NSTEMI抑或是STEMI。

(七)鉴别诊断

1.急性心包炎

尤其是急性非特异性心包炎,可有较剧烈而持久的心前区疼痛,心电图有ST段和T波变化。但心包炎患者在疼痛的同时或以前已有发热和血白细胞计数增高,疼痛常于深呼吸和咳嗽时加重,坐位前倾时减轻。体检可发现心包摩擦音。

2.急性肺动脉栓塞

肺动脉大块栓塞常可引起胸痛、咯血、气急和休克,但有右心负荷急剧增加的表现,如发绀、肺动脉瓣区第二心音亢进、三尖瓣区出现收缩期杂音、颈静脉充盈、肝大、下肢水肿等。发热和白细胞增多出现也较早,多在24小时内。心电图示电轴右偏,Ⅰ导联出现S波或原有的S波加深,Ⅲ导联出现Q波和T波倒置,aVR导联出现高R波,胸导联过渡区向左移,右胸导联T波倒置等。血乳酸脱氢酶总值增高,但其同工酶和肌酸磷酸激酶不增高,*D*-二聚体可升高,其敏感性高但特异性差。肺部X线检查、放射性核素肺通气-灌注扫描、CT和必要时选择性肺动脉造影有助于诊断。

3.急腹症

急性胰腺炎、消化性溃疡穿孔、急性胆囊炎、胆石症等,患者可有上腹部疼痛及休克,可能与ACS患者疼痛波及上腹部者混淆。但仔细询问病史和体格检查,不难作出鉴别。心电图检查和血清肌钙蛋白、心肌酶等测定有助于明确诊断。

4.主动脉夹层分离

以剧烈胸痛起病,颇似ACS。但疼痛一开始即达高峰,常放射到背、肋、腹、腰和下肢,两上肢血压及脉搏可有明显差别,少数有主动脉瓣关闭不全,可有下肢暂时性瘫痪或偏瘫。X线胸片示主动脉增宽,CT或MRI主动脉断层显像及超声心动图探测到主动脉壁夹层内的液体,可确立诊断。

5.其他疾病

急性胸膜炎、自发性气胸、带状疱疹等心脏以外疾病引起的胸痛,依据特异性体征、X线胸片和心电图特征不难鉴别。

(八)治疗

ACS是内科急症,治疗结局主要受是否迅速诊断和治疗的影响,因此应及早发现和及早住院,并加强住院前的就地处理。UA或NSTEMI的治疗目标是稳定斑块、治疗残余心肌缺血、进行长期的二级预防。溶栓治疗不宜用于UA或NSTEMI。

1.一般治疗

UA或NSTEMI患者应住入冠心病监护病室,卧床休息至少24小时,给予持续心电监护。病情稳定或血运重建后症状控制,应鼓励患者早期活动。下肢做被动运动可防止静脉血栓形成。活动量的增加应循序渐进。应尽量对患者进行必要的解释和鼓励,使其能积极配合治疗而又解除焦虑和紧张,可以应用小剂量的镇静剂和抗焦虑药物,使患者得到充分休息和减轻心脏负担。保持大便通畅,便时避免用力,如便秘可给予缓泻剂。有明确低氧血症或存在左心室功能衰竭时才需补充氧气。在最初2～3天,饮食应以流质食物为主,以后随着症状减轻而逐渐增加粥、面条等及其他容易消化的半流质食物,宜少量多餐,钠盐和液体的摄入量应根据汗量、尿量、呕吐量及有无心力衰竭而做适当调节。

2.抗栓治疗

抗栓治疗可预防冠状动脉进一步血栓形成、促进内源性纤溶活性溶解血栓和减少冠状动脉狭窄程度，从而可减少事件进展的风险和预防冠状动脉完全阻塞的进程。

(1)抗血小板治疗：主要药物包括以下几种。

1)环氧化酶抑制剂：阿司匹林可降低 ACS 患者的短期和长期病死率。若无禁忌证，ACS 患者入院时都应接受阿司匹林治疗，起始负荷剂量为 160～325 mg(非肠溶制剂)，首剂应嚼碎，加快其吸收，以便迅速抑制血小板激活状态，以后改用小剂量维持治疗。除非对阿司匹林过敏或有其他禁忌证外，主张长期服用小剂量 75～100 mg/d 维持。

2)二磷酸腺苷(ADP)受体拮抗剂：氯吡格雷和噻氯匹定能拮抗血小板 ADP 受体，从而抑制血小板聚集，可用于对阿司匹林不能耐受患者的长期口服治疗。氯吡格雷起始负荷剂量为 300 mg，以后 75 mg/d 维持；噻氯匹定起效较慢，不良反应较多，已少用。对于非 ST 段抬高型 ACS 患者不论是否行介入治疗，阿司匹林加氯吡格雷均为常规治疗，应联合应用 12 个月，对于放置药物支架的患者这种联合治疗时间应更长。

3)血小板膜糖蛋白Ⅱb/Ⅲa(GPⅡb/Ⅲa)受体拮抗剂：激活的 GPⅡb/Ⅲa 受体与纤维蛋白原结合，形成在激活血小板之间的桥梁，导致血小板血栓形成。阿昔单抗是直接抑制 GPⅡb/Ⅲa 受体的单克隆抗体，在血小板激活起重要作用的情况下，特别是患者进行介入治疗时，该药多能有效地与血小板表面的GPⅡb/Ⅲa受体结合，从而抑制血小板的聚集；一般使用方法是先静脉注射冲击量 0.25 mg/kg，然后10 μg/(kg・h)静脉滴注 12～24 小时。合成的该类药物还包括替罗非班和依替巴肽。以上 3 种GPⅡb/Ⅲa受体拮抗剂静脉制剂均适用于 ACS 患者急诊 PCI(首选阿昔单抗，因目前其安全性证据最多)，可明显降低急性和亚急性血栓形成的发生率，如果在 PCI 前6 小时内开始应用该类药物，疗效更好。若未行 PCI，GPⅡb/Ⅲa 受体拮抗剂可用于高危患者，尤其是心脏标志物升高或尽管接受合适的药物治疗症状仍持续存在或两者兼而有的患者。GPⅡb/Ⅲa受体拮抗剂应持续应用 24～36 小时，静脉滴注结束之前进行血管造影。

(2)抗凝治疗：除非有禁忌证(如活动性出血或已应用链激酶或复合纤溶酶链激酶)，所有患者应在抗血小板治疗的基础上常规接受抗凝治疗，抗凝治疗药物的选择应根据治疗策略以及缺血和出血事件的风险。常用抗凝药包括普通肝素、低分子肝素、磺达肝癸钠和比伐芦定。

3.抗心肌缺血治疗

(1)硝酸酯类药物：硝酸酯类药物可选择口服，舌下含服，经皮肤或经静脉给药。硝酸甘油为短效硝酸酯类，对有持续性胸部不适、高血压、急性左心衰竭的患者，在最初 24～48 小时的治疗中，静脉内应用有利于控制心肌缺血发作。先给予舌下含服 0.3～0.6 mg，继以静脉点滴，开始 5～10 μg/min，每 5～10 分钟增加 5～10 μg，直至症状缓解或平均压降低 10%但收缩压不低于 12.0 kPa(90 mmHg)。目前推荐静脉应用硝酸甘油的患者症状消失 24 小时后，就改用口服制剂或应用皮肤贴剂。药物耐受现象可能在持续静脉应用硝酸甘油 24～48 小时内出现。由于在 NSTEMI 患者中未观察到硝酸酯类药物具有减少病死率的临床益处，因此在长期治疗中此类药物应逐渐减量至停用。

(2)镇痛剂：如硝酸酯类药物不能使疼痛迅速缓解，应立即给予吗啡，10 mg 稀释成 10 mL，每次 2～3 mL静脉注射。哌替啶 50～100 mg 肌内注射，必要时 1～2 小时后再注射 1 次，以后每 4～6 小时可重复应用，注意呼吸功能的抑制。给予吗啡后如出现低血压，可仰卧或静脉滴注生理盐水来维持血压,很少需要用升压药。如出现呼吸抑制,应给予纳洛酮 0.4～0.8 mg。有使用吗啡禁忌证(低血压和既往过敏史)者,可选用哌替啶替代。疼痛较轻者可用罂粟碱,30～60 mg 肌内注射或口服。

(3)β受体阻滞剂:β受体阻滞剂可用于所有无禁忌证(如心动过缓、心脏传导阻滞、低血压或哮喘)的 UA 和 NSTEMI 患者,可减少心肌缺血发作和心肌梗死的发展。使用β受体阻滞剂的方案如下:①首先排除有心力衰竭、低血压[收缩压＜12.0 kPa(90 mmHg)]、心动过缓(心率＜60 次/分)或有房室传导阻滞(P-R 间期＞0.24 秒)的患者;②给予美托洛尔,静脉推注每次 5 mg,共 3 次;③每次推注后观察 2～5 分钟,如果心率＜60 次/分或收缩压＜13.3 kPa(100 mmHg),则停止给药,静脉注射美托洛尔的总量为 15 mg;④如血流动力学稳定,末次静脉注射后 15 分钟,开始改为口服给药,每 6 小时 50 mg,持续 2 天,以后渐增为 100 mg,2 次/天。作用极短的β受体阻滞剂艾司洛尔静脉注射 50～250 μg/(kg·min),安全而有效,甚至可用于左心功能减退的患者,药物作用在停药后 20 分钟内消失,用于有β受体阻滞剂相对禁忌证,而又希望减慢心率的患者。β受体阻滞剂的剂量应调整到患者安静时,心率为 50～60 次/分。

(4)钙通道阻滞剂:钙通道阻滞剂与β受体阻滞剂一样能有效地减轻症状。但所有的大规模临床试验表明,钙通道阻滞剂应用于 UA,不能预防急性心肌梗死的发生或降低病死率,目前仅推荐用于全量硝酸酯和β受体阻滞剂之后仍有持续性心肌缺血的患者或对β受体阻滞剂有禁忌的患者,应选用心率减慢型的非二氢吡啶类钙通道阻滞剂。对心功能不全的患者,应用β受体阻滞剂后再加用钙通道阻滞剂应特别谨慎。

(5)血管紧张素转换酶抑制剂(ACEI):近年来一些临床研究显示,对 UA 和 NSTEMI 患者,短期应用 ACEI 并不能获得更多的临床益处。但长期应用对预防再发缺血事件和死亡有益。因此除非有禁忌证(如低血压、肾衰竭、双侧肾动脉狭窄和已知的过敏),所有 UA 和 NSTEMI 患者都可选用 ACEI。

(6)调脂治疗:所有 ACS 患者应在入院 24 小时之内评估空腹血脂谱。近年的研究表明,他汀类药物可以稳定斑块,改善内皮细胞功能,因此如无禁忌证,无论血基线 LDL-C 水平和饮食控制情况如何,均建议早期应用他汀类药物,使 LDL-C 水平降至＜800 g/L。常用的他汀类药物有辛伐他汀 20～40 mg/d、普伐他汀 10～40 mg/d、氟伐他汀 40～80 mg/d、阿托伐他汀 10～80 mg/d或瑞舒伐他汀 10～20 mg/d。

4.血运重建治疗

(1)经皮冠状动脉介入术(PCI):UA 和 NSTEMI 的高危患者,尤其是血流动力学不稳定、心脏标志物显著升高、顽固性或反复发作心绞痛伴有动态 ST 段改变、有心力衰竭或危及生命的心律失常者,应早期行血管造影术和 PCI。PCI 能改善预后,尤其是同时应用 GPⅡb/Ⅲa 受体拮抗剂时。对中危患者以及有持续性心肌缺血证据的患者,PCI 可以识别致病的病变、评估其他病变的范围和左心室功能。对中高危患者,PCI 或 CABG 具有明确的潜在益处。但对低危患者,不建议进行常规的介入性检查。

(2)冠状动脉旁路移植术(CABG):对经积极药物治疗而症状控制不满意及高危患者(包括持续 ST 段压低、cTnT 升高等),应尽早(72 小时内)进行冠状动脉造影,根据下列情况选择治疗措施:①严重左冠状动脉主干病变(狭窄＞50%),应及时行外科手术治疗。②有多支血管病变,且有左心室功能不全(LVEF＜50%)或伴有糖尿病者,应进行 CABG。③有两支血管病变合并左前降支近段严重狭窄和左心室功能不全(LVEF＜50%)或无创性检查显示心肌缺血的患者,建议施行 CABG。④对 PCI 效果不佳或强化药物治疗后仍有缺血的患者,建议施行 CABG。⑤弥漫性冠状动脉远端病变的患者,不适合行 PCI 或 CABG。

二、ST 段抬高型心肌梗死

(一)病理解剖

若冠状动脉管腔急性完全闭塞,血供完全停止,导致所供区域心室壁心肌透壁性坏死,临床上表现为典型的 STEMI,即传统的 Q 波型心肌梗死。在冠状动脉闭塞后 20～30 分钟,受其供血的心肌即有少数坏死,开始了 AMI 的病理过程。1～2 小时后绝大部分心肌呈凝固性坏死,心肌间质则充血、水肿,伴多量炎性细胞浸润。以后,坏死的心肌纤维逐渐溶解,形成肌溶灶,随后渐有肉芽组织形成。坏死组织 1～2 周后开始吸收,并逐渐纤维化,在 6～8 周后进入慢性期形成瘢痕而愈合,称为陈旧性或愈合性心肌梗死。瘢痕大者可逐渐向外凸出而形成室壁膨胀瘤。梗死附近心肌的血供随侧支循环的建立而逐渐恢复。病变可波及心包出现反应性心包炎,波及心内膜引起附壁血栓形成。在心腔内压力的作用下,坏死的心壁可破裂(心脏破裂),破裂可发生在心室游离壁、乳头肌或心室间隔处。

心肌梗死时冠脉内血栓既有白血栓(富含血小板),又有红血栓(富含纤维蛋白和红细胞)。STEMI 的闭塞性血栓是白、红血栓的混合物,从堵塞处向近端延伸部分为红血栓。

(二)病理生理

1.左心室功能

冠状动脉急性闭塞时相关心肌依次发生 4 种异常收缩形式:①运动同步失调,即相邻心肌节段收缩时相不一致;②收缩减弱,即心肌缩短幅度减小;③无收缩;④反常收缩,即矛盾运动,收缩期膨出。于梗死部位发生功能异常同时,正常心肌在早期出现收缩增强。由于非梗死节段发生收缩加强,使梗死区产生矛盾运动。然而,非梗死节段出现代偿性收缩运动增强,对维持左心室整体收缩功能的稳定有重要意义。若非梗死区有心肌缺血,即“远处缺血”存在,则收缩功能也可降低,主要见于非梗死区域冠脉早已闭塞,供血主要依靠此次心肌梗死相关冠脉者。同样,若心肌梗死区心肌在此次冠脉闭塞以前就已有冠脉侧支循环形成,则对于心肌梗死区乃至左心室整体收缩功能的保护也有重要意义。

2.心室重构

心肌梗死致左心室节段和整体收缩、舒张功能降低的同时,机体启动了交感神经系统兴奋、肾素血管紧张素-醛固酮系统激活和 Frank-Starling 等代偿机制,一方面通过增强非梗死节段的收缩功能、增快心率、代偿性增加已降低的心搏量(SV)和心排血量(CO),并通过左心室壁伸展和肥厚增加左心室舒张末容积(LVEDV)进一步恢复 SV 和 CO,降低升高的左心室舒张末期压(LVEDP);但另一方面,也同时开启了左心室重构的过程。

心肌梗死发生后,左心室腔大小、形态和厚度发生变化,总称为心室重构。重构过程反过来影响左心室功能和患者的预后。重构是左心室扩张和非梗死心肌肥厚等因素的综合结果,使心室变形(球形变)。除了梗死范围以外,另两个影响左心室扩张的重要因素是左心室负荷状态和梗死相关动脉的通畅程度。左心室压力升高有导致室壁张力增加和梗死扩张的危险,而通畅的梗死区相关动脉可加快瘢痕形成,增加梗死区组织的修复,减少梗死的扩展和心室扩张的危险。

(三)临床表现

1.诱发因素

本病在春、冬季发病较多，与气候寒冷、气温变化大有关，常在安静或睡眠时发病，以清晨6时至午间12时发病最多。大约有1/2的患者能查明诱发因素，如剧烈运动、过重的体力劳动、创伤、情绪激动、精神紧张或饱餐、急性失血、出血性或感染性休克，主动脉瓣狭窄、发热、心动过速等引起的心肌耗氧增加、血供减少都可能是心肌梗死的诱因。在变异型心绞痛患者中，反复发作的冠状动脉痉挛也可发展为AMI。

2.先兆

半数以上患者在发病前数天有乏力、胸部不适，活动时心悸、气急、烦躁、心绞痛等前驱症状，其中以新发生心绞痛(初发型心绞痛)或原有心绞痛加重(恶化型心绞痛)为最突出。心绞痛发作较以往频繁、性质较剧、持续较久、硝酸甘油疗效差、诱发因素不明显；疼痛时伴有恶心、呕吐、大汗和心动过速，或伴有心功能不全、严重心律失常、血压大幅度波动等；同时心电图示ST段一过性明显抬高(变异型心绞痛)或压低，T波倒置或增高，应警惕近期内发生心肌梗死的可能。发现先兆及时积极治疗，有可能使部分患者避免发生心肌梗死。

3.症状

(1)疼痛：是最先出现的症状，疼痛部位和性质与心绞痛相同，但常发生于安静或睡眠时，疼痛程度较重，范围较广，持续时间可长达数小时或数天，休息或含用硝酸甘油片多不能缓解，患者常烦躁不安、出汗、恐惧，有濒死之感。在我国，1/6～1/3的患者疼痛的性质及部位不典型，如位于上腹部，常被误认为胃溃疡穿孔或急性胰腺炎等急腹症；位于下颌或颈部，常被误认为牙病或骨关节病。部分患者无疼痛，多为糖尿病患者或老年人，一开始即表现为休克或急性心力衰竭；少数患者在整个病程中都无疼痛或其他症状，而事后才发现患过MI。

(2)全身症状：主要是发热，伴有心动过速、白细胞增高和血细胞沉降率增快等，由坏死物质吸收所引起。一般在疼痛发生后24～48小时出现，程度与梗死范围常呈正相关，体温一般在38 ℃上下，很少超过39 ℃，持续1周左右。

(3)胃肠道症状：约1/3有疼痛的患者，在发病早期伴有恶心、呕吐和上腹胀痛，与迷走神经受坏死心肌刺激和心排血量降低组织灌注不足等有关；肠胀气也不少见；重症者可发生呃逆(以下壁心肌梗死多见)。

(4)心律失常：见于75%～95%的患者，多发生于起病后1～2周内，尤以24小时内最多见。各种心律失常中以室性心律失常为最多，尤其是室性期前收缩；如室性期前收缩频发(每分钟5次以上)，成对出现，心电图上表现为多源性或落在前一心搏的易损期时，常预示即将发生室性心动过速或心室颤动。冠状动脉再灌注后可能出现加速性室性自主心律与室性心动过速，多数历时短暂，自行消失。室上性心律失常则较少，阵发性心房颤动比心房扑动和室上性心动过速更多见，多发生在心力衰竭患者中。窦性心动过速的发生率为30%～40%，发病初期出现的窦性心动过速多为暂时性，持续性窦性心动过速是梗死面积大、心排血量降低或左心功能不全的反映。各种程度的房室传导阻滞和束支传导阻滞也较多，严重者发生完全性房室传导阻滞。发生完全性左束支传导阻滞时MI的心电图表现可被掩盖。前壁MI易发生室性心律失常。下壁(膈面)MI易发生房室传导阻滞，其阻滞部位多在房室束以上，预后较好。前壁MI而发生房室传导阻滞时，往往是多个束支同时发生传导阻滞的结果，其阻滞部位在房室束以下，且常伴有休克或心力衰竭，预后较差。

(5)低血压和休克:疼痛期血压下降常见,可持续数周后再上升,但常不能恢复以往的水平,未必是休克。如疼痛缓解而收缩压低于10.7 kPa(80 mmHg),患者烦躁不安、面色苍白、皮肤湿冷、脉细而快、大汗淋漓、尿量减少(<20 mL/h)、神志迟钝,甚至昏厥者,则为休克的表现。休克多在起病后数小时至1周内发生,见于20%的患者,主要是心源性,为心肌广泛(40%以上)坏死、心排血量急剧下降所致,神经反射引起的周围血管扩张为次要的因素,有些患者还有血容量不足的因素参与。严重的休克可在数小时内致死,一般持续数小时至数天,可反复出现。

(6)心力衰竭:主要是急性左心衰竭,可在起病最初数天内发生或在疼痛、休克好转阶段出现,为梗死后心脏舒缩力显著减弱或不协调所致,发生率为20%~48%。患者出现呼吸困难、咳嗽、发绀、烦躁等,严重者可发生肺水肿或进而发生右心衰竭的表现,出现颈静脉怒张、肝肿痛和水肿等。右心室MI者,一开始即可出现右心衰竭的表现。

4.体征

AMI时心脏体征可在正常范围内,体征异常者大多数无特征性:心脏可有轻至中度增大;心率增快或减慢;心尖区第一心音减弱,可出现第三心音或第四心音奔马律。前壁心肌梗死的早期,可能在心尖区和胸骨左缘之间扪及迟缓的收缩期膨出,是由心室壁反常运动所致,常在几天至几周内消失。有10%~20%的患者在发病后2~3天出现心包摩擦音,多在1~2天内消失,少数持续1周以上。发生二尖瓣乳头肌功能失调者,心尖区可出现粗糙的收缩期杂音;发生心室间隔穿孔者,胸骨左下缘出现响亮的收缩期杂音,常伴震颤。右心室梗死较重者可出现颈静脉怒张,深吸气时更为明显。除发病极早期可出现一过性血压增高外,几乎所有患者在病程中都会有血压降低,起病前有高血压者,血压可降至正常;起病前无高血压者,血压可降至正常以下,且可能不再恢复到起病之前的水平。

(四)并发症

并发症可分为机械性、缺血性、栓塞性和炎症性。

1.机械性并发症

(1)心室游离壁破裂:3%的MI患者可发生心室游离壁破裂,是心脏破裂最常见的一种,占MI患者死亡的10%。心室游离壁破裂常在发病1周内出现,早高峰在MI后24小时内,晚高峰在MI后3~5天。早期破裂与胶原沉积前的梗死扩展有关,晚期破裂与梗死相关室壁的扩展有关。心脏破裂多发生在第一次MI、前壁梗死、老年和女性患者中。其他危险因素包括MI急性期的高血压、既往无心绞痛和心肌梗死、缺乏侧支循环、心电图上有Q波、应用糖皮质激素或非甾体抗炎药、MI症状出现后14小时以后的溶栓治疗。心室游离壁破裂的典型表现包括持续性心前区疼痛、心电图ST-T改变、迅速进展的血流动力学衰竭、急性心包压塞和电机械分离。心室游离壁破裂也可为亚急性,即心肌梗死区不完全或逐渐破裂,形成包裹性心包积液或假性室壁瘤,患者能存活数月。

(2)室间隔穿孔:比心室游离壁破裂少见,有0.5%~2%的MI患者会发生室间隔穿孔,常发生于AMI后3~7天。AMI后,胸骨左缘突然出现粗糙的全收缩期杂音或可触及收缩期震颤,或伴有心源性休克和心力衰竭,应高度怀疑室间隔穿孔,此时应进一步作Swan-Ganz导管检查与超声心动图检查。

(3)乳头肌功能失调或断裂:乳头肌功能失调总发生率可高达50%,二尖瓣乳头肌因缺血、坏死等使收缩功能发生障碍,造成不同程度的二尖瓣脱垂或关闭不全,心尖区出现收缩中晚期喀喇音和吹风样收缩期杂音,第二心音可不减弱,可引起心力衰竭。轻症者可以恢复,其杂音可以消失。乳头肌断裂极少见，多发生在二尖瓣后内乳头肌，故在下壁 MI 中较为常见。后内乳头肌大多是部分断裂，可导致严重二尖瓣反流伴有明显的心力衰竭；少数完全断裂者则发生急性二尖瓣大量反流，造成严重的急性肺水肿，约 1/3 的患者迅速死亡。

(4)室壁膨胀瘤：或称室壁瘤。绝大多数并发于 STEMI，多累及左心室心尖部，发生率为 5%～20%。为在心室腔内压力影响下，梗死部位的心室壁向外膨出而形成。见于 MI 范围较大的患者，常于起病数周后才被发现。发生较小室壁瘤的患者可无症状与体征；但发生较大室壁瘤的患者，可出现顽固性充血性心力衰竭以及复发性、难治的致命性心律失常。体检可发现心浊音界扩大，心脏搏动范围较广泛或心尖抬举样搏动，可有收缩期杂音。

2.缺血性并发症

(1)梗死延展：指同一梗死相关冠状动脉供血部位的 MI 范围的扩大，可表现为心内膜下 MI 转变为透壁性 MI 或 MI 范围扩大到邻近心肌，多有梗死后心绞痛和缺血范围的扩大。梗死延展多发生在 AMI 后的 2～3 周内，多数原梗死区相应导联的心电图有新的梗死性改变且 CK 或肌钙蛋白升高时间延长。

(2)再梗死：指 AM 4 周后再次发生的 MI，既可发生在原来梗死的部位，也可发生在任何其他心肌部位。如果再梗死发生在 AMI 后 4 周内，则其心肌坏死区一定受另一支有病变的冠状动脉所支配。通常再梗死发生在与原梗死区不同的部位，诊断多无困难；若再梗死发生在与原梗死区相同的部位，尤其是 NSTEM 的再梗死、反复多次的灶性梗死，常无明显的或特征性的心电图改变，可使诊断发生困难，此时迅速上升且又迅速下降的酶学指标如 CK-MB 比肌钙蛋白更有价值。CK-MB 恢复正常后又升高或超过原先水平的 50%对再梗死具有重要的诊断价值。

3.栓塞性并发症

MI 并发血栓栓塞主要是指心室附壁血栓或下肢静脉血栓破碎脱落所致的体循环栓塞或肺动脉栓塞。左心室附壁血栓形成在 AMI 患者中较多见，尤其在急性大面积前壁 MI 累及心尖部时，其发生率可高达 60%左右，而体循环栓塞并不常见，国外一般发生率在 10%左右，我国一般在 2%以下。附壁血栓的形成和血栓栓塞多发生在梗死后的第 1 周内。最常见的体循环栓塞为脑卒中，也可产生肾、脾或四肢等动脉栓塞；如栓子来自下肢深部静脉，则可产生肺动脉栓塞。

4.炎症性并发症

(1)早期心包炎：发生于 MI 后 1～4 天内，发生率约为 10%。早期心包炎常发生在透壁性 MI 患者中，系梗死区域心肌表面心包并发纤维素性炎症所致。临床上可出现一过性的心包摩擦音，伴有进行性加重的胸痛，疼痛随体位而改变。

(2)后期心包炎(心肌梗死后综合征或 Dressier 综合征)发病率为 1%～3%，于 MI 后数周至数月内出现，并可反复发生。其发病机制迄今尚不明确，推测为自身免疫反应所致；而 Dressier 认为它是一种变态反应，是肌体对心肌坏死物质所形成的自身抗原的变态反应。临床上可表现为突然起病，发热，胸膜性胸痛，白细胞计数升高和血沉增快，心包或胸膜摩擦音可持续 2 周以上，超声心动图常可发现心包积液，少数患者可伴有少量胸腔积液或肺部浸润。

(五)实验室和辅助检查

1.心电图检查

(1)特征性改变：在面向透壁心肌坏死区的导联上出现以下特征性改变。①宽而深的 Q 波(病理性Q 波)。②ST 段抬高呈弓背向上型。③T 波倒置，往往宽而深，两支对称；在背向梗死区的导联上则出现相反的改变，即 R 波增高，ST 段压低，T 波直立并增高。

(2)动态性改变:①起病数小时内,可尚无异常,或出现异常高大、两支不对称的T波。②数小时后,ST段明显抬高,弓背向上,与直立的T波连接,形成单向曲线。数小时到2天内出现病理性Q波(又称Q波型MI),同时R波减低,为急性期改变。Q波在4天内稳定不变,以后70%~80%永久存在。③如不进行治疗干预,ST段抬高持续数天至2周,逐渐回到基线水平,T波则变为平坦或倒置,是为亚急性期改变。④数周至数月以后,T波呈V形倒置,两支对称,波谷尖锐,为慢性期改变,T波倒置可永久存在,也可在数月到数年内逐渐恢复。

2.心脏标志物测定

(1)血清酶学检查。以往用于临床诊断MI的血清酶学指标包括肌酸磷酸激酶(CK或CPK)及其同工酶CK-MB、天门冬酸氨基转移酶(AST,曾称GOT)、乳酸脱氢酶(LDH)及其同工酶,但因AST和IDH分布于全身许多器官,对MI的诊断特异性较差,目前临床已不推荐应用。MI发病后,血清酶活性随时相而变化。CK在起病6小时内增高,24小时内达高峰,3~4天恢复正常。

(2)心肌损伤标志物测定:在心肌坏死时,除了血清心肌酶活性的变化外,心肌内含有的一些蛋白质类物质也会从心肌组织内释放出来,并出现在外周循环血液中,因此可作为心肌损伤的判定指标。这些物质主要包括肌钙蛋白和肌红蛋白。肌钙蛋白(Tn)是肌肉组织收缩的调节蛋白,心肌肌钙蛋白(cTn)与骨骼肌中的Tn在分子结构和免疫学上是不同的,因此它是心肌所独有,具有很高的特异性。

3.放射性核素心肌显影

利用坏死心肌细胞中的钙离子能结合放射性锝焦磷酸盐或坏死心肌细胞的肌凝蛋白可与其特异性抗体结合的特点,静脉注射^{99m}Tc-焦磷酸盐或^{111}In-抗肌凝蛋白单克隆抗体进行“热点”显像;利用坏死心肌血供断绝和瘢痕组织中无血管以至^{201}Tl或^{99m}Tc-MIBI不能进入细胞的特点,静脉注射这些放射性核素进行“冷点”显像;均可显示MI的部位和范围。前者主要用于急性期,后者用于慢性期。用门电路γ闪烁显像法进行放射性核素心腔造影(常用^{99m}Tc标记的红细胞或白蛋白),可观察心室壁的运动和左心室的射血分数。有助于判断心室功能,判断梗死后造成的室壁运动失调和室壁瘤。

(六)诊断

WHO的AMI诊断标准依据典型的临床表现、特征性的心电图改变、血清心肌坏死标志物水平动态改变,3项中具备2项特别是后2项即可确诊,一般并不困难。无症状的患者,诊断较困难。凡年老患者突然发生休克、严重心律失常、心力衰竭、上腹胀痛或呕吐等表现而原因未明者,或原有高血压而血压突然降低且无原因可寻者,都应想到AMI的可能。此外有较重而持续较久的胸闷或胸痛者,即使心电图无特征性改变,也应考虑本病的可能,都宜先按AMI处理,并在短期内反复进行心电图观察和血清肌钙蛋白或心肌酶等测定,以确定诊断。当存在左束支传导阻滞图形时,MI的心电图诊断较困难,因它与STEMI的心电图变化相类似,此时,与QRS波同向的ST段抬高和至少2个胸导联ST段抬高>5 mm,强烈提示MI。一般来说,有疑似症状并新出现的左束支传导阻滞应按STEMI来治疗。无病理性Q波的心内膜下MI和小的透壁性或非透壁性或微型MI。

(七)预后

STEMI的预后与梗死范围的大小、侧支循环产生的情况、有无其他疾病并存及治疗是否及时有关。总病死率约为30%,住院病死率约为10%,发生严重心律失常、休克或心力衰竭者病死率尤高，其中休克患者病死率可高达80%。死亡多在第1周内，尤其是在数小时内。出院前或出院6周内进行负荷心电图检查，运动耐量好不伴有心电图异常者预后良好，运动耐量差者预后不良。MI长期预后的影响因素中主要为患者的心功能状况、梗死后心肌缺血及心律失常、梗死的次数和部位，以及患者的年龄、是否合并高血压和糖尿病等。AMI再灌注治疗后梗死相关冠状动脉再通与否是影响MI急性期良好预后和长期预后的重要独立因素。

（八）治疗

1.再灌注治疗

及早再通闭塞的冠状动脉，使心肌得到再灌注，挽救濒死的心肌或缩小心肌梗死的范围，是一种关键的治疗措施。它还可极有效地解除疼痛。

（1）溶栓治疗：纤维蛋白溶解（纤溶）药物被证明能减小冠脉内血栓，早期静脉应用溶栓药物能提高STEAMI患者的生存率，其临床疗效已被公认，故明确诊断后应尽早用药，来院至开始用药时间应<30分钟。而对于非ST段抬高型ACS，溶栓治疗不仅无益反而有增加AMI的倾向，因此标准溶栓治疗目前仅用于STEAMI患者。

（2）介入治疗：直接经皮冠状动脉介入术（PCI）是指AMI的患者未经溶栓治疗直接进行冠状动脉血管成形术，其中支架植入术的效果优于单纯球囊扩张术。近年试用冠脉内注射自体干细胞希望有助于心肌的修复。目前直接PCI已被公认为首选的最安全有效的恢复心肌再灌注的治疗手段，梗死相关血管的开通率高于药物溶栓治疗，尽早应用可恢复心肌再灌注，降低近期病死率，预防远期的心力衰竭发生，尤其对来院时发病时间已超过3小时或对溶栓治疗有禁忌的患者。一般要求患者到达医院至球囊扩张时间<90分钟。在适宜于做PCI的患者中，PCI之前应给予抗血小板药和抗凝治疗。

（3）冠状动脉旁路移植术（CABG）。下列患者可考虑进行急诊CABG：①实行了溶栓治疗或PCI后仍有持续的或反复的胸痛；②冠状动脉造影显示高危冠状动脉病变（左冠状动脉主干病变）；③有MI并发症如室间隔穿孔或乳头肌功能不全所引起的严重二尖瓣反流。

2.其他药物治疗

（1）抗血小板治疗：抗血小板治疗能减少STEMI患者的主要心血管事件（死亡、再发致死性或非致死性MI和卒中）的发生，因此除非有禁忌证，所有患者应给予本项治疗。

（2）抗凝治疗：除非有禁忌证，所有STEMI患者无论是否采用溶栓治疗，都应在抗血小板治疗的基础上常规接受抗凝治疗。抗凝治疗能建立和维持梗死相关动脉的通畅，并能预防深静脉血栓形成、肺动脉栓塞及心室内血栓形成。

（3）硝酸酯类药物：对于有持续性胸部不适、高血压、大面积前壁MI、急性左心衰竭的患者，在最初24～48小时的治疗中，静脉内应用硝酸甘油有利于控制心肌缺血发作，缩小梗死面积，降低短期甚至可能长期病死率。

（4）β受体阻滞剂：MI发生后最初数小时内静脉注射β受体阻滞剂可通过缩小梗死面积、降低再梗死率、降低室颤的发生率和病死率而改善预后。无禁忌证的STEMI患者应在MI发病的12小时内开始β受体阻滞剂治疗。

（5）血管紧张素转换酶抑制剂（ACEI）：近来大规模临床研究发现，ACEI如卡托普利、雷米普利、群多普利等有助于改善恢复期心肌的重构，减少AMI的病死率，减少充血性心力衰竭的发生，特别是对前壁MI或心力衰竭或心动过速的患者。因此，除非有禁忌证，所有STEMI患者都可选用ACEI。

(6)钙通道阻滞剂：非二氢吡啶类钙通道阻滞剂维拉帕米或地尔硫䓬用于急性期 STEMI，除了能控制室上性心律失常，对减少梗死范围或心血管事件并无益处。因此不建议对 STEMI 患者常规应用非二氢吡啶类钙通道阻滞剂。但非二氢吡啶类钙通道阻滞剂可用于硝酸酯和 β 受体阻滞剂之后仍有持续性心肌缺血或心房颤动伴心室率过快的患者。血流动力学表现在 Killip Ⅱ级以上的 MI 患者应避免应用非二氢吡啶类钙通道阻滞剂。

3.心力衰竭治疗

治疗取决于病情的严重性。病情较轻者，给予袢利尿剂(如静脉注射呋塞米 20～40 mg，每天 1 次或2 次)，它可降低左心室充盈压，一般即可见效。病情严重者，可应用血管扩张剂(如静脉注射硝酸甘油)以降低心脏前负荷和后负荷。治疗期间，常通过带球囊的右心导管(Swan-Ganz 导管)监测肺动脉楔压。只要体动脉收缩压持续＞13.3 kPa(100 mmHg)，即可用 ACEI。开始治疗最好给予小剂量卡托普利 3.125～6.250 mg，每 4～6 小时一次；如能耐受，则逐渐增加剂量。一旦达到最大剂量(卡托普利的最大剂量为 50 mg，每天3 次)，即用长效 ACEI(如福辛普利、赖诺普利、雷米普利)取代作为长期应用。如心力衰竭持续在 NYHA 心功能分级Ⅱ级或Ⅱ级以上，应加用醛固酮拮抗剂。

4.并发症治疗

对于有附壁血栓形成者，抗凝治疗可减少栓塞的危险，如无禁忌证，治疗开始即静脉应用足量肝素，随后给予华法林 3～6 个月，使 INR 维持在 2～3。当左心室扩张伴弥漫性收缩活动减弱、存在室壁膨胀瘤或慢性心房颤动时，应长期应用抗凝药和阿司匹林。室壁膨胀瘤形成伴左心室衰竭或心律失常时可行外科切除术。AMI 时 ACEI 的应用可减轻左心室重构和降低室壁膨胀瘤的发生率。并发心室间隔穿孔、急性二尖瓣关闭不全都可导致严重的血流动力改变或心律失常，宜积极采用手术治疗，但手术应延迟至 AMI 后 6 周以上，因此时梗死心肌可得到最大程度的愈合。如血流动力学不稳定持续存在，尽管手术死亡危险很高，也宜早期进行。急性的心室游离壁破裂外科手术的成功率极低，几乎都是致命的。假性室壁瘤是左心室游离壁的不完全破裂，可通过外科手术修补。心肌梗死后综合征严重病例必须用其他非甾体类抗炎药(NSAIDs)或皮质类固醇短程冲击治疗，但大剂量 NSAIDs 或皮质类固醇的应用不宜超过数天，因它们可能干扰 AMI 后心室肌的早期愈合。肩手综合征可用理疗或体疗。

5.康复和出院后治疗

出院后最初 3～6 周体力活动应逐渐增加。鼓励患者恢复中等量的体力活动(步行、体操、太极拳等)。如 AMI 后 6 周仍能保持较好的心功能，则绝大多数患者都能恢复其所有正常的活动。与生活方式、年龄和心脏状况相适应的有规律的运动计划可降低缺血事件发生的风险，增强总体健康状况。对患者的生活方式提出建议，进一步控制危险因素，可改善患者的预后。

(张　凯)

第三节　慢性心肌缺血综合征

慢性心肌缺血综合征主要包括慢性稳定型心绞痛、隐匿型冠心病和缺血性心肌病在内的慢性心肌缺血所致的临床类型。其中最具代表性的是稳定型心绞痛。

一、稳定型心绞痛

心绞痛是因冠状动脉供血不足，心肌发生急剧的、暂时的缺血与缺氧所引起的临床综合征，可伴心功能障碍，但没有心肌坏死。其特点为阵发性的前胸压榨性或窒息样疼痛感觉，主要位于胸骨后，可放射至心前区与左上肢尺侧面，也可放射至右臂和两臂的外侧面或颈与下颌部，持续数分钟，往往经休息或舌下含化硝酸甘油后迅速消失。

（一）分类

Braunwald 根据发作状况和机制将心绞痛分为稳定型心绞痛、不稳定型心绞痛和变异型心绞痛 3 种，而 WHO 根据心绞痛的发作性质进行如下分型。

1.劳力性心绞痛

劳力性心绞痛是由运动或其他心肌需氧量增加情况所诱发的心绞痛，包括 3 种类型。

(1)稳定型劳力性心绞痛，3 个月内心绞痛的发作频率、持续时间、诱发胸痛的劳力程度及含服硝酸酯类后症状缓解的时间保持稳定。

(2)初发型劳力性心绞痛，2 个月内初发。

(3)恶化型劳力性心绞痛，一段时间内心绞痛的发作频率增加，症状持续时间延长，含服硝酸甘油后症状缓解所需时间延长或需要更多的药物，或诱发症状的活动量降低。

2.自发性心绞痛

与劳力性心绞痛相比，疼痛持续时间一般较长，程度较重，且不易为硝酸甘油所缓解，包括 4 种类型：①卧位型心绞痛；②变异型心绞痛；③中间综合征；④梗死后心绞痛。

3.混合性心绞痛

劳力性和自发性心绞痛同时并存。

一般临床上所指的稳定型心绞痛即指稳定型劳力性心绞痛，常发生于劳力或情绪激动时，持续数分钟，休息或用硝酸酯制剂后消失。本病多见于男性，多数患者在 40 岁以上，劳力、情绪激动、饱餐、受寒、阴雨天气、急性循环衰竭等为常见诱因。本病多为冠状动脉粥样硬化引起，还可由主动脉瓣狭窄或关闭不全、梅毒性主动脉炎、风湿性冠状动脉炎、肥厚型心肌病、先天性冠状动脉畸形、心肌桥等引起。

（二）发病机制

对心脏予以机械性刺激并不引起疼痛，但心肌缺血、缺氧则引起疼痛。当冠状动脉的供血和供氧与心肌的需氧之间发生矛盾，冠状动脉血流量不能满足心肌代谢的需要，引起心肌急剧的、暂时的缺血缺氧时，即产生心绞痛。

心肌耗氧量的多少由心肌张力、心肌收缩力和心率所决定，故常用“心率×收缩压”（即二重乘积）作为估计心肌耗氧的指标。心肌能量的产生要求大量的氧供，心肌细胞摄取血液氧含量的 65％～75％，而身体其他组织则摄取 10％～25％。因此心肌平时对血液中氧的摄取比例已接近于最大，需氧量再增大时，只能依靠增加冠状动脉的血流量来提供。在正常情况下，冠状循环有很大的储备力量，其血流量可随身体的生理情况而有显著的变化：在剧烈体力活动时，冠状动脉适当地扩张，血流量可增加到休息时的 6～7 倍；缺氧时，冠状动脉也扩张，能使血流量增加 4～5 倍；动脉粥样硬化而致冠状动脉狭窄或部分分支闭塞时，其扩张性能减弱、血流量减少，且对心肌的供血量相对比较固定。心肌的血液供应减低但尚能应付心脏平时的需要，则休息时可无症状。一旦心脏负荷突然增加，如劳力、激动、左心衰等，使心肌张力增加（心腔容积增加、心室舒张末期压力增高)、心肌收缩力增加(收缩压增高、心室压力曲线的最大压力随时间变化率增加)和心率增快等致心肌耗氧量增加时,心肌对血液的需求增加;或当冠状动脉发生痉挛(吸烟过度或神经体液调节障碍,如肾上腺素能神经兴奋、TXA_2 或内皮素增多)或因暂时性血小板聚集、一过性血栓形成等,使冠状动脉血流量进一步减少或突然发生循环血流量减少(如休克、极度心动过速等),冠状动脉血流灌注量突降,心肌血液供求之间矛盾加深,心肌血液供给不足,遂引起心绞痛。严重贫血的患者,在心肌供血量虽未减少的情况下,可因血液携氧量不足而引起心绞痛。慢性稳定型心绞痛心肌缺血的主要发生机制是在心肌因冠状动脉狭窄而供血固定性减少的情况下发生耗氧量的增加。

在多数情况下,劳力诱发的心绞痛常在同一"心率×收缩压"的水平上发生。产生疼痛感觉的直接因素,可能是在缺血缺氧的情况下,心肌内积聚过多的代谢产物如乳酸、丙酮酸、磷酸等酸性物质,或类似激肽的多肽类物质,刺激心脏内自主神经的传入纤维末梢,经1～5胸交感神经节和相应的脊髓段,传至大脑,产生疼痛感觉。这种痛觉反映在与自主神经进入水平相同脊髓段的脊神经所分布的区域,即胸骨后及两臂的前内侧与小指,尤其是在左侧,而多不在心脏部位。有人认为,在缺血区内富有神经供应的冠状血管的异常牵拉或收缩,可以直接产生疼痛冲动。

(三)病理和病理生理

一般来说,至少一支冠状动脉狭窄程度>70%才会导致心肌缺血。稳定型心绞痛的患者,造影显示有1、2或3支冠状动脉狭窄>70%的病变者,分别各有25%左右、5%～10%有左冠状动脉主干狭窄,其余约15%患者无显著狭窄,可因微血管功能不全或严重的心肌桥所致的压迫导致心肌缺血。

1.心肌缺血、缺氧时的代谢与心肌改变

(1)对能量产生的影响:缺血引起的心肌代谢异常主要是缺氧的结果。在缺氧状态下,有氧代谢受限,从三磷腺苷(ATP)、肌酸磷酸(CP)或无氧糖酵解产生的高能磷酸键减少,导致依赖能源活动的心肌收缩和膜内外离子平衡发生障碍。缺氧时无氧糖酵解增强,除了产生的ATP明显减少外,乳酸和丙酮酸不能进入三羧酸循环进行氧化,生成增加,冠状静脉窦乳酸含量增高;而乳酸在短期内骤增,可限制无氧糖酵解的进行,使心肌能源的产生进一步减少,乳酸及其他酸性代谢产物积聚,可导致乳酸性酸中毒,降低心肌收缩力。

(2)心肌细胞离子转运的改变及其对心肌收缩性的影响:正常心肌细胞受激动而除极时,细胞质内释出钙离子,钙离子与原肌凝蛋白上的肌钙蛋白TnC结合后,解除了对肌钙蛋白TnI的抑制作用,促使肌动蛋白和肌浆球蛋白合成肌动球蛋白,引起心肌收缩,这就是所谓兴奋-收缩耦联作用。当心肌细胞受缺血、缺氧损害时,细胞膜对钠离子的渗透性异常增高,钠离子在细胞内积聚过多;加上酸度(氢离子)的增加,减少钙离子从肌浆网释放,使细胞内钙离子浓度降低并可妨碍钙离子对肌钙蛋白的结合作用,使心肌收缩功能发生障碍,因而心肌缺血后可迅速出现收缩力减退。缺氧也使心肌松弛发生障碍,可能因细胞膜上钠-钙离子交换系统的功能障碍及部分肌浆网钙泵对钙离子的主动摄取减少,室壁变得比较僵硬,左心室顺应性减低,充盈的阻力增加。

(3)心肌电生理的改变:心肌细胞在缺血性损伤时,细胞膜上的钠-钾离子泵功能受影响,钠离子在细胞内积聚而钾离子向细胞外漏出,使细胞膜在静止期处于低极化(或部分除极化)状态,在激动时又不能完全除极,产生所谓损伤电流。在体表心电图(ECG)上表现为ST段的偏移。心室壁内的收缩期压力在靠心内膜的内半层最高,而同时由于冠状动脉的分支从心外膜向心内膜深入,心肌血流量在室壁的内层较外层为低。因此,在血流供不应求的情况下,心内膜下层的心肌容易发生急性缺血。受到急性缺血性损伤的心内膜下心肌，其电位在心室肌静止期较外层为高(低极化)，而在心肌除极后其电位则较低(除极受阻)。因此，左心室表面所记录的ECG出现ST段压低。在少数病例，心绞痛发作时急性缺血可累及心外膜下心肌，则ECG上可见相反的ST段抬高。

2.左心室功能及血流动力学改变

由于粥样硬化狭窄性病变在各个冠状动脉分支的分布并不均匀，因此，心肌的缺血性代谢改变及其所引起的收缩功能障碍也常为区域性的。缺血部位心室壁的收缩功能，尤其在心绞痛发作时，可以明显减弱甚至暂时完全丧失，以致呈现收缩期膨出，正常心肌代偿性收缩增强。如涉及范围较大，可影响整个左心室的排血功能，心室充盈阻力也增加。心室的收缩及舒张障碍都可导致左心室舒张期终末压增高，最后出现肺淤血症状。

以上各种心肌代谢和功能障碍常为暂时性和可逆性的，随着血液供应平衡的恢复，可以缓解或者消失。有时严重的暂时性缺血虽不引起心肌坏死，但可造成心肌顿抑，心功能障碍可持续1周以上，心肌收缩、高能磷酸键储备及超微结构均异常。

(四)临床表现

1.症状

心绞痛以发作性胸痛为主要临床表现，疼痛的特点如下。

(1)部位：主要在胸骨体上段或中段之后，可波及心前区，有手掌大小范围，甚至横贯前胸，界限不很清楚。常放射至左肩、左臂内侧达无名指和小指，或至颈、咽或下颌部(图5-2)。

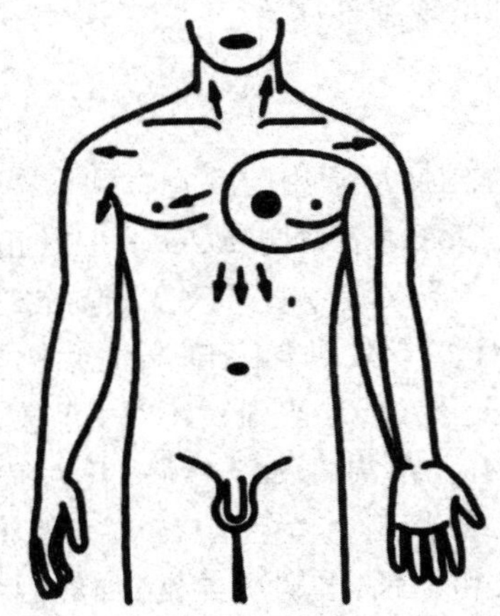

图5-2 心绞痛发作时的疼痛放射范围

(2)性质：胸痛常为压迫、发闷或紧缩感，也可有烧灼感，但不尖锐，不像针刺或刀扎样痛，偶伴濒死的恐惧感。发作时，患者往往不自觉地停止原来的活动，直至症状缓解。

(3)诱因：发作常由体力劳动或情绪激动(如愤怒、焦急、过度兴奋等)所激发，饱食、寒冷、吸烟、心动过速、休克等亦可诱发。疼痛发生于劳力或激动的当时，而不是在一天劳累之后。典型的稳定型心绞痛常在相似的条件下发生。但有时同样的劳力只有在早晨而不是在下午引起心绞痛，提示与晨间痛阈较低有关。

(4)持续时间和缓解方式：疼痛出现后常逐步加重，然后在3～5分钟逐渐消失，一般在停止原来诱发症状的活动后即缓解。舌下含用硝酸甘油也能在几分钟内使之缓解。可数天或数星期发作一次，亦可一天内发作多次。稳定型劳力性心绞痛发作的性质在3个月内并无改变，即每天和每周疼痛发作次数大致相同，诱发疼痛的劳力和情绪激动程度相同，每次发作疼痛的性质和部位无改变，疼痛时限相仿（3～5分钟），用硝酸甘油后，也在相同时间内缓解。根据心绞痛的严重程度及其对体力活动的影响，加拿大心血管学会（CCS）将稳定型心绞痛分为4级（表5-1）。

表5-1　稳定型心绞痛的加拿大心血管学会(CCS)分级

分级	心绞痛的严重程度及其对体力活动的影响
Ⅰ	一般体力活动如步行或上楼不引起心绞痛，但可发生于费力或长时间用力后
Ⅱ	体力活动轻度受限。心绞痛发生于快速步行或上楼，或者在寒冷、顶风逆行、情绪激动时。平地行走两个街区（200～400 m），或以常速上相当于3楼以上的高度时，能诱发心绞痛
Ⅲ	日常体力活动明显受限。可发生于平地行走1～2个街区，或以常速上3楼以下
Ⅳ	任何体力活动或休息时均可出现心绞痛

2.体征

胸痛发作间隙期体检通常无特殊异常发现，但仔细体检能提供有用的诊断线索，可排除某些引起心绞痛的非冠状动脉疾病如瓣膜病、心肌病等，并确定患者的冠心病危险因素。胸痛发作期间体检，能帮助发现有无因心肌缺血而产生的暂时性左心室功能障碍，心绞痛发作时常见心率增快、血压升高、表情焦虑、皮肤冷或出汗，有时出现第四心音或第三心音奔马律。缺血发作时，可有暂时性心尖部收缩期杂音，由乳头肌缺血、功能失调引起二尖瓣关闭不全所致；可有第二心音逆分裂或出现交替脉；部分患者可出现肺部啰音。

（五）辅助检查

1.心电图

ECG是发现心肌缺血、诊断心绞痛最常用的检查方法。

（1）静息ECG检查：稳定型心绞痛患者静息ECG一般是正常的，所以静息ECG正常并不能除外严重的冠心病。最常见的ECG异常是ST-T改变，包括ST段压低（水平型或下斜型）、T波低平或倒置，ST段改变更具特异性。少数可伴有陈旧性心肌梗死的表现，可有多种传导障碍，最常见的是左束支传导阻滞和左前分支传导阻滞。不过，静息ECG上ST-T改变在普通人群常见，在Framingham心脏研究中，8.5%的男性和7.7%的女性有ECG上ST-T改变，并且检出率随年龄而增加；在高血压、糖尿病、吸烟者和女性中，ST-T改变的检出率也增加。其他可造成ST-T异常的疾病包括左心室肥大和扩张、电解质异常、神经因素和抗心律失常药物等。然而在冠心病患者中，出现静息ECG的ST-T异常可能与基础心脏病的严重程度有关，包括病变血管的支数和左心室功能障碍。另外，各种心律失常的出现也增加患冠心病的可能。

（2）心绞痛发作时ECG检查：据估计，将近95%的病例心绞痛发作时出现明显的、有相当特征的ECG改变，主要为暂时性心肌缺血所引起的ST段移位。心内膜下心肌容易缺血，故常见ST段压低0.1 mV以上，有时出现T波倒置，症状缓解后ST-T改变可恢复正常，动态变化的ST-T对诊断心绞痛的参考价值较大。静息ECG上ST段压低（水平型或下斜型）或T波倒置的患者，发作时可变为无压低或直立的所谓"假性正常化"，也支持心肌缺血的诊断。T波改变虽然对反映心肌缺血的特异性不如ST段，但如与平时ECG比较有动态变化，也有助于诊断。

（3）ECG负荷试验：ECG负荷试验是对疑有冠心病的患者给心脏增加负荷（运动或药物）而激发心肌缺血的ECG检查。EGG负荷试验的指征为：临床上怀疑冠心病，对有冠心病危险因素患者的筛选，冠状动脉搭桥及心脏介入治疗前后的评价，陈旧性心肌梗死患者对非梗死部位心肌缺血的监测。禁忌证包括急性心肌梗死，急性心肌炎、心包炎，严重高血压，心功能不全，严重主动脉瓣狭窄，肥厚型梗阻性心肌病，静息状态下有严重心律失常，主动脉夹层。静息状态下 ECG 即有明显 ST 段改变的患者如完全性左束支或右束支传导阻滞，或心肌肥厚继发 ST 段压低等也不适合行 ECG 负荷试验。负荷试验终止的指标：ST-T 降低或抬高≥0.2 mV、心绞痛发作、收缩压＞29.3 kPa(220 mmHg)、血压较负荷前下降、室性心律失常(多源性、连续 3 个室早和持续性室速)。

(4)动态 ECG：连续记录 24 小时或 24 小时以上的 ECG，可从中发现 ST-T 改变和各种心律失常，可将出现 ECG 改变的时间与患者的活动和症状相对照。ECG 上显示缺血性 ST-T 改变而当时并无心绞痛症状者，称为无痛性心肌缺血。

2.超声心动图

超声心动图可以观察心室腔的大小、心室壁的厚度以及心肌舒缩状态。另外，还可以观察到陈旧性心肌梗死时梗死区域的运动消失及室壁瘤形成。稳定型心绞痛患者的静息超声心动图大部分无异常表现，与静息 ECG 一样。负荷超声心动图可以帮助识别心肌缺血的范围和程度，包括药物负荷(多巴酚丁胺常用)、运动负荷、心房调搏负荷以及冷加压负荷。

3.放射性核素检查

(1)静息和负荷心肌灌注显像：心肌灌注显像常用^{201}Tl 或^{99m}Tc-MIBI 静脉注射使正常心肌显影而缺血区不显影的“冷点”显像法，结合运动或药物(双嘧达莫、腺苷或多巴酚丁胺)负荷试验，可查出静息时心肌无明显缺血的患者。

(2)放射性核素心腔造影：用放射性核素标记红细胞或清蛋白行心室血池显影有助于了解室壁运动，可测定 LVEF 及显示室壁局部运动障碍。

4.磁共振成像

可同时获得心脏解剖、心肌灌注与代谢、心室功能及冠状动脉成像的信息。

5.心脏 X 线检查

可无异常发现或见主动脉增宽、心影增大、肺淤血等。

6.CT 检查

电子束 CT(EBCT)可用于检测冠状动脉的钙化、预测冠状动脉狭窄的存在。近年发展迅速的多排螺旋 CT 冠状动脉造影，能建立冠状动脉三维成像以显示其主要分支，并可用于显示管壁上的斑块。随硬件设备和软件的进步，诊断的准确性得到很大的提高，已被广泛地用于无创性地诊断冠状动脉病变。

7.左心导管检查

主要包括冠状动脉造影术和左心室造影术，是有创性检查方法。选择性冠状动脉造影术目前仍是诊断冠状动脉病变并指导治疗方案选择尤其是血运重建术方案的最常用方法，常采用穿刺股动脉或桡动脉的方法，选择性地将导管送入左、右冠状动脉口，注射造影剂使冠状动脉主支及其分支显影，可以准确地反映冠状动脉狭窄的程度和部位。而左心室造影术是将导管送入左心室，用高压注射器将 30～40 mL 造影剂以 12～15 mL/s 的速度注入左心室，以评价左心室整体功能及局部室壁运动状况。

8.其他的有创性检查技术

由于冠状动脉造影只是通过造影剂充填的管腔轮廓反映冠状动脉病变，因此在定性和定量判断管壁上的病变方面存在局限性。而IVUS成像是将微型超声探头送入冠状动脉，显示血管的横断面，可同时了解管腔的狭窄程度和管壁上的病变情况，根据病变的回声特性了解病变性质。血管内多普勒血流速度测定技术能测定冠状动脉血流速度及血流储备，评价微循环功能。冠状动脉内压力测定技术得到的血流储备分数可评价狭窄病变导致的机械性梗阻程度。上述有创的技术对冠状动脉病变的形态和冠状动脉循环的功能评价能提供更多有价值的信息。

(六)诊断和鉴别诊断

根据典型的发作特点和体征，休息或含用硝酸甘油后缓解，结合年龄和存在的冠心病危险因素，除外其他疾病所致的心绞痛，即可建立诊断。发作不典型者，诊断要依靠观察硝酸甘油的疗效和发作时ECG的变化。未记录到症状发作时ECG者，可行ECG负荷试验或动态ECG监测，如负荷试验出现ECG阳性变化或诱发心绞痛时亦有助于诊断。诊断困难者，可行放射性核素检查、冠状动脉CTA或选择性冠状动脉造影检查。考虑介入治疗或外科手术者，必须行选择性冠状动脉造影。胸痛患者需考虑多种疾病(表5-2)。稳定型心绞痛尤其需要与以下疾病进行鉴别。

表5-2　需与稳定型心绞痛相鉴别的疾病

心源性胸痛	肺部疾病	消化道疾病	神经肌肉疾病	精神性疾病
主动脉夹层	胸膜炎	胃-食管反流	肋间神经痛	焦虑性疾病
心包炎	肺栓塞	食管痉挛	肋骨肋软骨病	情感性疾病(如抑郁症)
心肌病	肺炎	食管失弛缓综合征	带状疱疹	躯体性精神病
重度主动脉瓣狭窄	纵隔肿瘤	食管裂孔疝		思维型精神病
心脏神经症	气胸	消化性溃疡		
心肌梗死		胰腺炎		
		胆囊炎		
		胆囊结石		

1.心脏神经症

本病患者常诉胸痛，但为短暂(几秒钟)的刺痛或持久(几小时)的隐痛，患者常喜欢不时地吸一大口气或作叹息性呼吸。胸痛部位多在左胸乳房下心尖部附近，或经常变动。症状多在疲劳之后出现，而不在疲劳的当时，做轻度体力活动反觉舒适，有时可耐受较重的体力活动而不发生胸痛或胸闷。含用硝酸甘油无效或在10多分钟后才“见效”，常伴有心悸、疲乏及其他神经衰弱的症状。

2.不稳定型心绞痛和急性心肌梗死

与稳定型劳力性心绞痛不同，不稳定型心绞痛包括初发型心绞痛、恶化型心绞痛及静息型心绞痛，仔细询问病史有助鉴别。急性心肌梗死临床表现更严重，有心肌坏死的证据。

3.其他疾病引起的心绞痛

其他疾病包括主动脉瓣严重狭窄或关闭不全、冠状动脉炎引起的冠状动脉口狭窄或闭塞、肥厚型心肌病、X综合征等疾病均可引起心绞痛，要根据其他临床表现来鉴别。其中X综合征多见于女性，ECG负荷试验常阳性，但冠状动脉造影阴性且无冠状动脉痉挛，预后良好，与微血管功能不全有关。

4.肋间神经痛

疼痛常累及1～2个肋间，但并不一定局限在胸前，为刺痛或灼痛，多为持续性而非发作性，咳嗽、用力呼吸和身体转动可使疼痛加剧，沿神经行经处有压痛，手臂上举活动时局部有牵拉疼痛，故与心绞痛不同。

5.不典型疼痛

还需与包括胃食管反流、食管动力障碍、食管裂孔疝等食管疾病，以及消化性溃疡、颈椎病等鉴别。

（七）治疗

有两个主要目的：一是预防心肌梗死和猝死，改善预后，延长患者的生存期；二是减少缺血发作和缓解症状，提高生活质量。

1.一般治疗

发作时立刻休息，一般在停止活动后症状即可消除；平时应尽量避免各种已知的诱发因素，如过度的体力活动、情绪激动、饱餐等，冬天注意保暖；调节饮食，一次进食不宜过饱，避免油腻饮食，戒烟限酒；调整日常生活与工作量；减轻精神负担；保持适当的体力活动，以不发生疼痛症状为度；治疗高血压、糖尿病、贫血、甲状腺功能亢进等相关疾病。

2.药物治疗

药物治疗首先考虑预防心肌梗死和死亡，其次是减少缺血、缓解症状及改善生活质量。

(1)抗心绞痛和抗缺血治疗。

1)硝酸酯类药物：能降低心肌需氧，同时增加心肌供氧，从而缓解心绞痛。除扩张冠状动脉、降低阻力、增加冠状循环的血流量外，还通过对周围容量血管的扩张作用，减少静脉回流心脏的血量，降低心室容量、心腔内压和心室壁张力，降低心脏前负荷；对动脉系统有轻度扩张作用，减低心脏后负荷和心脏的需氧。①硝酸甘油：为即刻缓解心绞痛发作，可使用作用较快的硝酸甘油舌下含片，1～2 片(0.5～1.0 mg)，舌下含化，迅速被唾液所溶解而吸收，1～2 分钟即开始起作用，约半小时后作用消失。延迟见效或完全无效者，首先要考虑药物是否过期或未溶解，如属后者可嘱患者轻轻嚼碎后继续含化。服用戊四硝酯片剂，持续而缓慢释放，口服半小时后起作用，持续可达 4～8 小时，每次 2.5 mg。用 2%硝酸甘油油膏或橡皮膏贴片涂或贴在胸前或上臂皮肤而缓慢吸收，适用于预防夜间心绞痛发作。②硝酸异山梨酯(消心痛)：口服3 次/天，每次 5～20 mg，服后半小时起作用，持续 3～5 小时，缓释制剂药效可维持 12 小时，可用 20 mg，2 次/天。本药舌下含化后 2～5 分钟见效，作用维持 2～3 小时，每次可用 5～10 mg。③5-单硝酸异山梨酯：多为长效制剂，每天 20～50 mg，1～2 次。硝酸酯药物长期应用的主要问题是耐药性，其机制尚未明确，可能与巯基利用度下降、RAAS 激活等有关。防止发生耐药的最有效方法是每天保持足够长(8～10 小时)的无药期。硝酸酯药物的不良反应有头晕、头胀痛、头部跳动感、面红、心悸等，偶有血压下降。

2)β 受体阻滞剂：机制是阻断拟交感胺类对心率和心收缩力的刺激作用，减慢心率、降低血压、减低心肌收缩力和氧耗量，从而缓解心绞痛的发作。此外，还减少运动时血流动力的反应，使同一运动量水平上心肌氧耗量减少；使不缺血的心肌区小动脉(阻力血管)缩小，从而使更多的血液通过极度扩张的侧支循环(输送血管)流入缺血区。不良反应有心室射血时间延长和心脏容积增加，这虽然可能使心肌缺血加重或引起心肌收缩力降低，但其使心肌耗氧量减少的作用远超过其不良反应。常用的制剂是美托洛尔 25～100 mg，2～3 次/天，其缓释制剂每天仅需口服 1 次；阿替洛尔 12.5～50 mg，1～2 次/天；比索洛尔 5～10 mg，1 次/天。本药常与硝酸酯制剂联合应用，比单独应用效果好。但要注意：①本药与硝酸酯制剂有协同作用，因而剂量应偏小，开始剂量尤其要注意减少，以免引起直立性低血压等不良反应；②停用本药时应逐步减量，如突然停用有诱发心肌梗死的可能；③支气管哮喘以及心动过缓、高度房室传导阻滞者不用为宜；④我国多数患者对本药比较敏感，可能难以耐受大剂量。

3）钙通道阻滞剂（CCB）：本类药物抑制钙离子进入心肌内，也抑制心肌细胞兴奋-收缩耦联中钙离子的作用。因而抑制心肌收缩，减少心肌氧耗；扩张冠状动脉，解除冠状动脉痉挛，改善心内膜下心肌的供血；扩张周围血管，降低动脉压，减轻心脏负荷；还降低血液黏度，抗血小板聚集，改善心肌的微循环。常用制剂包括以下几种。①二氢吡啶类：硝苯地平 10～20 mg，3 次/天，亦可舌下含用，其缓释制剂 20～40 mg，1～2 次/天。非洛地平、氨氯地平为新一代具有血管选择性的二氢吡啶类。同类制剂有尼群地平、尼索地平、尼卡地平、尼鲁地平、伊拉地平等。②维拉帕米：40～80 mg，3 次/天，或缓释剂 120～480 mg/d，同类制剂有噻帕米等。③地尔硫䓬：30～90 mg，3 次/天，其缓释制剂 45～90 mg，1～2 次/天。对于需要长期用药的患者，目前推荐使用控释、缓释或长效剂型。低血压、心功能减退和心衰加重可以发生在长期使用该药期间。该药的不良反应包括周围性水肿和便秘，还有头痛、面色潮红、嗜睡、心动过缓或过速和房室传导阻滞等。CCB 对于减轻心绞痛大体上与 β 受体阻滞剂效果相当。本类药可与硝酸酯联合使用，其中硝苯地平尚可与 β 受体阻滞剂同服，但维拉帕米和地尔硫䓬与 β 受体阻滞剂合用时则有过度抑制心脏的危险。变异型心绞痛首选 CCB 治疗。

4）代谢类药物：曲美他嗪通过抑制脂肪酸氧化、增加葡萄糖代谢而增加缺氧状态下高能磷酸键的合成，治疗心肌缺血，无血流动力学影响，可与其他药物合用。可作为传统治疗不能耐受或控制不佳时的补充或替代治疗。口服 40～60 mg/d，每次 20 mg，2～3 次/天。

5）窦房结抑制剂——伊伐布雷定：该药是目前唯一的高选择 If 离子通道抑制剂，通过阻断窦房结起搏电流 If 通道、降低心率，发挥抗心绞痛的作用，对房室传导功能无影响。该药适用于对 β 受体阻滞剂和 CCB 不能耐受、无效或禁忌又需要控制窦性心律的患者。

（2）预防心肌梗死和死亡的药物治疗。

1）抗血小板治疗：稳定型心绞痛患者至少需要服用一种抗血小板药物，常用药物如下。①阿司匹林：通过抑制血小板环氧化酶和 TXA_2，抑制血小板在动脉粥样硬化斑块上的聚集，防止血栓形成，同时也通过抑制 TXA_2 导致的血管痉挛，能使稳定型心绞痛的心血管事件的危险性平均降低 33%。在所有急性或慢性缺血性心脏病的患者，无论是否有症状，只要没有禁忌证，就应每天常规应用阿司匹林 75～300 mg。不良反应主要是胃肠道症状，并与剂量有关，使用肠溶剂或缓释剂、抗酸剂可以减少对胃的不良作用。禁忌证包括过敏、严重未经治疗的高血压、活动性消化性溃疡、局部出血和出血体质。②氯吡格雷和噻氯匹定：通过二磷酸腺苷（ADP）受体抑制血小板内 Ca^{2+} 活性，并抑制血小板之间纤维蛋白原桥的形成。氯吡格雷的剂量为 75 mg，每天 1 次；噻氯匹定为 250 mg，1～2 次/天，由于后者胃肠道不适和过敏发生率高，也可以引起白细胞、中性粒细胞（2.4%）和血小板减少，因此要定期做血常规检查，目前已较少使用。前者粒细胞减少的不良反应小并且起效更快，一般不能耐受阿司匹林者可口服氯吡格雷。③其他的抗血小板制剂：西洛他唑是磷酸二酯酶抑制剂，50～100 mg，2 次/天。

2）降脂药物：降脂（或称调脂）药物在治疗冠状动脉粥样硬化中起重要作用，胆固醇的降低与冠心病病死率和总病死率降低有明显关系。他汀类药物可以进一步改善内皮细胞的功能，抑制炎症、稳定斑块，使部分动脉粥样硬化斑块消退，显著延缓病变进展。慢性稳定型心绞痛患者即使只是出现轻到中度 LDL-C 升高，也建议采用他汀类治疗，建议目标是将 LDL-C 水平降到$<$1 g/L。

3)血管紧张素转换酶抑制剂(ACEI):ACEI 并非控制心绞痛的药物,但可降低缺血性事件的发生。ACEI 能逆转左心室肥厚及血管增厚,延缓动脉粥样硬化进展,能减少斑块破裂和血栓形成,另外有利于心肌氧供/氧耗平衡和心脏血流动力学,并降低交感神经活性。可应用于已知冠心病患者的二级预防,尤其是合并有糖尿病者。对收缩压<12.0 kPa(90 mmHg)、肾衰竭、双侧肾动脉狭窄和过敏者禁用。不良反应主要包括干咳、低血压和罕见的血管性水肿。常用药物包括培哚普利 4~8 mg,1 次/天,福辛普利 10~20 mg,1 次/天,贝那普利 10~20 mg,1 次/天,雷米普利 5~10 mg,1 次/天,赖诺普利 10~20 mg,1 次/天,依那普利 5~10 mg,2 次/天,卡托普利 12.5~25 mg,3 次/天。

(3)中医中药治疗:以“活血化瘀”法(常用丹参、红花、川芎、蒲黄、郁金、丹参滴丸或脑心通等)、“芳香温通”法(常用苏合香丸、苏冰滴丸、宽胸丸、保心丸、麝香保心丸等)和“祛痰通络”法(通心络等)最为常用。

3.经皮冠状动脉介入术(PCI)

PCI 已成为冠心病治疗的重要手段,介入治疗的手术数量已超过外科旁路手术,与内科药物保守疗法相比,PCI 能使患者的生活质量明显提高(活动耐量增加),但是总体的心肌梗死发生和病死率无显著差异。随着新技术的出现,尤其是新型支架及新型抗血小板药物的应用,PCI 不仅可以改善生活质量,而且对存在大面积心肌缺血的高危患者可明显降低其心肌梗死的发生率和病死率。PCI 的适应证也从早期的简单单支病变扩展为更复杂的病变,如多支血管病变、慢性完全闭塞病变及左主干病变等。

4.冠状动脉旁路手术(CABG)

使用患者自身的大隐静脉或游离内乳动脉或桡动脉作为旁路移植材料,一端吻合在主动脉,另一端吻合在有病变的冠状动脉段的远端;引主动脉的血流以改善该病变冠状动脉所供肌的血流供应。CABG 术在冠心病发病率高的国家已成为最普通的择期性心脏外科手术,对缓解心绞痛和改善患者的生存有较好效果。最近的微创冠状动脉旁路手术,采用心脏不停跳的方式进行冠状动脉旁路手术,并发症少、患者恢复快。

手术适应证:①冠状动脉多支血管病变,尤其是合并糖尿病的患者;②冠状动脉左主干病变;③不适合行介入治疗的患者;④心肌梗死后合并室壁瘤,需要进行室壁瘤切除的患者;⑤闭塞段的远段管腔通畅,血管供应区有存活心肌。

5.运动锻炼疗法

谨慎安排进度适宜的运动锻炼,有助于促进侧支循环的发展,提高体力活动的耐受量而改善症状。

(八)预后

心绞痛患者大多数能生存很多年,但有发生急性心肌梗死或猝死的危险,有室性心律失常或传导阻滞者预后较差,但决定预后的主要因素为冠状动脉病变范围和心功能。左冠状动脉主干病变最为严重,左主干狭窄患者第一年的生存率为 70%,三支血管病变及心功能减退患者的生存率与左主干狭窄相同,左前降支近段病变较其他两支的病变严重。患者应积极治疗和预防,二级预防的主要措施可总结为所谓的 ABCDE 方案:A 代表阿司匹林和 ACEI;B 代表 β 受体阻滞剂和控制血压;C 代表控制胆固醇和吸烟;D 代表控制饮食和糖尿病;E 代表健康教育和运动。

二、隐匿型冠心病

隐匿型冠心病是无临床症状，但有心肌缺血客观证据（心电活动、心肌血流灌注及心肌代谢等异常）的冠心病，亦称无症状性冠心病。其心肌缺血的 ECG 表现可见于静息时，或在负荷状态下才出现，常为动态 ECG 记录所发现，又称为无症状性心肌缺血。这些患者经过冠状动脉造影或尸检，几乎均证实冠状动脉有明显狭窄病变。

（一）临床表现

隐匿型冠心病有 3 种临床类型：①患者有因冠状动脉狭窄引起心肌缺血的客观证据，但从无心肌缺血的症状。②患者曾患心肌梗死，现有心肌缺血但无心绞痛症状。③患者有心肌缺血发作，但有些有症状，有些则无症状，此类患者临床最多见。

心肌缺血而无症状的发生机制尚不清楚，可能与下列因素有关：①生理情况下，血浆或脑脊液中内源性阿片类物质（内啡肽）水平的变化，可能导致痛阈的改变；②心肌缺血较轻或有较好的侧支循环；③糖尿病性神经病变、冠状动脉旁路移植术后、心肌梗死后感觉传入径路中断所引起的损伤以及患者的精神状态等，均可导致痛阈的改变。隐匿型冠心病患者可转为各种有症状的冠心病临床类型，包括心绞痛或心肌梗死，亦可能逐渐演变为缺血性心肌病，个别患者发生猝死。及时发现这类患者，可为他们提供及早治疗的机会。

（二）诊断和鉴别诊断

诊断主要根据静息、动态或负荷试验的 ECG 检查、放射性核素心肌显像，发现患者有心肌缺血的改变，而无其他原因解释，又伴有动脉粥样硬化的危险因素。能确定冠状动脉存在病变的影像学检查（包括多排螺旋 CT 造影、有创性冠状动脉造影或 IVUS 检查），有重要诊断价值。

鉴别诊断要考虑能引起 ST 段和 T 波改变的其他疾病，如各种器质性心脏病，尤其是心肌炎、心肌病、心包病，电解质失调，内分泌病和药物作用等情况，都可引起 ECG 的 ST 段和 T 波改变，诊断时要注意摒除。但根据这些疾病和情况的临床特点，不难作出鉴别。心脏神经症患者可因肾上腺素能 β 受体兴奋性增高而在 ECG 上出现 ST 段和 T 波变化，应予鉴别。

（三）防治

采用防治动脉粥样硬化的各种措施，硝酸酯类、β 受体阻滞剂和 CCB 可减少或消除无症状性心肌缺血的发作，联合用药效果更好。药物治疗后仍持续有心肌缺血发作者，应行冠状动脉造影以明确病变的严重程度，并考虑进行血运重建手术治疗。

（四）预后

与冠状动脉病变的范围、程度相关，而与有无症状无关。总缺血负荷，即有症状与无症状缺血之和，可作为预测冠心病患者预后的指标。

三、缺血性心肌病

缺血性心肌病为冠状动脉粥样硬化病变使心肌缺血、缺氧而导致心肌细胞减少、坏死、心肌纤维化、心肌瘢痕形成的疾病。其临床特点是心脏变得僵硬、逐渐扩大，发生心律失常和心力衰竭。因此也被称为心律失常和心衰型冠心病或心肌硬化型冠心病。

（一）病理解剖和病理生理

缺血性心肌病主要由冠状动脉粥样硬化性狭窄、闭塞、痉挛和毛细血管网的病变所引起。心肌细胞的减少和坏死可以是心肌梗死的直接后果，也可因长期慢性心肌缺血累积而造成。心肌细胞坏死，残存的心肌细胞肥大、纤维化或瘢痕形成及心肌间质胶原沉积增加等均可发生，可导致室壁张力增加及室壁硬度异常、心脏扩大及心衰等。病变主要累及左心室肌和乳头肌，也累及起搏和传导系统。心室壁上既可以有块状的成片坏死区，也可以有非连续性多发的灶性心肌损害。

（二）临床表现

1.心脏增大

患者有心绞痛或心肌梗死的病史，常伴有高血压。心脏逐渐增大，以左心室增大为主，可先肥厚，以后扩大，后期则两侧心脏均扩大。部分患者可无明显的心绞痛或心肌梗死病史，由隐匿型冠心病发展而来。

2.心力衰竭

心力衰竭的表现多逐渐发生，大多先出现左心衰竭。在心肌肥厚阶段，心脏顺应性降低，引起舒张功能不全。随着病情的发展，收缩功能也衰竭。然后右心也发生衰竭，出现相应的症状和体征。

3.心律失常

可出现各种心律失常，这些心律失常一旦出现常持续存在，其中以期前收缩（室性或房性）、房颤、病态窦房结综合征、房室传导阻滞和束支传导阻滞为多见，阵发性心动过速亦时有发现。有些患者在心脏还未明显增大前已发生心律失常。

（三）诊断和鉴别诊断

诊断主要依靠冠状动脉粥样硬化的证据，并且除外可引起心脏扩大、心衰和心律失常的其他器质性心脏病。ECG 检查除可见心律失常外，还可见到冠状动脉供血不足的变化，包括 ST 段压低、T 波平坦或倒置、Q-T 间期延长、QRS 波电压低等；放射性核素检查见心肌缺血；超声心动图可显示室壁的异常运动。如以往有心绞痛或心肌梗死病史，有助于诊断。冠状动脉造影可确立诊断。

鉴别诊断要考虑与心肌病（特别是特发性扩张型心肌病、克山病等）、心肌炎、高血压性心脏病、内分泌病性心脏病等鉴别。

（四）防治

早期的内科防治甚为重要，有助于推迟充血性心衰的发生发展。积极控制冠心病危险因素，治疗各种形式的心肌缺血，对缺血区域有存活心肌者，血运重建术可显著改善心肌功能。治疗心衰以应用利尿剂和 ACEI（或 ARB）为主。β 受体阻滞剂长期应用可改善心功能、降低病死率。能阻滞 β_1 受体、β_2 受体和 α_1 受体的新一代 β 受体阻滞剂卡维地洛 12.5～100 mg/d，效果较好。正性肌力药可作为辅助治疗，但强心宜选用作用和排泄快速的制剂，如毒毛花苷 K、毛花苷 C、地高辛等。曲美他嗪可改善缺血，解除残留的心绞痛症状并减少对其他辅助治疗的需要。对既往有血栓栓塞史、心脏明显扩大、房颤或超声心动图证实有附壁血栓者应给予抗凝治疗。心律失常中的病态窦房结综合征和房室传导阻滞出现阿-斯综合征发作者，宜及早安置永久性人工心脏起搏器；有房颤的患者，如考虑转复窦性心律，应警惕同时存在病态窦房结综合征的可能，避免转复窦性心律后心率极为缓慢，反而对患者不利。晚期患者常是心脏移植手术的主要对象。近年来，新的治疗技术如自体骨髓干细胞移植、血管内皮生长因子（VEGF）基因治疗已试用于临床，为缺血性心肌病治疗带来了新的希望。

（五）预后

本病预后不佳，5 年病死率为 50％～84％。心脏显著扩大特别是进行性心脏增大、严重心律失常和射血分数明显降低，为预后不佳的预测因素。死亡原因主要是进行性充血性心力衰竭、心肌梗死和严重心律失常。

（张　凯）

第六章 心力衰竭

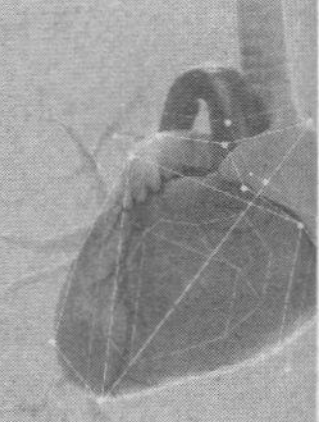

第一节 原因与分类

心力衰竭是一种严重危害人类健康与生命的复杂综合征，循环系统及非循环系统的许多疾病都可以直接或者间接引起心脏结构或功能损伤，最终导致心力衰竭。

一、心力衰竭的病因

心力衰竭的主要病因可以归纳为心肌收缩性降低、心室前负荷或后负荷过重和心室充盈受限。

(一)心肌收缩性降低

心肌收缩性是指不依赖于心脏前负荷与后负荷变化的心肌本身的收缩特性，凡是能影响心肌兴奋-收缩耦联的因素都可以调控心肌的收缩性。其中，活化的横桥数目和肌球蛋白头部ATP酶活性是决定心肌收缩性的主要环节。神经-体液因素，如交感神经、儿茶酚胺、电解质(特别是 H^{+})等，可通过影响胞质 Ca^{2+} 浓度和肌钙蛋白与 Ca^{2+} 的亲和力调节心肌收缩性。某些药物如洋地黄等也可通过改变心肌收缩性来调节心肌收缩的强度和速度。心肌的结构或代谢性损伤可引起心肌收缩性降低，这是引起心力衰竭特别是收缩性心力衰竭最主要的原因。例如，心肌梗死、心肌炎和心肌病时，大量心肌细胞发生变性、凋亡和坏死，导致收缩性降低。而心肌缺血和缺氧首先引起心肌能量代谢障碍，久之也合并有结构异常，导致心肌的射血能力降低。糖尿病、多柔比星(阿霉素)等药物和酒精也可以损害心肌的代谢和结构，抑制心肌的收缩性。

(二)心室前负荷过重

心室的前负荷是指心脏收缩前所承受的负荷，在其他条件不变的情况下，心室的前负荷是由心室舒张末期容量或充盈压决定的，又称容量负荷。心室舒张末期容量是静脉回心血量和心室射血后剩余血量的总和，静脉回心血量又受到心室舒张的时间和静脉回流速度的影响。左心室前负荷过重主要见于二尖瓣或主动脉瓣关闭不全，由于左心室除接受来自左房回流的血液外，还需额外接受反流的血液，导致充盈量增加。右心室前负荷过重主要见于房间隔或室间隔缺损出现左向右分流时，三尖瓣或肺动脉瓣自身病变引起的关闭不全较少见，多继发于肺动脉高压引起的右心室及右心房扩张，当反流量大时可加重右心室的前负荷。严重贫血、甲状腺功能亢进、动-静脉瘘及维生素 B_1 缺乏引起的脚气性心脏病时，由于血浆量增加和组织代谢率增加等因素，使回心血量增加，左、右心室的前负荷都增加。

(三)心室后负荷过重

后负荷是指心室射血时所要克服的阻力，又称压力负荷，左心收缩期室壁张力可以准确反映左心室后负荷的大小，但动脉收缩压是反映左心室后负荷更简便的指标。在其他因素不变的情况下，动脉压升高，需更强的心肌收缩使心室内压升高以推动主动脉瓣开放，等容收缩期延长而射血期缩短；同时射血期心肌纤维缩短的程度和速度均降低，射血速度减慢，搏出量也相应减少。左心室后负荷过重主要见于高血压、主动脉缩窄和主动脉瓣狭窄等；右心室后负荷增加主要见于肺动脉高压和肺动脉瓣狭窄。慢性阻塞性肺疾病时肺小血管收缩及动脉壁增厚，导致肺循环阻力增加，久之因右心室后负荷过重引起肺源性心脏病。

心室负荷过重时心肌首先发生适应性改变，以承受增高的工作负荷，维持相对正常的心排血量。但长期负荷过重，超过心肌的代偿能力时，会导致心肌的舒缩功能降低。

(四)心室充盈受限

心室充盈受限是指在静脉回心血量无明显减少的情况下，因心脏本身的病变引起的心脏舒张和充盈障碍。例如，肥厚心肌的顺应性减退，扩张能力降低，使心室舒张期充盈障碍。纤维化和限制性心肌病使心肌的伸展能力降低，僵硬度增加，心室扩张受限。二尖瓣狭窄时由左房进入左心室的血液量减少，左心室充盈量减少而肺循环淤血和压力升高。三尖瓣狭窄导致右心室充盈减少，体循环淤血。急性心包炎时，虽然心肌本身的损伤不明显，但可因心包腔内大量炎性渗出限制心室的舒张和充盈；慢性缩窄性心包炎时由于大量的瘢痕粘连和钙化使心包伸展受限，心室充盈量减少，造成心排血量降低。

二、心力衰竭的诱因

凡是能增加心肌耗氧量、加重心脏的前后负荷或损伤心肌收缩性的因素皆可能成为心力衰竭的诱因。据统计，在因心力衰竭而入院的患者中，50%～90%是因某些因素诱使原有的心功能损害加重的。

引起心力衰竭的常见诱因是感染，特别是呼吸道感染。除致病微生物及其产物可以直接损伤心肌外，感染引起的发热可导致交感神经兴奋，增加心率，增加心肌耗氧量。如果合并呼吸道病变，如支气管痉挛、黏膜充血和水肿等，还可使肺循环阻力增加，加重右心室后负荷。长期卧床的患者容易产生深部静脉血栓，一旦血栓脱落发生肺栓塞，会突然加重心脏的负荷。心律失常尤其是快速型心律失常，如室上性心动过速、伴有快速心室律的心房颤动和心房扑动等可诱发心力衰竭。由于心室充盈和冠脉供血主要发生在舒张期，心率增快一方面增加心肌耗氧量，另一方面缩短心脏舒张期，既减少心肌供血，又降低心室充盈量。此外，快速型心律失常引起的房、室收缩不协调也可导致心排血量下降。缓慢型心律失常，如高度房室传导阻滞等，尽管心率减慢可以增加心室充盈量和每搏输出量，但当心率过慢时(<40 次/分)，由于心室的容积有限，每搏输出量的增加已不能弥补心率减少造成的心排血量降低，也可诱发心力衰竭。妊娠妇女的血容量增加，至临产期可比妊娠前增加 20%以上，且血浆量增加超过红细胞数量的增加，因此易出现稀释性贫血及心脏负荷加重。妊娠特别是分娩时疼痛和精神紧张，使交感-肾上腺髓质系统兴奋，除增加心率外，还引起外周小血管收缩，加重心脏后负荷。

由于心力衰竭多呈慢性过程，需要长期治疗。因患者或医师的原因引起的治疗不当也是诱发心力衰竭的重要原因。例如，降压药使用不当引起的血压波动会加重心脏后负荷；钙通道阻滞剂和抗心律失常药等可抑制心肌收缩力；非类固醇消炎药可促进钠水潴留；过量或过快输液可加重心脏前负荷而诱发心力衰竭，对于老年患者及原有心功能损伤者应特别注意。洋地黄中毒、电解质代谢紊乱，特别是钾离子可通过干扰心肌兴奋性、传导性和自律性引起心律失常；酸中毒主要通过干扰心肌钙离子转运而抑制心肌的收缩性。由于心功能受损，患者的活动耐力降低，过量活动可增加机体对氧的需求，加重心脏负荷。此外，气温变化、情绪波动、外伤与手术等均可加重心脏负荷，诱发心力衰竭。

三、心力衰竭的分类

按照心肌受损的部位、病变特性、发生速度和心排血量的变化，心力衰竭有多种分类方法。

(一)按心力衰竭的发生部位分类

1.左心衰竭

在成年患者中以左心衰竭较为常见，可见于冠心病、高血压病、主动脉(瓣)狭窄及关闭不全等。由于左心室受损或负荷过重，导致肺循环回流到左心的血不能充分射入主动脉，残留在左心的血液量增加，临床上以心排血量减少、肺循环淤血和水肿为特征。

2.右心衰竭

慢性阻塞性肺疾病可引起肺小血管收缩和肺血管壁结构异常，造成肺循环阻力增加，长期的右心室负荷过重引起右心衰竭。肺动脉狭窄、法洛四联征和房室间隔缺损等先天性心脏病时，肺血管阻力增加，右心室及右房压增加。由于右心室负荷过重，不能将体循环回流的静脉血充分输送至肺循环，临床上以体循环淤血、静脉压升高，下肢甚至全身性水肿为特征。

3.全心衰竭

左、右心室同时或先后发生衰竭称为全心衰竭，即可见于病变同时侵犯左、右心室，也可以由一侧心力衰竭波及另一侧演变而来。心肌炎和心肌病等常引起广泛的心肌病变，同时累及左右心。长期左心衰竭导致肺循环阻力增加，久之合并右心衰竭，是临床上全心衰竭的常见原因。

(二)按左心室射血分数变化分类

左心室射血分数(LVEF)是每搏输出量占左心室舒张末期容积(VEDV)的百分比，在静息状态下为55％～65％，是评价左心室射血效率的常用指标，能较好地反映左心室收缩功能的变化。按照左室射血分数的变化，可将心力衰竭分为两类。

1.射血分数降低的心力衰竭

心室收缩功能降低时，每搏输出量减少而左心室舒张末期容积增大，两者比值降低，引起射血分数降低的心力衰竭(HF-REF)，这是心力衰竭最常见的类型，可见于冠心病、扩张性心肌病和各种有害物质引起的心肌细胞变性和坏死，又称为收缩性心力衰竭。

2.射血分数保留的心力衰竭

射血分数保留的心力衰竭是指在心肌收缩功能相对正常的情况下，因心肌舒张功能异常和/或室壁僵硬度增加而造成心室充盈量减少，射血分数降低不明显，称为射血分数保留的心力衰竭(HF-PEF)，可见于高血压引起的左心室肥厚、肥厚型心肌病、心肌淀粉样变等引起的心肌纤维化、二尖瓣和三尖瓣狭窄造成的心室充盈量减少。舒张功能受损需提高心室充盈压才能达到或接近正常的心排血量，而升高的充盈压逆传到静脉系统，患者表现出肺循环甚或体循环淤血的表现，又称为舒张性心力衰竭。

值得注意的是，在心脏受损的早期，可能以单纯的收缩或舒张功能减退为主。当心脏损伤发展到一定阶段，心肌收缩和舒张功能障碍常同时并存。例如，高血压引起的心脏后负荷增加可导致心室肥厚，早期以心肌舒张功能减退为主；但随着肥大心肌的代谢、功能和结构发生改变，最终会发展为收缩和舒张功能并存的心力衰竭。

（三）按心排血量的高低分类

1.低心排血量性心力衰竭

低心排血量性心力衰竭是指患者的心排血量低于正常群体的平均水平，常见于冠心病、高血压病、心脏瓣膜性疾病及心肌炎等引起的心力衰竭。

2.高心排血量性心力衰竭

高心排血量性心力衰竭可见于严重贫血、妊娠、甲状腺功能亢进、动-静脉瘘及维生素 B_1 缺乏症等。由于血浆量增加、血流阻力降低、外周组织代谢率增加而循环速度加快，使静脉回心血量增加，心脏充盈量增加。在发生心力衰竭之前，患者的心排血量高于正常，处于高动力循环状态。由于心脏容量负荷长期过重，供氧相对不足，能量消耗过多。一旦发展至心力衰竭，心排血量较心力衰竭前（代偿阶段）有所下降，不能满足上述病因造成的机体高代谢的需求，但患者的心排血量仍高于或不低于正常群体的平均水平。

此外，按心力衰竭发生的速度又可分为急性心力衰竭和慢性心力衰竭。急性心力衰竭是指心脏急性病变导致的突发心力衰竭，或是在原有慢性心力衰竭基础上急性加重的心肌收缩功能降低和心脏负荷加重，造成急性心排血量减少和组织淤血的临床综合征。临床上以急性左心衰竭最为常见，可危及生命。在原有慢性心脏疾病基础上逐渐出现心脏收缩和舒张功能障碍的临床表现称为慢性心力衰竭。

（张　凯）

第二节　神经-体液调节

在生理条件下，心排血量可以随着机体代谢需要的升高而增加，称为心力储备，这是通过激活神经-体液系统调节心率、心室前负荷、后负荷和心肌收缩性而实现的。在初始的心肌损伤以后，心脏的射血功能减退，会启动一系列的神经-体液代偿机制。这些神经-体液因子的变化在早期具有一定的代偿意义，可引起心脏本身及心外组织器官的多种代偿适应性变化，其中既有迅速启动的功能性和代谢性代偿，又有缓慢持久的结构性代偿。在心力衰竭的最初阶段，这些适应性变化对于维持心脏的泵血功能、维持血流动力学稳态及重要器官的血液灌注起着十分重要的作用。但是，随着时间的推移，神经-体液机制持续激活的有害作用也逐渐显现出来，成为加重心肌损伤，降低心脏泵血功能及促使心力衰竭进展的关键环节。在神经-体液调节机制中，最为重要的是交感神经系统、肾素-血管紧张素-醛固酮系统（RAAS）和促炎细胞因子系统。

一、交感神经系统激活

心肌受损或负荷过重时，心排血量减少，对位于颈动脉窦和主动脉弓压力感受器的刺激减弱，经窦神经传到中枢的冲动减少，脑内心血管中枢的副交感神经活性减弱，而交感神经活性增强。激活的交感神经刺激肾上腺髓质，使血浆儿茶酚胺的浓度明显升高。如合并有低氧血症则通过刺激颈动脉体和主动脉体的化学感受器，进一步使交感神经兴奋。交感神经兴奋不但可使心肌收缩力增强、心率增快，心排血量回升，维持心脏本身的射血功能，而且通过对外周阻力血管的调节维持血流动力学稳态。例如，腹腔内脏等阻力血管收缩有助于维持动脉血压，保证重要器官的血流灌注。在心功能受损较轻时，尤其是心功能受损的早期，交感神经激活的代偿调节有助于防止心排血量和血压发生明显的变化，对射血功能及维持血流动力学稳态起着非常重要的作用。但是，长期过度地交感神经激活会造成对人体的不利影响。例如，压力感受器减敏及心脏肾上腺素受体及其信号传导系统下调等，使正性变力作用不能有效发挥。外周血管阻力增加会加重心脏后负荷，引起心肌肥大等损伤。内脏器官供血不足会引起其代谢、功能和结构的改变，交感神经过度激活的负面效应成为使心力衰竭恶化的重要因素。

二、肾素-血管紧张素-醛固酮系统激活

心排血量减少使肾血流量减少，肾小球入球动脉压力降低，激活入球动脉壁的牵张感受器，促进球旁细胞分泌肾素，升高血管紧张素和醛固酮含量。远曲小管起始部的致密斑对尿液中钠含量的变化非常敏感。由于肾血流量减少和入球动脉压力降低使肾小球滤过率降低，到达远曲小管尿液中的钠浓度降低，被致密斑感知后将信息传递至球旁细胞，增加肾素的分泌。此外，交感神经兴奋和儿茶酚胺也可刺激球旁细胞分泌肾素。慢性心力衰竭患者常因使用利尿剂和低盐饮食出现低钠血症，肾小管内钠浓度降低也可激活致密斑感受器。肾素将肝脏产生的血管紧张素原水解为 AngⅠ，后者在 ACE 的作用下水解成 AngⅡ，AngⅠ能刺激肾上腺髓质释放肾上腺素，AngⅡ具有明显的收缩外周血管的作用，还可以刺激肾上腺皮质球状带合成与分泌醛固酮。AngⅡ通过直接的缩血管作用及与去甲肾上腺素的协同作用对血流动力学稳态产生明显影响，主要的代偿作用是收缩外周血管维持血压，保证心、脑等重要器官的血液供应。醛固酮增加可引起水钠潴留，通过维持循环血量保持心排血量正常，对心功能损伤起到代偿作用。但是，肾素-血管紧张素-醛固酮系统的过度激活也有明显的不良反应。例如，过度的血管收缩加重左心室后负荷；水钠潴留引起的血容量增加可使已经升高的心室充盈压进一步升高。AngⅡ还可直接促进心肌和非心肌细胞肥大或增殖。醛固酮增加除可促进远曲小管和集合管上皮细胞对钠水的重吸收，引起水钠潴留外，还可以作用于心脏成纤维细胞，促进胶原合成和心脏纤维化。

三、促炎细胞因子系统激活

心脏的心肌和非心肌细胞具有内分泌、旁分泌和自分泌功能，通过分泌多种生物活性物质调节自身及远隔器官的功能。致心脏损伤的因素可以直接改变心脏细胞的分泌功能，也可通过兴奋交感神经系统和肾素-血管紧张素-醛固酮系统，改变心脏局部机械信号和生物化学信号进而激活免疫细胞、心肌细胞和心脏成纤维细胞等，合成和释放多种细胞因子，使循环中和心脏局部的促炎细胞因子如 TNF-α、IL-1β 和 IL-6 的水平增加，而抗炎细胞因子如 IL-10 的水平降低。促炎细胞因子大多以旁自分泌的方式作用于靶细胞，促进心肌肥大和心肌纤维化。TNF-α 可以通过激活 NF-κB 途径促进心肌和成纤维细胞中促炎细胞因子的合成与分泌，形成恶性循环。在心力衰竭患者中，促炎细胞因子的水平增加往往与心力衰竭的程度呈正相关。

四、其他体液因子

(一)钠尿肽类

心房肌主要合成和分泌心房钠尿肽(ANP),心室肌主要合成和分泌B型钠尿肽(BNP),血管系统主要合成C型钠尿肽,它们均是钠尿肽家族的成员,其中与临床关系最为密切的是B型钠尿肽。B型钠尿肽基因转录生成由134个氨基酸残基构成的B型钠尿肽原,随后被蛋白酶在N端切掉含26个氨基酸残基的片断,在分泌或进入血液循环的过程中,被蛋白水解酶裂解成由32个氨基酸残基组成的具有生物学活性的BNP和由76个氨基酸残基组成无生物学活性的N末端B型钠尿肽(NT-proBNP)。N末端B型钠尿肽比B型钠尿肽具有更长的半衰期及更高的稳定性,其浓度可反映短暂时间内新合成的而不是储存的B型钠尿肽释放,因此能更好地反映B型钠尿肽通路的激活。钠尿肽家族具有抑制肾重吸收钠的作用;还能抑制醛固酮和抗利尿激素的分泌,因而可利钠排水,减少心脏的容量负荷。另外,钠尿肽可拮抗AngⅡ的缩血管作用并抑制球旁细胞分泌肾素。在生理状态下,循环血中可检测到少量B型钠尿肽/N末端B型钠尿肽。心脏负荷增加或心室扩大时,心肌细胞受牵拉而合成并释放B型钠尿肽/N末端B型钠尿肽入血增加,血浆B型钠尿肽/N末端B型钠尿肽含量升高,并与心功能损伤的严重程度呈显著正相关。目前,动态监测血中B型钠尿肽/N末端B型钠尿肽浓度已成为心力衰竭诊断和鉴别诊断、风险分层及评估预后的重要生物学标志物。心力衰竭患者血浆中钠尿肽类的含量升高,可能有助于调节交感神经和肾素-血管紧张素-醛固酮系统激活引起的血管收缩和钠潴留。但值得注意的是,在慢性心力衰竭患者,肾脏对钠尿肽类激素的反应是下调的,因此,这些钠尿肽类激素不能产生与正常人相同的利钠作用。

(二)内皮素

内皮素是由内皮细胞合成和释放的强力血管收缩肽。心功能损伤时,血浆内皮素水平升高,并与其他缩血管活性物质如去甲肾上腺素和AngⅡ等共同作用,促进组织缺血和心肌肥大。

(三)抗利尿激素

神经垂体释放的抗利尿激素(又称血管升压素)与血管平滑肌上的V_1受体结合,发挥收缩血管的作用;与远曲小管和集合管上皮细胞的V_2受体结合,促进细胞内水通道蛋白的磷酸化和转运,对水的重吸收增加。心力衰竭时,心排血量减少,对颈动脉窦、主动脉弓和左心室的压力感受器的刺激减弱,激活交感神经,增加抗利尿激素的合成与释放。

(亓培才)

第三节 病理生理

任何原因引起的初始心肌损伤,导致心脏结构或功能的变化,伴有心室充盈或射血能力受损的一组临床综合征称为心力衰竭。慢性心力衰竭是一个逐渐发生发展的过程,包括存在诱发心脏损伤的危险因素;心脏重构;有症状心力衰竭和顽固性心力衰竭四个阶段,如果采用理想的治疗能够延缓和逆转这一过程。现阶段大多数学者接受的观点是第三阶段、第四阶段为临床心力衰竭,强调心力衰竭是一个有症状的临床综合征,主要表现为气促、疲乏、运动耐量受限和/或液体潴留。

鉴于症状存在一定的主观性，如果患者存在心脏重构，影像学有心功能不全的征象，仍然应该进行逆转心脏重构治疗。

一、心力衰竭的病理生理模型

心力衰竭的发生常常因为初始的心肌损伤所引发，初始的心肌损伤可以表现很明显。例如，大面积急性心肌梗死，急性暴发性心肌炎；也可以表现得较为隐蔽，渐进式出现心肌损伤，如遗传性、家族性心肌病，高血压，瓣膜性心脏病等，长达几年甚至十几年后出现有症状的心衰。由于内在的基因缺陷和外在环境的相互作用的差异，心衰的自然病程在个体间明显不同。初始的心脏损伤或不同的病因对预后的影响个体间差异的原因目前还不清楚。目前已知的心衰易感人群，即存在引起心衰的危险因素的人群，主要见于高血压、动脉粥样硬化、糖尿病、代谢综合征、酗酒及服用对心脏有毒害作用的物质、风湿热史、心肌病家族史和睡眠呼吸暂停综合征等。

初始的心脏损伤后，引起短期适应性或代偿性反应，其中重要的是启动 Frank-starling 机制和交感神经系统的激活。Frank-starling 机制是在一定的范围内，随着心室舒张末容积(前负荷)的增加，心肌收缩力增强，维持心排血量正常或相对正常。交感神经兴奋性增加，同时激活其他神经内分泌细胞因子共同维持血压稳定，保证心、脑等重要器官的血流灌注。这两个适应性的反应发生很快，几个心动周期即可出现，对心脏具有一定的保护作用。患者可以在一段时间内没有心衰的症状。

长期、慢性的交感神经系统和肾素-血管紧张素-醛固酮系统(RAAS)的兴奋性增高，多种内源性的神经激素和细胞因子网络的激活或失衡造成继发的心肌损伤，引起左心室重构。这一过程又进一步激活神经激素和细胞因子等，形成恶性循环，导致疾病逐渐进展。左心室重构一旦发生，即使不依赖于神经激素状态，也足以导致疾病进展到有症状心衰。左心室重构伴或不伴有心室腔扩大，通常在数周或数月甚至数年后。因此，心衰是一种渐进性的疾病，一个逐渐发生发展的过程，神经激素-细胞因子的失衡状态是心衰病理生理的重要环节。

二、神经激素-细胞因子网络失衡学说

在某种意义上慢性心力衰竭是一种神经激素细胞因子网络失衡状态。心衰时，交感神经系统和肾素-血管紧张素-醛固酮系统(RAAS)被激活，儿茶酚胺、血管紧张素Ⅱ和醛固酮等神经激素和细胞因子通过循环内分泌的方式损伤心血管系统。同时，心肌和血管自身也能够合成和分泌一些神经激素和细胞因子，例如去甲肾上腺素、血管紧张素Ⅱ，醛固酮，内皮素，加压素，生长因子(如转化生长因子)和炎症细胞因子(如白细胞介素-1β，肿瘤坏死因子-α)等，以自分泌和旁分泌的方式影响心肌和血管。循环和组织中的这些神经激素细胞因子不仅通过水钠潴留和外周血管收缩增加心室血流动力学应力，而且对心脏具有直接毒性作用，并促使心肌纤维化，进而改变心脏结构，引起心室重塑，损害衰竭心脏做功。心衰时，这些有生物活性的神经激素的过度表达是造成心肌损伤、循环功能受损的原因之一，导致疾病逐渐发生发展。另一方面，来自心房心室的 A 型利钠肽(ANP)、B 型利钠肽(BNP)和肾上腺髓质素(ADM)等血管活性调节因子也分泌增多，拮抗这些激素和细胞因子对心血管不利的效应。心衰时，心室壁张力增加，心室肌内不仅 BNP 分泌增加，ANP 的分泌也明显增加，使血浆中 ANP 及 BNP 水平升高，其增高的程度与心衰的严重程度呈正相关。血浆 ANP 及 BNP 水平可作为评定心衰的进程和判断预后的指标。

此外，心衰患者血浆肾上腺髓质素(ADM)水平也随着心衰程度的加重而显著升高。ADM具有强大持久的扩张血管、排钠利尿的作用。心房心室ANP、BNP、ADM的合成和分泌增加，这可能是心力衰竭时机体的一种代偿反应。

在心力衰竭的过程中，多种神经-体液因子合成和释放的平衡被破坏，不但导致这些生物活性物质的含量和活性发生异常，而且还影响到它们的细胞内细胞信号转导途径，导致复杂的网络失衡，促进心力衰竭的发生与发展。

(一)交感神经系统

心衰时，压力感受器和机械感受器抑制性输入信号的减弱和兴奋性输入信号的增强，这种自主神经系统失衡的净效应是交感神经兴奋性增强，迷走神经冲动减弱，心率变异减少，心率加快，心肌收缩力增强，外周血管阻力增高等。

交感神经的过度激活在增加心肌收缩和松弛的同时，也增加心肌能量的消耗，加重心肌缺血，触发心律失常或猝死。因此，交感神经的激活对心衰的作用是短期起到支撑作用，长期则引起恶性循环。

慢性心衰时存在长期肾上腺素能神经系统的激活，通过β_1受体、β_2受体，可能还有α_1受体损伤心脏。但是，β_1受体系统的长期激活具有更强的心脏毒性。现有的迹象表明：心衰时，交感神经兴奋引起最初的代偿机制及长期兴奋对心脏的损伤作用，主要是通过心脏的肾上腺素能神经兴奋性增强引起，而循环中去甲肾上腺素水平增高只起部分作用。去甲肾上腺素是肾上腺素能神经递质，相对选择性作用于β_1受体，其亲和力是β_2受体的20倍，α_1受体的10倍。去甲肾上腺素对心肌的毒性是经β受体介导，而不是α_1受体。衰竭心肌交感神经兴奋性增强的致病作用主要通过β_1受体介导，引起心肌重塑，如心肌肥厚和心室扩张，心肌细胞凋亡及坏死等。随着疾病的进展，心肌内去甲肾上腺素浓度逐渐降低，严重心衰的患者存在儿茶酚胺水平的耗竭。

慢性心衰的患者存在β肾上腺素能信号传递系统失敏。心衰患者心肌β_1受体密度下调，这种β_1受体密度下调主要与β_1受体蛋白质和mRNA减少有关，与心衰的严重程度成比例。相反，β_2受体蛋白质和mRNA水平不变。β肾上腺素能受体激酶(βARK)表达增强，βARK的mRNA水平增高，该酶使β_1受体、β_2受体磷酸化受阻与G蛋白失耦联。β肾上腺素能系统在衰竭心肌上的这些改变，即β_1受体密度下调和失敏，实际上是对暴露于大量儿茶酚胺引起心脏毒性作用的自我保护性反应。

(二)肾素-血管紧张素-醛固酮系统

心衰时，相对于交感神经系统的激活，肾素-血管紧张素系统(RAS)的激活要晚一些。除了循环中的肾素-血管紧张素系统外，组织局部也存在RAS，例如心脏、血管、大脑、肾脏等。近年来实验证据表明，心脏局部的RAS系统主要由心脏中血管平滑肌细胞和成纤维细胞等组成，它们在心肌中自分泌血管紧张素Ⅱ和醛固酮等神经激素。这些介质以自分泌或旁分泌的方式，独立于循环中的肾素发挥作用，导致局部心脏的损伤。体内大多数(约90%)血管紧张素转化酶(ACE)的活性存在于组织。心衰时，心肌ACE mRNA、ACE结合位点和ACE活性都是增高的。ACE具有双重致血管收缩的作用，一方面增加血管收缩因子血管紧张素Ⅱ的生成，另一方面增加了血管扩张因子缓激肽的降解。血管紧张素Ⅱ也可通过非肾素或非ACE的途径合成，激肽释放酶和组织蛋白酶G可使血管紧张素原生成血管紧张素Ⅰ，糜蛋白酶能够使血管紧张素Ⅰ变成血管紧张素Ⅱ(图6-1)。血管紧张素Ⅱ本身可以通过蛋白降解产生三种有生物活性的物质：血管紧张素Ⅲ和Ⅳ(促进血管收缩)，及血管紧张素1～7(Ang1～7)，后者能够拮抗血管紧张素Ⅱ对内皮功能的有害作用。Ang1～7的作用还包括激动 AT_2 受体，增强缓激肽与其 β_2 受体的结合。

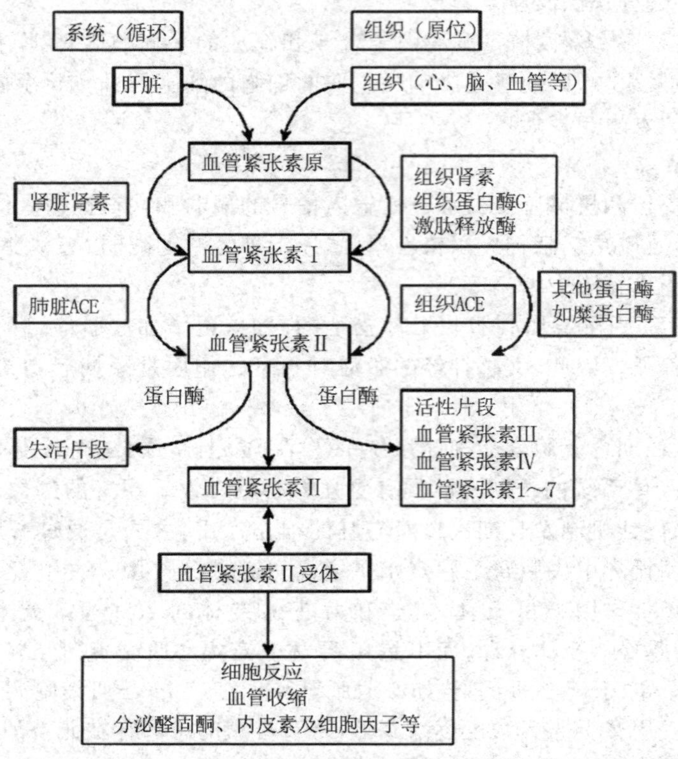

图 6-1 循环和组织中肾素-血管紧张素系统的组成

血管紧张素Ⅱ作用于血管紧张素Ⅰ类受体（AT_1）和Ⅱ类受体（AT_2），血管以 AT_1 受体为主，心肌 AT_2 与 AT_1 的比值是 2∶1，以 AT_2 为主，沿心肌神经分布的更多的是 AT_1 受体，AT_2 受体在心肌间质和成纤维母细胞更丰富。激活 AT_1 受体导致血管收缩，细胞生长，醛固酮分泌和儿茶酚胺释放；而激活 AT_2 受体则相反，导致血管扩张，细胞生长抑制，尿钠增多和缓激肽释放。血管紧张素Ⅱ与受体之间的关系和效应还有一些尚不清楚，总体而言是血管紧张素Ⅱ作用于 AT_1、AT_2 和其他 AT 受体交叉对话的综合效应。衰竭心肌，AT_1 受体和 mRNA 水平是下调的，AT_2 受体密度上调或不变。

肾素-血管紧张素系统的短期激活对维持血流动力学平衡有益，长期的作用则是有害，促进左心室重构及心肌、肾脏和其他器官的纤维化等。肾素-血管紧张素系统和交感神经系统互为影响，血管紧张素Ⅱ加强交感神经末梢去甲肾上腺素的释放，刺激肾上腺皮质球状带生成醛固酮等，从而加重神经激素的紊乱。

醛固酮的短期作用是促进钠和水的再吸收，对血容量的维持起到一定的作用，这是醛固酮的经典效应。长期持续表达醛固酮则危害心血管系统，引起心肌和血管的肥厚或纤维化，进一步导致心功能受损和血管顺应性下降，其中主要是由醛固酮的非上皮细胞效应所致。目前已知醛固酮具有内分泌、自分泌和旁分泌的作用，循环中的醛固酮主要来自肾上腺，心肌、血管和脑都存在醛固酮合成酶及 11-β 羟类固醇脱氢酶，后者为醛固酮选择性结合所必需，表明醛固酮可以在这些组织产生和发挥效应，这些组织存在醛固酮受体。

来自心力衰竭患者的标本显示心肌醛固酮合成酶的表达增多，并伴有心肌的纤维化和严重左心室肥大，提示局部合成的醛固酮起重要作用。此外，醛固酮引起内皮功能紊乱，压力感受器功能异常，减少去甲肾上腺素的摄取等，都进一步促进心衰的发生发展。

（三）自主神经/外周血管的神经激素

心衰时，存在自主神经系统功能的紊乱，反射调节机制异常，外周血管阻力增加，迷走神经调控作用减弱。患者直立反应调节异常，运动时，心率无法相应增加，运动后，心率不能很快恢复，心率变异减小，压力感受器功能异常。

心衰时内脏神经系统和局部自动调节机制之间也发生了复杂的相互作用，以保证脑和心脏的血供，减少皮肤、骨骼肌、内脏和肾脏的血流，运动时为了使有限的心排血量到达骨骼肌，内脏血管强烈收缩，消化道和肾脏处于低灌注状态。外周血管收缩最强的刺激是交感神经释放的去甲肾上腺素，其他缩血管的物质包括血管紧张素Ⅱ、内皮素、神经肽 Y、血栓素 A_2 和精氨酸加压素。缩血管的物质的释放引起了扩血管物质的逆向调节，包括利钠肽系统、一氧化氮、缓激肽、肾上腺髓质素、PGI_2 和 PGE_2 等激素的释放，以拮抗缩血管因子的效应。正常人，内皮细胞持续释放一氧化氮，内皮驱动的松弛因子能够拮抗缩血管因子的作用，运动时血管能够相应扩张。心衰时，内皮功能异常，内皮介导的血管扩张作用消失，血管处于收缩状态，外源性的左旋精氨酸能够恢复这种扩血管的反应。

心衰患者运动耐量下降是多因素和复杂的，包括如下因素：内皮功能紊乱，外周血管一氧化氮合成减少；骨骼肌血流调节异常，骨骼肌营养减少，骨骼肌萎缩；运动时每搏量不能相应增加；心肌 β_1 受体密度下调，变力性下降；长期卧床或活动减少引起的去适应状态；骨骼肌肌纤维从慢向快抽搐型转换，快抽搐型萎缩，骨骼肌肌细胞线粒体变小，酶活性降低；肺的顺应性降低，运动时过度通气等。

三、左心室重构机制

左心室重构是慢性心衰发生发展的中心环节。左心室重构是指随着初始和继发的心肌损伤，左心室结构、形态、容积和功能发生的一系列改变，包括心肌细胞和组织的生物学缺陷，心室腔的几何学变化。心室重构包括心肌实质重构和心肌间质重构，心肌实质重构是指心室肥厚，心肌细胞病理性肥大、变性、坏死，而心肌间质性重构是指成纤维细胞增生、纤维化、血管结构改变及细胞外基质胶原网的量和组成的变化。

从心肌重构及代偿性肥厚向心肌衰竭过渡的过程包含了复杂的分子、细胞学综合反应。这些反应包括：①心肌细胞生长或肥厚；②胚胎基因再表达及成人基因低表达，导致心肌细胞表型改变；③兴奋-收缩耦联和心肌收缩蛋白的表达和/或功能发生改变；④坏死或凋亡导致细胞死亡；⑤细胞外基质的改变；⑥能量异常。以上反应导致了心肌结构（增加心肌体积、腔室扩张呈球形）和功能（收缩和舒张功能受损）的改变，更加重了泵衰竭和血流动力学的超负荷。导致这些变化的刺激因子包括心肌细胞的机械性劳损、神经激素（肾上腺素、血管紧张素）、细胞炎性因子（TNF-α）、其他肽类、生长因子（内皮素）和过氧化物（即超氧化物，NO）。这些循环衰竭和血流动力学超负荷的刺激因子，同时存在于全身和心脏中，它们连接着组织环境中的病理因子和细胞间、细胞内的信号旁路，介导心肌细胞内成分结构、功能改变的信号转导。

(一)心肌细胞和组织的生物学缺陷

心力衰竭时,心肌细胞和组织发生了很多生物学的改变,从而导致心肌收缩或舒张功能的异常,主要包括胚胎基因表达,肌球蛋白重链从 α 向 β 转换;心肌细胞肌丝逐渐丢失;细胞骨架蛋白的改变;兴奋-收缩耦联异常及 β 肾上腺素能信号传递系统失敏等。

(二)心肌肥厚

血流动力学负荷过重引起两种形式心肌肥厚,向心性肥厚或离心性肥厚。压力负荷或容量负荷的过重,分别引起收缩期或舒张期室壁张力的增加,通过机械传导,激活心肌细胞和细胞外信号传递系统,引起左心室重构。通常压力负荷过重,心肌细胞变宽,肌小节平行排列呈向心性肥厚,心肌组织呈向心性肥厚。容量负荷过重时,心肌细胞瘦长,肌小节呈串联排列,心肌呈离心性肥厚。当然,心肌肥厚不仅是血流动力学紊乱所致,心肌细胞内在的缺陷也是导致心肌肥厚的重要因素,包括神经激素的失衡等。心肌细胞的肥厚伴随细胞生物表型的改变,胚胎基因程序被再次激活,同时正常成人型基因表达减弱,引起收缩功能异常。刺激胚胎基因表达的因子包括机械的伸展和牵拉,神经内分泌(如儿茶酚胺,血管紧张素Ⅱ),炎症细胞因子(如肿瘤坏死因子,白细胞介素-6),其他肽类和生长因子(如内皮素)等。

(三)兴奋-收缩耦联异常

兴奋-收缩耦联是指从动作电位开始到心肌收缩结束这一过程。Ca^{2+} 在把心肌兴奋的电信号转化为收缩的机械活动中发挥着极为重要的中介作用,任何影响 Ca^{2+} 转运、分布的因素都会影响心肌的兴奋-收缩耦联。无论是 Ca^{2+} 内流增加或是外运减少都可导致细胞内 Ca^{2+} 含量增多(钙超载),造成心肌细胞代谢和功能损伤。严重心衰的患者,动作电位异常延长,除极后,瞬间细胞内 Ca^{2+} 浓度升高的幅度变小,表明 Ca^{2+} 缓慢释放到收缩装置,复极时 Ca^{2+} 浓度缓慢的下降,导致松弛变慢。钙调蛋白的磷酸化状态及丰度的变化可能是决定收缩功能关键因素。

(四)收缩蛋白和调节蛋白异常

心衰时,收缩蛋白质的异常表现为肌球蛋白重链转向胚胎型、肌球蛋白轻链转向胚胎型、肌钙蛋白T 转向胚胎型。肌丝本身蛋白水解功能异常,引起肌纤维崩解。坏死的心肌细胞溶酶体破裂,大量溶酶特别是蛋白水解酶释放,引起细胞成分自溶,与收缩功能相关的蛋白质也被破坏,心肌收缩功能受损。

调节蛋白异常包括肌浆网钙泵 ATP 酶减少,受磷蛋白减少和理阿诺受体密度降低等。

(五)心肌的变化

心衰时,心肌的变化发生在两个方面:心肌细胞和细胞外基质。心肌细胞除了向心性或离心性肥厚外,细胞坏死、凋亡和自体吞噬使心肌细胞逐渐减少。心肌细胞的细胞骨架包括肌动蛋白、索蛋白、肌联蛋白,微管蛋白和膜相关蛋白等。心衰时,这些细胞骨架也参与左心室重构,比如肌联蛋白下调,索蛋白和膜相关蛋白上调等。

心肌细胞外的基质由基底膜、环绕心肌的纤维状胶原网、蛋白聚糖和氨基葡聚糖及生物活性的信号分子等组成。左心室重构的一个重要环节是细胞外基质的改变,包括胶原合成和降解的异常、胶原交联程度的降低、胶原支撑作用的丧失、基质金属蛋白酶增高、金属蛋白酶组织抑制剂作用减弱等,引起心肌纤维化。心肌的成纤维细胞是合成和分泌胶原纤维、层粘连蛋白、纤维连接素的来源,成纤维细胞和肥大细胞都参与左心室重构的过程。

(六)左心室腔的几何学改变

左心室重构的几何学改变包括左心室扩大、形态由椭圆形变成球形、左心室壁变薄、二尖瓣关闭不全及左心室收缩和舒张的不同步等。

(七)左心室重构的逆转

虽然,心力衰竭是一个发生发展的过程,在理想的药物和干预治疗下,这种过程能够逆转,临床研究证实:血管紧张素转化酶,某些β受体阻滞剂,心室辅助装置等能够使左心室重构的进程延缓、稳定或逆转,包括出现:左心室肌重指数降低,左心室腔径变小,甚至完全恢复到正常大小。尽管确切的机制不完全清楚,部分得到的证据显示:这些治疗能够在细胞、分子水平纠正衰竭心肌的生物学缺陷,例如:ACE 抑制剂,β受体阻滞剂,心室辅助装置能够减少心肌细胞的坏死、凋亡和金属基质蛋白酶的激活;减少心肌的纤维化;降低胚胎基因的表达;增加兴奋-收缩耦联的活性,改善β-受体失敏状态等。

总之,我们对心衰的病理生理的认识在不断的深入,从早期血流动力学紊乱到神经激素细胞因子网络失衡,再到心脏重构,生物学缺陷等。每一次认识的升华,必将伴随治疗学巨大的进步。

(亓培才)

第四节 发生机制

心力衰竭的发生机制十分复杂,迄今尚未完全阐明。目前认为,心力衰竭是多种原因启动人体多种机制的共同作用的结果,不同原因所致的心力衰竭及心力衰竭发展的不同阶段参与作用的机制不同,但神经-体液调节失衡在心力衰竭的发生与发展中起着关键作用,而心室重构是心力衰竭的分子基础,最终的结果是心肌舒缩功能障碍。

一、心肌收缩功能降低

心肌收缩能力降低是造成心脏射血功能减退的主要原因,可以由心肌收缩相关的结构成分改变、心肌能量代谢障碍和心肌兴奋-收缩耦联障碍分别或共同引起。

(一)心肌收缩相关的结构成分改变

与心肌收缩相关的心肌结构成分改变主要包括心肌细胞数量减少、肥大心肌不均衡生长和心脏结构的改变。

1.心肌细胞数量减少

多种心肌损害(如心肌梗死、心肌炎及心肌病等)可导致心肌细胞变性、萎缩,严重者因心肌细胞死亡而使有效收缩的心肌细胞数量减少,造成原发性心肌收缩力降低。心肌细胞死亡可分为坏死与凋亡两种形式。

(1)心肌细胞坏死:心肌细胞在严重的缺血、缺氧、致病微生物(细菌和病毒)感染、中毒(锑、多柔比星)等损伤性因素作用下,可导致溶酶体破裂。大量溶酶体酶特别是蛋白水解酶释放,引起细胞成分自溶,心肌细胞发生坏死,心肌收缩性严重受损。在临床上,引起心肌细胞坏死最常见的原因是急性心肌梗死。一般而言,当梗死面积达左心室面积的 23%时便可发生急性心力衰竭。

(2)心肌细胞凋亡:因细胞凋亡而引起心肌收缩能力降低已受到人们的重视,在急性心肌梗死、扩张型心肌病等多种心力衰竭的动物模型及心力衰竭患者的心脏中都证实有心肌细胞凋亡的现象存在，而且凋亡是造成老年心脏心肌细胞数量减少的主要原因。线粒体损伤、细胞内钙超载及活性氧生成增多可以单独或联合作用，是许多凋亡诱导因素作用的共同通路。细胞凋亡除可以直接引起心肌收缩能力降低外，还可由于心肌肥大与凋亡共存使心肌肥大与后负荷不匹配，使室壁应力增大并进一步刺激重构与凋亡。在心力衰竭时，心肌细胞凋亡又可致室壁变薄，心室进行性扩大。因此，干预心肌凋亡已成为防治心力衰竭的重要目标之一。

2.肥大心肌的不均衡生长

(1)在分子水平上，肥大心肌的表型改变，胚胎期基因如 ANP 基因和 BNP 基因等过表达；而一些参与细胞代谢和离子转运的蛋白质，如肌浆网钙泵蛋白和细胞膜 L 型钙通道蛋白等表达减少。

(2)在细胞水平上，心肌肥大的初期，心肌的组织结构基本正常。可见一定程度的线粒体数目增多、体积增大，肌原纤维增多和细胞核增大。但心肌过度肥大时，特别是增粗时，肌丝的增加超过线粒体的增加，肌节不规则叠加，加上显著增大的细胞核对邻近肌节的挤压，导致肌原纤维排列紊乱，心肌收缩力降低。

值得注意的是，损伤心脏各部分的变化并不是均一的。重构心脏不同部位的心肌肥大、坏死和凋亡共存，心肌细胞和非心肌细胞的肥大与萎缩、增生与死亡共存。例如，在缺血中心区往往以心肌坏死为主，而在缺血边缘区可以观察到许多细胞凋亡，在非缺血区发生反应性心肌肥大。心肌细胞减少伴有成纤维细胞增生，细胞外基质增多，发生心脏纤维化。

3.心脏结构的改变

在器官水平上，与代偿期的心腔扩大和心室肥厚不同，衰竭时的心室表现为心腔扩大而室壁变薄，扩张的心室几何结构发生改变，横径增加使心脏由正常的椭圆形变成球状。心室扩张使乳头肌不能锚定房室瓣，主动脉和肺动脉瓣环扩大，可造成功能性瓣膜反流，导致心室射血功能进一步降低，而血流动力学紊乱进一步加重并参与心室重构的进展。

综上所述，衰竭心脏在多个层次和水平出现的不均一性改变是构成心脏收缩能力降低及心律失常的结构基础。

(二)心肌能量代谢障碍

线粒体是心肌细胞的供能器官，通过线粒体膜上的电子传递链及氧化磷酸化酶体系产生 ATP，为肌丝滑动提供所需要的能量。由于心肌细胞功能复杂，对氧的需求量大，细胞内含有的线粒体数目也比其他细胞多。ATP 是心肌唯一能够直接利用的能量形式，心肌细胞必须不断合成 ATP 以维持正常的射血功能和细胞活力。心肌的能量代谢包括能量产生、储存和利用 3 个环节。其中任何一个环节发生障碍，都可导致心肌收缩力减弱。

1.能量生成障碍

在生理状态下，维持心脏收缩功能和基础代谢所必需的 ATP 主要来自线粒体的氧化代谢，极少量来源于糖酵解。供给心肌能量的底物包括脂肪酸、葡萄糖、乳酸、酮体和氨基酸等。在有氧条件下，正常心肌优先利用脂肪酸，心肌 60%～90%的 ATP 来源于游离脂肪酸的 β 氧化，仅 10%～40%由乳酸氧化及葡萄糖等分解产生。在心力衰竭早期，心肌能量底物代谢基本保持正常。而随着心力衰竭的加重，心肌脂肪酸氧化明显降低，底物代谢从优先利用脂肪酸向利用葡萄糖转变，但是由于心肌缺氧，葡萄糖的有氧氧化减少，糖酵解加速，造成心肌能量生成减少，乳酸增加。

心脏是一个高耗氧的器官，骨骼肌从动脉血中摄取 20%～25%的氧，而心肌细胞从动脉血中摄取约 75%的氧，冠状动静脉血氧含量差可达 14 mL/dL，这意味着当心肌需氧量增加时，很难通过提高心肌对血液中氧的摄取量来完成，要保证心肌的能量生成，就必须保证心肌有充分的血液供应。冠心病引起的心肌缺血是造成心肌能量生成不足的最常见原因。心肌梗死引起的急性心肌缺血可在短时间内引起心肌能量生成明显减少，严重损害其收缩功能，甚至在心肌供血恢复后的一段时间内，心肌的收缩能力仍然低下。休克、严重贫血等也可以减少心肌的供血供氧，引起心肌能量生成障碍。心肌肥大时，毛细血管数量的增加往往低于心肌纤维的增加，使供血供氧的距离增大。尽管这些因素造成心肌缺氧的速度与程度不同，但均导致肥大心肌的能量生成减少。

当心力衰竭发生时，心肌线粒体的结构和功能会出现一系列的变化。过度肥大的心肌内线粒体含量相对不足；损伤的心肌可见线粒体肥大和肿胀。心力衰竭时线粒体多种酶的活性降低。ATP 酶催化 ATP 水解并释放能量是心脏完成生理功能的物质基础，琥珀酸脱氢酶不仅是三羧酸循环的关键酶之一，还是琥珀酸氧化呼吸链的起始酶；细胞色素氧化酶是线粒体呼吸链中的关键酶之一。心力衰竭时线粒体 ATP 酶、琥珀酸脱氢酶和细胞色素氧化酶的活性均明显降低，三羧酸循环发生障碍，能量生成减少。

此外，维生素 B_1 缺乏引起的丙酮酸氧化脱羧障碍，也使心肌细胞有氧氧化障碍，导致 ATP 生成不足。

2.能量储备减少

心肌以 ATP 和磷酸肌酸(CP)的形式储存能量，肌酸分子量小且在心肌内的浓度比 ADP 大 100 倍，故磷酸肌酸是心肌细胞内储存能量的主要形式。在磷酸肌酸激酶的催化下，肌酸与 ATP 之间发生高能磷酸键转移而生成磷酸肌酸，迅速将线粒体中产生的高能磷酸键以储存形式转移至胞质。心肌肥大初期，细胞内磷酸肌酸与 ATP 含量可在正常范围。随着心肌肥大的发展，产能减少而耗能增加，尤其是磷酸肌酸激酶同工型发生转换，导致磷酸肌酸激酶活性降低，使储能形式的磷酸肌酸含量减少，作为能量储备指数的 CP/ATP 比值明显降低。

3.能量利用障碍

心肌对能量的利用是指把 ATP 储存的化学能转化成为心肌收缩的机械做功的过程。在收缩期，横桥形成与滑动需要位于肌球蛋白头部的 Ca^{2+}-Mg^{2+}-ATP 酶水解 ATP。因此，Ca^{2+}-Mg^{2+}-ATP 酶活性是决定心肌细胞对 ATP 进行有效利用的物质基础。在人类衰竭的心肌中 Ca^{2+}-Mg^{2+}-ATP 酶活性降低，其机制主要与心肌调节蛋白改变有关。如肌球蛋白轻链-1(MLC-1)的胎儿型同工型增多；肌钙蛋白 T 亚单位的胎儿型同工型(TnT4)增多等，使肥大心肌肌球蛋白头部的 ATP 酶活性降低，心肌收缩性降低。

(三)心肌兴奋-收缩耦联障碍

心肌的兴奋是电活动，而收缩是机械活动，Ca^{2+} 在把心肌兴奋的电信号转化为收缩的机械活动中发挥了极为重要的中介作用。Ca^{2+} 可通过多个机制影响心肌的兴奋-收缩耦联，进而调控心肌的收缩与舒张。心肌细胞兴奋时，膜去极化激活细胞膜 L 型钙通道开放，少量细胞外 Ca^{2+} 迅速进入胞质。虽然这种内流的 Ca^{2+} 量很少，不足以引起心肌收缩，但它的生理意义在于快速 Ca^{2+} 内流使肌浆网局部的 Ca^{2+} 浓度增加，触发肌浆网内储存的 Ca^{2+} 释放入胞质，胞质 Ca^{2+} 浓度上升到 10^{-5} mol/L 的水平，Ca^{2+} 与肌钙蛋白 C 结合，引起心肌收缩。当心肌开始舒张时，肌浆网钙泵蛋白(又称 Ca^{2+}-ATP 酶)消耗 ATP 将 Ca^{2+} 转运至肌浆网内储存。此外，还有少量胞质内 Ca^{2+} 经细胞膜上的 Na^{+}-Ca^{2+} 交换蛋白与钙泵转运到细胞外，使胞质 Ca^{2+} 浓度恢复到 10^{-7} mol/L 的水平(图 6-2)。在这一过程中,肌浆网内 Ca^{2+} 释放是心肌收缩所需 Ca^{2+} 的主要来源,Ca^{2+} 与肌钙蛋白 C 的结合是横桥形成的启动环节,而肌浆网钙泵蛋白是调控心肌舒张的重要靶点。任何影响心肌对 Ca^{2+} 转运和分布的因素都会影响钙稳态,导致心肌兴奋-收缩耦联障碍。

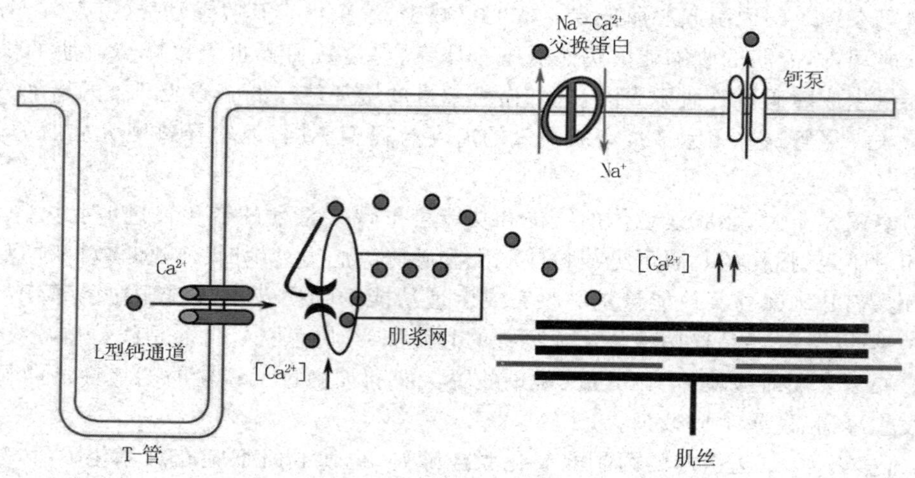

图 6-2　心肌细胞的钙转运

1.肌浆网钙转运功能障碍

肌浆网通过摄取、储存和释放 3 个环节维持胞质 Ca^{2+} 的动态变化,从而调节心肌的舒缩功能。心力衰竭时,肌浆网 Ca^{2+} 摄取和释放能力明显降低,导致心肌兴奋-收缩耦联障碍。其机制是:①肌浆网释放的 Ca^{2+} 约占心肌收缩总钙量的 80%以上,过度肥大或衰竭的心肌细胞中,肌浆网钙释放蛋白的含量减少或活性降低,造成收缩期 Ca^{2+} 释放量减少;而在舒张期,由于钙释放蛋白的功能障碍,不能完全关闭,会有少量肌浆网内 Ca^{2+} 漏入胞质中。②肌浆网钙泵蛋白含量或活性降低,使肌浆网摄取 Ca^{2+} 减少,胞质内 Ca^{2+} 浓度不能迅速降低,延缓心肌舒张的速率。③由于舒张期肌浆网钙泵蛋白摄 Ca^{2+} 减少和少量 Ca^{2+} 漏入胞质,使肌浆网储存的 Ca^{2+} 量减少,供给心肌收缩的 Ca^{2+} 不足,抑制心肌收缩力。

2.胞外 Ca^{2+} 内流障碍

心肌收缩时胞质中的 Ca^{2+} 除大部分来自肌浆网外,尚有少量从细胞外经 L 型钙通道内流。Ca^{2+} 内流触发的肌浆网 Ca^{2+} 释放在心肌收缩活动中起重要作用。长期负荷过重或缺血缺氧时,心肌对收缩刺激的反应性降低,会出现细胞外 Ca^{2+} 内流障碍,其机制:①尽管循环中儿茶酚胺含量增加,但心肌内去甲肾上腺素合成减少及消耗增多,使局部去甲肾上腺素含量下降。②过度肥大的心肌细胞上 β_1 肾上腺素受体密度降低。③心肌细胞 β_1 受体与兴奋性 Gs 蛋白脱耦联,使心脏对 β_1 受体激动药的反应性降低。④腺苷酸环化酶(AC)活性下降,cAMP 减少,细胞内 Ca^{2+} 减少,心肌收缩功能发生障碍。⑤G 蛋白耦联受体激酶活性增加,使 β 受体与 G 蛋白脱耦联及受体脱敏现象增多。

这些机制都使 β 受体兴奋引起的 L 型钙通道磷酸化降低,细胞膜 L 型钙通道开放减少,导致 Ca^{2+} 内流受阻。此外,细胞外液的 K^+ 与 Ca^{2+} 在心肌细胞膜上有竞争作用,因此在高钾血症时 K^+ 可阻止 Ca^{2+} 的内流,导致胞内 Ca^{2+} 浓度降低。

3.肌钙蛋白与 Ca^{2+} 结合障碍

心肌兴奋-收缩耦联的关键是 Ca^{2+} 与肌钙蛋白 C 结合,肌钙蛋白 C 只有一个和 Ca^{2+} 结合的特异性位点，两者结合的量不仅要求胞质的 Ca^{2+} 浓度迅速上升到足以启动收缩的阈值（10^{-5} mol/L），同时还要求肌钙蛋白活性正常，能迅速与 Ca^{2+} 结合。在一定范围内，肌钙蛋白 C 与 Ca^{2+} 结合的越多，心肌收缩力越大。各种原因引起心肌细胞酸中毒时，由于 H^+ 与肌钙蛋白的亲和力比 Ca^{2+} 大，H^+ 占据了肌钙蛋白上的 Ca^{2+} 结合位点，此时即使胞质 Ca^{2+} 浓度已上升到收缩阈值，也无法与肌钙蛋白结合，心肌的兴奋-收缩耦联因而受阻。酸中毒还可引起高钾血症，减少钙离子内流；H^+ 浓度升高使肌浆网中钙结合蛋白与 Ca^{2+} 亲和力增大，使肌浆网在心肌收缩时不能释放足量的 Ca^{2+}。

(四)心脏各部分收缩活动不协调

为保持心功能的稳定，心脏各部，左-右心之间，房-室之间，心室本身各区域的收缩与舒张处于高度协调的工作状态。也就是说，心排血量的维持除受心肌舒缩功能的影响外，还需要心房和心室、左心和右心收缩活动的协调一致。一旦心脏收缩活动的协调性被破坏，将会引起心脏泵血功能紊乱而导致心排血量下降。在心肌炎和心肌缺血等心脏损伤时，由于病变往往呈区域性分布，病变轻的区域心肌收缩活动减弱，病变重的心肌甚至完全丧失收缩功能，非病变心肌功能相对正常，甚至代偿性增强，不同功能状态的心肌共处一室，特别是病变面积较大时必然使整个心脏的收缩活动不协调，导致心排血量下降。特别是心肌梗死的患者，心肌各部分的供血是不均一的，梗死区、缺血边缘区和非病变区的心肌在兴奋性、自律性、传导性和收缩性方面都存在差异，在此基础上易发生心律失常，使心脏各部分收缩活动的协调性遭到破坏。渡过心肌梗死的急性期后，坏死心肌被纤维组织取代，该处室壁变薄，收缩时可向外膨出，形成室壁瘤，影响心脏泵血。心律失常患者由于心脏收缩的不同步，无论是房室活动不协调还是两侧心室不同步收缩，心排血量均明显降低（图 6-3）。

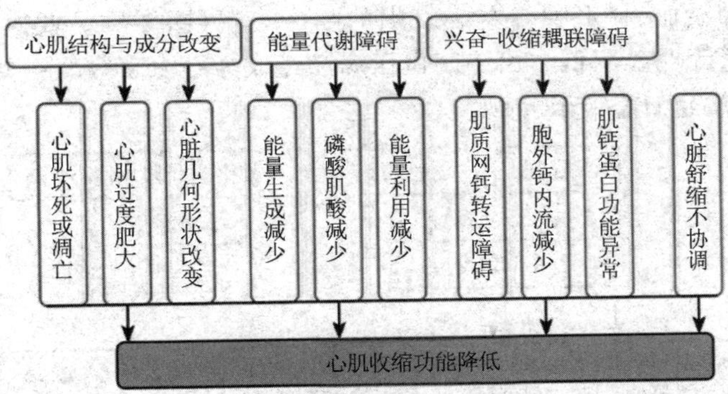

图 6-3 心肌收缩功能障碍的发病机制

二、心肌舒张功能障碍

舒张期是指心动周期中从主动脉瓣关闭到二尖瓣关闭之间的时间，心肌舒张是保证心室有足够的血液充盈的基本因素。任何使心室充盈量减少、弹性回缩力降低和心室僵硬度增加的疾病都可以引起心室舒张功能降低。如高血压性心脏病时可因心室壁增厚，特别是向心性肥厚降低心室充盈量。心肌负荷过重和衰老时都可伴有心肌纤维化，造成心室僵硬度增加，使心脏的被动充盈受损，需加强心房收缩以完成对心室的充盈。舒张功能障碍的特点是在左心室收缩功能正常时，左心腔内充盈压升高。据统计，舒张性心力衰竭的发生率约占全部心力衰竭的 30%～40%，近年来还有增加的趋势，特别是在老年、女性和肥胖患者中发病率较高。心肌舒张功能障碍的确切机制目前尚不完全清楚，可分为主动性舒张功能减弱和被动性舒张功能减弱。

（一）主动性舒张功能减弱

心脏的主动性舒张主要发生于舒张早期。心肌收缩后，产生正常舒张的首要环节是胞质内 Ca^{2+} 大部分被钙泵摄取入肌浆网，少量运出细胞外，胞质 Ca^{2+} 浓度迅速从 10^{-5} mol/L 降至 10^{-7} mol/L，Ca^{2+} 与肌钙蛋白解离，肌钙蛋白恢复原来的构型，这需要多种钙转运蛋白耗能工作，故心脏舒张也是能量依赖性的。肥大和衰竭的心肌细胞由于缺血缺氧，ATP 供应不足，肌浆网或心肌细胞膜上钙泵活性降低，不能迅速将胞质内 Ca^{2+} 摄取入肌浆网或向细胞外排出，使心肌收缩后胞质内 Ca^{2+} 浓度不能迅速降低并与肌钙蛋白解离，导致心室舒张迟缓和不完全，从而使心肌舒张功能降低。心肌肥大的患者心肌缺血缺氧，缺血心肌的舒张功能障碍可以出现在收缩功能障碍之前。另外，肌球-肌动蛋白复合体的解离也是一个需要消耗 ATP 的主动过程。损伤的心肌由于 ATP 缺乏及 Ca^{2+} 与肌钙蛋白亲和力增加，使肌球-肌动蛋白复合体解离减缓，影响心室的舒张和充盈。

（二）被动性舒张功能减弱

心室的被动性舒张主要见于舒张晚期，指心室顺应性降低及充盈障碍。心室顺应性是指心室在单位压力变化下所引起的容积改变（dV/dp），其倒数 dp/dV 即为心室僵硬度。高血压及肥厚性心肌病时心室壁增厚，心肌炎症、纤维化及间质增生等均可引起心室壁成分改变，细胞外基质沉积增多，心室顺应性下降，心室舒张末期容量减少，每搏输出量减少，而心室收缩末期容量无明显变化。

左心室舒张功能受损时，需提高心室的充盈压以维持心室的充盈量。此时左心室舒张末期容积较小的增加，就会引起左心室舒张末压显著增高。当左心室舒张末期压力过高时，肺静脉压随之上升，从而出现肺淤血、肺水肿等左心衰竭的临床表现（图 6-4）。此时，心肌的收缩功能尚无明显损伤，心排血量无明显降低。由于高血压病已经成为心力衰竭的主要病因之一，因舒张功能障碍引起的心力衰竭也日益受到重视。

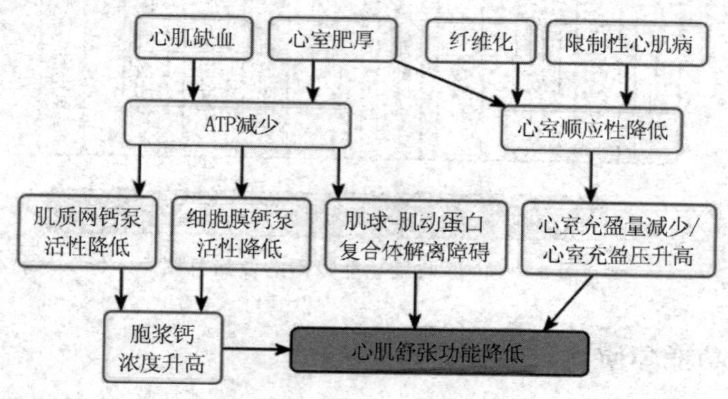

图 6-4　心肌舒张功能障碍的机制

此外，心肌细胞骨架的改变、室壁应力（后负荷）过大、心率过快、心室显著扩张及心室的相互作用也会影响心室舒张功能。

（徐改珍）

第五节 代偿机制

在神经-体液机制的调控下，机体对心功能损伤的代偿反应可以分为心脏本身的代偿和心外代偿两部分。

一、心脏本身的代偿机制

心脏本身的代偿形式包括心率增快、心脏紧张源性扩张、心肌收缩性增强和心室重构。其中，心率加快、心脏紧张源性扩张和心肌收缩性增强属于可快速动员起来的功能性调整；而心室重构是在心肌损伤或心室前负荷和后负荷增加时，通过改变心室的结构、代谢和功能而发生的慢性综合性代偿适应性反应。

(一)心率加快

在一定的范围内，心率加快可提高心排血量；而且由于舒张期缩短，舒张期流向外周的血量减少，可提高舒张压，有利于冠脉的血液灌流，对维持动脉血压，保证重要器官的血流供应有积极意义。当组织细胞对血供的需求增加时，正常的心脏可通过增加每搏输出量和心率增加心排血量。而损伤的心脏由于每搏输出量减少且相对固定，心率加快成为决定心排血量的主要因素。心率加快是一种易被快速动员起来的代偿反应，往往贯穿于心功能不全发生和发展的全过程。心率加快的主要机制：①心排血量减少，对主动脉弓、颈动脉窦和左心室压力感受器的机械牵张程度变小，传入心血管中枢的冲动减弱，交感神经兴奋而副交感神经活性降低。②存在于心房和肺循环等处的感受器亦感受机械牵张的刺激，除对血容量进行调节外，还可以调节心率。血容量增多刺激心房壁牵张感受器(容量感受器)，一方面直接刺激窦房结，另一方面通过副交感神经传入心血管中枢，引起交感神经兴奋增加心率。③如果合并缺氧，可以刺激主动脉体和颈动脉体化学感受器，反射性引起心率加快。

但是，心率加快的代偿作用也有一定的局限性，原因：①心率加快增加心肌耗氧量，加重心肌损伤。②心率过快(成人＞180 次/分)明显缩短心脏舒张期，不但减少冠脉灌流量，使心肌缺血、缺氧加重，而且缩短心室充盈时间，减少充盈量，心排血量反而降低。

(二)心脏紧张源性扩张

心脏的前负荷取决于心室舒张末期的容量或压力，这决定了心肌纤维在舒张末期的长度，在一定程度上调控心肌的收缩能力。根据 Frank-Starling 定律，肌节长度在 1.7～2.2 μm 的范围内，心肌的收缩能力随心脏前负荷(心肌纤维初长度)的增加而增加。左心室舒张末期压在 0.7～0.8 kPa(5～6 mmHg)的范围内，肌小节长度为 1.7～1.9 μm。当左心室舒张末期充盈压增加到 1.6～2.0 kPa(12～15 mmHg)时，肌小节长度达到 2.0～2.2 μm，粗、细肌丝处于最佳重叠状态，形成有效横桥的数目最多，产生的收缩力最大。当心脏收缩功能受损时，心脏本身会发生快速的、应急性的调节反应。由于每搏输出量降低，使心室舒张末期容积增加，前负荷增加导致心肌纤维初长度增大，在肌小节长度不超过 2.2 μm 的范围内心肌收缩力增强，代偿性增加每搏输出量，这种伴有心肌收缩力增强的心腔扩大称为心脏紧张源性扩张，有利于将心室内过多的血液及时泵出。近来的研究还指出，心肌肌小节长度的适度增长可增加心肌对胞质 Ca^{2+} 的敏感性，增强心肌收缩性。但是，心脏紧张源性扩张的代偿能力是有限的，当前负荷过大，舒张末期容积或压力过高时，心室扩张使肌小节长度超过 2.2 μm，有效横桥的数目反而减少，心肌收缩力降低，每搏输出量减少。当肌小节长度达到3.6 μm时，粗、细肌丝不能重叠而丧失收缩能力。

值得注意的是，通过增加前负荷而增强心肌收缩力是急性心力衰竭时的一种代偿方式。慢性心力衰竭时，损伤心肌对前负荷变化的反应与正常心肌不同。长期前负荷过重引起的心力衰竭及扩张性心肌病主要是引起肌节过度拉长，使心腔明显扩大。这种心肌过度拉长并伴有心肌收缩力减弱的心腔扩大称为肌源性扩张，不具有增加心肌收缩力的代偿意义。患者的心室充盈压升高，但每搏输出量反而下降表示心室的收缩功能受损。此时，前负荷增加不但不能改善衰竭心室的收缩功能，反而会加重肺淤血水肿。过度的心室扩张还会增加心肌耗氧量，加重心肌损伤。采用利尿剂或血管扩张剂减少前负荷可以改善心力衰竭的临床表现。

(三)心肌收缩性增强

心功能受损时，由于交感-肾上腺髓质系统兴奋，儿茶酚胺增加，通过激活 β 受体，增加胞质 cAMP 浓度，激活蛋白激酶 A。一方面使心肌细胞膜 L 型钙通道蛋白磷酸化，增加 Ca^{2+} 内流，胞质 Ca^{2+} 浓度升高，发挥正性变力作用。另一方面，增加舒张期肌浆网钙泵的磷酸化，促进胞质 Ca^{2+} 再摄取入肌浆网，促进心肌舒张。在心功能损害的急性期，心肌收缩性增强对于维持心排血量和血流动力学稳态是十分必要的代偿和适应机制。当慢性心力衰竭时，心肌 β 受体减敏，血浆中虽存在大量儿茶酚胺，但正性变力作用的效果显著减弱。

(四)心室重构

心脏由心肌细胞、非心肌细胞(包括成纤维细胞、血管平滑肌细胞、内皮细胞等)及细胞外基质组成。损伤的心脏发生心室重构涉及各种心脏成分的变化，主要表现在心肌肥大；心肌和成纤维细胞的表型改变；胶原间质的数量、类型和分布异常，及心肌间质和实质两者比例的变化。

1.心肌细胞重构

心肌细胞重构不仅有量的增加，即心肌肥大，而且还伴随着质的变化，即细胞表型改变，其功能与代谢均有别于正常的心肌细胞。

(1)心肌肥大：正常心室肌细胞长约 100 μm，直径 10～15 μm，心房肌略小于心室肌。心肌肥大是指心肌细胞体积增大，在细胞水平上表现为细胞直径增宽，长度增加；在器官水平表现为心室质(重)量增加，心室壁增厚。临床上可用超声心动图等无创性方法检测心室壁厚度，因此心肌肥大又称为心室肥厚。虽然大多数学者认为，哺乳类动物于出生后不久，心肌细胞即丧失了有丝分裂能力而成为终末分化细胞。但目前发现，心肌肥大达到一定程度(成人心脏重量超过 500 g)时，心肌细胞亦可有数量的增多。过度的心肌肥大是心力衰竭发生与发展的重要病理基础，是心功能由代偿阶段向失代偿阶段演变的关键步骤。

心肌肥大可由多种原因引起，当部分心肌细胞丧失时，残余心肌可以发生反应性心肌肥大；长期负荷过重可引起超负荷性心肌肥大，按照超负荷原因和心肌反应形式的不同又可将超负荷性心肌肥大分为：①向心性肥大。心脏在长期过度的后负荷作用下，收缩期室壁张力持续增加，心肌肌节呈并联性增生，心肌细胞增粗。其特征是心室壁显著增厚而心腔容积正常甚或减小，使室壁厚度与心腔半径之比增大，常见于高血压性心脏病及主动脉瓣狭窄。②离心性肥大。心脏在长期过度的前负荷作用下，舒张期室壁张力持续增加，心肌肌节呈串联性增生，心肌细胞增长，心腔容积增大；而心腔增大又使收缩期室壁应力增大，进而刺激肌节并联性增生，使室壁有所增厚。离心性肥大的特征是心腔容积显著增大与室壁轻度增厚并存，室壁厚度与心腔半径之比基本保持正常，常见于二尖瓣或主动脉瓣关闭不全。

压力负荷和容量负荷过度引起心肌细胞不同类型肥大反应的原因目前尚不清楚，推测可能是由于心肌肌节感受不同的机械力刺激，激活不同的信号转导通路所致。无论是向心性肥大还是离心性肥大多是对室壁张力增加产生的适应性变化，是慢性心功能损伤时极为重要的代偿方式。心肌肥大时，室壁增厚，可通过降低心室壁张力而减少心肌的耗氧量，有助于减轻心脏负担。另外，心肌肥大时单位重量心肌的收缩性是降低的，但由于整个心脏的重量增加，所以心脏总的收缩力是增加的，有助于维持心排血量，使心脏在较长一段时间内（数月甚或数年）能满足组织对心排血量的需求而不致发生心力衰竭。但是，心肌肥大的代偿作用也是有一定限度的。过度肥大心肌可发生不同程度的缺血、缺氧、能量代谢障碍和心肌舒缩能力减弱等，使心功能由代偿转变为失代偿。

（2）心肌细胞表型改变：指由于心肌所合成的蛋白质的种类变化所引起的心肌细胞“质”的改变。在引起心肌肥大的机械信号和生物化学信号刺激下，成年心肌细胞的蛋白质合成发生改变，特别是在成年心肌细胞处于静止状态的胚胎期基因的表达重新启动，如心房钠尿肽基因、B型钠尿肽基因和β-肌球蛋白重链（β-MHC）基因等心肌肥大的标志基因表达增加。但是，也有某些功能基因的表达减少，如肌浆网钙泵蛋白的含量降低，使舒张期肌浆网的钙再摄取受到抑制。表型转变的心肌细胞在细胞膜、线粒体、肌浆网、肌原纤维及细胞骨架等方面均与正常心肌有差异，从而导致其代谢与功能发生变化。转型的心肌细胞分泌活动增强，还可以通过分泌细胞因子和局部激素，进一步促进细胞生长、增殖及凋亡，从而改变心肌的舒缩能力。

2.非心肌细胞及细胞外基质的变化

缺血、缺氧、炎性细胞因子等可引起非心肌细胞的结构和功能变化，如血管内皮细胞损伤和血管平滑肌细胞增殖等，使心肌微血管发生纤维增生和管壁增厚，导致冠状循环的储备能力和供血量降低。

成纤维细胞是细胞外基质的主要来源。细胞外基质是存在于细胞间隙、肌束之间及血管周围的结构糖蛋白、蛋白多糖及糖胺聚糖的总称，分布和排列成一个多层次和多方位的网状结构，其中最主要的是Ⅰ和Ⅲ型胶原纤维。Ⅰ型胶原是与心肌束平行排列的粗大胶原纤维的主要成分，伸展性和回弹性较小。Ⅲ型胶原形成了较细的纤维网状结构，伸展性和回弹性较大。胶原网络与细胞膜上的结合蛋白质连接，维系心肌细胞的有序排列，为心肌提供了高强度的抗牵拉能力，同时又将心肌收缩和舒张时伴随的张力变化传递至心肌的各个部分。胶原纤维的量和成分是决定心肌伸展及回弹性能（僵硬度）的重要因素。

心脏损伤时，机械性和多种生物性因素如AngⅡ、去甲肾上腺素、醛固酮和细胞因子等都可促进成纤维细胞活化，发生向肌成纤维细胞的表型转换，其分泌、增殖和迁移能力明显增强，分泌大量不同类型的胶原，同时又合成降解胶原的间质胶原酶和明胶酶等，通过对胶原合成与降解的调控，使胶原网络结构的生物化学组成和空间结构都发生改变，引起细胞外基质的增生与重构。一般而言，重构早期Ⅲ型胶原增多较明显，这有利肥大心肌肌束组合的重新排列及心室的结构性扩张。在重构后期以Ⅰ型胶原增加为主，它的增加可提高心肌的抗张强度，防止在室壁应力过高的情况下心肌细胞侧向滑动造成室壁变薄和心腔扩大。但是，不适当的非心肌细胞增殖及基质重构，改变了心肌间质和心肌细胞两者的比例及增大Ⅰ型/Ⅲ型胶原的比值，一方面会降低室壁的顺应性而使僵硬度相应增加，影响心脏的舒张功能。另一方面冠状动脉周围的纤维增生和管壁增厚，使冠状循环的储备能力和供血量降低。同时细胞外基质的增生与重构还会影响心肌细胞之间的信息传递和舒缩的协调性，影响心肌细胞的血氧供应，促进心肌的凋亡和纤维化。

二、心脏以外的代偿

心功能减退时，除心脏本身发生功能和结构的代偿外，机体还会启动心外的多种代偿机制，以适应心排血量的降低。

（一）增加血容量

增加血容量是慢性心功能损伤时的主要代偿方式之一，有助于增加静脉回流量及心排血量。血容量增加的机制有：①交感神经兴奋。心功能减退时，心排血量和有效循环血量减少引起交感神经兴奋，肾血管收缩，肾血流量下降。由于肾小球出球动脉的收缩强于入球动脉的收缩，有助于在肾血流量减少的情况下保持肾小球滤过率，此时滤过分数增大，即局部滤过的血浆量有所增加。由于近曲小管旁毛细血管血压降低而血浆胶体渗透压升高，导致近曲小管重吸收钠水增多，血容量增加。②肾素-血管紧张素-醛固酮系统激活，醛固酮促进远曲小管和集合管对钠水的重吸收。③抗利尿激素释放增多。随着钠的重吸收增加，及交感神经兴奋和 AngⅡ的刺激，抗利尿激素的合成与释放增加，加上淤血的肝脏对抗利尿激素的灭活减少，使血浆抗利尿激素水平增高，促进远曲小管和集合管对水的重吸收。④抑制钠水重吸收激素减少，前列腺素 E_2 和心房钠尿肽可促进钠水排出。心力衰竭时前列腺素 E_2 的合成与分泌减少，而血中心房钠尿肽在心力衰竭早期增高，而随着心力衰竭的加重，心房肌合成和分泌心房钠尿肽减少，促进钠水排泄的激素减少，增加钠水的潴留。一定范围内的血容量增加可提高心排血量和组织灌流量，但长期过度的血容量增加可加重心脏前负荷，使心排血量下降而加重心力衰竭。

（二）血流重新分布

心功能减退时，交感-肾上腺髓质系统兴奋。由于不同器官的血管交感神经末梢密度和血管平滑肌细胞α受体的含量不同，外周血管发生选择性收缩，引起全身血流重新分布，主要表现为皮肤、骨骼肌与内脏器官的血流量减少，其中以肾血流量减少最明显，而心、脑血流量不变或略增加。血流重新分布的代偿意义是既能防止血压下降，又能保证重要器官的血流量。但是，若外周器官长期供血不足，也可导致该脏器功能减退。另外，外周血管长期收缩，也会导致心脏后负荷增大而使心排血量减少。

（三）对缺氧的代偿反应

心功能减退时，体循环淤血和血流速度减慢可引起循环性缺氧，肺淤血和肺水肿又可引起乏氧性缺氧。缺氧引起的代偿反应如下。

1.红细胞增多

缺氧刺激肾间质细胞分泌促红细胞生成素增加，后者促进骨髓造血功能，使红细胞和血红蛋白生成增多，以提高血液携氧的能力，改善机体缺氧。但红细胞过多又可使血液黏度增大，加重心脏的负荷。

2.组织利用氧的能力增加

心功能减退时，低灌注导致组织细胞的供氧量减少，引起一系列代谢、功能与结构的改变。例如，慢性缺氧时细胞线粒体数量增多，表面积增大，细胞色素氧化酶活性增强等，这些变化可改善细胞的内呼吸功能；细胞内磷酸果糖激酶活性增强可以使细胞从糖酵解中获得一定的能量补充；肌肉中肌红蛋白的含量增多，可改善肌肉组织对氧的储存和利用。通过组织细胞自身代谢、功能与结构的调整，使细胞利用氧的能力增强，以克服供氧不足带来的不利影响。

综上所述，心力衰竭时在神经-体液调节机制的调节下，机体可以动员心脏本身和心脏以外的多种代偿机制进行代偿，并且这种代偿贯穿于心力衰竭的全过程。一般说来，在心脏泵血功能受损的急性期，神经-体液调节机制激活，通过加快心率、增加心肌收缩性和增加外周阻力，维持血压和器官血流灌注。同时，启动心室重构，心功能维持在相对正常的水平。但是，随着心室重构缓慢而隐匿地进行，其损伤作用也日益明显，终将进入心力衰竭的失代偿期。心功能受损时机体的代偿至关重要，它决定着心力衰竭是否发生及发病的快慢和程度。严重心功能受损时，如急性大面积心肌梗死、严重心肌炎、急性心包压塞时，由于起病急，病情严重，机体来不及充分动员代偿机制，患者常在短时间内陷入严重的急性心力衰竭状态。相反，对于起病缓慢的慢性心功能受损，如高血压病和心脏瓣膜病等，机体可充分调动各种适应性代偿调节机制，患者可经历数月、数年甚至更长的代偿期才出现心力衰竭的临床表现。

(董玉华)

第六节 急性心力衰竭

心力衰竭简称心衰，急性心力衰竭(AHF)是临床医师面临的最常见的心脏急症之一。许多国家随着人口老龄化及急性心肌梗死患者存活率的升高，慢性心衰患者的数量快速增长，同时也增加了心功能失代偿患者的数量。AHF 60%～70%是由冠心病所致，尤其是在老年人。在年轻患者，AHF 的原因更多见于扩张型心肌病、心律失常、先天性或瓣膜性心脏病、心肌炎等。

AHF 患者预后不良。急性心肌梗死伴有严重心力衰竭患者病死率非常高，12 个月的病死率 30%。据报道，急性肺水肿院内病死率为 12%，1 年病死率 40%。

一、急性心力衰竭的临床表现

AHF 是指由于心脏功能异常而出现的急性临床发作。无论既往有无心脏病病史，均可发生。心功能异常可以是收缩功能异常，亦可为舒张功能异常，还可以是心律失常或心脏前负荷和后负荷失调。它通常是致命的，需要紧急治疗。

急性心力衰竭可以在既往没有心功能异常者首次发病，也可以是慢性心力衰竭(CHF)的急性失代偿。急性心力衰竭患者的临床表现如下。

(一)基础心血管疾病的病史和表现

大多数患者有各种心脏病的病史，存在引起急性心衰的各种病因。老年人中的主要病因为冠心病、高血压和老年性退行性心瓣膜病，而在年轻人中多由风湿性心瓣膜病、扩张型心肌病、急性重症心肌炎等所致。

(二)诱发因素

常见的诱因：①慢性心衰药物治疗缺乏依从性；②心脏容量超负荷；③严重感染，尤其肺炎和败血症；④严重颅脑损害或剧烈的精神心理紧张与波动；⑤大手术后；⑥肾功能减退；⑦急性心律失常如室性心动过速(室速)、心室颤动(室颤)、心房颤动(房颤)或心房扑动(房扑)伴快速心室率、室上性心动过速及严重的心动过缓等；⑧支气管哮喘发作；⑨肺栓塞；⑩高心排血量综合征，如甲状腺功能亢进危象、严重贫血等；⑪应用负性肌力药物如维拉帕米、地尔硫䓬、β 受体阻滞剂等;⑫应用非甾体抗炎药;⑬心肌缺血;⑭老年急性舒张功能减退;⑮吸毒;⑯酗酒;⑰嗜铬细胞瘤。这些诱因使心功能原来尚可代偿的患者骤发心衰,或者使已有心衰的患者病情加重。

(三)早期表现

原来心功能正常的患者出现急性失代偿的心衰(首发或慢性心力衰竭急性失代偿)伴有急性心衰的症状和体征,出现原因不明的疲乏或运动耐力明显降低及心率增加 15～20 次/分,可能是左心功能降低的最早期征兆。继续发展可出现劳力性呼吸困难、夜间阵发性呼吸困难、睡觉需用枕头抬高头部等,检查可发现左心室增大、闻及舒张早期或中期奔马律、肺动脉第二音亢进、两肺尤其肺底部有细湿啰音,还可有干啰音和哮鸣音,提示已有左心功能障碍。

(四)急性肺水肿

起病急骤,病情可迅速发展至危重状态。突发的严重呼吸困难、端坐呼吸、喘息不止、烦躁不安并有恐惧感,呼吸频率可达 30～50 次/分;频繁咳嗽并咯出大量粉红色泡沫样血痰;听诊心率快,心尖部常可闻及奔马律;双肺满布湿啰音和哮鸣音。

(五)心源性休克

主要表现如下。

(1)持续低血压,收缩压降至 12.0 kPa(90 mmHg)以下,或原有高血压的患者收缩压降幅≥8.0 kPa(60 mmHg),且持续 30 分钟以上。

(2)组织低灌注状态,可表现:①皮肤湿冷、苍白和发绀,出现紫色条纹;②心动过速>110 次/分;③尿量显著减少(<20 mL/h),甚至无尿;④意识障碍,常有烦躁不安、激动焦虑、恐惧和濒死感;收缩压低于 9.3 kPa(70 mmHg),可出现抑制症状如神志恍惚、表情淡漠、反应迟钝,逐渐发展至意识模糊,甚至昏迷。

(3)血流动力学障碍:肺毛细血管楔压(PCWP)≥2.4 kPa(18 mmHg),心排血指数(CI)≤36.7 mL/(s·m²)[≤2.2 L/(min·m²)]。

(4)低氧血症和代谢性酸中毒。

二、急性心力衰竭分型和分级

根据是否存在淤血(分为"湿"和"干")和外周组织低灌注情况(分为"暖"和"冷")的临床表现,可将急性心衰患者分为 4 型(表 6-1):"干暖""干冷""湿暖"和"湿冷",其中"湿暖"型最常见。大多数急性心衰患者表现为收缩压正常或升高[>18.6 kPa(140 mmHg),高血压性急性心衰],只有少数(5%～8%)表现为收缩压低(低血压性急性心衰)。低血压性急性心衰患者预后差,尤其是同时存在低灌注时。急性心肌梗死患者并发急性心衰时推荐应用 Killip 分级(表 6-2),因其与患者的近期病死率相关。

表 6-1　急性心力衰竭的临床程度分级

分级	皮肤	肺部啰音
Ⅰ级	干、暖	无
Ⅱ级	湿、暖	有
Ⅲ级	干、冷	无/有
Ⅳ级	湿、冷	有

表 6-2 急性心肌梗死的 Killip 法分级

分级	症状与体征
Ⅰ	无心衰
Ⅱ	有心衰，两肺中下部有湿啰音，占肺野下 1/2，可闻及奔马律。胸部 X 线片有肺淤血
Ⅲ	严重心衰，有肺水肿，细湿啰音遍布两肺(超过肺野下 1/2)
Ⅳ	心源性休克、低血压[收缩压<12.0 kPa(90 mmHg)]、发绀、出汗、少尿

注：1 mmHg=0.133 kPa。

Forrester 分级依据临床表现和血流动力学指标，可用于急性心肌梗死后 AHF，最适用于首次发作的急性心力衰竭。临床程度的分类法适用于心肌病患者，它主要依据临床发现，最适用于慢性失代偿性心衰。

三、急性心力衰竭的诊断

AHF 的诊断主要依据症状和临床表现，同时辅以相应的实验室检查，如 ECG、胸部 X 线检查、生化标志物、多普勒超声心动图等，诊断的流程如图 6-5 所示

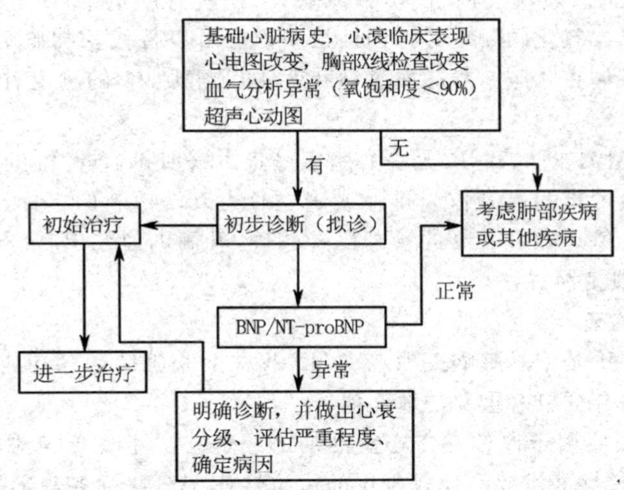

图 6-5 急性心力衰竭的诊断流程

在急性心衰患者，需要系统地评估外周循环、静脉充盈、肢端体温。

在心衰失代偿时，右心室充盈压通常可通过中心静脉压评估。AHF 时中心静脉压升高应谨慎分析，因为在静脉顺应性下降合并右心室顺应性下降时，即便右心室充盈压很低也会出现中心静脉压的升高。

左心室充盈压可通过肺部听诊评估，肺部存在湿啰音常提示左心室充盈压升高。进一步的确诊、严重程度的分级及随后可出现的肺淤血、胸腔积液应进行胸部 X 线检查。左心室充盈压的临床评估常被迅速变化的临床征象所误导。应进行心脏的触诊和听诊，了解有无室性和房性奔马律(S_3、S_4)。

四、实验室检查及辅助检查

(一)心电图(ECG)检查

急性心衰时ECG多有异常改变。ECG可以辨别节律,可以帮助确定AHF的病因及了解心室的负荷情况。这在急性冠状动脉综合征中尤为重要。ECG还可了解左右心室/心房的劳损情况、有无心包炎及既往存在的病变如左右心室的肥大。心律失常时应分析12导联心电图,同时应进行连续的ECG监测。

(二)胸部影像学检查

对于所有AHF的患者,胸部影像学检查宜尽早完成,以便及时评估已经存在的肺部和心脏病变(心脏的大小及形状)及肺淤血的程度。它不但可以用于明确诊断,还可用于了解随后的治疗效果。胸部X线检查还可用作左心衰竭的鉴别诊断,除外肺部炎症或感染性疾病。胸部CT或放射性核素扫描可用于判断肺部疾病和诊断大的肺栓塞。CT、经食管超声心动图可用于诊断主动脉夹层。

(三)实验室检查

AHF时应进行一些实验室检查。动脉血气分析可以评估氧合情况(氧分压PaO_2)、通气情况(二氧化碳分压$PaCO_2$)、酸碱平衡(pH)和碱缺失,在所有严重AHF患者应进行此项检查。脉搏血氧测定及潮气末二氧化碳测定等无创性检测方法可以替代动脉血气分析,但不适用于低心排血量及血管收缩性休克状态。静脉血氧饱和度(如颈静脉内)的测定对于评价全身的氧供需平衡很有价值。

血浆脑钠尿肽(B型钠尿肽,BNP)是在心室室壁张力增加和容量负荷过重时由心室释放的,现在已用于急诊室呼吸困难的患者作为排除或确立心力衰竭诊断的指标。BNP对于排除心衰有着很高的阴性预测价值。如果心衰的诊断已经明确,升高的血浆BNP和N末端脑钠尿肽前体(NT-proBNP)可以预测预后。

(四)超声心动图检查

超声心动图对于评价基础心脏病变及与AHF相关的心脏结构和功能改变是极其重要的,同时对急性冠状动脉综合征也有重要的评估值。

多普勒超声心动图应用于评估左右心室的局部或全心功能改变、瓣膜结构和功能、心包病变、急性心肌梗死的机械性并发症和比较少见的占位性病变。通过多普勒超声心动图测定主动脉或肺动脉的血流时速曲线可以估测心排血量。多普勒超声心动图还可估计肺动脉压力(三尖瓣反流射速),同时可监测左心室前负荷。

(五)其他检查

在涉及与冠状动脉相关的病变,如不稳定型心绞痛或心肌梗死时,血管造影是非常重要的,现已明确血运重建能够改善预后。

五、急性心力衰竭患者的监护

急性心力衰竭患者应在进入急诊室后就尽快地开始监护,同时给予相应的诊断性检查以明确基础病因。

(一)无创性监护

在所有的危重患者,必须监测的项目有血压、体温、心率、呼吸、心电图。有些实验室检查应重复做，例如电解质、肌酐、血糖及有关感染和代谢障碍的指标。必须纠正低钾或高钾血症。如果患者情况恶化，这些指标的监测频率也应增加。

1.心电监测

在急性失代偿阶段 ECG 的监测是必需的（监测心律失常和 ST 段变化），尤其是心肌缺血或心律失常是导致急性心衰的主要原因时。

2.血压监测

开始治疗时维持正常的血压很重要，其后也应定时测量（如每 5 分钟测量 1 次），直到血管活性药、利尿剂、正性肌力药剂量稳定时。在并无强烈的血管收缩和不伴有极快心率时，无创性自动袖带血压测量是可靠的。

3.血氧饱和度监测

脉搏血氧计是测量动脉氧与血红蛋白结合饱和度的无创性装置（SaO_2）。通常从联合血氧计测得的 SaO_2 的误差在 2%之内，除非患者处于心源性休克状态。

4.心排血量和前负荷

可应用多普勒超声的方法监测。

（二）有创性监测

1.动脉置管

置入动脉导管的指征是因血流动力学不稳定需要连续监测动脉血压或需进行多次动脉血气分析。

2.中心静脉置管

中心静脉置管联通了中心静脉循环，所以可用于输注液体和药物，也可监测中心静脉压（CVP）及静脉氧饱和度（SvO_2）（上腔静脉或右心房处），后者用以评估氧的运输情况。

在分析右心房压力时应谨慎，避免过分注重右心房压力，因为右心房压力几乎与左心房压力无关，因此也与 AHF 时的左心室充盈压无关。CVP 也会受到重度三尖瓣关闭不全及呼气末正压通气（PEEP）的影响。

3.肺动脉导管

肺动脉导管（PAC）是一种漂浮导管，用于测量上腔静脉（SVC）、右心房、右心室、肺动脉压力、肺毛细血管楔压及心排血量。现代导管能够半连续性地测量心排血量及混合静脉血氧饱和度、右心室舒张末容积和射血分数。

虽然置入肺动脉导管用于急性左心衰竭的诊断通常不是必需的，但对于伴发有复杂心肺疾病的患者，它可以用来鉴别是心源性机制还是非心源性机制。对于二尖瓣狭窄、主动脉瓣关闭不全、高气道压或左心室僵硬（如左心室肥厚、糖尿病、纤维化、使用正性肌力药、肥胖、缺血）的患者，肺毛细血管楔压并不能真实反映左心室舒张末压。

建议 PAC 用于对传统治疗未产生预期疗效的血流动力学不稳定的患者，以及合并淤血和低灌注的患者。在这些情况下，置入肺动脉导管以保证左心室最恰当的液体负荷量，并指导血管活性药物和正性肌力药的使用。

六、急性心力衰竭的治疗

（一）临床评估

对患者均应根据上述各种检查方法及病情变化做出临床评估，包括：①基础心血管疾病；

②急性心衰发生的诱因;③病情的严重程度和分级,并估计预后;④治疗的效果。此种评估应多次和动态进行,以调整治疗方案。

(二)治疗目标

(1)控制基础病因和矫治引起心衰的诱因:应用静脉和/或口服降压药物以控制高血压;选择有效抗生素控制感染;积极治疗各种影响血流动力学的快速性或缓慢性心律失常;应用硝酸酯类药物改善心肌缺血。糖尿病伴血糖升高者应有效控制血糖水平,又要防止出现低血糖。对血红蛋白含量<60 g/L 的严重贫血者,可输注浓缩红细胞悬液或全血。

(2)缓解各种严重症状。①低氧血症和呼吸困难:采用不同方式的吸氧,包括鼻导管吸氧、面罩吸氧及无创或气管插管的呼吸机辅助通气治疗。②胸痛和焦虑:应用吗啡。③呼吸道痉挛:应用支气管解痉药物。④淤血症状:利尿剂有助于减轻肺淤血和肺水肿,也可缓解呼吸困难。

(3)稳定血流动力学状态,维持收缩压≥12.0 kPa(90 mmHg),纠正和防止低血压可应用各种正性肌力药物。血压过高者的降压治疗可选择血管扩张药物。

(4)纠正水、电解质紊乱和维持酸碱平衡。

(5)保护重要脏器如肺、肾、肝和大脑,防止功能损害。

(6)降低死亡危险,改善近期和远期预后。

(三)急性心力衰竭的处理流程

急性心力衰竭按图 6-6 的流程处理。

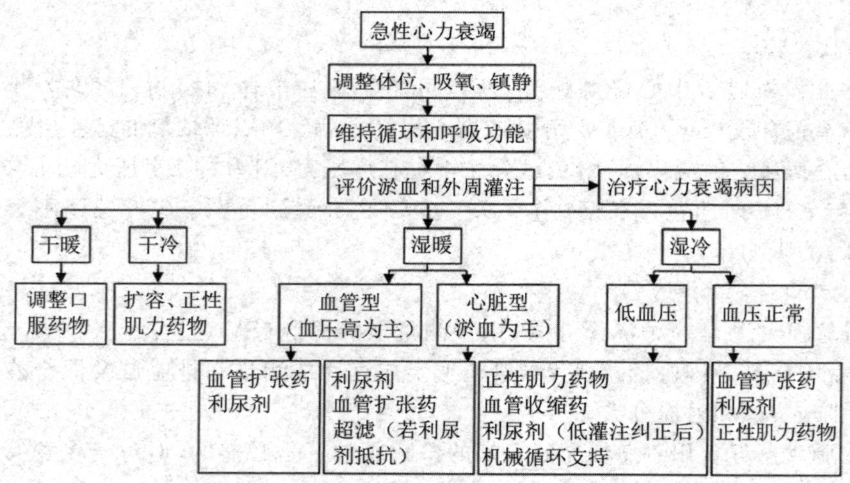

图 6-6　急性心力衰竭的处理流程

1.急性心力衰竭的一般处理

(1)体位:静息时明显呼吸困难者应半卧位或端坐位,双腿下垂以减少回心血量,降低心脏前负荷。

(2)四肢交换加压:四肢轮流绑扎止血带或血压计袖带,通常同一时间只绑扎三肢,每隔15~20 分钟轮流放松一肢。血压计袖带的充气压力应较舒张压低 1.3 kPa(10 mmHg),使动脉血流仍可顺利通过,而静脉血回流受阻。此法可降低前负荷,减轻肺淤血和肺水肿。

(3)吸氧:适用于低氧血症和呼吸困难明显(尤其指端血氧饱和度<90%)的患者。应尽早采用,使患者 $SaO_2 \geq 95\%$(伴 COPD 者 $SaO_2 > 90\%$),可采用不同的方式。①鼻导管吸氧:低氧流量(1～2 L/min)开始,如仅为低氧血症,动脉血气分析未见二氧化碳潴留,可采用高流量给氧6～8 L/min。酒精吸氧可使肺泡内的泡沫表面张力降低而破裂,改善肺泡的通气。方法是在氧气通过的湿化瓶中加50%～70%乙醇或有机硅消泡剂,用于肺水肿患者。②面罩吸氧:适用于伴呼吸性碱中毒患者。必要时还可采用无创性或气管插管呼吸机辅助通气治疗。

(4)做好救治的准备工作:至少开放2条静脉通道,并保持通畅。必要时可采用深静脉穿刺置管,以随时满足用药的需要。血管活性药物一般应用微量泵泵入,以维持稳定的速度和正确的剂量。固定和维护好漂浮导管、深静脉置管、心电监护的电极和导联线、鼻导管或面罩、导尿管及指端无创血氧仪测定电极等。保持室内适宜的温度、湿度,灯光柔和,环境幽静。

(5)饮食:进易消化食物,避免一次大量进食,在总量控制下,可少量多餐(6～8次/天)。应用袢利尿剂情况下不要过分限制钠盐摄入量,以避免低钠血症,导致低血压。利尿剂应用时间较长的患者要补充多种维生素和微量元素。

(6)出入量管理:肺淤血、体循环淤血及水肿明显者应严格限制饮水量和静脉输液速度,对无明显低血容量因素(大出血、严重脱水、大汗淋漓等)者的每天摄入液体量一般宜在1 500 mL以内,不要超过2 000 mL。保持每天水出入量负平衡约500 mL/d,严重肺水肿者的水负平衡为1 000～2 000 mL/d,甚至可达3 000～5 000 mL/d,以减少水、钠潴留和缓解症状。3～5天后,如淤血、水肿明显消退,应减少水负平衡量,逐渐过渡到出入水量大体平衡。在水负平衡下应注意防止发生低血容量、低血钾和低血钠等。

2.根据临床分型确定治疗方案

根据急性心衰临床分型确定治疗方案,同时治疗心衰病因:①“干暖”:最轻的状态,机体容量状态和外周组织灌注尚可,只要调整口服药物即可。②“干冷”:机体处于低血容量状态、出现外周组织低灌注,首先适当扩容,如低灌注仍无法纠正可给予正性肌力药物。③“湿暖”:分为血管型和心脏型两种,前者由液体血管内再分布引起,高血压为主要表现,首选血管扩张药,其次为利尿剂;后者由液体潴留引起,淤血为主要表现,首选利尿剂,其次为血管扩张药,如利尿剂抵抗可行超滤治疗。④“湿冷”:最危重的状态,提示机体容量负荷重且外周组织灌注差,如收缩压≥12.0 kPa(90 mmHg),则给予血管扩张药、利尿剂,若治疗效果欠佳可考虑使用正性肌力药物;如收缩压,则首选正性肌力药物,若无效可考虑使用血管收缩药,当低灌注纠正后再使用利尿剂。对药物治疗无反应的患者,可行机械循环支持治疗。

3.药物治疗

(1)AHF时吗啡及其类似物的使用:吗啡一般用于严重AHF的早期阶段,特别是患者不安和呼吸困难时。吗啡能够使静脉扩张,也能使动脉轻度扩张,并降低心率。应密切观察疗效和呼吸抑制的不良反应。伴明显和持续低血压、休克、意识障碍、COPD等患者禁忌使用。老年患者慎用或减量。也可应用哌替啶50～100 mg肌内注射。

(2)AHF治疗中血管扩张药的使用:对大多数AHF患者,血管扩张药常作为一线药,它可以用来开放外周循环,降低前及或后负荷。

酸酯类药物:急性心衰时此类药在不减少每搏心排血量和不增加心肌氧耗情况下能减轻肺淤血,特别适用于急性冠状动脉综合征伴心衰的患者。临床研究已证实,硝酸酯类静脉制剂与呋塞米合用治疗急性心衰有效;应用大剂量硝酸酯类药物联合小剂量呋塞米的疗效优于单纯大剂量的利尿剂。静脉应用硝酸酯类药物应十分小心滴定剂量,经常测量血压,防止血压过度下降。硝酸甘油静脉滴注起始剂量5～10 μg/min,每5～10分钟递增5～10 μg/min,最大剂量100～

200 μg/min;亦可每10～15分钟喷雾一次(400 μg),或舌下含服,每次0.3～0.6 mg。硝酸异山梨酯静脉滴注剂量5～10 mg/h,亦可舌下含服,每次2.5 mg。

硝普钠(SNP):适用于严重心衰。临床应用宜从小剂量10 μg/min开始,可酌情逐渐增加剂量至50～250 μg/min。由于其强效降压作用,应用过程中要密切监测血压,根据血压调整合适的维持剂量。长期使用时其代谢产物(硫代氰化物和氰化物)会产生毒性反应,特别是在严重肝肾衰竭的患者应避免使用。减量时,硝普钠应该缓慢减量,并加用口服血管扩张药,以避免反跳。AHF时硝普钠的使用尚缺乏对照试验,而且在AMI时使用,病死率增高。在急性冠状动脉综合征所致的心衰患者,因为SNP可引起冠状动脉窃血,故在此类患者中硝酸酯类的使用优于硝普钠。

重组人利钠肽(奈西立肽):这是一类新的血管扩张药肽类,近期被用以治疗AHF。它是人脑钠尿肽(BNP)的重组体,是一种内源性激素物质。它能够扩张静脉、动脉、冠状动脉,由此降低前负荷和后负荷,在无直接正性肌力的情况下增加心排血量。慢性心衰患者输注奈西立肽对血流动力学产生有益的作用,可以增加钠排泄,抑制肾素-血管紧张素-醛固酮和交感神经系统。它和静脉使用硝酸甘油相比,能更有效地促进血流动力学改善,并且不良反应更少。近期的两项研究(VMAC和PROACTION)表明,该药的应用可以带来临床和血流动力学的改善,推荐应用于急性失代偿性心衰。国内一项Ⅱ期临床研究提示,该药较硝酸甘油静脉制剂能够更显著降低PCWP,缓解患者的呼吸困难。应用方法:先给予负荷剂量1.5 μg/kg,静脉缓慢推注,继以0.007 5～0.015 0 μg/(kg·min)静脉滴注;也可不用负荷剂量而直接静脉滴注。该药对于急性心衰患者安全,可明显改善患者血流动力学和呼吸困难的相关症状。疗程一般3～7天。

乌拉地尔:该药具有外周和中枢双重扩血管作用,可有效降低血管阻力,降低后负荷,增加心排血量,但不影响心率,从而减少心肌耗氧量。适用于高血压心脏病、缺血性心肌病(包括急性心肌梗死)和扩张型心肌病引起的急性左心衰竭;可用于CO降低、PCWP＞2.4 kPa(18 mmHg)的患者。通常静脉滴注100～400 μg/min,可逐渐增加剂量,并根据血压和临床状况予以调整。伴严重高血压者可缓慢静脉注射12.5～25.0 mg。

应用血管扩张药的注意事项:下列情况下禁用血管扩张药物:①收缩压＜12.0 kPa(90 mmHg),或持续低血压并伴症状尤其有肾功能不全的患者,以避免重要脏器灌注减少;②严重阻塞性心瓣膜疾病患者,如主动脉瓣狭窄、二尖瓣狭窄患者,有可能出现显著的低血压,应慎用;③梗阻性肥厚型心肌病。

(3)急性心力衰竭时血管紧张素转化酶抑制剂(ACEI)/ARB/ARNI的使用:急性心力衰竭时ACEI/ARB/ARNI的使用:从小剂量开始,逐渐增至推荐的目标剂量或可耐受的最大剂量。开始应用及调整剂量后1～2周,应监测血压、肾功能和血钾。ARNI有ARB和脑啡肽酶抑制剂的作用,后者可升高利钠肽、缓激肽和肾上腺髓质素及其他内源性血管活性肽的水平。ARNI的代表药物是沙库巴曲缬沙坦钠。PARADIGM-HF试验显示,与依那普利相比,沙库巴曲缬沙坦钠使主要复合终点(心血管死亡和心衰住院)风险降低20%,包括心脏性猝死减少20%。若能够耐受ACEI/ARB,推荐以ARNI替代ACEI/ARB,以进一步减少心衰的发病率及死亡率。

不良反应包括低血压、肾功能恶化和高钾血症等,极少数患者也会发生血管神经性水肿。

(4)利尿剂使用注意事项如下。

1)适应证:AHF和失代偿心衰的急性发作,伴有液体潴留的情况是应用利尿剂的指征。利尿剂缓解症状的益处及其在临床上被广泛认可,无须再进行大规模的随机临床试验来评估。

2)作用效应:静脉使用袢利尿剂也有扩张血管效应,在使用早期(5～30 分钟)它降低肺阻抗的同时也降低右心房压和肺毛细血管楔压。如果快速静脉注射大剂量(>1 mg/kg)时,就有反射性血管收缩的可能。它与慢性心衰时使用利尿剂不同,在严重失代偿性心衰使用利尿剂能使容量负荷恢复正常,可以在短期内减少神经内分泌系统的激活。特别是在急性冠状动脉综合征的患者,应使用低剂量的利尿剂,最好已给予扩血管治疗。

3)实际应用:静脉使用袢利尿剂(呋塞米、托拉塞米),它有强效快速的利尿效果,在 AHF 患者优先考虑使用。在入院以前就可安全使用,应根据利尿效果和淤血症状的缓解情况来选择剂量。开始使用负荷剂量,然后继续静脉滴注呋塞米或托拉塞米,静脉滴注比一次性静脉注射更有效。噻嗪类和螺内酯可以联合袢利尿剂使用,低剂量联合使用比高剂量使用一种药更有效,而且继发反应也更少。将袢利尿剂和多巴酚丁胺、多巴胺或硝酸盐联合使用也是一种治疗方法,它比仅仅增加利尿剂更有效,不良反应也更少。

利尿剂反应不佳或抵抗的处理:①增加袢利尿剂剂量;②静脉推注联合持续静脉滴注:静脉持续和多次应用可避免因为袢利尿剂浓度下降引起的钠水重吸收;③2 种及以上利尿剂联合使用,如在袢利尿剂基础上加噻嗪类利尿剂,也可加用血管加压素 V2 受体拮抗剂;④应用增加肾血流的药物,如小剂量多巴胺或重组人利钠肽,改善利尿效果和肾功能、提高肾灌注,但益处不明确;⑤纠正低血压、低氧血症、代谢性酸中毒、低钠血症、低蛋白血症、感染等,尤其注意纠正低血容量;⑥超滤治疗。

4)不良反应、药物的相互作用:虽然利尿剂可安全地用于大多数患者,但它的不良反应也很常见,甚至可威胁生命,包括神经内分泌系统的激活,特别是肾素-血管紧张素-醛固酮系统和交感神经系统的激活;低血钾、低血镁和低氯性碱中毒可能导致严重的心律失常;可以产生肾毒性及加剧肾衰竭。过度利尿可过分降低静脉压、肺毛细血管楔压及舒张期灌注,由此导致每搏输出量和心排血量下降,特别见于严重心衰和以舒张功能不全为主的心衰或缺血所致的右心室功能障碍。

(5)β受体阻滞剂使用注意事项如下。

1)适应证和基本原理:NYHA 心功能Ⅳ级患者应在血流动力学稳定后使用。因β受体阻滞剂的负性肌力作用可能诱发和加重心衰,治疗心衰的生物学效应需持续用药 2～3 个月才逐渐产生,故起始剂量须小,每隔 2～4 周可剂量加倍,逐渐达到目标剂量或最大可耐受剂量,并长期使用。静息心率降至 60 次/分左右的剂量为β受体阻滞剂应用的目标剂量或最大耐受剂量。急性心肌梗死患者没有明显心衰或低血压,使用β受体阻滞剂能限制心肌梗死范围,减少致命性心律失常,并缓解疼痛。

2)当患者出现缺血性胸痛对阿片制剂无效、反复发生缺血、高血压、心动过速或心律失常时,可考虑静脉使用β受体阻滞剂。在 Gothenburg 美托洛尔研究中,急性心肌梗死后早期静脉使用美托洛尔或安慰剂,接着口服治疗 3 个月。美托洛尔组发展为心衰的患者明显减少。如果患者有肺底部啰音的肺淤血征象,联合使用呋塞米,美托洛尔治疗可产生更好的疗效,降低病死率和并发症。

实际应用:滴定的剂量及过程需个体化,要密切观察心率、血压、体重、呼吸困难、淤血的症状及体征。有液体潴留或最近曾有液体潴留的患者,必须同时使用利尿剂。突然停药会导致病情恶化。在慢性心衰急性失代偿期,可继续维持使用;心动过缓(50～60 次/分)和血压偏低[收缩压 11.3～12.0 kPa(85～90 mmHg)]的患者可减少剂量;严重心动过缓(<50 次/分)、严重低血

压(收缩压)和休克患者应停用,但在出院前应再次启动β受体阻滞剂治疗。

但是,对急性心肌梗死伴发急性心衰患者,病情稳定后,应早期使用β受体阻滞剂。对于慢性心衰患者,在急性发作稳定后(通常4天后),应早期使用β受体阻滞剂。

在大规模临床试验中,比索洛尔、卡维地洛或美托洛尔的初始剂量很小,然后逐渐缓慢增加到目标剂量。应个体化增加剂量。β受体阻滞剂可能过度降低血压,减慢心率。一般原则是,在服用β受体阻滞剂的患者由于心衰加重而住院,除非必须用正性肌力药物维持,否则应继续服用β受体阻滞剂。但如果疑为β受体阻滞剂剂量过大(如有心动过缓和低血压)时,可减量继续用药。

(6)正性肌力药:此类药物适用于低心排血量综合征,如伴症状性低血压或CO降低伴有循环淤血的患者,可缓解组织低灌注所致的症状,保证重要脏器的血液供应。血压较低和对血管扩张药物及利尿剂不耐受或反应不佳的患者尤其有效。使用正性肌力药有潜在的危害性,因为它能增加耗氧量、增加钙负荷,所以应谨慎使用。

对于失代偿的慢性心衰患者,其症状、临床过程和预后很大程度上取决于血流动力学。所以,改善血流动力学参数成为治疗的目的。在这种情况下,正性肌力药可能有效,甚至挽救生命。但它改善血流动力学参数的益处,部分被它增加心律失常的危险抵消了。而且在某些病例,由于过度增加能量消耗引起心肌缺血和心衰的慢性进展。但正性肌力药的利弊比率,不同的药并不相同。对于那些兴奋β_1受体的药物,可以增加心肌细胞胞内钙的浓度,可能有更高的危险性。有关正性肌力药用于急性心衰治疗的对照试验研究较少,特别对预后的远期效应的评估更少。

1)洋地黄类:此类药物能轻度增加CO和降低左心室充盈压;对急性左心衰竭患者的治疗有一定帮助。一般应用毛花苷C 0.2~0.4 mg缓慢静脉注射,2~4小时后可以再用0.2 mg,伴快速心室率的房颤患者可酌情适当增加剂量。

2)多巴胺:小剂量<2 μg/(kg·min)的多巴胺仅作用于外周多巴胺受体,直接或间接降低外周阻力。在此剂量下,对于肾脏低灌注和肾衰竭的患者,它能增加肾血流量、肾小球滤过率、利尿和增加钠的排泄,并增强对利尿剂的反应。大剂量>2 μg/(kg·min)的多巴胺直接或间接刺激β受体,增加心肌的收缩力和心排血量。当剂量>5 μg/(kg·min)时,它作用于α受体,增加外周血管阻力。此时,虽然它对低血压患者很有效,但它对AHF患者可能有害,因为它增加左心室后负荷,增加肺动脉压和肺阻力。

多巴胺可以作为正性肌力药[>2 μg/(kg·min)]用于AHF伴有低血压的患者。当静脉滴注低剂量≤3 μg/(kg·min)时,它可以使失代偿性心衰伴有低血压和尿量减少的患者增加肾血流量,增加尿量。但如果无反应,则应停止使用。

3)多巴酚丁胺:多巴酚丁胺的主要作用在于通过刺激β_1受体和β_2受体产生剂量依赖性的正性变时、正性变力作用,并反射性地降低交感张力和血管阻力,其最终结果依个体而不同。小剂量时,多巴酚丁胺能产生轻度的血管扩张反应,通过降低后负荷而增加射血量。大剂量时,它可以引起血管收缩。心率通常呈剂量依赖性增加,但增加的程度弱于其他儿茶酚胺类药物。但在房颤的患者,心率可能增加到难以预料的水平,因为它可以加速房室传导。全身收缩压通常轻度增加,但也可能不变或降低。心衰患者静脉滴注多巴酚丁胺后,观察到尿量增多,这可能是它提高心排血量而增加肾血流量的结果。

多巴酚丁胺用于外周低灌注(低血压,肾功能下降)伴或不伴有淤血或肺水肿、使用最佳剂量的利尿剂和扩血管剂无效时。

多巴酚丁胺常用来增加心排血量。它的起始静脉滴注速度为 2～3 μg/(kg·min)，可以逐渐增加到 20 μg/(kg·min)。无须负荷量。静脉滴注速度根据症状、尿量反应或血流动力学监测结果来调整。它的血流动力学作用和剂量成正比，在静脉滴注停止后，它的清除也很快。

在接受β受体阻滞剂治疗的患者，需要增加多巴酚丁胺的剂量，才能恢复它的正性肌力作用。

单从血流动力学看，多巴酚丁胺的正性肌力作用增加了磷酸二酯酶抑制剂(PDEI)作用。PDEI 和多巴酚丁胺的联合使用能产生比单一用药更强的正性肌力作用。

长时间地持续静脉滴注多巴酚丁胺(24～48 小时)会出现耐药，部分血流动力学效应消失。长时间应用应逐渐减量。

静脉滴注多巴酚丁胺常伴有心律失常发生率的增加，可来源于心室和心房。这种影响呈剂量依赖性，可能比使用 PDEI 时更明显。在使用利尿剂时应及时补钾。心动过速时使用多巴酚丁胺要慎重，多巴酚丁胺静脉滴注可以促发冠心病患者的胸痛。现在还没有关于 AHF 患者使用多巴酚丁胺的对照试验，一些试验显示它增加不利的心血管事件。

4)磷酸二酯酶抑制剂：米力农和依诺昔酮是两种临床上使用的Ⅲ型磷酸二酯酶抑制剂(PDEI)。在 AHF 时，它们能产生明显的正性肌力、松弛性及外周扩血管效应，由此增加心排血量和搏出量，同时伴随有肺动脉压、肺毛细血管楔压的下降，全身和肺血管阻力下降。它在血流动力学方面，介于纯粹的扩血管剂(如硝普钠)和正性肌力药(如多巴酚丁胺)之间。因为它们的作用部位远离β受体，所以在使用β受体阻滞剂的同时，PDEI 仍能够保留其效应。

Ⅲ型 PDEI 用于低灌注伴或不伴有淤血，使用最佳剂量的利尿剂和扩血管剂无效时应用。

当患者在使用β受体阻滞剂时，和/或对多巴酚丁胺没有足够的反应时，Ⅲ型 PDEIs 可能优于多巴酚丁胺。

由于其过度的外周扩血管效应可引起的低血压，静脉推注较静脉滴注时更常见。有关 PDEI 治疗对 AHF 患者的远期疗效目前数据尚不充分，但人们已提高了对其安全性的重视，特别是在缺血性心脏病心衰患者。

5)左西孟旦：这是一种钙增敏剂，通过结合于心肌细胞上的肌钙蛋白 C 促进心肌收缩，还通过介导 ATP 敏感的钾通道而发挥血管舒张作用和轻度抑制磷酸二酯酶的效应。其正性肌力作用独立于β肾上腺素能刺激，可用于正接受β受体阻滞剂治疗的患者。左西孟旦的乙酰化代谢产物，仍然具有药理活性，半衰期约 80 小时，停药后作用可持续 48 小时。

临床研究表明，急性心衰患者应用本药静脉滴注可明显增加 CO 和每搏输出量，降低 PCWP、全身血管阻力和肺血管阻力；冠心病患者不会增加病死率。用法：首剂 12～24 μg/kg 静脉注射(＞10 分钟)，继以 0.1 μg/(kg·min)静脉滴注，可酌情减半或加倍。对于收缩压＜13.3 kPa(100 mmHg)的患者，不需要负荷剂量，可直接用维持剂量，以防止发生低血压。

在比较左西孟旦和多巴酚丁胺的随机对照试验中，已显示左西孟旦能改善呼吸困难和疲劳等症状，并产生很好的结果。不同于多巴酚丁胺的是，当联合使用β受体阻滞剂时，左西孟旦的血流动力学效应不会减弱，甚至会更强。

在大剂量使用左西孟旦静脉滴注时，可能会出现心动过速、低血压，对收缩压＜11.3 kPa(85 mmHg)的患者不推荐使用。在与其他安慰剂或多巴酚丁胺比较的对照试验中显示，左西孟旦并没有增加恶性心律失常的发生率。

(7)抗凝治疗：抗凝治疗(如低分子肝素)建议用于深静脉血栓和肺栓塞发生风险较高且无抗

凝治疗禁忌证的患者。

4.非药物治疗

(1)IABP:临床研究表明,这是一种有效改善心肌灌注同时又降低心肌耗氧量和增加 CO 的治疗手段。

IABP 的适应证:①急性心肌梗死或严重心肌缺血并发心源性休克,且不能由药物治疗纠正;②伴血流动力学障碍的严重冠心病(如急性心肌梗死伴机械并发症);③心肌缺血伴顽固性肺水肿。

IABP 的禁忌证:①存在严重的外周血管疾病;②主动脉瘤;③主动脉瓣关闭不全;④活动性出血或其他抗凝禁忌证;⑤严重血小板缺乏。

(2)机械通气。急性心衰者行机械通气的指征:①出现心跳呼吸骤停而进行心肺复苏时;②合并Ⅰ型或Ⅱ型呼吸衰竭。机械通气的方式有下列两种。

1)无创呼吸机辅助通气:这是一种无须气管插管、经口/鼻面罩给患者供氧、由患者自主呼吸触发的机械通气治疗。分为持续气道正压通气(CPAP)和双相间歇气道正压通气(BiPAP)两种模式。

作用机制:通过气道正压通气可改善患者的通气状况,减轻肺水肿,纠正缺氧和二氧化碳潴留,从而缓解Ⅰ型或Ⅱ型呼吸衰竭。

适用对象:Ⅰ型或Ⅱ型呼吸衰竭患者经常规吸氧和药物治疗仍不能纠正时应及早应用。主要用于呼吸频率≤25 次/分、能配合呼吸机通气的早期呼吸衰竭患者。在下列情况下应用受限:不能耐受和合作的患者、有严重认知障碍和焦虑的患者、呼吸急促(频率>25 次/分)、呼吸微弱和呼吸道分泌物多的患者。

2)气道插管和人工机械通气:应用指征为心肺复苏时、严重呼吸衰竭经常规治疗不能改善者,尤其是出现明显的呼吸性和代谢性酸中毒并影响到意识状态的患者。

(3)血液净化治疗要点,包括其机制、适应证、不良反应和处理。

1)机制:此法不仅可维持水、电解质和酸碱平衡,稳定内环境,还可清除尿毒症毒素(肌酐、尿素、尿酸等)、细胞因子、炎症介质及心脏抑制因子等。治疗中的物质交换可通过血液滤过(超滤)、血液透析、连续血液净化和血液灌流等来完成。

2)适应证:本法对急性心衰有益,但并非常规应用的手段。出现下列情况之一时可以考虑采用:①高容量负荷如肺水肿或严重的外周组织水肿,且对袢利尿剂和噻嗪类利尿剂抵抗;②低钠血症(血钠<110 mmol/L)且有相应的临床症状,如神志障碍、肌张力减退、腱反射减弱或消失、呕吐及肺水肿等,在上述两种情况应用单纯血液滤过即可;③肾功能进行性减退,血肌酐>500 μmol/L或符合急性血液透析指征的其他情况。

3)不良反应和处理:建立体外循环的血液净化均存在与体外循环相关的不良反应,如生物不相容、出血、凝血、血管通路相关并发症、感染、机器相关并发症等。应避免出现新的内环境紊乱,连续血液净化治疗时应注意热量及蛋白的丢失。

(4)心室机械辅助装置:急性心衰经常规药物治疗无明显改善时,有条件的可应用此种技术。此类装置有体外膜式氧合(ECMO)、心室辅助泵(如可置入式电动左心辅助泵、全人工心脏)。根据急性心衰的不同类型,可选择应用心室辅助装置,在积极纠治基础心脏病的前提下,短期辅助心脏功能,可作为心脏移植或心肺移植的过渡。ECMO 可以部分或全部代替心肺功能。临床研究表明,短期循环呼吸支持(如应用 ECMO)可以明显改善预后。

(孙　瑶)

第七节 舒张性心力衰竭

心力衰竭是一个包括多种病因和发病机制的临床综合征。其中,舒张性心力衰竭(DHF)是近20年才得到研究和认识的一类心力衰竭。主要特点:有典型的心力衰竭的临床症状、体征和实验室检查证据(如胸部X线检查肺淤血表现),而超声心动图等影像检查显示左室射血分数(LVEF)正常,并除外了瓣膜病和单纯右心衰。研究发现,DHF患者约占所有心衰患者的50%。与收缩性心力衰竭(SHF)比较,DHF有更长的生存期,而且两者的治疗措施不尽相同。

一、病因特点

DHF通常发生于年龄较大的患者,女性比男性发病率和患病率更高。最常发生于高血压患者,特别是有严重心肌肥厚的患者。冠心病也是常见病因,特别是由一过性缺血发作造成的可逆性损伤及急性心肌梗死早期,心肌顺应性急剧下降,左心室舒张功能损害。DHF还见于肥厚型心肌病、糖尿病性心肌病、心内膜弹力纤维增生症、浸润型心肌病(如心肌淀粉样变性)等。DHF急性发生常由血压短期内急性升高和快速心率的心房颤动发作引起。DHF与SHF可以合并存在,这种情况见于冠心病心衰,既可以因心肌梗死造成的心肌丧失或急性缺血发作导致心肌收缩力急剧下降而致SHF,也可以由非扩张性的纤维瘢痕替代了正常的可舒张心肌组织,心室的顺应性下降而引起DHF。长期慢性DHF的患者,如同SHF患者一样,逐渐出现劳动耐力、生活质量下降。瓣膜性心脏病同样会引起左心室舒张功能异常,特别是在瓣膜病的早期,表现为舒张时间延长,心肌僵硬度增加,甚至换瓣术后的部分患者,舒张功能不全也会持续数年之久,即使此刻患者的收缩功能正常。通常所说的DHF是不包括瓣膜性心脏病等的单纯DHF。

二、病理生理特点

心脏的舒张功能取决于心室肌的主动松弛和被动舒张的特性。被动舒张特性的异常通常是由心脏的质量增加和心肌内的胶原网络变化共同导致的,心肌主动松弛性的异常与各种原因造成的细胞内钙离子调节异常有关。其结果是心肌的顺应性下降,左心室充盈时间变化,左心室舒张末压增加,表现为左心室舒张末压力与容量的关系曲线变得更加陡直。在这种情况下,中心血容量、静脉张力或心房僵硬度的轻度增加,或它们共同增加即可导致左心房或肺静脉压力骤然增加,甚至引起急性肺水肿。

心率对舒张功能有明显影响,心率增快时心肌耗氧量增加,同时使冠状动脉灌注时间缩短,即使在没有冠心病的情况下,也可引起缺血性舒张功能不全。心率过快时舒张期缩短,使心肌松弛不完全,心室充盈压升高,产生舒张功能不全。

舒张功能不全时的血流动力学改变和代偿机制:舒张功能不全时舒张中晚期左心室内压力升高,左心室充盈受限,虽然射血分数正常,但每搏输出量降低,心排血量减少。左心房代偿性收缩增强,以增加左心室充盈。长期代偿结果是左心房内压力增加,左心房逐渐扩大,到一定程度时发生心房颤动。在前、后负荷突然增加,急性应激,快速房颤等使左心室充盈压突然升高时,发生急性失代偿心力衰竭,出现急性肺淤血、水肿,表现出急性心力衰竭的症状和体征。

舒张功能不全的患者，不论有无严重的心力衰竭临床表现，其劳动耐力均是下降的，主要有两个原因：一是左心室舒张压和肺静脉压升高，导致肺的顺应性下降，这可引起呼吸做功增加或呼吸困难的症状；二是运动时心排血量不能充分代偿性增加，结果导致下肢和辅助呼吸肌的显著乏力。这一机制解释了较低的运动耐力和肺毛细血管楔压（PCWP）变化之间的关系。

三、临床表现

舒张性心力衰竭的临床表现与收缩性心力衰竭近似，主要为肺循环淤血和体循环淤血的症状和体征，如劳动耐力下降，劳力性呼吸困难，夜间阵发性呼吸困难，颈静脉怒张，淤血性肝大和下肢水肿等。X 线胸片可显示肺淤血，甚至肺水肿的改变。超声心动图显示 LVEF＞50％和左心室舒张功能减低的证据。

四、诊断

对于有典型的心力衰竭的临床表现，而超声心动图显示左室射血分数正常（LVEF ＞50％）或近乎正常（LVEF 40％～50％）的患者，在除外了瓣膜性心脏病、各种先天性心脏病、各种原因的肺心病、高动力状态的心力衰竭（严重贫血、甲状腺功能亢进、动静脉瘘等）、心脏肿瘤、心包缩窄或压塞等疾病后，可初步诊断为舒张性心力衰竭，并在进一步检查获得左心室舒张功能不全的证据后，确定舒张性心力衰竭的诊断。

超声心动图在心力衰竭的诊断中起着重要的作用，因为物理检查、心电图、X 线胸片等都不能够提供用于鉴别收缩或舒张功能不全的证据。超声心动图所测的左室射血分数正常（LVEF ＞50％）或近乎正常（LVEF 40％～50％）是诊断 DHF 的必需条件。超声心动图能够简便、快速地用于鉴别诊断，如明确是否有急性二尖瓣、主动脉瓣反流或缩窄性心包炎等。

多普勒超声能够测量心内的血流速度，这有助于评价心脏的舒张功能。在正常窦性心律条件下，穿过二尖瓣的血流频谱从左心房到左心室有两个波形，E 波：反映左心室舒张早期充盈；A 波：反映舒张晚期心房的收缩。因为跨二尖瓣的血流速度有赖于二尖瓣的跨瓣压差，E 波的速率受到左心室早期舒张和左心房压力的影响。而且，研究发现，仅在轻度舒张功能不全时可以看出 E/A＜1，一旦患者的舒张功能达到中度或严重损害，则由于左心房压的显著升高，其超声的表现仍为 E/A＞1，近似于正常的图像。由此也可以看出，二尖瓣标准的血流模式对容量状态（特别是左心房压）极度敏感，但是这一速率的变化图像还是能够部分反映左心室的舒张功能（特别是在轻度左心室舒张功能减低时）。其他评价舒张功能的无创检测方法：多普勒超声评价由肺静脉到左心房的血流状态，组织多普勒显像能够直接测定心肌长度的变化速率。而对于缺血性心脏病患者，心导管技术则可以反映左心室充盈压的增高，在实际应用中，更适合于由心绞痛发作诱发的心力衰竭患者的评价。

DHF 的诊断标准目前还不完全统一。美国心脏病学会和美国心脏病协会（ACC/AHA）建议的诊断标准：有典型的心力衰竭症状和体征，同时超声心动图显示患者没有心脏瓣膜异常，左室射血分数正常。欧洲心脏病学会建议 DHF 的诊断应当符合下面 3 个条件：①有心力衰竭的证据；②左心室收缩功能正常或轻度异常；③左心室松弛、充盈、舒张性或舒张僵硬度异常的证据。欧洲心力衰竭工作组和ACC/AHA使用的术语“舒张性心力衰竭”有别于广义的“有正常射血分数的心力衰竭”，后者包括了急性二尖瓣反流和其他原因的循环充血状态。

在实际工作中，临床医师诊断 DHF 时常常面临挑战。主要是要取得心力衰竭的临床证据，其中，胸片在肺水肿的诊断中有很高的价值。血浆 BNP 和 NT-proBNP 的检测也有重要诊断价值，心源性呼吸困难患者的血浆 BNP 水平升高，尽管有资料显示，DHF 患者的 BNP 水平增加不如 SHF 患者的增加显著。

五、治疗

DHF 的治疗目的同其他各种心力衰竭，即缓解心力衰竭的症状，减少住院次数，增加运动耐量，改善生活质量和预后。治疗措施也同其他心力衰竭，包括三方面的内容：①对症治疗，缓解肺循环和体循环淤血的症状和体征。②针对病因和诱因的治疗，即积极治疗导致 DHF 的危险因素或原发病，如高血压、左心室肥厚、冠心病、心肌缺血、糖尿病及心动过速等，对阻止或延缓 DHF 的进展至关重要。③针对病理生理机制的治疗。在具体的治疗方法上 DHF 有其自己的特点。

（一）急性期治疗

在急性肺水肿时，可以给予氧疗（鼻导管或面罩吸氧）、吗啡、静脉用利尿药和硝酸甘油。需要注意的是，对于 DHF 患者过度利尿可能会导致严重的低血压，因为 DHF 时左心室舒张压与容量的关系呈一个陡直的曲线。如果有严重的高血压，则有必要使用硝普钠等血管活性药物。如果有缺血发作，则使用硝酸甘油和相关的药物治疗。心动过速能够导致心肌耗氧量增加和降低冠状动脉的灌注时间，容易导致心肌缺血，即使在非冠心病患者；还可因缩短了舒张时间而使左心室的充盈受损，所以，在舒张功能不全的患者，快心室率的心房颤动常常会导致肺水肿和低血压，在一些病例中需要进行紧急心脏电复律。预防心动过速的发生或降低患者的心率，可以积极应用β受体阻滞剂（如比索洛尔、美托洛尔和卡维地洛）或非二氢吡啶类钙通道阻滞药（如地尔硫䓬），剂量依据患者的心率和血压调整，这点与 SHF 时不同，因为 SHF 时β受体阻滞剂要谨慎应用、逐渐加量，并禁用非二氢吡啶类钙通道阻滞药。对大多数 DHF 患者，无论在急性期与慢性期都不能从正性肌力药物治疗中获益。重组人脑钠尿肽（rh-BNP）是近年来用于治疗急性心力衰竭疗效显著的药物，它具有排钠利尿和扩展血管的作用，对那些急性发作或加重的 SHF 的临床应用收到了肯定的疗效。但对 DHF 的临床研究尚不多。从药理作用上看，它有促进心肌早期舒张的作用，加上排钠利尿、减轻肺淤血的作用，对 DHF 的急性发作可收到显著效果。

（二）长期药物治疗

1.血管紧张素转化酶抑制剂（ACEI）和血管紧张素Ⅱ受体阻滞剂（ARB）

ACEI 和 ARB 不但可降低血压，而且对心肌局部的 RAAS 也有直接的作用，可减轻左心室肥厚，改善心肌松弛性。非常适合用于治疗高血压合并的 DHF，在血压降低程度相同时，ACEI 和 ARB 减轻心肌肥厚的程度优于其他抗高血压药物。

2.β受体阻滞剂

β受体阻滞剂具有降低心率和负性肌力作用。对左心室舒张功能障碍有益的机制可能是：①降低心率可使舒张期延长，改善左心室充盈，增加舒张期末容积。②负性肌力作用可降低耗氧量，改善心肌缺血及心肌活动的异常非均一性。③抑制交感神经的血管收缩作用，降低心脏后负荷，也可改善冠状动脉的灌注。④能阻止通过儿茶酚胺引起的心肌损害和灶性坏死。已有研究证明，此类药物可使左心室容积-压力曲线下移，具有改善左心室舒张功能的作用。

目前认为，β受体阻滞剂对改善舒张功能最主要的作用来自减慢心率和延长舒张期。在具体应用时可以根据患者的具体情况选择较大的初始剂量和较快地增加剂量。这与 SHF 有明显的不同。在 SHF 患者，β 受体阻滞药的机制是长期应用后上调 β-受体，改善心肌重塑，应从小剂量开始，剂量调整常需要 2～4 周。应用 β 受体阻滞剂时一般将基础心率维持在 60～70 次/分。

3.钙通道阻滞药

可减低细胞质内钙浓度，改善心肌的舒张和舒张期充盈，并能减轻后负荷和心肌肥厚，在扩张血管降低血压的同时可改善心肌缺血，维拉帕米和地尔硫䓬等还可通过减慢心率而改善心肌的舒张功能。因此在 DHF 的治疗中，钙通道阻滞药发挥着重要的作用。这与 SHF 不同，由于钙通道阻滞药有一定程度的负性肌力作用而不宜应用于 SHF 的治疗。

4.利尿药

通过利尿能减轻水钠潴留，减少循环血量，降低肺及体循环静脉压力，改善心力衰竭症状。当舒张性心力衰竭为代偿期时，左心房及肺静脉压增高虽为舒张功能障碍的结果，但同时也是其重要的代偿机制，可以缓解因心室舒张期充盈不足所致的舒张期末容积不足和心排血量的减少，从而保证全身各组织的基本血液供应。如此时过量使用利尿药，可能加重已存在的舒张功能不全，使其由代偿转为失代偿。当 DHF 患者出现明显充血性心力衰竭的临床表现并发生肺水肿时，利尿药则可通过减少部分血容量使症状得以缓解。

5.血管扩张药

由于静脉血管扩张药能扩张静脉，使回心血量及左心室舒张期末容积减小，故对代偿期 DHF 可能进一步降低心排血量；而对容量负荷显著增加的失代偿期患者，可减轻肺循环、体循环压力，缓解充血症状。动脉血管扩张药能有效地降低心脏后负荷，对周围血管阻力增加的患者（如高血压心脏病）可能有效改善心室舒张功能，但对左心室流出道梗阻的肥厚型心肌病患者可能加重梗阻，使心排血量进一步减少。因此，扩张剂的应用应结合实际病情并慎重应用。

6.正性肌力药物

由于单纯 DHF 患者的左室射血分数通常正常，因而正性肌力药物没有应用的指征，而且有使舒张性心功能不全恶化的危险，尤其是在老年急性失代偿 DHF 患者中。例如，洋地黄类药物通过抑制 Na^+-K^+-ATP酶，并通过 Na^+-Ca^{2+} 交换的机制增加细胞内钙离子浓度，在心脏收缩期增加能量需求，而在心脏舒张期增加钙负荷，可能会促进舒张功能不全的恶化。DIG 研究的数据也显示，在使用地高辛过程中，与心肌缺血及室性心律失常相关的终点事件增加。对于那些伴有快室率房颤的 DHF 患者，应用洋地黄是有指征也有益处的。因为可以通过控制心室率改善肺充血及心排血量。

7.抗心律失常药物

心律失常，特别是快速性心律失常对 DHF 患者的血流动力学常产生很大影响，故预防心律失常的发生对 DHF 患者有重要意义：①快速心律失常增加心肌氧耗，减少冠状动脉供血时间，从而可诱发心肌缺血，加重 DHF，在左心室肥厚者尤为重要；②舒张期缩短使心肌舒张不完全，导致舒张期心室内容量相对增加；③DHF患者，左心室舒张速度和心率呈相对平坦甚至负性关系，当心率增加时，舒张速度不增加甚至减慢，从而引起舒张末期压力增加。因此当 DHF 患者伴有心律失常时，应根据其不同的病因和病情特点来选用抗心律失常药物。

8.其他药物

抑制心肌收缩的药物如丙吡胺，具有较强的负性肌力作用，可用于左心室流出道梗阻的肥厚型心肌病。此药缩短射血时间，增加心排血量，降低左心室舒张期末压。多数患者长期服用此药有效。丙吡胺的另一个作用是抗心律失常，而严重肥厚型心肌病患者，尤其是静息时有流出道梗阻者，常有心律失常，此时用丙吡胺可达到一举两得的效果。

目前，我们尚无充分的随机临床试验来评价不同药物对 CHF 或其他心血管事件的疗效，也没有充分的证据说明某一单药或某一组药物比其他的优越。已经建议，将那些有生物学效应的药物用于 DHF 的治疗，治疗心动过速和心肌缺血，如β受体阻滞剂或非二氢吡啶类钙通道阻滞药；逆转左心室重塑，如利尿药和血管紧张素转化酶抑制剂；减轻心肌纤维化，如螺内酯；阻断肾素-血管紧张素-醛固酮系统的药物能够产生这样一些生物学效应，还需要更多的资料来说明这些生物学效应能够降低心力衰竭的危险。

总之，在现阶段，对于 DHF 的发病机制、病理生理、直到诊断和治疗还需要有更多的临床试验和实验证据来不断完善。

（孙　瑶）

第八节　慢性收缩性心力衰竭

慢性收缩性心力衰竭传统称为充血性心力衰竭，是指心脏由于收缩和舒张功能严重低下或负荷过重，使泵血明显减少，不能满足全身代谢需要而产生的临床综合征，出现动脉系统供血不足和静脉系统淤血甚至水肿，伴有神经内分泌系统激活的表现。心力衰竭根据其产生机制可分为收缩功能（心室泵血功能）衰竭和舒张功能（心室充盈功能）衰竭两大类；根据病变的解剖部位可分为左心衰竭、右心衰竭和全心衰竭；根据心排血量（CO）高低可分为低心排血量心力衰竭和高心排血量心力衰竭；根据发病情况可分为急性心力衰竭和慢性心力衰竭。临床上为了评价心力衰竭的程度和疗效，将心功能分为 4 级，即纽约心脏病协会（NYHA）心功能分级如下。

Ⅰ级：体力活动不受限制。日常活动不引起过度乏力、呼吸困难和心悸。

Ⅱ级：体力活动轻度受限。休息时无症状，日常活动即引起乏力、心悸、呼吸困难。

Ⅲ级：体力活动明显受限。休息时无症状，轻于日常活动即可引起上述症状。

Ⅳ级：体力活动完全受限。不能从事任何体力活动，休息时亦有症状，稍有体力活动即加重。

其中，心功能Ⅱ、Ⅲ、Ⅳ级临床上分别代表轻、中、重度心力衰竭，而心功能Ⅰ级可见于心脏疾病所致左心室收缩功能低下（LVEF≤40%）而临床无症状者，也可以是心功能完全正常的健康人。

一、左心衰竭

左心衰竭是指由于左心室心肌病变或负荷增加引起的心力衰竭。通常是由于大面积心肌急慢性损伤、缺血和/或梗死产生心室重塑致左心室进行性扩张伴收缩功能进行性（或急性）降低所致，临床以动脉系统供血不足和肺淤血甚至肺水肿为主要表现。心功能代偿时，症状较轻，可慢性起病，急性失代偿时症状明显加重，通常起病急骤，在有（或无）慢性心力衰竭基础上突发急性左心衰竭肺水肿。病理生理和血流动力学特点为每搏输出量（SV）和心排血量（CO）明显降低，肺毛细血管楔压（PCWP）或左心室舒张末压（LVEDP）异常升高[≥3.3 kPa（25 mmHg）]，伴交感神经系统和肾素-血管紧张素-醛固酮系统（RAAS）为代表的神经内分泌系统的激活。高心排血量心力衰竭时 SV、CO 不降低。

(一)病因

(1)冠状动脉粥样硬化性心脏病(简称冠心病),大面积心肌缺血、梗死或顿抑,或反复多次小面积缺血、梗死或顿抑,或慢性心肌缺血冬眠时。

(2)高血压心脏病。

(3)中、晚期心肌病。

(4)重症心肌炎。

(5)中、重度心脏瓣膜病如主动脉瓣、二尖瓣的狭窄和/或关闭不全。

(6)中、大量心室或大动脉水平分流的先天性或后天性心脏病如室间隔缺损、破裂、穿孔、主肺动脉间隔缺损、动脉导管未闭(PDA)和主动脉窦瘤破裂。

(7)高动力性心脏病,如甲亢、贫血、脚气病和动静脉瘘。

(8)急性肾小球肾炎和输液过量等。

(9)大量心包积液心脏压塞时(属"极度"的舒张性心衰范畴)。

(10)严重肺动脉高压或合并急性肺栓塞,右心室压迫左心室致左心室充盈受阻时(也属"极度"舒张性心衰范畴)。

(二)临床表现

1.症状

呼吸困难是左心衰竭的主要症状,是由于肺淤血或肺水肿所致。程度由轻至重表现为:轻度时活动中气短乏力、不能平卧或平卧后咳嗽,咳白色泡沫痰,坐起可减轻或缓解;重度时夜间阵发性呼吸困难、端坐呼吸、心源性哮喘和急性肺水肿。急性肺水肿时多伴咳粉红色泡沫痰或咯血(二尖瓣狭窄时),易致低氧血症和二氧化碳潴留而并发呼衰,同时伴随心悸、头晕、嗜睡(二氧化碳潴留时)或烦躁等体循环动脉供血不足的症状,严重时可发生休克、晕厥甚至猝死。

2.体征

轻中度时,高枕卧位。出汗多、面色苍白、呼吸增快、血压升高、心率增快(≥100 次/分)、心脏扩大,第一心音减弱、心尖部可闻及 S_3 奔马律,肺动脉瓣区第二心音亢进,若有瓣膜病变可闻及二尖瓣、主动脉瓣和三尖瓣区的收缩期或舒张期杂音。两肺底或满肺野可闻及细湿啰音或水泡音;吸气时明显,呼气时可伴哮鸣音(心源性哮喘时)。慢性左心衰竭患者可伴有单侧或双侧胸腔积液和双下肢水肿。脉细速,可有交替脉,严重缺氧时肢端可有发绀。严重急性失代偿左心衰竭时端坐呼吸、大汗淋漓、焦虑不安、呼吸急促(>30 次/分);两肺满布粗湿啰音或水泡音(肺水肿时)伴口吐鼻喷粉红色泡沫痰,初起时常伴有哮鸣音,甚至有哮喘(心源性哮喘时)存在。血压升高或降低甚至休克,此时病情非常危重,只有紧急抢救才有望成功。稍有耽搁,患者就可能随时死亡。

(三)实验室检查

1.心电图(ECG)检查

窦性心动过速,可见二尖瓣 P 波、V_1 导联 P 波终末电势增大和左心室肥大劳损等反映左心房、左心室肥厚,扩大及与所患心脏病相应的变化;可有左、右束支阻滞和室内阻滞;急性、陈旧性梗死或心肌大面积严重缺血,以及多种室性或室上性心律失常等表现。少数情况下,上述 ECG 表现可不特异。

2.X 线胸片检查

心影增大,心胸比例增加,左心房、左心室或全心扩大,尤其是肺淤血、间质性肺水肿(Kerley

B线、叶间裂积液）和肺泡性肺水肿，是诊断左心衰竭的重要依据。慢性心衰时可有上、下腔静脉影增宽，以及胸腔积液等表现。

3.超声多普勒心动图检查

可见左心房、室扩大或全心扩大，或有左心室室壁瘤存在；左心室整体或节段性收缩运动严重低下，左室射血分数（LVEF）严重降低（≤40%）；左心室壁厚度可变薄或增厚。有病因诊断价值；重度心衰时，反映SV的主动脉瓣区的血流频谱也降低；也可发现二尖瓣或主动脉瓣严重狭窄或反流，或在心室或大动脉水平的心内分流，或大量心包积液，或严重肺动脉高压巨大右心室压迫左心室等左心衰竭时的解剖和病理生理基础，对左心衰竭有重要的诊断和鉴别诊断价值。

4.血气分析

早期可有低氧血症伴呼吸性碱中毒（过度通气），后期可伴呼吸性酸中毒（二氧化碳潴留）。血常规、生化全套和心肌酶学可有明显异常，或正常范围。

（四）诊断和鉴别诊断

依据临床症状、体征、结合X线胸片有典型肺淤血和肺水肿的征象伴心影增大及超声心动图左心室扩大（内径≥55 mm）和LVEF降低（<40%）典型改变，诊断慢性左心衰竭和急性左心衰竭肺水肿并不难；难的是对慢性左心衰竭的病因诊断，特别是对“扩张型”心肌病的病因诊断，需确定原发性、缺血性、高血压性、酒精性、围生期、心动过速性、药物性、应激性、心肌致密化不全和右心室致心律失常性心肌病等病因。通过结合病史、ECG、超声心动图、核素心肌显像、心脏CT和磁共振成像（MRI）等影像检查综合分析和判断，多能够鉴别。心内膜心肌活检对此帮助不大。同时，也可确定或除外“肥厚型”和“限制型”心肌病的诊断。

心源性哮喘与肺源性哮喘的鉴别十分重要，不可回避。根据肺内“水”与“气”的差别，可在肺部叩诊、X线胸片和湿啰音“有或无”上充分显现，加上病史不同，可得以鉴别。

（五）治疗

急性左心衰竭通常起病急骤，病情危重而变化迅速，需给予紧急处理。治疗目标是迅速纠正低氧和异常血流动力学状态；消除肺淤血、肺水肿；增加SV、CO，从而增加动脉系统供血。治疗原则为加压给纯氧、静脉给予吗啡、利尿、扩血管（包括连续舌下含服硝酸甘油2～3次）和强心。

经过急救处理，多数患者病情能迅速有效控制，并在半小时左右渐渐平稳，呼吸困难减轻，增快心率渐减慢，升高的血压缓缓降至正常范围，两肺湿啰音渐减少或消失，血气分析恢复正常范围，直到30分钟左右可排尿500～1 000 mL。病情平稳后，治疗诱因，防止反弹，继续维持上述治疗并调整口服药，继续心电、血压和血氧饱和度监测，必要时选用抗生素预防肺部感染。最终应治疗基础心脏病。

二、右心衰竭

右心衰竭是由于右心室病变或负荷增加引起的心力衰竭。以肺动脉血流减少和体循环淤血或水肿为表现。大多数右心衰竭是由左侧心力衰竭发展而来，两者共同形成全心衰竭。其病理生理和血流动力学特点为右心室心排血量降低，右心室舒张末压或右心房压异常升高。

（一）病因

（1）各种原因的左心衰竭。

（2）急、慢性肺动脉栓塞。

（3）慢性支气管炎、肺气肿并发慢性肺源性心脏病。

(4)原发性肺动脉高压。

(5)先天性心脏病包括肺动脉狭窄(PS)、法洛四联症、三尖瓣下移畸形、房室间隔缺损和艾森门格综合征。

(6)右心室扩张型、肥厚型和限制型或闭塞型心肌病。

(7)右心室心肌梗死。

(8)三尖瓣狭窄或关闭不全。

(9)大量心包积液。

(10)缩窄性心包炎。

(二)临床表现

1.症状

主要是由于体循环和腹部脏器淤血引起的症状,如食欲缺乏、恶心、呕吐、腹胀、腹泻、右上腹痛等,伴有心悸、气短、乏力等心脏病和原发病的症状。

2.体检

颈静脉充盈、怒张,肝大伴压痛、肝颈静脉反流征(+),双下肢或腰骶部水肿、腹水或胸腔积液,可有周围性发绀和黄疸。心率快、可闻及与原发病有关的心脏杂音,P_2 可亢进或降低(如肺动脉狭窄或法洛四联症),若不伴左心衰竭和慢性阻塞性肺疾病合并肺部感染时,通常两肺呼吸音清晰或无干、湿啰音。

(三)实验室检查

1.ECG 检查

显示 P 波高尖、电轴右偏、aVR 导联 R 波为主,V_1 导联 R/S>1、右束支阻滞等右心房、室肥厚扩大及与所患心脏病相应的变化,可有多种形式的房、室性心律失常,传导阻滞和室内阻滞,可有 QRS 波群低电压。有肺气肿时可出现顺钟向转位。

2.胸部 X 线检查

显示右心房、室扩大和肺动脉段凸(有肺动脉高压时)或凹(如肺动脉狭窄或法洛四联症)等与所患心脏病相关的形态变化;可见上、下腔静脉增宽和胸腔积液征;若无左心衰竭存在,则无肺淤血或肺水肿征象。

3.超声多普勒心动图检查

可见右心房、室扩大或增厚,肺动脉增宽和高压,心内解剖异常,三尖瓣和肺动脉瓣狭窄或关闭不全及心包积液等与所患心脏病有关的解剖和病理生理的变化。

4.心导管检查

必要时做心导管检查,显示中心静脉压增高(>15 cmH_2O)。

(四)诊断与鉴别诊断

依据体循环淤血的临床表现,结合胸片肺血正常或减少伴右心房室影增大和超声心动图右心房室扩张或右心室肥厚伴或不伴肺动脉压升高的典型征象,诊断不难。病因诊断的鉴别需要结合临床和多种影像学检查综合判断而定。

(五)治疗

(1)右心衰竭的治疗关键是原发病和基础心脏病的治疗。

(2)抗心衰的治疗参见全心衰竭部分。

三、全心衰竭

全心衰竭是指左、右心衰竭同时存在的心力衰竭，传统被称之为充血性心力衰竭。全心衰竭几乎都是由左心衰竭缓慢发展而来，即先有左心衰竭，然后出现右心衰竭；也不除外极少数情况下是由于左、右心室病变同时或先后导致左、右心衰竭并存之可能。一般来说，全心衰竭的病程多属慢性。其病理生理和血流动力学特点为左心室、右心室心排血量均降低、体、肺循环均淤血或水肿伴神经内分泌系统激活。

（一）病因

（1）同左心衰竭（参见左心衰竭）。

（2）不除外极少数情况下有右心衰竭的病因（参见右心衰竭）并存。

（二）临床表现

1.症状

先有左心衰竭的症状（见左心衰竭），随后逐渐出现右心衰竭的症状（见右心衰竭）；由于右心衰竭时，右心排血量下降能减轻肺淤血或肺水肿，故左心衰竭症状可随右心衰竭症状的出现而减轻。

2.体检

既有左心衰竭的体征（见左心衰竭），又有右心衰竭的体征（见右心衰竭）。全心衰竭时，由于右心衰竭存在，左心衰竭的体征可因肺淤血或水肿的减轻而减轻。

（三）检查

1.ECG 检查

显示反映左心房、左心室肥厚扩大为主或左右心房室均肥厚扩大（见左、右心衰竭）和所患心脏病的相应变化，以及多种形式的房、室性心律失常，房室传导阻滞、束支阻滞和室内阻滞图形。可有 QRS 波群低电压。

2.胸部 X 线检查

心影普大或以左心房、左心室增大为主及与所患心脏病相关的形态变化；可见肺淤血、肺水肿（左心衰竭），上、下腔静脉增宽和胸腔积液（右心衰竭）。

3.超声多普勒心动图检查

可见左、右心房和心室均增大或以左心房、左心室扩大为主，左心室整体和节段收缩功能低下，LVEF 降低（$<40\%$），并可显示与所患心肌、瓣膜和心包疾病相关的解剖和病理生理的特征性改变。

4.心导管检查（必要时）

肺毛细血管楔压（左心衰竭时）和中心静脉压（右心衰竭）均增高，分别>2.4 kPa（18 mmHg）和>1.5 kPa（15 cmH_2O）。

（四）诊断和鉴别诊断

同左、右心衰竭。

（五）治疗

和左心衰竭一样，全心衰竭治疗的基本目标是减轻或消除体、肺循环淤血或水肿，增加 SV 和 CO，改善心功能；最终目标不仅要改善症状，提高生活质量，而且要阻止心室重塑和心衰进展，提高生存率。这不仅需要改善心衰的血流动力学，而且也要阻断神经内分泌异常激活不良效应。治疗原则为利尿、扩血管、强心并使用神经内分泌阻滞药。治疗措施如下。

(1)去除心衰诱因。

(2)体力和精神休息。

(3)严格控制静脉和口服液体入量,适当(无需严格)限制钠盐摄入(应用利尿药者可放宽限制),低钠患者还应给予适量咸菜或直接补充氯化钠治疗纠正。

(4)急性失代偿时,给予呼吸机加压吸纯氧和静脉缓慢推注吗啡 3 mg(必要时可重复 1～2 次)。

(5)利尿药:能减轻或消除体、肺循环淤血或水肿,同时可降低心脏前负荷,改善心功能。可选用噻嗪类如氢氯噻嗪 25～50 mg,每天 1 次;袢利尿药,如呋塞米 20～40 mg,每天 1 次;利尿效果不好者可选用布美他尼(丁尿胺)1～2 mg,每天 1 次;或托拉塞米(伊迈格)20～40 mg,每天 1 次;也可选择以上两种利尿药,每两天交替使用,待心力衰竭完全纠正后,可酌情减量并维持。利尿必须补钾,可给缓释钾 1.0 g,每天 2～3 次,与传统保钾利尿药合用,如螺内酯 20～40 mg,每天 1 次;或氨苯蝶啶 25～50 mg,每天 1 次;也应注意低钠低氯血症的预防(不必过分严格限盐),利尿期间仍应严格控制入量直至心衰得到纠正时。螺内酯 20～40 mg,每天 1 次,作为醛固酮拮抗剂,除有上述保钾作用外,更有拮抗肾素-血管紧张素-醛固酮系统(RAS)的心脏毒性和间质增生作用,能作为神经内分泌拮抗剂阻滞心室重塑,延缓心衰进展。RALES 研究显示,螺内酯能使中重度心衰患者的病死率在血管紧张素转化酶抑制剂(ACEI)和 β 受体阻滞剂基础上再降低 27%,因此,已成为心衰治疗的必用药。需特别注意的是,螺内酯若与 ACEI 合用时,潴钾作用较强,为预防高钾血症发生,口服补钾量应酌减或减半,并监测血钾水平和肾功能。螺内酯特有的不良反应是男性乳房发育症,伴有疼痛感,停药后可消失。

(6)血管扩张药:首选血管紧张素转化酶抑制剂(ACEI),除扩血管作用外,还能拮抗心衰时肾素-血管紧张素-醛固酮系统(RAS)激活的心脏毒性作用,从而延缓心室重塑和心衰的进展,降低了心衰患者的病死率 27%,是慢性心力衰竭患者的首选用药,可选用卡托普利、依那普利、贝那普利、赖那普利和雷米普利等,从小剂量开始渐加至目标剂量,如卡托普利 6.25～50.00 mg,每天 3 次;依那普利 2.5～10.0 mg,每天2 次。不良反应除降低血压外,还有剧烈咳嗽。若因咳嗽不能耐受时,可换用血管紧张素Ⅱ受体(AT_1)拮抗剂,如氯沙坦 12.5～50.0 mg,每天 2 次,或缬沙坦40～160 mg,每天 1 次。若缺血性心衰有心肌缺血发作时,可加用硝酸酯类如亚硝酸异山梨酯 10～20 mg,6 小时 1 次,或单硝酸异山梨醇 10～20 mg,每天2～3 次;若合并高血压和脑卒中史可加用钙通道阻滞药如氨氯地平 2.5～10.0 mg,每天 1 次。历史上使用的小动脉扩张剂,如肼屈嗪,α_1 受体阻滞剂,如哌唑嗪不再用于治疗心衰。服药期间,应密切观察血压变化,并根据血压水平来调整用药剂量。

中、重度心力衰竭时可同时应用硝普钠或酚妥拉明或乌拉地尔静脉滴注(见左心衰竭),心衰好转后停用并酌情增加口服血管扩张药的用量。

(7)正性肌力药:轻度心力衰竭患者,可给予地高辛 0.125～0.25 mg,每天 1 次,口服维持,对中、重度心力衰竭患者,可短期加用正性肌力药物,如静脉内给去乙酰毛花苷注射液、多巴酚丁胺、多巴胺和磷酸二酯酶抑制剂,如氨力农或米力农(见左心衰竭)等。

(8)β 受体阻滞剂:能拮抗和阻断心衰时的交感神经系统异常激活的心脏毒性作用,从而延缓心室重塑和心衰的进展。大规模临床试验显示,β 受体阻滞剂能使心衰患者的病死率降低 35%～65%,故也是治疗心衰的必选,只是应在心力衰竭血流动力学异常得到纠正并稳定后使用,应从小剂量开始,渐渐(每周或每 2 周加量 1 次)加量至所能耐受的最大剂量,即目标剂量。

可选用卡维地洛 3.125～25.000 mg，每天 2 次，或美托洛尔 6.25～50.00 mg，每天 2 次，或比索洛尔1.25～10.00 mg，每天 1 次。不良反应有低血压、窦性心动过缓、房室传导阻滞和心功能恶化，故用药期间应密切观察血压、心率、节律和病情变化。

(9)支气管解痉：对伴有支气管痉挛或喘鸣的患者，应用酚间羟异丙肾上腺素(喘啶)或氨茶碱 0.1 g，每天 3 次。

(10)经过上述治疗一段时间(1～2 周)后，临床效果不明显甚至出现恶化者，应按难治性心力衰竭处理。

四、难治性心力衰竭

严重的慢性心力衰竭患者，经上述常规利尿药、血管扩张药、血管紧张素转化酶抑制剂和正性肌力药物积极治疗后，心力衰竭症状和体征无明显改善甚至恶化，称为难治性心力衰竭。其血流动力学特征是严重的肺和体循环的淤血、水肿和 SV、CO 的降低。难治性心力衰竭的处理重点如下。

(一)纠治引起难治性心力衰竭的原因

(1)重新评价并确定引起心力衰竭的心脏病病因，给予纠治。如甲状腺功能亢进或减退、贫血、脚气病、先天性心脏病、瓣膜病、心内膜炎、风湿热等。可通过特殊的内科或外科治疗而得以纠治。

(2)重新评价并确定引起心力衰竭的病理生理机制，有针对性地治疗。如确定以收缩性心力衰竭抑或舒张性心力衰竭为主，前负荷过重抑或后负荷过重为主，有无严重心律失常等。

(3)寻找使心力衰竭加重或恶化的诱因，并加以纠治。如肺部感染、肺栓塞、泌尿道感染、电解质平衡失调、药物的不良反应等。

(4)重新评价已用的治疗措施到位与否，给予加强治疗。如洋地黄剂量是否不足或过量；积极利尿和过分限盐引起了低血钾、低血钠和低血氯使利尿更加困难；是否应用了抑制心肌的或使液体潴留的药物；是否患者饮水或入量过多或未按医嘱服药等。极个别患者出现高血钠高血氯，机制不明，可能还是摄入或补充氯化钠过多所导致。

(二)加强治疗措施

1.严格控制液体入量，并加强利尿

24 小时总入量宜控制在＜1 500 mL，尿量＞1 500 mL，并使 24 小时出、入量呈负平衡(出大于入)并维持3～5 天，将体内潴留的钠和水充分排出体外，以逐渐消除严重的肺水肿和组织水肿。每天出、入量负平衡的程度应依据临床和床旁 X 线胸片所示肺水肿的程度而定，间质性肺水肿应负 500～1 000 mL，肺泡性肺水肿应负1 000～1 500 mL，极重度肺泡性肺水肿(大白肺)时 24 小时负平衡 1 500～2 000 mL 也不为过。经过 3～5 天的加强利尿治疗，临床上肺水肿或组织水肿均能明显地减轻或消失，以床旁 X 线胸片显示肺水肿渐渐减轻或消退的影像为治疗目标和评价标准。加强利尿期间，尿量多时应补钾，可给缓释钾1.0 g，每天 3 次，也可以 0.3%左右浓度静脉补钾；尤其特别注意低钠和低氯的预防(不必过分限盐)。若出现低钠(＜130 mmol/L)和低氯(＜90 mmol/L)血症，则利尿效果不好，可使心衰加重，故必须先给予纠正(3%NaCl 100 mL 静脉内缓慢输注)，再同时加强利尿，既要纠正低氯和低钠血症，又要排出体内潴留的水和钠。需要强调的是，严格控制液体总入量，比出大于入量的负平衡对于难治性心衰患者的心功能保护更重要。因为患者保持负 500 mL 液体平衡不变，若入量严格控制在 24 小时内＜1 500 mL(出量＞2 000 mL)和控制入量＞3 000 mL(出量＞3 500 mL)对心功能的容量负荷完全不同，前者可使心脏去前负荷减轻，而后者则会大大加重心脏前负荷。

2.给予合理足量的血管扩张药治疗

以静脉扩张剂(硝酸酯类)和动脉扩张剂(硝普钠、基因重组脑钠尿肽(BNP)、ACEI 和 α 受体阻滞剂,如酚妥拉明和乌拉地尔)联合应用并给予足量治疗[将血压控制在 13.3～14.7/8.0～9.3 kPa(100～110/60～70 mmHg)],才能充分降低心室前、后负荷,既能大大降低 PCWP 和LVEDP,又能明显增加 SV 和 CO,达到最佳血流动力学效果。多数患者的心力衰竭会明显好转。

3.加用正性肌力药物

适用于左心室功能严重低下,上述治疗效果差的严重的心力衰竭患者。可使用多巴酚丁胺[5～10 μg/(kg·min)]+硝普钠(10～50 μg/min)或 α 受体阻滞剂酚妥拉明或乌拉地尔持续静脉滴注,通过正性肌力和降低外周阻力的作用能显著增加 SV 和 CO,同时降低 PCWP 和 LVEDP,明显改善心功能,使心力衰竭明显好转。对于尿量偏少(非低钠和低氯血症所致)或血压偏低[≤12.0/8.0 kPa(90/60 mmHg)]的重症心力衰竭伴心源性休克患者,应改用多巴胺[3～15 μg/(kg·min)]+小剂量硝普钠(5～30 μg/min)或 α 受体阻滞剂联合持续静脉滴注,除能改善心功能外,还可升压、增加肾血流量并改善组织灌注。

4.血流动力学监测指导治疗

适用上述积极治疗依然反应差的重症心力衰竭患者。依据 PCWP、CO 和外周阻力等重要血流动力学指标调整用药方案。若 PCWP 高[>2.4 kPa(18 mmHg)],应加强利尿并使用静脉扩张剂如硝酸酯类,降低左心室充盈压,减轻肺水肿;若 CO 低(<5.0 L/min)且外周阻力高(>1 400 dyn·s/cm^5)应用动脉扩张剂,如硝普钠、重组 BNP 或 α 受体阻滞剂(酚妥拉明或乌拉地尔),降低外周阻力,增加 CO,改善心功能;若 CO 低(<5.0 L/min),而外周阻力正常(1 000～1 200 dyn·s/cm^5),则应使用正性肌力药物,如多巴酚丁胺或多巴胺,增加心肌收缩力,增加 CO;若 PCWP 高,CO 低,外周阻力高和动脉血压低[<10.7 kPa(80 mmHg)],已是心源性休克时,则应在多巴胺升压和正性肌力作用的基础上,联合应用动、静脉血管扩张药和利尿药。必要时应考虑插入主动脉内球囊反搏(IABP)给予循环支持。

5.纠正低钠、低氯血症

对于严重肺水肿或外周组织水肿而利尿效果不佳者,若是由于严重稀释性低钠血症(<130 mmol/L)和低氯血症(<90 mmol/L)所致,则应在补充氯化钠(每天 3 g 口服或严重时静脉内给予)的基础上应用大剂量的袢利尿药(呋塞米 100～200 mg,布美他尼 1～3 mg)静脉注射或静脉滴注,边纠正稀释性低钠、低氯血症,边加强利尿效果,可望排出过量水潴留,使心力衰竭改善。对出现少尿或无尿伴有急性肾衰竭,药物治疗难以见效者,可考虑用血液超滤或血液透析或腹膜透析治疗。

6.气管插管和呼吸机辅助呼吸

对严重肺水肿伴严重低氧血症[吸氧状态下 PO_2<6.7 kPa(50 mmHg)]和/或二氧化碳潴留[PCO_2>6.7 kPa(50 mmHg)],药物治疗不能纠正者,应尽早使用,既可纠正呼吸衰竭,又有利于肺水肿的治疗与消退。

7.纠正快速心律失常

对伴有快速心律失常如心房颤动、心房扑动心室率快者,可用胺碘酮治疗。

8.左心辅助治疗

对左心室心功能严重低下,心力衰竭反复发作,药物治疗难以好转的患者,有条件可考虑行体外膜式氧合(ECMO)、左心辅助治疗,为心脏移植术做准备。

(郑晓波)

第七章 高 血 压

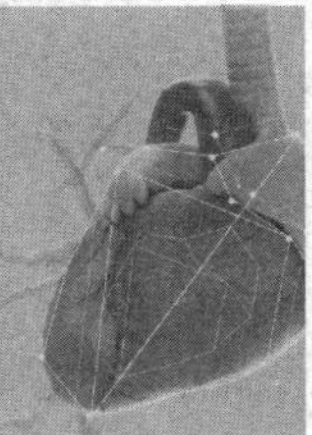

第一节 原发性高血压

原发性高血压是以体循环动脉血压升高为主要临床表现，引起心、脑、肾、血管等器官结构、功能异常并导致心脑血管事件或死亡的心血管综合征，占高血压的绝大多数，通常简称为“高血压”。

一、流行病学

高血压是最常见的慢性病，就全球范围来看，高血压患病率和发病率在不同国家、地区或种族之间有差别；发达国家较发展中国家高；无论男女，随着年龄增长，高血压患病率日益上升；男女之间患病率差别不大，青年期男性稍高于女性，中年后女性稍高于男性。

根据 2002 年调查数据，我国 18 岁以上成人高血压患病率为 18.8%，估计目前我国约有 2 亿多高血压患者，每年新增高血压患者约 1 000 万人。高血压患病率北方高于南方，华北及东北属于高发地区；沿海高于内地；城市高于农村；高原少数民族地区患病率较高。近年来，经过全社会的共同努力，高血压知晓率、治疗率及控制率有所提高，但仍很低。

二、病因

(一)遗传因素

60%的高血压患者有阳性家族史，患病率在具有亲缘关系的个体中较非亲缘关系的个体高，同卵双生子较异卵双生子高，而在同一家庭环境下具有血缘关系的兄妹较无血缘关系的兄妹高；大部分研究提示，遗传因素占高血压发病机制 35%～50%；已有研究报告过多种罕见的单基因型高血压。可能存在主要基因显性遗传和多基因关联遗传两种方式；高血压多数是多基因功能异常，其中每个基因对血压都有一小部分作用(微效基因)，这些微效基因的综合作用最终导致了血压的升高。动物试验研究已成功地建立了遗传性高血压大鼠模型，繁殖几代后几乎 100%发生高血压。不同个体的血压在高盐膳食和低盐膳食中也表现出一定的差异性，这也提示可能有遗传因素的影响。

(二)非遗传因素

近年来，非遗传因素的作用越来越受到重视，在大多数原发性高血压患者中，很容易发现环境(行为)对血压的影响。重要的非遗传因素如下。

1.膳食因素

日常饮食习惯明显影响高血压患病风险。高钠、低钾膳食是大多数高血压患者发病最主要的危险因素。人群中,钠盐摄入量与血压水平和高血压患病率呈正相关,而钾盐摄入量与血压水平呈负相关。我国人群研究表明,膳食钠盐摄入量平均每天增加 2 g,收缩压和舒张压分别增高 0.3 kPa(2 mmHg)和 0.15 kPa(1.2 mmHg)。进食较少新鲜蔬菜水果会增加高血压患病风险,可能与钾盐及柠檬酸的低摄入量有关。重度饮酒人群中高血压风险升高;咖啡因可引起瞬时血压升高。

2.超重和肥胖

体重指数(BMI)及腰围是反映超重及肥胖的常用临床指标。人群中体重指数与血压水平呈正相关:体重指数每增加 3 kg/m^2,高血压风险在男性增加 50%,女性增加 57%。身体脂肪的分布与高血压发生也相关:腰围男性≥90 cm 或女性≥85 cm,发生高血压的风险是腰围正常者的 4 倍以上。目前认为超过 50%的高血压患者可能是肥胖所致。

3.其他

长期精神过度紧张、缺乏体育运动、睡眠呼吸暂停及服用避孕药物等也是高血压发病的重要危险因素。

三、发病机制

遗传因素与非遗传因素通过什么途径和环节升高血压,尚不完全清楚。已知影响动脉血压形成的因素包括心脏射血功能、循环系统内的血液充盈及外周动脉血管阻力。目前主要从以下几个方面阐述高血压的机制。

(一)交感神经系统活性亢进

各种因素使大脑皮质下神经中枢功能发生变化,各种神经递质浓度异常,最终导致交感神经系统活性亢进,血浆儿茶酚胺浓度升高。交感神经系统活性亢进可能通过多种途径升高血压,如儿茶酚胺单独的作用与儿茶酚胺对肾素释放刺激的协同作用,最终导致心排血量增加或改变正常的肾脏压力-容积关系。另外,交感神经系统分布异常在高血压发病机制方面也有重要作用,这些现象在年轻患者中更明显,越来越多的证据表明,交感神经系统亢进与心脑血管病发病率和病死率呈正相关。它可能导致了高血压患者在晨间的血压增高,引起了晨间心血管病事件的升高。

(二)肾素-血管紧张素-醛固酮系统

肾素-血管紧张素-醛固酮系统(RAAS)在调节血管张力、水电解质平衡和心血管重塑等方面都起着重要的作用。经典的 RAAS 肾小球入球动脉的球旁细胞分泌肾素,激活从肝脏产生的血管紧张素原,生成血管紧张Ⅰ(AngⅠ),然后经过血管紧张素转换酶(ACE)生成血管紧张素Ⅱ(AngⅡ)。AngⅡ是 RAAS 的主要效应物质,可以作用于血管紧张素Ⅱ受体,使小动脉收缩;并可刺激醛固酮的分泌,而醛固酮分泌增加可导致水钠潴留。另外,还可以通过交感神经末梢突触前膜的正反馈使去甲肾上腺素分泌增加。这些作用均可导致血压升高,从而参与了高血压的发病及维持。目前,针对该系统研制的降压药在高血压的治疗中发挥着重要作用。此外,该系统除上述作用外,还可能与动脉粥样硬化、心肌肥厚、血管中层硬化、细胞凋亡及心力衰竭等密切相关。

(三)肾脏钠潴留

相当多的详细证据支持钠盐在高血压发生中的作用。目前研究表明,血压随年龄升高直接与钠盐摄入水平的增加有关。给某些人短期内大量钠负荷,血管阻力和血压会上升,而限钠至100 mmol/d,多数人血压会下降,而利尿剂的降压作用需要一个初始的排钠过程。在大多数高血压患者中,血管组织和血细胞内钠浓度升高;对有遗传倾向的动物给予钠负荷,会出现高血压。

过多的钠盐必须在肾脏被重吸收后才能引起高血压,因此肾脏在调节钠盐方面起着重要作用,研究表明老年高血压患者中盐敏感性增加,推测可能与肾小球滤钠作用下降及肾小管重吸收钠异常增高有关。另外,其他一些原因也可干扰肾单位对过多钠盐的代偿能力,进而可导致血压升高,如获得性钠泵抑制剂或其他影响钠盐转运物质的失调;一部分人群由于各种原因导致入球小动脉收缩或腔内固有狭窄而导致肾单位缺血,这些肾单位分泌的肾素明显增多,增多的肾素干扰了正常肾单位对过多钠盐的代偿能力,从而扰乱了整个血压的自身稳定性。

(四)高胰岛素血症和/或胰岛素抵抗

高血压与高胰岛素血症之间的关系已被认识了很多年,高血压患者中约有一半存在不同程度的胰岛素抵抗(IR),尤其是伴有肥胖者。近年来的一些观点认为胰岛素抵抗是2型糖尿病和高血压发生的共同病理生理基础。大多观点认为血压的升高继发于高胰岛素血症。高胰岛素血症导致的升压效应机制:一方面导致交感神经活性的增加、血管壁增厚和肾脏钠盐重吸收增加等;另一方面高胰岛素血症也可导致一氧化氮扩血管作用的缺陷,从而升高血压。

(五)其他可能的机制

(1)内皮细胞功能失调:血管内皮细胞可以产生多种调节血管收缩舒张的递质,如一氧化氮、前列环素、内皮素-1及内皮依赖性收缩因子等。当这些介质分泌失调时,可能导致血管的收缩舒张功能异常,如高血压患者对不同刺激引起的一氧化氮释放减少而导致的舒血管反应减弱;内皮素-1,可引起强烈而持久的血管收缩,阻滞其受体后则引起血管舒张,但内皮素在高血压中的作用仍然需要更多研究。

(2)细胞间离子转运失调及多种血管降压激素缺陷等也可能影响血压。

四、病理

高血压的主要病理改变是小动脉的病变和靶器官损害。长期高血压引起全身小动脉病变,主要表现为小动脉中层平滑肌细胞增生和纤维化,管壁增厚和管腔狭窄,导致心、脑、肾等重要靶器官缺血以及相关的结构和功能改变。长期高血压可促进大、中动脉粥样硬化的发生和发展。

(一)心脏

左心室肥厚是高血压所致心脏特征性的改变。长期压力超负荷和神经内分泌异常,可导致心肌细胞肥大、心肌结构异常、间质增生、左心室体积和重量增加。早期左心室以向心性肥厚为主,长期病变时心肌出现退行性改变,心肌细胞萎缩伴间质纤维化,心室壁可由厚变薄,左心室腔扩大。左心室肥厚将引起一系列功能失调,包括冠状动脉血管舒张储备功能降低、左心室壁机械力减弱及左心室舒张充盈方式异常等;随着血流动力学变化,早期可出现舒张功能变化,晚期可演变为舒张或收缩功能障碍,发展为不同类型的充血性心力衰竭。高血压在导致心脏肥厚或扩大的同时,常可合并冠状动脉粥样硬化和微血管病变,最终可导致心力衰竭或严重心律失常,甚至猝死。

（二）肾

长期持续性高血压可导致肾动脉硬化及肾小球囊内压升高，造成肾实质缺血、肾小球纤维化及肾小管萎缩，并有间质纤维化；相对正常的肾单位可代偿性肥大。早期患者肾脏外观无改变，病变进展到一定程度时肾表面呈颗粒状，肾体积可随病情的发展逐渐萎缩变小，最终导致肾衰竭。

（三）脑

高血压可造成脑血管从痉挛到硬化的一系列改变，但脑血管结构较薄弱，发生硬化后更为脆弱，加之长期高血压时脑小动脉易形成微动脉瘤，易在血管痉挛、血管腔内压力波动时破裂出血；高血压易促使脑动脉粥样硬化、粥样斑块破裂可并发脑血栓形成。高血压的脑血管病变特别容易发生在大脑中动脉的豆纹动脉、基底动脉的旁正中动脉和小脑齿状核动脉，这些血管直接来自压力较高的大动脉，血管细长而且垂直穿透，容易形成微动脉瘤或闭塞性病变。此外，颅内外动脉粥样硬化的粥样斑块脱落可造成脑栓塞。

（四）视网膜

视网膜小动脉在本病初期发生痉挛，以后逐渐出现硬化，严重时发生视网膜出血和渗出及视神经盘水肿。高血压视网膜病变分为 4 期（图 7-1）：Ⅰ期和Ⅱ期是视网膜病变早期，Ⅲ和Ⅳ期是严重高血压视网膜病变，对心血管病死率有很高的预测价值。

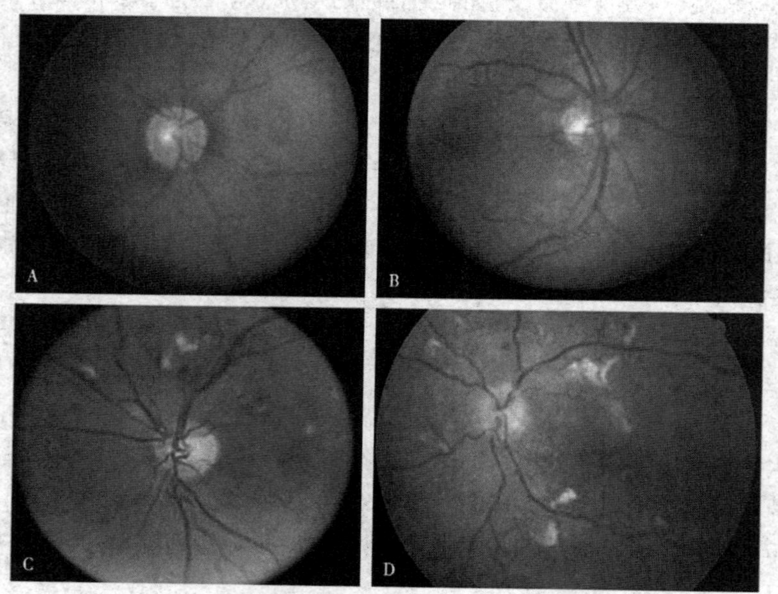

图 7-1　高血压视网膜病变分期

A.Ⅰ期（小动脉局灶性或普遍性狭窄）；B.Ⅱ期（动静脉缩窄）；C.Ⅲ期（出血、严重渗出）；D.Ⅳ期（视盘水肿）

五、临床表现

（一）症状

高血压被称作沉默杀手，大多数高血压患者起病隐匿、缓慢，缺乏特殊的临床表现。有的仅在健康体检或因其他疾病就医或在发生明显的心、脑、肾等靶器官损害时才被发现。临床常见症状有头痛、头晕、头胀、失眠、健忘、注意力不集中、易怒及颈项僵直等，症状与血压升高程度可不一致，上述症状在血压控制后可减轻或消失。疾病后期，患者出现高血压相关靶器官损害或并发症时，可出现相应的症状，如胸闷、气短、口渴、多尿、视野缺损、短暂性脑缺血发作等。

（二）体征

高血压体征较少，除血压升高外，体格检查听诊可有主动脉瓣区第二心音亢进、收缩期杂音或收缩早期喀喇音等。有些体征常提示继发性高血压可能：若触诊肾脏增大，同时有家族史，提示多囊肾可能；腹部听诊收缩性杂音，向腹两侧传导，提示肾动脉狭窄；心律失常、严重低钾及肌无力的患者，常考虑原发性醛固酮增多症。

（三）并发症

1.心力衰竭

长期持续性高血压使左心室超负荷，发生左心室肥厚。早期心功能改变是舒张功能降低，压力负荷增大，可演变为收缩和/或舒张功能障碍，出现不同类型的心力衰竭。同时高血压可加速动脉粥样硬化的发展，增大了心肌缺血的可能性，使高血压患者心肌梗死、猝死及心律失常发生率较高。

2.脑血管疾病

脑血管并发症是我国高血压患者最常见的并发症，也是最主要死因；主要包括短暂性脑缺血发作（TIA）、脑血栓形成、高血压脑病、脑出血及脑梗死等。高血压占脑卒中病因的 50%以上，是导致脑卒中和痴呆的主要危险因素。在中老年高血压患者中，磁共振成像（MRI）上无症状脑白质病变（白质高密度）提示脑萎缩和血管性痴呆。

3.大血管疾病

高血压患者可合并主动脉夹层（远端多于近端）、腹主动脉瘤和外周血管疾病等；其中，大多数腹主动脉瘤起源肾动脉分支以下。

4.慢性肾脏疾病

高血压可引起肾功能下降和/或尿白蛋白排泄增加。血清肌酐浓度升高或估算的肾小球滤过率（eGFR）降低表明肾脏功能减退；尿白蛋白和尿白蛋白排泄率增加则意味着肾小球滤过屏障的紊乱。高血压合并肾脏损害大大增加了心血管事件的风险。大多数高血压相关性慢性肾脏病患者在肾脏功能全面恶化需要透析前，常死于心脏病发作或者脑卒中。

六、诊断与鉴别诊断

高血压患者的诊断：①确定高血压的诊断；②排除继发性高血压的原因；③根据患者心血管危险因素、靶器官损害和伴随的临床情况评估患者的心血管风险。需要正确测量血压、仔细询问病史（包括家族史）及体格检查，安排必要的实验室检查。

（1）目前高血压的定义：在未使用降压药物的情况下，非同日 3 次测量血压，收缩压（SBP）≥18.7 kPa（140 mmHg）和/或舒张压（DBP）≥12.0 kPa（90 mmHg）（SBP≥18.7 kPa（140 mmHg）和 DBP＜12.0 kPa（90 mmHg）为单纯性收缩期高血压）；患者既往有高血压，目前正在使用降压药物，血压虽然低于 18.7/12.0 kPa（140/90 mmHg），也应诊断为高血压。根据血压升高水平，又进一步将高血压分为 1 级、2 级和 3 级（表 7-1）。

（2）心血管疾病风险分层的指标：血压水平、心血管疾病危险因素、靶器官损害、临床并发症和糖尿病，根据这些指标，可以将患者进一步分为低危、中危、高危和很高危 4 个层次，它有助于确定启动降压治疗的时机，确立合适的血压控制目标，采用适宜的降压治疗方案，实施危险因素的综合管理等。表 7-2 为高血压患者心血管疾病风险分层标准。

表 7-1 血压水平分类和分级

分类	收缩压(mmHg)	舒张压(mmHg)
正常血压	<120	<80
正常高值血压	120～139	80～89
高血压	≥140	≥90
1 级高血压	140～159	90～99
2 级高血压	160～179	100～109
3 级高血压	≥180	≥110
单纯收缩期高血压	≥140	<90

注:1 mmHg=0.133 kPa;当收缩压和舒张压分属于不同级别时,以较高的分级为准。

表 7-2 高血压患者心血管疾病风险分层

其他危险因素和病史	高血压		
	1 级	2 级	3 级
无	低危	中危	高危
1～2 个其他危险因素	中危	中危	很高危
≥3 个其他危险因素,或靶器官损伤	高危	高危	很高危
临床并发症或合并糖尿病	很高危	很高危	很高危

七、实验室检查

(一)血压测量

1.诊室血压测量

诊室血压是指由医护人员在标准状态下测量得到的血压,是目前诊断、治疗、评估高血压常用的标准方法,准确性好。正确的诊室血压测量规范如下:测定前患者应坐位休息 3～5 分钟;至少测定 2 次,间隔 1～2 分钟,如果 2 次测量数值相差很大,应增加测量次数;合并心律失常,尤其是心房颤动的患者,应重复测量以改善精确度;使用标准气囊(宽 12～13 cm,长 35 cm),上臂围>32 cm 应使用大号袖带,上臂较瘦的应使用小号的袖带;无论患者体位如何,袖带应与心脏同水平;采用听诊法时,使用柯氏第Ⅰ音和第Ⅴ音(消失音)分别作为收缩压和舒张压。第 1 次应测量双侧上臂血压以发现不同,以后测量血压较高一侧;在老年人、合并糖尿病或其他可能易发生直立性低血压者第 1 次测量血压时,应测定站立后 1 分钟和 3 分钟的血压。

2.诊室外血压测量

诊室外血压通常指动态血压监测或家庭自测血压。诊室外血压是传统诊室血压的重要补充,最大的优势在于提供大量医疗环境以外的血压值,较诊室血压代表更真实的血压。

(1)家庭自测血压:可监测常态下白天血压,获得短期和长期血压信息,用于评估血压变化和降压疗效。适用于老年人、妊娠妇女、糖尿病、可疑白大衣性高血压、隐蔽性高血压和难治性高血压等;有助于提高患者治疗的依从性。

测量方法:目前推荐国际标准认证的上臂式电子血压计,一般不推荐指式、手腕式电子血压计,肥胖患者或寒冷地区可用手腕式电子血压计。测量方法为每天早晨和晚上检测血压,测量后马上将结果记录在标准的日记上，连续 3～4 天，最好连续监测 7 天，在医师的指导下，剔除第 1 天监测的血压值后，取其他读数的平均值解读结果。

(2)24 小时动态血压：可监测日常生活状态下全天血压，获得多个血压参数，不仅可用于评估血压升高程度、血压晨峰、短时血压变异和昼夜节律，还有助于评估降压疗效鉴别白大衣性高血压和隐蔽性高血压，识别真性或假性顽固性高血压等。患者可通过佩戴动态血压计进行动态血压监测，通常佩戴在非优势臂上，持续 24～25 小时，以获得白天活动时和夜间睡眠时的血压值。医师指导患者动态血压测量方法及注意事项，设置定时测量，日间一般每 15～30 分钟测 1 次，夜间睡眠时 30～60 分钟测 1 次。袖带充气时，患者尽量保持安静，尤其佩带袖带的上肢。嘱咐患者提供日常活动的日记，除了服药时间，还包括饮食，以及夜间睡眠的时间和质量。表 7-3为不同血压测量方法对于高血压的参考定义。

表 7-3 不同血压测量方法对于高血压的定义

分类	收缩压(mmHg)	舒张压(mmHg)
诊室血压	≥140	≥90
动态血压		
白昼血压	≥135	≥85
夜间血压	≥120	≥70
全天血压	≥130	≥80
家测血压	≥135	≥85

注：1 mmHg=0.133 kPa。

(二)心电图(ECG)

可诊断高血压患者是否合并左心室肥厚、左心房负荷过重及心律失常等。心电图诊断左心室肥厚的敏感性不如超声心动图，但对评估预后有帮助。心电图提示有左心室肥厚的患者病死率较对照组增高 2 倍以上；左心室肥厚并伴有复极异常图形者心血管病死率和病残率更高。心电图上出现左心房负荷过重亦提示左心受累，还可作为左心室舒张顺应性降低的间接证据。

(三)X 线胸片

心胸比率>0.5 提示心脏受累，多由于左心室肥厚和扩大，胸片上可显示为靴型心。主动脉夹层、胸主动脉以及腹主动脉缩窄亦可从 X 线胸片中找到线索。

(四)超声心动图

超声心动图(UCG)能评估左右房室结构及心脏收缩舒张功能。更为可靠地诊断左心室肥厚，其敏感性较心电图高。测定计算所得的左心室质量指数(LVMI)，是一项反映左心室肥厚及其程度的较为准确的指标，与病理解剖的符合率和相关性好。如疑有颈动脉、股动脉、其他外周动脉和主动脉病变，应做血管超声检查；疑有肾脏疾病者，应做肾脏超声。

(五)脉搏波传导速度

大动脉变硬以及波反射现象已被确认为是单纯收缩性高血压和老龄化脉压增加的最重要病理生理影响因素。颈动脉-股动脉脉搏波传导速度(PWV)是检查主动脉僵硬度的“金标准”，主动脉僵硬对高血压患者中的致死性和非致死性心血管事件具有独立预测价值。

(六)踝肱指数

踝肱指数(ABI)可采用自动化设备或连波多普勒超声和血压测量计测量。踝肱指数低(即

≤0.9)可提示外周动脉疾病,是影响高血压患者心血管预后的重要因素。

八、治疗

(一)治疗目的

大量的临床研究证据表明,抗高血压治疗可降低高血压患者心脑血管事件,尤其在高危患者中获益更大。高血压患者发生心脑血管并发症往往与血压严重程度有密切关系,因此降压治疗应该确立控制的血压目标值,同时高血压患者合并的多种危险因素也需要给予综合干预措施降低心血管风险。高血压治疗的最终目的是降低高血压患者心、脑血管事件的发生率和病死率。

(二)治疗原则

(1)治疗前应全面评估患者的总体心血管风险,并在风险分层的基础上做出治疗决策。①低危患者:对患者进行数月的治疗性生活方式改变观察,测量血压不能达标者,决定是否开始药物治疗。②中危患者:进行数周治疗性生活方式的改变观察,然后决定是否开始药物治疗。③高危、很高危患者:立即开始对高血压及并存的危险因素和临床情况进行药物治疗。

(2)降压治疗应该确立控制的血压目标值,通常在<60 岁的一般人群中,包括糖尿病或慢性肾脏病合并高血压患者,血压控制目标值<18.7/12.0 kPa(140/90 mmHg);≥60 岁人群中血压控制目标水平<20.0/12.0 kPa(150/90 mmHg),80 岁以下老年人如果能够耐受血压可进一步降至 18.7/12.0 kPa(140/90 mmHg)以下。

(3)大多数患者需长期、甚至终生坚持治疗。所有的高血压患者都需要非药物治疗,在非药物治疗基础上若血压未达标可进一步药物治疗,大多数患者需要药物治疗才能达标。

(三)高血压治疗方法

1.非药物治疗

非药物治疗主要指治疗性生活方式干预,即去除不利于身体和心理健康的行为和习惯。它不仅可以预防或延迟高血压的发生,而且还可以降低血压,提高降压药物的疗效及患者依从性,从而降低心血管风险。

(1)限盐:钠盐可显著升高血压以及高血压的发病风险,所有高血压患者应尽可能减少钠盐的摄入量,建议摄盐<6 g/d。主要措施:尽可能减少烹调用盐;减少味精、酱油等含钠盐的调味品用量;少食或不食含钠盐量较高的各类加工食品。

(2)增加钙和钾盐的摄入:多食用蔬菜、低乳制品和可溶性纤维、全谷类剂植物源性蛋白(减少饱和脂肪酸和胆固醇),同时也推荐摄入水果,因为其中含有大量钙及钾盐。

(3)控制体重:超重和肥胖是导致血压升高的重要原因之一。最有效的减重措施是控制能量摄入和增加体力活动:在饮食方面要遵循平衡膳食的原则,控制高热量食物的摄入,适当控制主食用量;在运动方面,规律的、中等强度的有氧运动是控制体重的有效方法。

(4)戒烟:吸烟可引起血压和心率的骤升,血浆儿茶酚胺和血压同步改变,以及压力感受器受损都与吸烟有关。长期吸烟还可导致血管内皮损害,显著增加高血压患者发生动脉粥样硬化性疾病的风险。因此,除了对血压值的影响外,吸烟还是一个动脉粥样硬化性心血管疾病重要危险因素,戒烟是预防心脑血管疾病(包括卒中、心肌梗死和外周血管疾病)有效措施;戒烟的益处十分肯定,而且任何年龄戒烟均能获益。

(5)限制饮酒:饮酒、血压水平和高血压患病率之间呈线性相关。长期大量饮酒可导致血压升高,限制饮酒量则可显著降低高血压的发病风险。每天酒精摄入量男性不应超过 25 g;女性不应超过 15 g。不提倡高血压患者饮酒，饮酒则应少量：白酒、葡萄酒（或米酒）与啤酒的量分别少于 50 mL、100 mL、300 mL。

（6）体育锻炼：定期的体育锻炼可产生重要的治疗作用，可降低血压及改善糖代谢等。因此，建议进行规律的体育锻炼，即每周多于 4 天且每天至少 30 分钟的中等强度有氧锻炼，如步行、慢跑、骑车、游泳、做健美操、跳舞和非比赛性划船等。

2.药物治疗

（1）常用降压药物的种类和作用特点：常用降压药物包括钙通道阻滞剂（CCB）、血管紧张素转换酶抑制剂（ACEI）、血管紧张素Ⅱ受体阻滞剂（ARB）、β受体阻滞剂及利尿剂 5 类，以及由上述药物组成的固定配比复方制剂。5 类降压药物及其固定复方制剂均可作为降压治疗的初始用药或长期维持用药。

1）钙通道阻滞剂（CCB）：主要包括二氢吡啶类及非二氢吡啶类，临床上常用于降压的 CCB 主要是二氢吡啶类。二氢吡啶类钙通道阻滞剂有明显的周围血管舒张作用，而对心脏自律性、传导或收缩性几乎没有影响。根据药物作用持续时间，该类药物又可分为短效和长效。长效包括长半衰期药物，如氨氯地平、左旋氨氯地平；脂溶性膜控型药物，例如拉西地平和乐卡地平；缓释或控释制剂，如非洛地平缓释片、硝苯地平控释片。已发现该类药物对老年高血压患者卒中的预防特别有效，在延缓颈动脉粥样硬化和降低左心室肥厚方面优于β受体阻滞剂，但心动过速与心力衰竭患者应慎用。常见不良反应包括血管扩张导致头疼、面部潮红及脚踝部水肿等。

非二氢吡啶类钙通道阻滞剂主要有维拉帕米和地尔硫䓬，主要影响心肌收缩和传导功能，不宜在心力衰竭、窦房结传导功能低下或心脏传导阻滞患者中使用，同样是有效的抗高血压药物，它们很少引起与血管扩张有关的不良反应，如潮红和踝部水肿。

2）血管紧张素转化酶抑制剂（ACEI）：作用机制是抑制血管紧张素转化酶从而阻断肾素血管紧张素系统发挥降压作用。尤其适用于伴慢性心力衰竭、冠状动脉缺血、糖尿病或非糖尿病肾病、蛋白尿或微量白蛋白尿患者。干咳是其中一个主要不良反应，可在中断 ACEI 数周后仍存在，可用 ARB 取代；皮疹、味觉异常和白细胞减少等罕见。肾功能不全或服用钾或保钾制剂的患者有可能发生高钾血症。禁忌证为双侧肾动脉狭窄、高钾血症及妊娠妇女等。

3）血管紧张素Ⅱ受体抑制剂（ARB）：作用机制是阻断血管紧张素Ⅱ（1 型）受体与血管紧张素受体（T_1）结合，发挥降压作用。尤其适用于应该接受 ACEI，但通常因为干咳不能耐受的患者。禁忌证同 ACEI。

4）β受体阻滞剂：该类药物可抑制过度激活的交感活性，尤其适用于伴快速性心律失常、冠心病（尤其是心肌梗死后）、慢性心力衰竭、交感神经活性增高以及高动力状态的高血压患者。常见的不良反应是疲乏，可能增加糖尿病发病率并常伴有脂代谢紊乱。β受体阻滞剂预防卒中的效果略差，可能归因于其降低中心收缩压和脉压能力较小。老年、慢性阻塞型肺疾病、运动员、周围血管病或糖耐量异常者慎用；高度心脏传导阻滞、哮喘为禁忌证，长期应用者突然停药可发生反跳现象。β_1受体阻滞剂具有高心脏选择性，且脂类和糖类代谢紊乱较小及患者治疗依从性较好。

5）利尿剂：主要有噻嗪类利尿剂、袢利尿剂和保钾利尿剂等。起始降压均通过增加尿钠的排泄，并通过降低血浆容量、细胞外液容量和心排血量而发挥降压作用。低剂量的噻嗪类利尿剂对于大多数高血压患者应是药物治疗的初始选择之一。噻嗪类利尿剂常和保钾利尿剂联用，保钾利尿剂中醛固酮受体拮抗剂是比较理想的选择，后者主要用于原发性醛固酮增多症、难治性高血压。袢利尿剂用于肾功能不全或难治性高血压患者，其不良反应与剂量密切相关，故通常应采用小剂量。此外，噻嗪类利尿剂可引起尿酸升高，痛风及高尿酸血症患者慎用。

6)其他类型降压药物：包括交感神经抑制剂，如利血平、可乐定；直接血管扩张剂，如肼屈嗪；α_1受体阻滞剂，如哌唑嗪、特拉唑嗪；中药制剂等。这些药物一般情况下不作为降压治疗的首选，但在某些复方制剂或特殊情况下可以使用。

(2)降压药物选择：应根据药物作用机制及适应证，并结合患者具体情况选药。推荐参照以下原则对降压药物进行优先考虑。

1)一般人群(包括糖尿病患者)：初始降压治疗可选择噻嗪类利尿剂、CCB、ACEI 或 ARB。

2)一般黑人(包括糖尿病患者)：初始降压治疗包括噻嗪类利尿剂或 CCB。

3)≥18 岁的慢性肾脏疾病患者(无论其人种以及是否伴糖尿病)：初始(或增加)降压治疗应包括 ACEI 或 ARB，以改善肾脏预后。

4)高血压合并稳定性心绞痛患者：首选 β 受体阻滞剂，也可选用长效 CCB；急性冠脉综合征的患者，应优先使用 β 受体阻滞剂和 ACEI；陈旧性心肌梗死患者，推荐使用 ACEI、β 受体阻滞剂和醛固酮拮抗剂。

5)无症状但有心功能不全的患者：建议使用 ACEI 和 β 受体阻滞剂。

(3)药物滴定方法及联合用药推荐：药物滴定方法。以下 3 种药物治疗策略均可考虑：①在初始治疗高血压时，先选用一种降压药物，逐渐增加至最大剂量，如果血压仍不能达标则加用第二种药物。②在初始治疗高血压时，先选用一种降压药物，血压不达标时不增加该种降压药物的剂量，而是联合应用第 2 种降压药物。③若基线血压≥21.3/13.3 kPa(160/100 mmHg)，或患者血压超过目标 2.7/1.3 kPa(20/10 mmHg)，可直接启用两种药物联合治疗(自由处方联合或单片固定剂量复方制剂)。

若经上述治疗血压未能达标，应指导患者继续强化生活方式改善，同时视患者情况尝试增加药物剂量或种类(仅限于噻嗪类利尿剂、ACEI、ARB 和 CCB 4 种药物，但不建议 ACEI 与 ARB 联合应用)。经上述调整血压仍不达标时，可考虑增加其他药物(如 β 受体阻滞剂、醛固酮受体拮抗剂等)。

1)联合用药的意义：采用单一药物的明显优点是能够将疗效和不良反应都归因于那种药物。但任何两类高血压药物的联用可增加血压的降低幅度，并远大于增加一种药物剂量所降压的幅度。初始联合疗法的优点是，对血压值较高的患者实现目标血压的可能性更大，以及因多种治疗改变而影响患者依从性的可能性较低，其他优点包括不同种类的药物间具有生理学和药理学的协同作用，不仅有较大的血压降幅，还可能不良反应更少，并且可能提供大于单一药物所提供的益处。

2)利尿剂加 ACEI 或 ARB：长期使用利尿剂会可能导致交感神经系统及 RAAS 激活，联合使用 ACEI 或 ARB 后可抵消这种不良反应，增强降压效果。此外，ACEI 和 ARB 由于可使血钾水平稍上升，从而能防止利尿剂长期应用所致的电解质紊乱，尤其低血钾等不良反应。

3)CCB 加 ACEI 或 ARB：前者具有直接扩张动脉的作用，后者通过阻断 RAAS 和降低交感活性，既扩张动脉，又扩张静脉，故两药在扩张血管上有协调降压作用；二氢吡啶类 CCB 常见产生的踝部水肿可被 ACEI 或 ARB 消除；两药在心肾和血管保护，在抗增殖和减少蛋白尿上亦有协同作用。此外，ACEI 或 ARB 可阻断 CCB 所致反射性交感神经张力增加和心率加快的不良反应。

4)CCB 加 β 受体阻滞剂：前者具有扩张血管和轻度增加心排血量作用，正好抵消 β 受体阻滞剂的缩血管及降低心排血量作用；两药对心率的相反作用可使患者心率不受影响。不推荐两种 RAAS 拮抗剂的联合使用。

(杜　磊)

第二节 继发性高血压

继发性高血压是病因明确的高血压，当查出病因并有效去除或控制病因后，作为继发症状的高血压可被治愈或明显缓解。其在高血压人群中占 5%～10%。临床常见病因为肾性、内分泌性、主动脉缩窄、阻塞性睡眠呼吸暂停低通气综合征及药物性等，由于精神心理问题而引发的高血压也时常可以见到。提高对继发性高血压的认识，及时明确病因并积极针对病因治疗将会大大降低因高血压及并发症造成的高致死及致残率。

一、肾性高血压

(一)肾实质性

肾实质性疾病是继发性高血压常见的病因，占 2%～5%。由于慢性肾小球肾炎已不太常见，高血压性肾硬化和糖尿病肾病已成为慢性肾病中最常见的原因。病因为原发或继发性肾脏实质病变，是最常见的继发性高血压之一。常见的肾脏实质性疾病包括急慢性肾小球肾炎、多囊肾、慢性肾小管间质病变、痛风性肾病、糖尿病肾病及狼疮性肾炎等；也少见于遗传性肾脏疾病(Liddle 综合征)、肾脏肿瘤等。

临床有时鉴别肾实质性高血压与高血压引起的肾脏损害较为困难。一般情况下，前者肾脏病变的发生常先于高血压或与其同时出现，血压水平较高且较难控制，易进展为恶性高血压，蛋白尿/血尿发生早、程度重、肾脏功能受损明显。常用的实验室检查：血尿常规、血电解质、肌酐、尿酸、血糖、血脂的测定，24 小时尿蛋白定量或尿白蛋白/肌酐比值、12 小时尿沉渣检查，肾脏 B 超：了解肾脏大小、形态及有无肿瘤，如发现肾脏体积及形态异常，或发现肿物，则需进一步做肾脏计算机断层/磁共振以确诊并查病因；必要时应在有条件的医院行肾脏穿刺及病理学检查，这是诊断肾实质性疾病的“金标准”。

肾实质性高血压应低盐饮食(＜6 g/d)；大量蛋白尿及肾功能不全者，宜选择摄入高生物效价蛋白；在针对原发病进行有效的治疗同时，积极控制血压在＜18.7/12.0 kPa(140/90 mmHg)，有蛋白尿的患者应首选 ACEI 或 ARB 作为降压药物，必要时联合其他药物。透析及肾移植用于终末期肾病。

(二)肾血管性

肾血管性高血压是继发性高血压最常见的病因。引起肾动脉狭窄的主要原因包括动脉粥样硬化(90%)，主要是出现了其他系统性动脉硬化相关临床症状的老年患者；肌纤维发育不良(不到 10%)(图 7-2)，主要是健康状况较好的年轻女性，常有吸烟史；还有比较少见的多发性大动脉炎。单侧肾动脉狭窄时，患侧肾分泌肾素，激活 RAAS，导致水钠潴留。另外，健侧肾高灌注，产生压力性利尿，进一步导致 RAAS 激活，形成肾素依赖性高血压的恶性循环。双侧肾动脉狭窄时，同样存在 RAAS 激活，但无压力性利尿，因而血容量扩张使得肾素分泌抑制，因此产生容量依赖性高血压。当血容量减少时，容量依赖性高血压可再转变为肾素依赖性高血压，比如使用利尿剂治疗后容量减少，肾素再次分泌增多，可导致利尿剂抵抗性高血压。

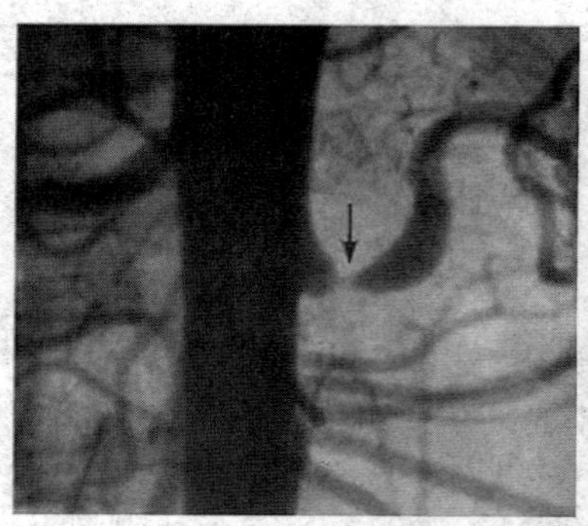
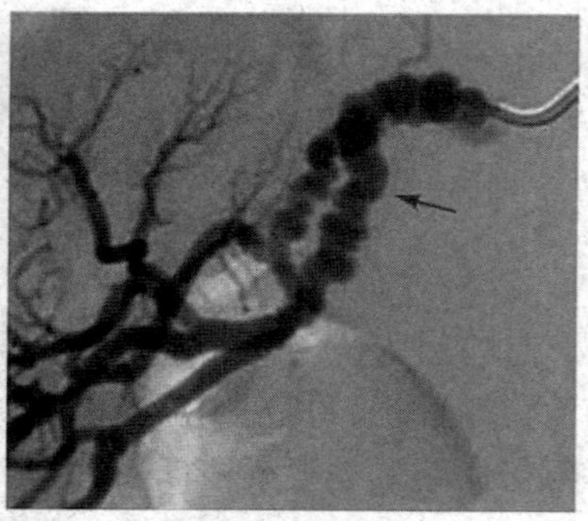

图 7-2　肾血管狭窄

左侧为动脉粥样硬化(箭头所示);右侧为肌纤维发育不良(箭头所示)

以下临床证据有助于肾血管性高血压的诊断:所有需要住院治疗的急性高血压;反复发作的“瞬时”肺水肿;腹部或肋脊角处闻及血管杂音;血压长期控制良好的高血压患者病情在近期加重;年轻患者或 50 岁以后出现的恶性高血压;不明原因低钾血症;使用 ACEI 或 ARB 类药物后产生的急进性肾衰竭;左右肾脏大小不等;全身性动脉粥样硬化疾病。

彩色多普勒超声检查是一种无创检查,为诊断肾动脉狭窄的首选方法。造影剂增强性计算机断层 X 线照相术(CTA)及磁共振血管造影(MRA)亦常用于肾动脉狭窄的检查。肌纤维发育异常产生的肾动脉狭窄往往会在肾动脉中部形成一个“串珠样”改变;而动脉硬化导致的肾动脉狭窄其病变一般在动脉近端,且不连续。侵入性肾血管造影是肾动脉狭窄诊断的金标准。

治疗方法包括药物治疗、介入治疗和手术治疗,应根据病因来选择。肌纤维发育不良性肾动脉狭窄常选用球囊血管成形术(PTCA),总体来说预后较好。对于动脉硬化性肾动脉狭窄来说,控制血压及相关动脉硬化危险因素是首选治疗手段,推荐 AECI/ARB 作为首选,但双侧肾动脉狭窄,肾功能已受损或非狭窄侧肾功能较差者禁用,此外 CCB、β 受体阻滞剂以及噻嗪类利尿剂等也能用于治疗。目前,进行球囊血管成形术的指征仅包括真性药物抵抗性高血压以及进行性肾衰竭(缺血性肾病)。大多数动脉硬化造成的肾血管损伤并不会导致高血压或进行性肾衰竭,而肾脏血运重建(球囊血管成形术或支架术)对于多数患者来说并无益处,反而存在一些潜在的并发症风险。

二、内分泌性高血压

内分泌组织增生或肿瘤所致的多种内分泌疾病,由于其相应激素如醛固酮、儿茶酚胺及皮质醇等分泌过度增多,导致机体血流动力学改变而使血压升高。这种由内分泌激素分泌增多而致的高血压称为内分泌性高血压,也是较常见的继发性高血压,如能切除肿瘤,去除病因,高血压可被治愈或缓解。临床常见继发性高血压如下(表 7-4)。

表 7-4　常见内分泌性高血压鉴别

病因	病史	查体	实验室检查	筛查	确诊试验
库欣综合征	快速的体重增加,多尿、多饮、心理障碍	典型的身体特征:向心性肥胖、满月脸、水牛背、多毛症、紫纹	高胆固醇血症、高血糖	24 小时尿游离皮质醇	小剂量地塞米松抑制试验

续表

病因	病史	查体	实验室检查	筛查	确诊试验
嗜铬细胞瘤	阵发性高血压或持续性高血压，头痛、出汗、心悸和面色苍白，嗜铬细胞瘤的阳性家族史	多发性纤维瘤可出现皮肤红斑	偶然发现肾上腺肿块	尿分离测量肾上腺素类物质或血浆游离肾上腺类物质	腹、盆部 CT 和 MRI、^{123}I 标记的间碘苄胍，突变基因筛查
原发性醛固酮增多症	肌无力，有早发性高血压和早发脑血管事件（＜40 岁）的家族史	心律失常（严重低钾血症时发生）	低钾血症（自发或利尿剂引起），偶然发现的肾上腺肿块	醛固酮/肾素比（纠正低钾血症、停用影像 RAA 系统的药物）	定性实验（盐负荷实验、地塞米松抑制试验）肾上腺 CT，肾上腺静脉取血

（一）原发性醛固酮增多症

原发性醛固酮增多症（PHA），通常简称原醛症，是由于肾上腺自主分泌过多醛固酮，而导致水钠潴留、高血压、低血钾和血浆肾素活性受抑制的临床综合征，常见原因是肾上腺腺瘤、单侧或双侧肾上腺增生，少见原因为腺癌和糖皮质激素可调节性醛固酮增多症。近年的报告显示该病在高血压中占 5%～15%，在难治性高血压中接近 20%。

诊断原发性醛固酮增多症的步骤分 3 步：筛查、盐负荷试验及肾上腺静脉取血（图 7-3）。筛查包括测量血浆肾素和醛固酮水平。尽管用醛固酮/肾素比率测定法来筛选所有高血压患者的前景乐观，但这种方法的应用还是有很多局限性，比率升高完全可能仅由低肾素引起。阳性结果应该基于血浆醛固酮水平升高（＞15 ng/dL）和被抑制的低肾素水平。因此，筛查仅被推荐用于以下高度可能患有原发性醛固酮增多症的高血压患者：①没有原因的难以解释的低血钾；②由利尿剂引发的严重的低钾血症，但对保钾药有抵抗；③有原发性醛固酮增多症的家族史；④对合适的治疗有抵抗，而这种抵抗又难以解释；⑤高血压患者中偶然发现的肾上腺腺瘤。

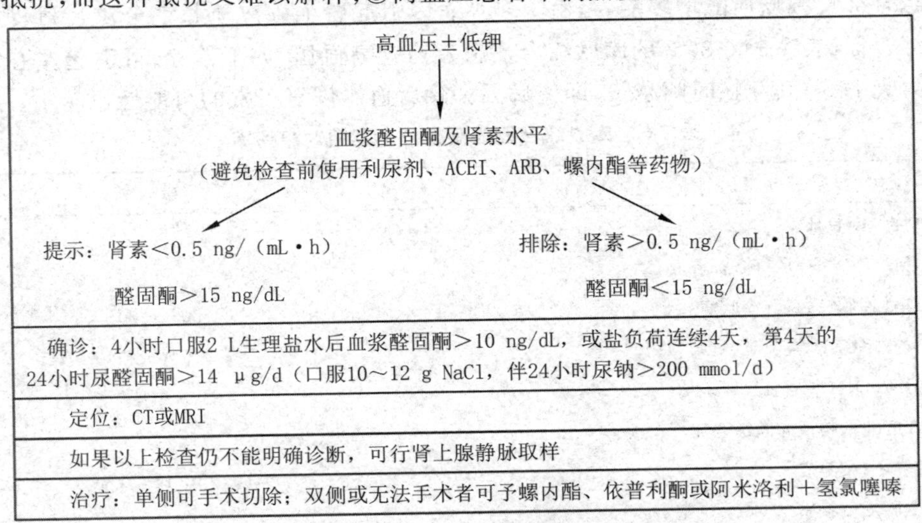

图 7-3 原发性醛固酮增多症患者的诊断及治疗流程

如果需检测血浆醛固酮和肾素水平的话，无论是口服还是静脉都应进行盐抑制试验以明确自主性醛固酮增多症。如果存在,则应行肾上腺静脉取样,区分单侧性的腺瘤和双侧增生,并确定需经腹腔镜手术切除的腺体。CT 或 MRI 影像学可以帮助鉴别肾上腺腺瘤和双侧肾上腺增生症(图 7-4)。

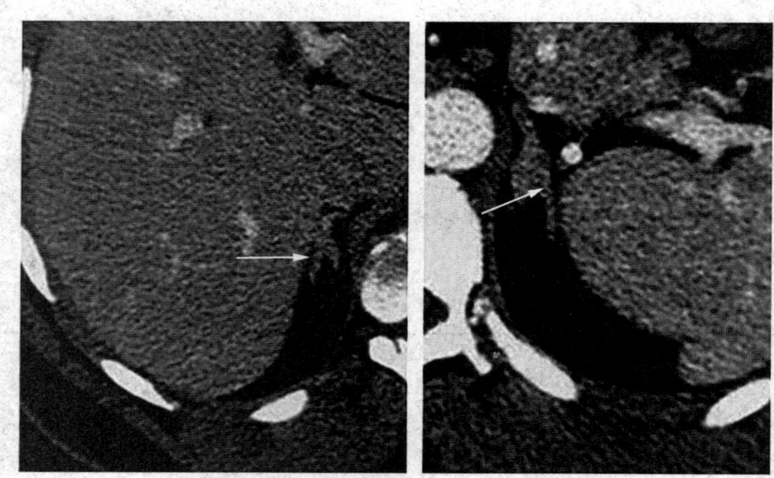

图 7-4　CT 提示的肾上腺肿块

CT 显示的左肾上腺肿块(右侧图片箭头处)与右侧肾上腺对比(左侧图片箭头处)

一旦诊断原发性醛固酮增多症并确立病理类型,治疗方法的选择就相当明确:单发腺瘤应通过腹腔镜行肿瘤切除术;双侧肾上腺增生的患者可予以醛固酮受体拮抗剂治疗,螺内酯或依普利酮,必要时还可给予噻嗪类利尿剂和其他降压药。腺瘤切除后,约有半数患者血压会恢复正常,而另一些尽管有所改善但仍是高血压状态,这可能与原来就存在的原发性高血压或长期继发性高血压损害引起的肾脏有关。

(二)库欣综合征

库欣综合征又称皮质醇增多症,是由于多种病因引起肾上腺皮质长期分泌过量皮质醇所产生的一组综合征(表 7-5)。80%的库欣综合征患者均有高血压,如不治疗,可引起左心室肥厚和充血性心力衰竭等,其存在时间越长,即使病因去除后血压恢复正常的可能性也越小。

表 7-5　库欣综合征的病因分类及相对患病率

病因分类	患病率
一、内源性库欣综合征	
1.ACTH 依赖性库欣综合征	
垂体性库欣综合征(库欣病)	60%～70%
异位 ACTH 综合征	15%～20%
异位 CRH 综合征	罕见
2.ACTH 非依赖性库欣综合征	
肾上腺皮质腺瘤	10%～20%
肾上腺皮质腺癌	2%～3%
ACTH 非依赖性大结节增生	2%～3%
原发性色素结节性肾上腺病	罕见

续表

病因分类	患病率
二、外源性库欣综合征	
1.假库欣综合征	
大量饮酒	
抑郁症	
肥胖症	
2.药物源性库欣综合征	

注：ACTH，促肾上腺皮质激素；CRH，促皮质素释放激素。

推荐对以下人群进行库欣综合征的筛查：①年轻患者出现骨质疏松、高血压等与年龄不相称的临床表现；②具有库欣综合征的临床表现，且进行性加重，特别是有典型的症状如肌病、多血质、紫纹、瘀斑和皮肤变薄的患者；③体重增加而身高百分位下降，生长停滞的肥胖儿童；④肾上腺意外瘤患者。如果临床特点符合，则通过测定 24 小时尿游离皮质醇或血清皮质醇昼夜节律检测进行筛查。当初步检测结果异常时，则应行小剂量地塞米松抑制试验进行确诊。当存在有异常筛查结果时，多数学者建议行另一项额外的大剂量地塞米松抑制试验，即每 6 小时口服 2 mg 地塞米松共服 2 天，然后测定尿液中游离皮质醇和血浆皮质醇水平。如果库欣综合征是由垂体 ACTH 过度分泌所致双侧肾上腺增生，那么尿游离皮质醇与对照组 2 mg 剂量相对比将被抑制到 50％以下，而异位 ACTH 综合征对此负反馈机制不敏感。血浆 ACTH 测定有助于区分 ACTH 依赖性和 ACTH 非依赖性库欣综合征。肾上腺影像学包括 B 超、CT、MRI 检查。推荐首选双侧肾上腺 CT 薄层（2～3 mm）增强扫描。对促皮质激素释放激素的反应以及下颞骨岩下窦取样可用来确定库欣综合征的垂体病因。治疗主要采用手术、放疗及药物方法治疗基础疾病，降压治疗可采用利尿剂或与其他降压药物联用。

（三）嗜铬细胞瘤

嗜铬细胞瘤是一种少见的由肾上腺嗜铬细胞组成的分泌儿茶酚胺的肿瘤，副神经节瘤是更加罕见的发生于交感神经和迷走神经神经节细胞的一种肾上腺外肿瘤。在临床上，嗜铬细胞瘤泛指分泌儿茶酚胺的肿瘤，包括了肾上腺嗜铬细胞瘤和功能性的肾上腺外的副神经节瘤。嗜铬细胞瘤大部分是良性肿瘤。嗜铬细胞瘤可发生在所有年龄段，主要沿交感神经链分布，较少发生在迷走区域。约 15％的嗜铬细胞瘤是肾上腺外的，即副神经节瘤。

剧烈的血压波动以及发作性的临床症状，常提示嗜铬细胞瘤的可能。然而在 50％的患者中，高血压可能是持续性的。高血压可能合并头痛、出汗、心悸等症状。在以分泌肾上腺素为主的嗜铬细胞瘤患者中，由于血容量的下降和交感反射减弱易发生直立性低血压。如果在弯腰、运动、腹部触诊、吸烟或深吸气时引起血压反复骤升并在数分钟内骤降，应高度怀疑嗜铬细胞瘤。在发作期间可测定血或尿儿茶酚胺或血、尿间羟肾上腺素类似物，主要包括血浆甲氧基肾上腺素、血浆甲氧基去甲肾上腺素和尿甲氧基肾上腺素、尿甲氧基去甲肾上腺素。应用 CT 或 MRI 进行肿瘤定位。

嗜铬细胞瘤多数为良性肿瘤，约 10％的嗜铬细胞瘤为恶性。手术切除效果较好，手术前应使用 α 受体拮抗剂，手术后血压多能恢复正常。手术前或恶性病变已多处转移无法手术者，可选用 α 受体拮抗剂和 β 受体拮抗剂联合治疗。

三、主动脉缩窄

主动脉缩窄多数为先天性，少数由多发性大动脉炎所致。先天性主动脉缩窄可发生在胸主动脉或腹主动脉，常起源于左锁骨下动脉起始段远端或动脉导管韧带的远端。主动脉缩窄的典型特征有上臂高血压、股动脉搏动微弱或消失、背部有响亮杂音。二维超声可检测到病变，诊断需依靠主动脉造影(图 7-5)。治疗主要为介入扩张支架置入或血管手术。病变纠正后患者可能仍然有高血压，应该仔细监测并治疗。

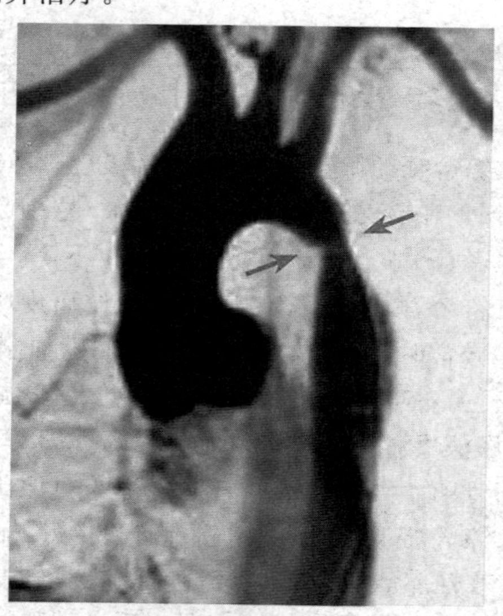

图 7-5　主动脉造影提示降主动脉缩窄

降主动脉缩窄(箭头示)

四、妊娠期高血压疾病

妊娠合并高血压的患病率占孕妇的 5%～10%，妊娠合并高血压分为慢性高血压、妊娠期高血压疾病和先兆子痫/子痫 3 类。慢性高血压指的是妊娠前即证实存在或在妊娠的前 20 周即出现的高血压；妊娠期高血压疾病为妊娠 20 周以后发生的高血压，不伴有明显蛋白尿，妊娠结束后血压可以恢复正常；先兆子痫定义为发生在妊娠 20 周后首次出现高血压和蛋白尿，常伴有水肿与高尿酸血症，可分为轻、重度，如出现抽搐可诊断为子痫。对于妊娠期高血压疾病，非药物措施(限盐、富钾饮食、适当活动、情绪放松)是安全有效的，应作为药物治疗的基础。由于所有降压药物对胎儿的安全性均缺乏严格的临床验证，而且动物试验中发现一些药物具有致畸作用，因此，药物选择和应用受到限制。妊娠期间的降压用药不宜过于积极，治疗的主要目的是保证母子安全和妊娠的顺利进行。必要时谨慎使用降压药，常用的静脉降压药物有甲基多巴、拉贝洛尔和硫酸镁等；口服药物包括 β 受体阻滞剂或钙通道阻滞剂。妊娠期间禁用 ACEI 或 ARB。

五、神经源性高血压

神经系统与血压调控密切相关。多种中枢和周围神经系统病变可以导致高血压。其机制主要与颅内压增高使血管舒缩中心的交感神经系统冲动增加及自主神经功能障碍有关。当今世界，社会压力大，精神心理疾病患病率大大提高，而精神心理异常可通过多种渠道导致血压升高，成为双心医学探讨的主要内容。

(一)颅内压增高与高血压

正常成人颅腔是由颅底骨和颅盖骨组成的腔体,有容纳和保护其内容物的作用。除了出入颅腔的血管系统(特别是颈静脉)及颅底孔(特别是枕骨大孔)与颅外相通外,可以把颅腔看作一个完全密闭的容器,而且由于组成颅腔的颅骨坚硬而不能扩张,所以每个人的颅腔容积是恒定的。

1.病因

(1)脑血管疾病:包括脑出血、蛛网膜下腔出血、大面积脑血栓形成、脑栓塞和颅内静脉窦血栓形成等。

(2)颅内感染性疾病:如病毒、细菌、结核、真菌等引起的脑膜炎、脑炎、脑脓肿等。

(3)颅脑损伤:如脑挫裂伤、颅内血肿、手术创伤、广泛性颅骨骨折、颅脑火器伤、外伤性蛛网膜下腔出血等。

(4)颅内占位性病变:包括各种癌瘤、脓肿、血肿、肉芽肿、囊肿、脑寄生虫等。

(5)各种原因引起的交通性和非交通性脑积水。

(6)各种原因引起的缺血缺氧代谢性脑病:如呼吸道梗阻、窒息、心搏骤停、肝性脑病、酸中毒、一氧化碳中毒、铅中毒、急性水中毒和低血糖等。

(7)未得到有效控制的癫痫持续状态。

(8)良性颅内压增高。

(9)先天性异常:如导水管的发育畸形、颅底凹陷和先天性小脑扁桃体下疝畸形等,可以造成脑脊液回流受阻,从而继发脑积水和颅内压增高狭颅症,由于颅腔狭小,限制了脑的正常发育,也常发生颅内压增高。

2.临床表现

(1)头痛:是因为颅内有痛觉的组织(如脑膜、血管和神经)受到压力的牵张所引起。颅内压增高引起的头痛的特点:头痛常是持续性的,伴有阵发性的加剧,常因咳嗽或打喷嚏等用力动作而加重。头痛的部位以额、颞、枕部明显;头痛的性质呈胀痛或搏动性疼痛;急性颅内压增高的患者,头痛常非常剧烈,伴烦躁不安,并常进入昏迷状态。儿童及老年人的头痛相对较成年人为少。

(2)呕吐:呕吐是头痛的伴发症状,典型表现为喷射性呕吐,一般与饮食无关,但较易发生于进食后,因此患者常常拒食,可导致失水和体重锐减。也可见非喷射性呕吐。恶心、呕吐可因肿瘤直接压迫迷走神经核或第四脑室底部而引起。有人认为是因为迷走神经核团或其神经根受到刺激所引起。脑干肿瘤起源于迷走神经核团附近者,呕吐有时是其早期唯一的症状,可造成诊断上的困难,有时可误诊为“功能性呕吐”。

(3)视盘水肿:视盘水肿是颅内压增高的特征性体征之一。它是因颅内压增高使眼底静脉回流受阻所致。与颅内压增高发生发展的时间、速度和程度有关。颅内压增高早期或急性颅内压增高时,视盘水肿可不明显,对视力影响不大。而慢性颅内压增高的患者,70%以上均有视盘水肿,如视盘边界模糊,生理凹陷不清,静脉充盈、迂曲,视盘周围火焰状出血等。此时,视力减退。随着视盘水肿的加重,可继发视神经萎缩,常伴不可逆视力减退甚至失明。

(4)意识障碍:意识障碍的病理解剖学基础是颅内压增高导致的全脑严重缺血缺氧和脑干网状结构功能受累。患者可呈谵妄、呆木、昏沉甚至昏迷。

(5)库欣反应:是指在严重颅内压增高时出现的血压上升、心率缓慢和呼吸减慢等现象。其结果是确保一定的脑灌注压，使肺泡 O_2 和 CO_2 充分交换，增加脑供氧，是机体总动员和积极代偿的表现。

（6）复视：因展神经在颅底走行较长，极易受到颅内压增高的损伤，出现单侧或双侧展神经麻痹，早期表现为复视。颅内压增高持续较久的病例，眼球外展受限，甚至使眼球完全内斜。

（7）抽搐及去大脑强直：抽搐及去大脑强直多是脑干受压所致，表现为突然意识丧失、四肢强直、颈和背部后屈，呈角弓反张状。

（8）视野缺损：系后颅窝病变引起的脑室积水，第三脑室扩大压迫视交叉后部并引起蝶鞍的扩大所致。常可误诊为垂体瘤。

（9）脑疝的表现：颅内压升高到一定程度，部分脑组织发生移位，挤入硬脑膜的裂隙或枕骨大孔，压迫附近的神经、血管和脑干，产生一系列症状和体征。幕上的脑组织（颞叶的海马回、钩回）通过小脑幕切迹被挤向幕下，称为小脑幕切迹疝或颞叶钩回疝或海马沟回疝。幕下的小脑扁桃体及延髓经枕骨大孔被挤向椎管内，称为枕骨大孔疝或小脑扁桃体疝。一侧大脑半球的扣带回经镰下孔被挤入对侧分腔，称为大脑镰下疝或扣带回疝。

1）小脑幕切迹疝（颞叶钩回疝）：同侧动眼神经麻痹，表现为眼睑下垂，瞳孔扩大，对光反射迟钝或消失，不同程度的意识障碍，生命体征变化，对侧肢体瘫痪和出现病理反射。小脑幕切迹疝的临床表现如下。①颅内压增高：表现为头痛加重，呕吐频繁，躁动不安，提示病情加重。②意识障碍：患者逐渐出现意识障碍，由嗜睡、蒙眬到浅昏迷、昏迷，对外界的刺激反应迟钝或消失，系脑干网状结构上行激活系统受累的结果。③瞳孔变化：最初可有时间短暂的患侧瞳孔缩小，但多不易被发现。以后该侧瞳孔逐渐散大，对光发射迟钝、消失，说明动眼神经背侧部的副交感神经纤维已受损。晚期则双侧瞳孔散大，对光反射消失，眼球固定不动。④锥体束征：由于患侧大脑脚受压，出现对侧肢体力弱或瘫痪，肌张力增高，腱反射亢进，病理反射阳性。有时由于脑干被推向对侧，使对侧大脑脚与小脑幕游离缘相挤，造成脑疝同侧的锥体束征，需注意分析，以免导致病变定侧的错误。⑤生命体征改变：表现为血压升高，脉缓有力，呼吸深慢，体温上升。到晚期，生命中枢逐渐衰竭，出现潮式或叹息样呼吸，脉频弱，血压和体温下降；最后呼吸停止，继而心跳亦停止。

2）枕骨大孔疝（小脑扁桃体疝）：①枕下疼痛、项强或强迫头位。疝出组织压迫颈上部神经根，或因枕骨大孔区脑膜或血管壁的敏感神经末梢受牵拉，可引起枕下疼痛。为避免延髓受压加重，机体发生保护性或反射性颈肌痉挛，患者头部维持在适当位置。②颅内压增高。表现为头痛剧烈，呕吐频繁，慢性脑疝患者多有视乳头水肿。③后组脑神经受累。由于脑干下移，后组脑神经受牵拉，或因脑干受压，出现眩晕、听力减退等症状。④生命体征改变。慢性疝出者生命体征变化不明显；急性疝出者生命体征改变显著，迅速发生呼吸和循环障碍，先呼吸减慢，脉搏细速，血压下降，很快出现潮式呼吸和呼吸停止，如不采取措施，不久心跳也停止。与小脑幕切迹疝相比枕骨大孔疝的特点：生命体征变化出现较早，瞳孔改变和意识障碍出现较晚。

3）大脑镰下疝：引起病侧大脑半球内侧面受压部的脑组织软化坏死，出现对侧下肢轻瘫、排尿障碍等症状。一般活体不易诊断。

（10）与颅内原发病变相关的症状体征：主要是与病变部位相关的神经功能刺激症状或局灶体征，如癫痫、失语、智能障碍、运动障碍、感觉障碍和自主神经功能障碍等。

（11）心血管舒缩中枢障碍症状体征：可表现为血压忽高忽低，最高可在 29.3/18.7 kPa（220/140 mmHg）以上，最低在 12.0/8.0 kPa（90/60 mmHg）以下；伴心动过速、心动过缓或心律不齐。心率或心律、血压具有波动幅度大、不稳定及对药物干预敏感等特点。

(12)与血压增高相关的症状体征:头痛、头晕、心悸、气短、耳鸣、乏力等,甚至出现高血压所致的心、脑、肾、眼等靶器官损害的表现。

3.治疗

颅内原发疾病的治疗是解除颅内压增高所致高血压的根本,而降低颅压治疗是降低血压的直接手段,如手术清除颅内血肿、脓肿、肉芽肿、肿瘤等颅内占位病变;脑室穿刺引流或脑脊液分流,改善脑脊液循环;脑静脉血栓局部溶栓,促进脑静脉回流等。多数情况下,随着颅内压的下降,血压恢复或接近正常。所以对血压的调控应持谨慎的态度,不能盲目地予以降压药物干预。降颅内压治疗应当是一个平衡的、逐步的过程。从简单的措施开始,降颅内压治疗需同步监测颅内压和血压,以维持脑灌注压>9.3 kPa(70 mmHg)。具体措施如下。

(1)抬高头位:床头抬高30°,可减少脑血流容积,增加颈静脉回流,降低脑静脉压和颅内压,且安全有效。理想的头位角度应依据患者ICP监测的个体反应而定,枕部过高或颈部过紧可导致ICP增加,应予以避免。

(2)止痛和镇静:当颅内压顺应性降低时,躁动、对抗束缚、行气管插管或其他侵入性操作等均可使胸腔内压和颈静脉压增高,颅内压增高;另焦虑或恐惧使交感神经系统功能亢进,导致心动过速,血压增高,脑代谢率增高,脑血流增加,颅内压增高。因此,积极进行镇静治疗尤为重要。胃肠外镇静剂有呼吸抑制和血压降低的危险,所以必须先行气管插管和动脉血压监测,然后再用药。异丙酚是一种理想的静脉注射镇静药,其半衰期很短,且不影响患者的神经系统临床评估,还有抗癫痫及清除自由基作用,通常剂量为0.3～4 mg/(kg·h)。应避免使用麻痹性神经肌肉阻滞剂,因其影响神经系统功能的正确评估。

(3)补液:颅内压增高患者只能输注等渗液如0.9%生理盐水,禁用低渗液如5%右旋糖酐或0.45%盐水。应积极纠正机体低渗状态(<280 mOsm/L),轻度高渗状态(>300 mOsm/L)对病情是有利的。CPP降低可使ICP反射性增加,可输注等渗液纠正低血容量。不应使用5%或10%葡萄糖溶液,禁忌使用50%高渗葡萄糖溶液。因为会增加脑组织内乳酸堆积,加重脑水肿和神经元损害。当然,临床医师应根据患者血糖和血浆电解质含量动态监测及时调整补液种类和补液量。

(4)降颅内压。①渗透性利尿剂:如甘露醇、甘油、高渗盐水等;②人血白蛋白:应用人血白蛋白可明显地增加血浆胶体渗透压,使组织间水分向血管中转移,从而减轻脑水肿,降低颅内压,尤其适用于血容量不足、低蛋白血症的颅内高压、脑水肿患者;③髓袢利尿剂:主要为呋塞米,作用于髓袢升支髓质部腔面的细胞膜,抑制 Na^+ 和 Cl^- 重吸收;④糖皮质激素:主要是利用糖皮质激素具有稳定膜结构的作用减少了因自由基引发的脂质过氧化反应,从而降低脑血管通透性、恢复血管屏障功能、增加损伤区血流量及改善 Na^+-K^+-ATP酶的功能,使脑水肿得到改善。

(5)巴比妥类药物:巴比妥类药物具有收缩脑血管、降低脑代谢率、抑制脑脊液分泌、减低脑耗氧量和脑血流量及抑制自由基介导的脂质过氧化作用。大剂量巴比妥可使颅内压降低。临床试验证实,输入戊巴比妥负荷剂量5～20 mg/kg,维持量1～4 mg/(kg·h),可改善难治性颅内压增高。美国和欧洲脑卒中治疗指南推荐可用大剂量巴比妥类药物治疗顽固性高颅压,但心血管疾病患者不宜使用。

(6)过度通气:过度换气可使肺泡和血中的二氧化碳分压降低,导致低碳酸血症,低碳酸血症使脑阻力血管收缩和脑血流减少,从而缩小脑容积和降低颅内压。也有认为是增加呼吸的负压使中心静脉压下降，脑静脉血易于回流至心脏。因而使脑血容量减少。但当 $PaCO_2$ 低于 4.0 kPa(30 mmHg)时，会引起脑血管痉挛，导致脑缺血缺氧，加重颅内高压。以往认为采用短时程(＜24 小时)轻度过度通气[$PaCO_2$ 4.0～4.7 kPa(30～35 mmHg)]这样不但可以降低颅内压，而且不会导致和加重脑缺血。近年来随着脑组织氧含量直接测定技术的问世，研究发现短时程轻度过度通气亦不能提高脑组织氧含量，相反会降低脑组织氧含量。所以，国内外学者已不主张采用任何形式过度通气治疗颅内高压，而采用正常辅助呼吸，维持动脉血 $PaCO_2$ 在正常范围为宜。

(7)亚低温治疗：动物试验证实，温度升高使脑的氧代谢率增加，脑血流量增加，颅内压增高，尤其是缺血缺氧性损伤恶化。通常每降低 1 ℃，脑耗氧量与血流量即下降 6.7%，有资料表明当体温降至 30 ℃时，脑耗氧量为正常时的 50%～55%，脑脊液压力较降温前低 56%。因此，首先应对体温增高的患者进行降温治疗(应用对乙酰氨基酚、降温毯、吲哚美辛等)。近年来，随着现代重症监护技术的发展，亚低温降颅内压治疗的研究发展很快。无论是一般性颅内压增高还是难治性颅内压增高，亚低温治疗都是有效的，且全身降温比孤立的头部降温更有效。降温深度依病情而定，以 32～34 ℃为宜，过高达不到降温目的，过低有发生心室纤颤的危险。降温过程中切忌发生寒战、冻伤及水电解质失调，一般持续 3～5 天即可停止物理降温，使患者自然复温，逐渐减少用药乃至停药。在欧洲、美国、日本等国家已推广使用。但由于亚低温治疗需要使用肌松剂和持续使用呼吸机，目前国内中小医院尚难以开展此项技术。

(8)减少脑脊液：以迅速降低颅内压，缓解病情。也是常用的颅脑手术前的辅助性抢救措施之一。①脑脊液外引流：是抢救脑疝危象患者的重要措施。控制性持续性闭式脑室引流，既可使脑脊液缓慢流出以将颅内压控制在正常范围，从而避免突然压力下降而导致脑室塌陷、小脑上疝、脑充血、脑水肿加重或颅内压动力学平衡的紊乱，而且有利于保持引流的通畅。关闭式引流有利于预防感染。②脑脊液分流术：不论何种原因引起的阻塞性或交通性脑积水，凡不能除去病因者均可行脑脊液分流术。根据阻塞的不同部位，可使脑脊液绕过阻塞处到达大脑表面，再经过蛛网膜颗粒吸收，以达到降低颅内压的目的。或将脑脊液引流到右心房或腹腔等部位而被吸收。若分流术成功，效果是比较肯定的。常用的脑脊液分流方法有侧脑室-枕大池分流术、侧脑室-右心房分流术、侧脑室-腹腔引流术、腰椎蛛网膜下腔-腹腔分流术。目前临床最常用的是侧脑室-腹腔引流术。③乙酰唑胺：一种碳酸酐酶抑制剂，它能使脑脊液产生减少 50%，从而降低颅内压。常用剂量是每次 0.25 g，每天 3 次。

(9)颅内占位病变：如肿瘤、脑脓肿等颅内占位性病变应手术切除，若不能切除可考虑脑室引流或行颅骨切开去骨瓣减压，可迅速降低颅内压。有学者认为，通过各种降颅内压措施，如脱水、过度换气、巴比妥昏迷、亚低温等治疗不能控制的颅内高压，应考虑标准大骨瓣开颅术。

(10)去大骨瓣减压术：能使脑组织向减压窗方向膨出，以减轻颅内高压对重要脑结构的压迫，尤其是脑干和下丘脑，以挽救患者生命。但越来越多的临床实践证明去大骨瓣减压术不但没有降低重型颅脑伤患者死残率，而且可能会增加重型颅脑伤患者残死率。原因：①去大骨瓣减压术会导致膨出的脑组织在减压窗处嵌顿、嵌出的脑组织静脉回流受阻、脑组织缺血水肿坏死，久之形成脑穿通畸形；②去大骨瓣减压术不缝合硬脑膜会增加术后癫痫发作；③去大骨瓣减压术会导致脑室脑脊液向减压窗方向流动，形成间质性脑水肿；④去骨瓣减压术不缝合硬脑膜，使手术创面渗血进入脑池和脑室系统，容易引起脑积水；⑤去大骨瓣减压术不缝合硬脑膜会导致脑在颅腔内不稳定，会引起再损伤；⑥去大骨瓣减压术不缝合硬脑膜会增加颅内感染、切口裂开机会等。

(11)预防性抗癫痫治疗:越来越多的临床研究表明使用预防性抗癫痫药不但不会降低颅脑损伤后癫痫发生率,而且会加重脑损害和引起严重毒副作用。严重脑挫裂伤脑内血肿清除术后是否常规服用预防性抗癫痫治疗仍有争议,也无任何大规模临床研究证据。国外学者不提倡预防性抗癫痫治疗。但若颅脑损伤患者一旦发生癫痫,则应该正规使用抗癫痫药。

(12)高压氧治疗:当动脉二氧化碳分压正常而氧分压增高时,也可使脑血管收缩,脑体积缩小,从而达到降颅内压的目的。在两个大气压下吸氧,可使动脉氧分压增加到 133.0 kPa (1 000 mmHg)以上,使增高的颅内压下降 30%,然而这种治疗作用只是在氧分压维持时才存在。如血管已处于麻痹状态,高压氧则不能起作用。有文献报道高压氧吸入后因肺泡与肺静脉氧分压差的增大,血氧弥散量可增加近 20 倍,从而大大提高组织氧含量,可中断因为脑缺血缺氧导致的脑水肿,可促进昏迷患者的觉醒,减少住院天数,能显著改善脑损伤患者的认知功能障碍,有利于机体功能的恢复,对抢救生命和提高生存质量有较好的疗效。绝对禁忌证:未经处理的气胸、纵隔气肿,肺大疱,活动性内出血及出血性疾病,结核性空洞形成并咯血,心脏二度以上房室传导阻滞。相对禁忌证:重症上呼吸道感染,重症肺气肿,支气管扩张症,重度鼻窦炎,血压高于 21.3/13.3 kPa(160/100 mmHg),心动过缓<50 次/分,未做处理的恶性肿瘤,视网膜脱离,早期妊娠(3 个月内)。

(13)调控血压:调控血压时应考虑系统动脉血压与颅内压和脑灌注压的关系。尤其是脑卒中急性期的血压管理,脑卒中急性期降压治疗目前仍无定论。由于病灶周边脑组织的充分血液供应对挽救缺血半暗带区濒危脑细胞至关重要,而这时 CBF 自我调节机制受损,CPP 严重依赖 MAP,但血压过高也会引起血-脑屏障破坏及其他相关脏器功能损伤。大量研究结果表明,75%以上的脑卒中患者急性期血压升高,尤其是那些既往有高血压病史的患者。在脑卒中发生后的 1 周内、血压有自行下降的趋势、有些患者数小时内即可看到血压明显降低。因此,对脑卒中急性期的血压,要持慎重的态度,而非简单的降低血压。

(二)自主神经功能障碍与高血压

自主神经主要分布于内脏、心血管和腺体。由于内脏反射通常是不能随意控制,故名自主神经。自主神经系统的功能在于调节心肌、平滑肌和腺体的活动,交感和副交感神经对内脏的调节具有对立统一作用。血管运动中枢位于脑干,它通过胸腰段交感神经元及第Ⅸ、Ⅹ对脑神经(副交感神经)对主动脉弓、窦房结、颈动脉压力感受器的控制,调节和维持交感神经和副交感神经的相对平衡,保持心血管系统的稳定性。因此,凡累及自主神经系统的病变大多可引起血压的变化。

1.脊髓损伤后自主神经反射不良

自主神经反射不良(AD)或称自主神经反射亢进,是指脊髓 T_6 或以上平面的脊髓损伤(SCI)而引发的以血压阵发性骤然升高为特征的一组临床综合征。常见的 SCI 的病因有外伤、肿痛、感染等。

2.致死性家族性失眠症

致死性家族性失眠症(FFI)是罕见的家族性人类朊蛋白(PrP)疾病,是常染色体显性遗传性疾病,也是近年来备受关注的人类可传播性海绵样脑病(TSH)之一。1986 年,意大利 Bologna 大学医学院 Lugaresi 等首先报道并详细描述了本病的第一个病例,以进行性睡眠障碍和自主神经失调为主要表现,尸检证实丘脑神经细胞大量脱失,命名为致死性家族性失眠症。随着基因监测技术的发展和对朊蛋白疾病认识的深入,全世界 FFI 散发病例及家系报道逐渐增多。因 FFI

是罕见病，目前为止尚无流行病学资料。FFI由于自主神经失调可表现出高血压征象；同时可因严重睡眠障碍导致血压昼夜节律异常。

3.吉兰-巴雷综合征与高血压

吉兰-巴雷综合征(GBS)是一类免疫介导的急性炎性周围神经病。临床特征为急性起病，症状多在2周左右达到高峰，主要表现为多发神经根及周围神经损害，常有脑脊液蛋白-细胞分离现象，多呈单时相自限性病程，静脉注射免疫球蛋白和血浆置换治疗有效。该病还包括急性炎性脱髓鞘性多发神经根神经病(AIDP)、急性运动轴索性神经病(AMAN)、急性运动感觉轴索性神经病(AMSAN)、Miller Fisher综合征(MFS)、急性泛自主神经病(ASN)等亚型。其中AIDP和ASN常损害自主神经，引起包括血压波动在内的诸多自主神经功能障碍的症状体征。国外报道GBS自主神经损害发生率65%，国内杨清成报道54%，鹿寒冰等报道39.4%，略低于国外。因自主神经的损害与GBS预后直接相关，临床上应引起足够的重视。

4.自主神经性癫痫

自主神经性癫痫又称间脑癫痫、内脏性癫痫等。间脑位于中脑之上，尾状核和内囊的内侧，可分为五个部分，即丘脑、丘脑上部、丘脑底部、丘脑后部、丘脑下部，后者是自主神经中枢。间脑癫痫是指这个部位病变引起的发作性症状，实际上病变并非累及整个间脑。但由于这一名称应用已久，所以至今仍被临床上沿用。1925年Heko报道首例间脑癫痫，至1929年Penfield提出间脑性癫痫的概念。这是一种不同病因引起的下丘脑病变导致的周期性发作性自主神经功能紊乱综合征。同其他自主神经病变一样，此类癫痫可致阵发性血压的升高，临床表现复杂多样，且缺乏特异性，易误诊。

(杜　磊)

第三节　难治性高血压

在改善生活方式基础上，应用了足够剂量且合理的3种降压药物(包括噻嗪类利尿剂)后，血压仍在目标水平之上，或至少需要4种药物才能使血压达标时，称为难治性高血压(或顽固性高血压)，占高血压患者的5%～10%。难治性高血压的病因及病理生理学机制是多方面的。高盐摄入、肥胖及颈动脉窦压力反射功能减退等是高血压患者血压难以控制的重要原因；在此基础上，可能有多种原因参与了难治性高血压的发生发展，如循环和组织中的交感神经、RAAS的活性增强及持续存在醛固酮分泌增加等。

一、难治性高血压原因的筛查

(1)判断是否为假性难治性高血压：常见为测压方法不当及白大衣高血压等。

(2)寻找影响血压升高的原因和并存的疾病因素，如患者顺从性差、降压药物选择使用不当、仍在应用拮抗降压的药物等，患者可能存在1种以上可纠正或难以纠正的原因。

(3)排除上述因素后，应启动继发性高血压的筛查(具体见本章第二节)。

二、处理原则

(1)此类患者最好转高血压专科治疗。

(2)在药物控制血压的同时，需坚持限盐、有氧运动、戒烟及以降低体重为主的强化生活方式性治疗。

(3)采用优化的药物联合方案(通常需要3种药物联合，其中包括一种噻嗪类利尿剂)以及最佳的、可耐受的治疗剂量，在此基础上如血压仍不能控制在靶目标水平，可根据患者的个体情况加用醛固酮受体拮抗剂或β受体阻滞剂、α受体阻滞剂以及中枢神经系统拮抗药物。

(4)确定为药物控制不良的难治性高血压，或不能耐受4种以上药物治疗且存在心血管高风险的难治性高血压患者，在患者充分知情同意的基础上可考虑严格按照肾动脉交感神经消融术(RDN)入选标准进行RDN治疗，但鉴于RDN还处于研究阶段以及缺乏长期随访的结果，因此需谨慎、严格遵循操作规程，有序地开展RDN治疗。

(杜　磊)

第四节　特殊类型高血压

一、老年高血压

欧美国家一般以>65岁为老年的界限。中华医学会老年医学会于1982年根据世界卫生组织西太平洋地区会议所定而提出的老年界限为>60岁。由于老年人的绝对人数和占人口的构成比正在不断增长；在影响老年人健康长寿和生命质量的主要疾病(如脑血管病、心力衰竭、心肌梗死等)中，高血压是一个重要的危险因素；老年高血压在发病机制、临床表现、治疗与预后等方面具有某些特殊性。因此，老年高血压的问题日益成为医学界乃至全社会关注的焦点。老年高血压是指年龄60岁以上，血压值持续或非同日3次以上升高，即收缩压(SBP)达到或超过18.7 kPa(140 mmHg)和/或舒张压(DBP)达到或超过12.0 kPa(90 mmHg)。若收缩压达到或超过18.7 kPa(140 mmHg)舒张压低于12.0 kPa(90 mmHg)，称为老年单纯收缩期高血压。

(一)流行病学

全国高血压抽样调查结果，年龄55～64岁、65～74岁与≥75岁的高血压患病率分别为29.4%、41.9%和51.2%；60岁以后各年龄组女性的高血压患病率均高于男性；60岁以上单纯收缩期高血压的患病率为7.13%，女性高于男性，南方高于北方。在大多数人群中，SBP和DBP随年龄而上升。在50～60岁以后，SBP继续上升直至70～80岁，但DBP稍有下降。老年高血压患者中，一部分患者是由老年期前的各种高血压延续而来；而另一些患者随着年龄的增加伴有血脂异常、糖尿病，在此基础上大动脉发生粥样硬化，其大动脉的顺应性减低及弹性变弱，使血管壁的纤维增生，从而使血压增高。

(二)发病机制

老年高血压的发病机制和病理生理特点除了与中青年人有相同之处外，其心血管等系统的老龄化与高血压发病也有密切关系。老年高血压发病率高的原因可能有以下几点。

1.大动脉顺应性减退

老年人动脉壁发生许多变化，包括粥样硬化与纤维性硬化。前者分布呈局灶性，如冠状动脉、腹主动脉、股动脉、颈动脉，病变主要在内膜层，引起管腔狭窄，影响血流传输导致组织缺血或梗死；后者分布呈弥漫性，病变累及动脉壁全层，以中层为主，引起管腔扩张，影响缓冲功能。大动脉纤维性硬化导致大动脉弹性减退，管壁扩张性降低，管腔舒张顺应性下降，使压力波传导速度加快，压力反射波的叠加从舒张期提前至收缩期，最终导致心脏射血阻力增加、收缩压增高；舒张期顺应性降低、舒张压下降；脉压增大。在老年高血压患者可见收缩期压力波经常有一个突然跃升的增强阶段，而舒张期压力波形的切迹则消失，这个增强阶段就是提前到达的压力反射波叠加所致。因此，无论心排血量正常或降低，随着年龄增长，收缩压逐步升高，脉压增大。动脉内皮功能异常及局部组织肾素-血管紧张素系统激活也是大动脉顺应性减退的原因。血压升高本身可降低大动脉顺应性，随着血压升高，动脉壁上压力负荷的主要承担部分由弹性纤维向非弹性胶原转移。影响大动脉顺应性减退的其他因素有身材较矮、糖尿病、血脂异常、高盐摄入等。近年还发现血管紧张素Ⅱ受体 AT_1 的基因多态性与大动脉顺应性有关。

2.周围血管阻力升高

老年人随着年龄增长，由于小动脉壁的透明样变性和结构重塑，小动脉管壁增厚，壁/腔比值增加，管腔变小，血流阻力增大，小动脉对血管活性物质的收缩反应性也增强，收缩压也随之增高。因此，老年高血压以收缩压升高为主要特征，血流动力学特点是低心排血量和系统血管阻力明显增高，而心排血量比血压水平相同的年轻高血压患者约低 25%。

3.肾脏排钠能力减退

随着年龄增长，肾脏皮质变薄，有效的肾单位减少，肾小球滤过率降低，肾曲小管的浓缩能力减弱。尽管尿量未减少甚至夜尿反而增多，但肾脏的排钠能力却下降。钠盐摄入量增加即可导致水钠潴留，致使血压增高。因此，老年人盐敏感性高血压的发病率也有随增龄而增高的趋势。此外，肾脏血液灌注减少这种增龄性改变在老年高血压患者中更为显著。

4.交感神经系统 α 受体功能亢进

老年人灭活和清除去甲肾上腺素的能力减弱，血浆去甲肾上腺素浓度上升。同时，血管平滑肌细胞上的 β 受体数目随年龄增长而减少，而 α 受体数目不变或相对增多。这样导致 α 受体功能亢进，血管收缩力加强，尤其在体力活动和外界环境条件(如气温等)改变时。

5.血小板功能增强

血小板释放功能也随年龄增长而增强，储存于血小板内的血管活性物质，如血栓素 B_2(TXB_2)、血栓球蛋白(β-TG)、血小板第 4 因子(PF_4)、5-羟色胺(5-HT)等较多的释放入血浆。已经证实，在老年高血压患者血浆中 TXB_2、β-TG、PF_4、5-HT 等物质的浓度升高。5-HT 是一个较弱的缩血管活性物质，但对有粥样硬化的血管则有较强的缩血管作用。另外，伴随血流动力学改变，血流速度缓慢以及纤维蛋白原含量增加或立体构型改变，可使血液黏滞度增大，进一步增加血管阻力。

近年来发现，老年高血压患者有动脉内皮功能改变，抗黏附性减退促使血小板聚集释放；内皮细胞合成释放一氧化氮(NO)与前列环素减少又进一步加强血小板聚集释放。

6.压力感受器缓冲血压能力减退与失衡

随着年龄增长，位于主动脉弓和颈动脉窦的压力感受器敏感性降低，影响对体循环血压波动的缓冲能力。然而,位于心肺循环的低压压力感受器功能则仍然正常。因此,老年人对体循环血压的调节能力明显减退。

(三)临床特点

1.单纯收缩期高血压多见

老年高血压的临床特点是单纯收缩期高血压多见,即收缩压和舒张压有分离现象。根据WHO/ISH的定义,单纯收缩期高血压的概念:SBP≥18.7 kPa(140 mmHg)和DBP<12.0 kPa(90 mmHg)。由于收缩压增高、舒张压下降,因此脉压常增大(>6.7 kPa(50 mmHg))。

据统计,老年单纯收缩期高血压占半数以上,而且随着年龄的增加逐渐增多。Framingham研究对年龄在65~89岁的老年人进行了统计,男性单纯收缩压增高占57.4%,单纯舒张压增高仅占12.4%;女性单纯收缩压增高占65.1%,单纯舒张压增高仅占7.1%;老年人群中单纯收缩期高血压约占60%。

我国统计资料显示,60岁及60岁以上的人群中,单纯收缩期高血压患病率为21.5%,占老年高血压总人数的53.2%,因此,单纯收缩期高血压是老年高血压最常见的类型,也是老年高血压最重要的特征。收缩期高血压的患病率随着年龄的增长而升高,老年女性比老年男性更为常见,农村老年人单纯收缩期高血压的患病率高于城市。

老年人主动脉弹性下降是导致单纯收缩压增高的主要原因。有实验证实,年轻人要大容量心室输出才能使主动脉的压力达到26.7 kPa(200 mmHg),而老年人相当小的心排血量即可使主动脉压力超过26.7 kPa(200 mmHg)。主动脉收缩压升高的主要机制是每次心脏收缩产生压力波,由主动脉将压力波传向远端动脉分支,当压力波遇到阻力后即产生反射波折回主动脉,此时主动脉的压力为压力波和反射波的叠加。正常情况下,大动脉压力波的传导速度比较慢,反射点主要在小的阻力血管,因此反射波返回主动脉的时间是在心脏的舒张期,这种状态可以保持较好的平均血压水平,以及心脏和血管之间的良好偶联。老年人增龄和高血压导致大动脉粥样硬化时,大动脉僵硬度增高,顺应性下降,使大动脉压力波的传导速度明显加速,反射点在靠近心脏的大动脉,反射波的折回时间提前至收缩期,因此主动脉血压出现收缩晚期高峰,同时导致了舒张压降低,脉压增大。因此,老年人单纯收缩期高血压发病率增加,主动脉粥样硬化、主动脉弹性下降是主要原因。

收缩期高血压及脉压的增大,增加了左心室后负荷,导致左心室肥厚,增加了心肌的氧耗量,改变冠状动脉的灌注及血流分布,降低了冠状动脉血流储备,加重了血管内皮功能紊乱及动脉壁的损害。因此单纯收缩期高血压对心血管损害很大。

2.血压波动大

老年高血压患者对情绪、体力活动或晨间清醒时的血压生理反应较中青年患者表现出较大的波动性。老年高血压无论SBP或者DBP均比中青年患者有较大的波动,尤其SBP,这主要是因为老年患者主动脉弓压力感受器敏感性降低,血压调节功能减退,加上大动脉弹性减退,在心排血量变化时可出现较大的血压改变。因此,老年人血压波动范围明显大于中青年人。老年人一天内血压波动常在5.3/2.7 kPa(40/20 mmHg)以上,个别可达12.0/5.3 kPa(90/40 mmHg)。尤其是老年女性,24小时收缩压的变化很大。此外,很多老年高血压患者(尤其是80岁以上的高龄患者)的血压特点是昼夜节律变化消失,夜间血压常升高。老年人收缩压在一年之中的变化范围也很大,大多表现为夏季较低、冬季较高。

3.假性高血压较多见

老年人中假性高血压表现也较多。由于临床上多以水银柱式血压计或电子血压计袖带法测定血压，这种无创性方法测定的血压并不能完全代表中心动脉血压。假性高血压产生的原因在于有严重动脉硬化的患者在使用仪器间接测量血压时，气袖压力常难于压迫住僵硬的肱动脉，以致出现测量值过高，产生“假性高血压”。间接法测量血压常获得较高的读数，甚至比直接法高4.0 kPa(30 mmHg)以上。老年人动脉硬化发病率明显高于中青年人，也是老年患者中假性高血压较多，或实际中心动脉血压明显低于无创性血压测量值的原因。所以，如果发现患者有持续较高的血压，但无靶器官受累，而周围脉搏触诊缺乏弹性或上臂X线检查有血管钙化影，这时应高度怀疑假性高血压。由于假性高血压的血压测量值并非代表真正的中心动脉压，这些老年患者常不易耐受降压药物治疗，在服用降压药后可出现严重症状或并发症。因此，对于高龄或有明显主动脉硬化表现的老年患者，在首次应用降压药时应特别注意观察服药后的症状及表现。在评估老年人主动脉粥样硬化程度时，既往心血管等病史、X线胸片、胸部CT及脉搏波速(PWV)测量等有一定的参考价值。

4.高血压并发症的发病率高

老年高血压的发病基础之一是动脉硬化，而收缩压的增加又会加重和加速动脉硬化。老年高血压患者靶器官损害和心脑血管并发症较中青年高血压患者多而重。有时可发生高血压性肥厚型心肌病，表现为左心室严重肥厚、左心室腔径狭小、舒张功能减退、收缩功能增强。由于老年人高血压多以收缩压增高为主，大动脉顺应性明显减退，加重了左心室后负荷与心脏做功，导致左心室肥厚，加以胶原纤维增多和淀粉样变，导致心脏舒张与收缩功能受损明显，容易发生心力衰竭。有资料统计，老年高血压患者心力衰竭发生率是非老年患者的2倍，冠心病发病率可以高3倍，冠心病患者中，有高血压病史者其病死率比无高血压病史者高2.3～5.0倍，特别是单纯收缩期高血压发生心脑血管疾病的风险更大。多危险因子干扰试验研究(MRFIT)显示，单纯收缩期高血压患者冠心病病死率较一般高血压患者更高，发生脑卒中和冠心病的危险分别增加4倍和5倍。

5.代谢综合征患病率高

Reaven首先提出胰岛素抵抗和胰岛素抵抗综合征。胰岛素抵抗是指胰岛素生理功能反应受损现象。代谢综合征是由于胰岛素抵抗所致糖脂代谢失调和高血压，并伴有纤溶酶原激活抑制物(PAI-1)升高、内皮细胞功能紊乱、动脉粥样硬化的炎性反应及微量蛋白尿等。以高血压为主要临床表现的代谢综合征，老年人发病率较高，它与心血管疾病密切相关，是老年患者的常见病和致残、致死的重要原因。

代谢综合征的老年患者多与体重超重和腹型肥胖有关。有资料显示，50岁以上人群代谢综合征的患病率是年轻人的2～3倍，60岁以上老年人中，患代谢综合征者可达20%以上，且患病率随年龄的增长而上升。因此，老年人是代谢综合征的高危人群。老年人糖尿病或糖耐量下降并发的代谢性高胰岛素血症是导致血压水平升高的常见原因。

6.直立性低血压发生率高

直立性低血压在老年高血压中较多见，尤其常见于降压治疗过程中。测定患者平卧10分钟时和被动站立1分钟及5分钟时的血压值，发现约1/3的患者发生直立性低血压，并伴随头晕等症状。这些患者恢复到基础立位血压所需的时间也延长，而心率则无相应的改变，仅个别人表现为立位比卧位时的血压升高。老年人直立性低血压的发生可能与老年人血压调节机制障碍有关。老年人肾素活性偏低，肾素-血管紧张素-醛固酮系统水平随年龄增高而下调；老年人由于缺血或老年退行性改变，导致自主神经反应性血管收缩调节作用消退；老年人主动脉压力感受器敏感性减弱；以及老年人窦房结功能下降，在血压降低时心率反应性增速功能消退，使体位变化时心排血量代偿作用丧失等，均可能是老年人直立性低血压发生率较高的原因。它对于选择适宜的降压药和确定降压治疗时的血压目标值具有指导意义。α受体阻滞剂、交感神经抑制剂等降压药加重直立性低血压，尤其在合并使用利尿剂时。由于压力感受器难以迅速调整或建立新的工作阈值，老年人不能承受急剧迅速的降压，故应避免短时间内大幅度降压。临床上必须强调经常测量立位血压。

7.盐敏感性高血压的发病率高

血压的盐敏感性系指在某些人群中，钠盐摄入量增加可明显导致血压增高。有资料提示，血压的盐敏感性与种族有明显相关性，同时盐敏感性高血压的发病率随年龄的增长而增加，在老年高血压患者特别是老年女性中更为明显，且有遗传倾向。

8.诊所高血压发现率高

诊所高血压又称“白大衣性高血压”，即有些患者在医院诊室检查时显示高血压，而在诊室外测血压正常，24 小时血压动态监测（ABPM）的平均血压也为正常（白昼血压＜18.0/11.3 kPa (135/85 mmHg)）。据有关资料统计，老年人诊所高血压表现者可高达 40%。诊所高血压虽多不引起心脏结构和功能的改变，但对靶器官的损害仍高于正常人，特别是男性病死率增高较明显。目前认为，诊所高血压可能与动脉硬化、胰岛素抵抗、左心室舒张功能不全及血管阻力变化等因素有关，治疗需要从改变生活方式、危险因子控制等方面进行干预。对于可能考虑为诊所高血压患者，ABPM 显然较诊所检测血压更为准确，因此应当推荐使用。此外，ABPM 还能观察 24 小时血压动态变化，为临床提供正确治疗的依据。最近，国外有临床资料显示，在家自测血压的患者比诊所测血压者具有更高的准确性和治疗依从性，高血压治疗效果也更明显。因此，提倡老年患者在医师指导下在家庭自测血压，可以避免诊所高血压，识别隐蔽性高血压，从而客观反映患者长期、真实的血压水平，有较积极的临床意义。

隐蔽性高血压是指在医院诊室内测血压正常，而在诊室外测血压高于正常的现象，ABPM 也高于正常[24 小时平均血压≥17.3/11.3 kPa(130/85 mmHg)]。此情况多见于吸烟、饮酒的老年男性，以及患有糖尿病、血清肌酐值偏高、体重指数（BMI）过高的老年人。这些患者易发展为单纯收缩期高血压，以后心血管事件及脑卒中的发生率也较高，因此，必须进行积极的抗高血压治疗。对血压的观察也应采用 ABPM 结合定期自测血压的方法。

9.体液成分改变常见

周围血浆肾素活性（PRA）随增龄而降低，约半数老年高血压是低肾素型。老年人血浆醛固酮水平常比中年人有显著降低，细胞外容量和血容量也显著减少。血浆儿茶酚胺常随增龄稍有增加，但β受体反应性随增龄与血压的升高反而减弱，因此老年高血压在运动时心率增快及β受体阻滞剂治疗中心率减慢等效应均减弱。然而，在有些应激情况下，如握力、冷加压时，老年高血压患者出现异常高的升压反应。

（四）诊断与鉴别诊断

对老年高血压的诊断评价主要包括以下三方面：确定是否有高血压存在，血压水平或严重程度；检查靶器官受损程度及与心脑血管病有关的危险因素；测定某些有助于制订治疗方案的指标。

对于首次就诊的老年患者应确定其基础血压状况。在老年人中测量血压的方法与在年轻人中相同，但由于血压变异随年龄的增长而增加，因此对于血压测量应注意：①应至少测非同日血压（每次测量 3 遍）3 次才能确诊（血压很高、靶器官损伤很重而需紧急治疗者例外）。②怀疑有体位血压改变者，除测坐位血压外，还应测卧位、立位血压，当第一次就诊发现立位低血压时应在以后降压治疗过程中加测立位血压，用以确定治疗前血压和治疗终点血压，避免产生药物性立位低血压，准确合理选用降压药物、剂量和服药方式。③对已进行降压药物治疗，或需了解昼夜血压变化的老年患者可做 24 小时动态血压监测。④高血压患者在柯氏音第Ⅰ时相与第Ⅲ时相起始间可产生静止间歇，称“听诊间歇”。在听诊间歇前先扪及桡动脉大致确定 SBP 水平，然后充气皮囊至此水平以上约 2.7 kPa(20 mmHg)，以避免误以第Ⅲ时相起始点为 SBP。听诊间歇在老年高血压患者中发生率较高。⑤如发现患者有较高血压读数，无靶器官受累，或诉低血压症状，但测左右臂血压仍很高的，应高度怀疑假性高血压。可采用简易的 Osler 试验辅助诊断，即袖带充气加压较患者收缩压高 2.7～4.0 kPa(20～30 mmHg)，如果这时仍可明显触摸到僵硬的桡动脉，表示 Osler 试验阳性。不过，现在发现 Osler 试验的个体内和个体间变异性很大，难以准确鉴别是否存在假性高血压。肯定的诊断需要做直接动脉内测压。这类患者不易耐受降压治疗，服用降压药可出现严重症状或并发症。⑥左右上臂 DBP 相差 10 mmHg 以上，需考虑存在动脉粥样硬化或血栓形成、外周动脉（锁骨下动脉、上肢动脉等）闭塞或狭窄改变。

为评估患者靶器官损害及心血管疾病情况，应做常规 12 导联心电图、Holter、心脏超声以及相关实验室检查。对于老年高血压患者，还需要根据其血压值，靶器官损害程度，存在的心血管疾病危险因素（如吸烟、肥胖、血脂异常和心血管病家族史等），并存的心、脑、肾、血管疾病及糖尿病等情况进行危险性评估，以制订治疗计划和判断患者的预后。

老年高血压的诊断需要排除继发性高血压，老年人继发性高血压发病率较年轻人低，主要为肾血管性高血压，而老年人肾动脉狭窄多为动脉粥样硬化所致。有些内分泌疾病如原发性醛固酮增多症、嗜铬细胞瘤、甲状腺功能亢进等也是老年人继发性高血压的病因。不少老年患者夜尿增加，容易失水、失钾，低血钾和夜尿并非一定是原发性醛固酮增多症的表现。如为经典性高血压，但近期有明显 DBP 上升，就要考虑是否因动脉粥样硬化病变引起肾动脉狭窄，但多数不宜手术治疗。老年人中如出现严重或顽固性高血压、原来控制良好的高血压突然恶化、高血压为突然发病表现以及合并有周围血管病者，应高度怀疑继发性高血压的可能。

（五）治疗

1.治疗的益处

现有的大规模临床试验资料均已证明，在老年人中，无论是收缩压和舒张压均增高，或单纯收缩期高血压者，通过降压治疗对减少心血管疾病的发病和死亡均有益。例如，EWPHE、SHEP、MRC、STOP 证实老年人高血压采用利尿剂和 β 受体阻滞剂降压治疗有益，可以显著减少心、脑血管病的发生率与病死率。而且，在老年高血压患者中降压治疗获得的绝对益处甚至超过中青年患者。STONE、Syst-Eur、Syst-China 临床试验相继发表，报道了二氢吡啶类钙通道阻滞剂长期治疗老年高血压和老年单纯收缩期高血压的结果，证实该疗法也能显著降低心、脑血管病的发生率，尤其是脑卒中。

2.适应证

根据我国和欧美各国目前的高血压治疗指南，对于符合高血压诊断的老年人，均应进行降压治疗。

3.治疗原则

与中青年人高血压治疗原则基本相同，但应根据老年人病理生理特点和个体差异制订治疗方案。

(1)遵循高血压总的治疗原则：应充分注意效益-危险比，将不良反应降至最小而获得最佳降压疗效，以达到防止靶器官损害的目的。

(2)积极控制血压：力求达到血压的目标值。

(3)个体化原则：老年高血压初始治疗宜从小剂量开始，逐渐加量。2、3级高血压也可以使用标准剂量的多药联合，直至血压得到控制。

高血压治疗的主要目的是最大限度降低心血管病死亡和病残的总危险，在治疗高血压的同时，还应干预所有可逆性危险因素和处理同时存在的各种临床情况。

(4)治疗目标和方法。

1)治疗目标：根据ESC/ESH高血压指南、BHS Ⅳ指南及中国高血压防治指南中提出的降压治疗目标，提出老年人与中青年人相同，应将血压降至<18.7/12.0 kPa(140/90 mmHg)。对糖尿病和肾病患者，收缩压应降至17.3 kPa(130 mmHg)以下，舒张压应降至10.7 kPa (80 mmHg)以下。对老年人收缩压降至18.7 kPa(140 mmHg)以下有困难者，可先控制在20.0 kPa(150 mmHg)以下，但仍然应强调严格控制血压，如能耐受，还可进一步降低。

合并有冠心病的老年人，舒张压不宜过低，以免加重心肌缺血。有脑血管疾病的老年人，在脑血管疾病稳定或好转以前，可将血压控制在21.3/13.3 kPa(160/100 mmHg)左右。在脑卒中急性期，为了维持脑梗死区域血流灌注压，对原有高血压的老年人，收缩压可维持在29.3 kPa (220 mmHg)以下，舒张压可维持在16.0 kPa(120 mmHg)以下。在收缩压<24.0 kPa (180 mmHg)，舒张压<14.0 kPa(105 mmHg)时可不急于降压。

在英国有学者提出，治疗后舒张压在12.7～13.3 kPa(95～100 mmHg)或较低[<11.3 kPa (85 mmHg)]时，患者心肌梗死的发病率和病死率较高。而舒张压为11.3～12.0 kPa(85～90 mmHg)，则冠心病病死率较低，其解释为机体通过自动调节，在一定范围的灌注压下，维持重要器官供血。

2)非药物治疗：非药物治疗是安全、有效的降压治疗，也是药物治疗的基础。

生活方式的优化与调整应首先考虑，包括降低超重(>标准重10%)、适当限制盐过多摄入、减少饱和脂肪酸和胆固醇摄入、戒烟酒、足够的钾钙镁摄入。坚持适量体力活动，可进行步行等轻中强度体育活动。经上海市高血压研究所30多年的观察，证明长期气功锻炼不但能稳定降压疗效，且可使脑卒中发生率降低50%左右，特别在老年患者依从性尤好，值得推广。

TONE试验对60～80岁1级高血压患者给予减轻体重和限钠摄入干预，随访15～36个月，结果发现干预组血压下降与对照组相比有显著性差异。

心理因素是影响老年高血压的重要因素，精神抑郁状态可增高血浆儿茶酚胺水平及交感神经活性，影响降压药物的疗效，因此，应对可能影响降压疗效的心理因素进行干预。

3)药物治疗：国内外大量随机临床研究的资料已经显示，利尿剂、钙通道阻滞剂、血管紧张素转换酶抑制剂、血管紧张素Ⅱ受体阻滞剂、β受体阻滞剂等WHO推荐的一线药物对老年高血压患者均有效。由于老年高血压的病理基础是低肾素、低交感神经张力和高容量负荷，根据此特点，长效钙通道阻滞剂等扩血管药及利尿剂应为较好的选择。以往有些老的降压药，如利血平等，可诱发老年患者忧郁症和消化性溃疡，并可能加重帕金森症症状；神经节阻断剂如胍乙啶等可导致或加重老年人直立性低血压，故均不宜用于老年高血压患者；α 受体阻滞剂也有引起直立性低血压的不良反应，对已有或可能发生该并发症的老年人也应慎用或禁用。

老年人降压治疗时，应注意降压不宜过快、过猛，治疗应选择有更高安全性和耐受性的药物，逐步降压，尤其是在体质较弱和高龄老年患者中。许多老年高血压患者存在其他危险因素及靶器官损害等情况，这类患者治疗药物的选择要十分慎重。老年高血压患者在药物治疗期间，应注意体位血压变化情况，需同时测量立位血压，以排除直立性低血压，并评估降压治疗的体位效应。

钙通道阻滞剂(CCB)：CCB 可作为治疗老年高血压的一线药物。CCB 治疗高血压的主要特点是对老年患者有较好降压疗效，高钠摄入时不影响降压疗效，与非甾体抗炎药物合用时不干扰降压作用，对嗜酒患者仍有显著降压作用。它能降低外周血管阻力，有抗血小板凝集、防止动脉粥样硬化的形成、保护血管内膜、改善心肌供氧的作用。

Syst-China 和 Syst-Eur 研究的观察对象均为老年单纯性收缩期高血压患者，同样使用二氢吡啶类钙通道阻滞剂硝苯地平为初始治疗，并与安慰剂做对照。结果显示，两个治疗组脑卒中危险性和所有心血管危险同对照组相比均有明显降低，试验提前结束。根据以上临床试验结果，ESH/ESC 指南提出，老年收缩期高血压治疗的一线用药应选择二氢吡啶类 CCB 的长效制剂。CCB 可以延缓或减轻动脉粥样硬化，使大动脉的顺应性改善，适合老年高血压和合并多种心血管危险因素的患者。

NORDIL 研究是试用非二氢吡啶类 CCB 地尔硫䓬，观察治疗药物对减少致死性和非致死性脑卒中、致死性和非致死性心肌梗死以及对其他心血管病死亡事件的作用。研究结果显示，地尔硫䓬能显著减少脑卒中的发生。由于非二氢吡啶类 CCB 除了有降低血压的作用外，还有降低心肌收缩力、降低心率及抗心肌缺血的作用，并能减少心房颤动的发生，对肾脏则有增加肾血流的作用。长期应用在逆转左心室肥厚方面可能优于二氢吡啶类 CCB。

应该注意的是，非二氢吡啶类 CCB 与 β 受体阻滞剂合用时，仍要小心。因为到目前为止，依然有学者坚持 CCB 的负性肌力作用将诱发或加重心力衰竭。

利尿剂：迄今为止，利尿剂始终被列为一线抗高血压药物，多年来一直用于轻型高血压的治疗。由于年龄增加，钠水的处理能力降低，用噻嗪类药物可有助于缓解钠水潴留，但长期服用此类药物可造成多种代谢障碍，如低血钾、高血糖、高尿酸、脂代谢紊乱。故在应用时需密切注意代谢变化。

老年单纯收缩期高血压试用利尿剂的第一大型临床试验是 SHEP 研究，结果显示，收缩压下降了 1.6 kPa(12 mmHg)，脑卒中和脑卒中病死率减少了 36%。ALLHAT 研究是观察比较利尿剂与氨氯地平和赖诺普利降压疗效的大型临床试验，结果显示，氯噻酮降低收缩压作用较其他两种降压药物更好。氯噻酮与氨氯地平或赖诺普利比较，在减少致命性冠心病或非致命性心肌梗死危险性方面效果相同。氯噻酮与赖诺普利相比，更有效减少脑卒中。与氨氯地平相比，能更有效减少充血性心力衰竭。

噻嗪类利尿剂长期使用可通过降压作用和减慢脉搏波的作用改善动脉的扩张性。吲达帕胺则兼有利尿及血管扩张作用，也可作为老年人常用的利尿剂类型。

血管紧张素转换酶抑制剂(ACEI)：近年来，ACEI 类药物发展迅速。发现 ACEI 除了抑制 AngⅡ生成外，还能增加组织内缓激肽(BK)和血管紧张素(1～7)的水平。血管紧张素Ⅱ(AngⅡ)有引起血管收缩、平滑肌增殖、纤溶减弱及氧化应激作用，由此导致高血压及靶器官的损害。缓激肽和血管紧张素(1～7)的作用与 AngⅡ的作用完全相反，它们分别作用于特异性的

BK 受体与 AT(1～7)受体，引起血管扩张、血压下降及抗增殖等作用，协同拮抗 AngⅡ的不良作用，从而对心脏起到保护作用。

ANBP2 是比较 ACEI 与利尿剂对老年高血压效果的前瞻、开放性研究，对象为 65～84 岁高血压患者，随访 4.1 年。与利尿剂组相比，依那普利组首发心肌梗死的发生率降低了 32%，致死性心肌梗死与非致死性心肌梗死分别降低了 9%和 32%。

ACEI 作为高血压治疗的一线用药，有较强的血管扩张作用，可有效降低血压，无直立性低血压及反射性心率加快的不良反应，很适用于老年患者。尤其是对于高肾素活性和糖尿病患者，以及联合治疗时血压控制效果不理想的患者，该类药物有抗重塑效应，可逆转心室肥厚，改变心室结构，在逆转左心室肥厚方面作用明显优于其他降压药物。大量临床和试验证明，ACEI 不仅能降低血压，还能降低血糖和改善糖耐量，有明确的改善胰岛素抵抗的作用，因此有明显的心、脑、肾保护作用。ACEI 增加胰岛素敏感性的主要机制是通过扩张外周血管，增加骨骼肌的血流量，提高骨骼肌对葡萄糖的摄取和利用，降低血糖和改善了糖耐量，从而改善胰岛素抵抗。因此，对高血压合并胰岛素抵抗的老年糖尿病患者是较好的降压药物。

血管紧张素受体阻滞剂(ARB)：血管紧张素Ⅱ受体亚型有 2 种，即 AT_1 和 AT_2。血管紧张素Ⅱ与 AT_1 受体结合产生的作用为血管收缩、醛固酮释放、交感张力增高和氧化应激反应。血管紧张素Ⅱ与 AT_2 受体结合则产生血管舒张、抗增殖等作用。ARB 可在血管紧张素受体水平阻断 AngⅡ与 AT_1 受体结合的不良作用，如血管收缩、醛固酮分泌、交感张力增高等，从而起到降低血压和靶器官保护作用。同时 ARB 还能发挥 AT_2 受体的有益作用，即扩张血管、抗增殖、调控凋亡等。ARB 通过激活 AT_2 受体，增加缓激肽、一氧化氮和环磷酸鸟苷这 3 种有益扩血管物质的释放，同时抗细胞增生，有利于保护心血管系统。

已有很多临床和实验研究显示，ARB 可以减少血管紧张素Ⅱ刺激产生的许多类型胶原纤维及生长因子，有调节动脉粥样硬化作用，因此也可以作为老年单纯收缩期高血压的较好治疗药物，适于较长期应用。此外，ARB 对改善心功能、降低蛋白尿有较明显的效果，临床应用不良反应少见，极少发生咳嗽。

β 受体阻滞剂：高血压是慢性心力衰竭最常见的危险因子，高血压患者存在慢性 β 肾上腺素能刺激，神经内分泌因子促进了心脏的重塑，最终导致心功能减退。而左心室重构则是心力衰竭进展和恶化的主要机制。β 受体阻滞剂可以通过抑制交感神经活性，防止心力衰竭进展或恶化。

然而，β 受体阻滞剂可能出现不良反应，如收缩血管、增加心脏后负荷、减少肾脏血流灌注、中枢神经不良反应，如嗜睡、乏力等，而且 β 受体阻滞剂撤药时可能出现反跳，停药还必须逐步进行。β 受体阻滞剂禁用于一度以上的房室传导阻滞、病态窦房结综合征和血流动力学不稳定的心力衰竭患者。伴有肥胖、血脂异常、糖耐量异常、代谢综合征的老年高血压患者长期应用 β 受体阻滞剂会导致胰岛素抵抗及糖耐量下降、血清总胆固醇和三酰甘油升高，并可能增加新发糖尿病。

因此 β 受体阻滞剂用于治疗高血压一直存在争议。英国成人高血压管理指南建议，除了合并心绞痛或心肌梗死外，不推荐 β 受体阻滞剂作为初始治疗高血压的一线药物，特别是 55 岁以上的高血压患者。

此外，很多基础及临床研究显示，β 受体阻滞剂对中心动脉压和血管弹性的改善效果逊于钙通道阻滞剂和 ACEI，因此对于没有特殊强适应指征的老年高血压患者，对于预防高血压的主要并发症——脑卒中，选用其他降压药物如长效钙通道阻滞剂或 ACEI 似更为合理。

然而,有资料认为,新型抗高血压药物卡维地洛具有α受体和β受体双重阻断作用,并有抗氧化、减少细胞因子不利作用,降低凋亡。其降压效果主要基于其α受体阻断介导的血管扩张、降低外周血管阻力,但又不影响心排血量和肾功能,因此有别于单纯β受体阻滞药物,不会导致传统β受体阻滞剂出现的代谢紊乱。因此,卡维地洛适用于老年高血压患者,以及伴有肾功能不全、外周动脉疾病、血脂异常、脑卒中后和合并糖尿病的患者,并有防治心力衰竭进展或恶化的作用。

其他:有研究发现,口服硝酸酯类药物可选择性地降低收缩压,对舒张压则降低不明显。可能是硝酸酯在体内形成 NO,能直接舒张大动脉平滑肌,使大动脉的扩张性和顺应性增加,改善了大动脉弹性的结果。

近年来有临床实验显示,他汀类药物(阿托伐他汀)强化降低胆固醇治疗,能够缓解大动脉僵硬度及降低收缩压,可能与其影响内皮功能、调节肾素-血管紧张素系统、改善大动脉血管弹性有关。最近的 ASCOT-LLA 研究也表明,他汀类药物既可以减少高血压患者又可以减少非高血压患者的心血管病发病率及病死率。

胰岛素增敏剂治疗高血压的临床研究也取得一定效果,可能为今后高血压的治疗开辟新途径。

4)降压药的联合应用:老年高血压降压药联合应用,可选择固定复合制剂或单药的联合使用。目前固定复合制剂多为 ARB 与利尿剂的复方剂型。两种单药联合近年来有大型临床试验研究结果的报道,ASCOT-BPLA 研究显示,ACEI 与 CCB 的联合明显优于β受体阻滞剂和利尿剂的联合。因此,临床对老年高血压联合用药多推荐 CCB 加 ACEI 或 ARB。此外,利尿剂加 ARB 或 ACEI 也是较好选择。需要 3 种药物联合应用时,可在 CCB、利尿剂基础上加用 ACEI 或 ARB。当选择 4 种药物联合应用时,可考虑在以上 3 种药物联合应用中增加β受体阻滞剂或选择性α受体阻滞剂。

(5)注意事项。①平稳降压:老年人全身动脉硬化,急剧降压可能影响重要脏器的血流灌注,因此需要缓慢降压,在几周甚至更长时间逐渐将血压降至目标水平,为此应选用起效平稳的长效或缓释型降压药。为防止血压骤降,服药应从小剂量(成人常用剂量的半量)开始,根据血压的变化情况逐步增加剂量或联合用药。有条件应做动态血压监测,根据血压昼夜变化规律决定患者何时服药与调整剂量,使血压保持平稳下降。②重视药物不良反应:在老年人,药物的代谢动力学参数发生了许多变化,例如生物利用度、分布、代谢与排泄。一般而言,老年人体内水分减少而脂肪含量相对增加,药物在体内的分布就有改变;老年人血浆白蛋白有所降低,药物与白蛋白结合减少,具有活性的游离药物浓度增加;老年人肝脏血流量减少,肝细胞药物代谢酶的合成能力降低,影响药物灭活;随着年龄增长,肾血流量相应降低,肾小球滤过功能也减弱,使老年人肾脏排泄药物的能力降低。上述改变导致同剂量的药物在老年人中往往血药浓度偏高,不良反应发生率可高于年轻人 2～3 倍。③注意降压药物不良作用及有选择地使用降压药:对合并慢性阻塞性肺疾病及二度以上心脏传导阻滞的老年患者,应避免使用非选择性β受体阻滞剂。对合并痛风、明显低钠或低钾血症者需慎用利尿剂。老年糖尿病患者不要首选利尿剂。ACEI 或 ARB 不宜应用于有血管神经性水肿病史者。此外,对合并前列腺肥大致排尿困难而无直立性低血压的老年高血压患者,可选择利尿剂或与其他药物联合应用。④降压药物的停药问题:当血压达到了目标值并控制稳定后,应当坚持按时服药,不能随意停药,也不宜任意改变服药时间和剂量,以免血压发生大的波动。因为血压波动过大可导致靶器官的损害,对于已有动脉硬化的老年患者危害更大。如服药后血压下降幅度过大,或产生低血压的相关症状,则应逐渐减少药物的种类和剂量,直至完全停药。⑤老年患者在应用国内外高血压指南推荐的降压药物时,只要血压控制理想,没有明显不良反应,则不论已用药物时间多长,可不必更换其他降压药物,因为这些药物长期应用均有保护靶器官的作用。但如使用降压药物后出现了不应产生的有关症状,并且与血压下降程度无关时,应考虑药物不良反应、患者可能为假性高血压或已有某些靶器官严重损害的可能,应及时停药并寻找原因,做出适当的处理。

二、儿童及青少年高血压

在中国,14 周岁以下称为儿童,14～18 周岁称为青少年。一般认为,成人高血压比儿童和青少年高血压常见,但近年研究表明,儿童高血压的发病率并不低,为 1%～6.9%,不同地区、民族儿童流行病学调查各异。随着世界各地儿童肥胖率的增加和对儿童高血压的重视程度的提高,发病率有上升趋势。

由于高血压曾被认为是成年人才会得的病症,医师没有测量儿童血压的习惯,使其发现率令人担忧。据美国进行的一项研究估计,至少有 3/4 的儿童高血压病例未能被诊断。现在对于 3 岁以上儿童,儿科医师在每一次门诊时都要求测量血压,并根据年龄、性别、身高和体重来评估结果。

流行病研究证实,成人原发性高血压多起源于儿童青少年时期。儿童的血压发育有轨迹现象,即某些儿童在成长过程中其血压的百分位数不变。这就表明,高百分位数儿童到成年可能发展成高血压患者。儿童及青少年的血压超过该年龄的第 90 百分位,比在50 百分位儿童多 75% 可能性发展成为成人高血压。

(一)病因及发病机制

儿童高血压大多为继发性高血压。年龄越小,原发性高血压越少见。据统计,原发性高血压仅占学龄期儿童高血压的 15%,而占青少年高血压的 85%～95%。继发因素中以肾脏、肾血管及肾上腺病变最为常见,其中肾脏病变占到 60%～70%,也可继发于心血管、内分泌及中枢神经系统疾病。

儿童原发性高血压的病因不明,但与遗传因素、肥胖有关已达成共识,同时还有很多影响因素存在争议。

1.遗传因素

国内外已有多项流行病学调查证实本病有家族遗传倾向。遗传因素起作用可能的机制有遗传性钙离子和钠离子转运障碍、遗传性交感神经功能亢进、遗传性肾素-血管紧张素系统平衡失调、遗传性高胰岛素血症及胰岛素抵抗。同时原发性高血压患者子女在应激或情绪紧张时心率增快、血压增高均明显高于无家族史者。

2.肥胖

BMI(体重指数)是血压偏高的独立危险因素。肥胖患儿较正常体型儿童更易患高血压,但机制还不十分清楚。有人提出与肥胖儿童的高胰岛素血症和胰岛素抵抗有关。高胰岛素血症在增加肾脏水排泄的同时具有钠潴留作用,胰岛素抵抗还能增加交感神经系统的活性和刺激血管平滑肌增生。

3.其他因素

高盐饮食、高同型半胱氨酸血症均为本病的危险因素。除神经、体液及内分泌因素外,还与血流动力学改变有关。有研究显示白细胞总数和中性粒细胞百分比等血液学指标对儿童的SBP有影响。此外，长期精神紧张、交感神经兴奋性过高、睡眠不足、吸烟等也会导致高血压。

(二)临床特点

儿童及青少年高血压多隐匿起病，常无明显症状，随血压增高程度、速率、有无原发病及其严重程度可出现头晕、头痛、乏力、颜面潮红、恶心、呕吐、后颈部疼痛、后枕部或者颞部搏动感等症状。慢性高血压出现心、脑、肾等靶器官损害或者并发症时，可有相应临床表现。若血压快速急剧升高时可出现眩晕、视力障碍、惊厥、偏瘫、失语等高血压脑病症状。随着病情进展，可进一步出现心、肾、眼、脑等靶器官损害并导致相应器官功能衰竭。

根据眼底所见可将儿童高血压分为4度。Ⅰ度：正常眼底；Ⅱ度：有局灶性小动脉收缩；Ⅲ度：有渗出伴或不伴出血；Ⅳ度：视盘水肿。Ⅲ度或Ⅳ度眼底改变提示恶性高血压，并有迅速进展为高血压脑病的可能，应积极降压治疗。

由于小儿高血压大多为继发性高血压，因此可见许多原发病的症状和体征。急慢性肾炎可有血尿、蛋白尿、水肿等。肾盂肾炎可有腰痛、发热、尿频、尿急、尿痛等。嗜铬细胞瘤可有出汗、心悸、心动过速、体重减轻等。皮质醇增多症可有软弱、肥胖、多毛、淤斑、生长缓慢等。原发性醛固酮增多症可有周期性瘫痪、低血钾、手足抽搐、多尿、烦渴等。

(三)儿童血压测量

一般使用水银柱式血压计测量儿童血压。根据被测儿童手臂选择合适的袖带，袖带的气囊环绕上臂周长的80%～100%，宽度为上臂周长的40%。测量时手臂和心脏保持同一水平。儿童常取坐位，婴幼儿取仰卧位。在测量血压前一般建议卧位或坐位保持3分钟，站位则保持1分钟。不论采取何种姿势，测量血压时手臂必须得到支撑，尤其是肘部，否则收缩压可因等长运动而升高10%左右。同时测量两侧手臂。若初次测量超过了正常水平，应至少重复测量2次，以评估患者血压水平。

近年来动态血压监测(ABPM)得到广泛应用，该装置可在日常生活环境中客观地连续记录某一时段复杂多样的血压变化，具有早期识别血压异常的优点，为早期、客观的血压评估提供了可能。主要用于排除儿童白大衣性高血压(诊所高血压)的诊断。

(四)诊断

国际上尚无统一的诊断标准，当前多采用百分位数法。美国国家高血压教育项目儿童青少年工作组将儿童血压分为3类：正常血压、高血压前期和高血压。正常血压应低于该年龄、性别及身高组的收缩压、舒张压90百分位值；高血压前期指介于该年龄、性别及身高组的收缩压或舒张压90～95百分位值；若3次或3次以上平均收缩压或舒张压超过该性别、年龄和身高组的收缩压、舒张压95百分位值则为高血压。高血压又分为高血压1期和高血压2期。血压持续大于或等于99百分位值则为高血压2期。

国内通常采用的高血压诊断标准：新生儿血压＞12.0/8.0 kPa(90/60 mmHg)，婴幼儿血压＞13.3/8.0 kPa(100/60 mmHg)，学龄前儿童血压＞16.0/10.7 kPa(120/80 mmHg)，学龄儿童血压＞16.0/10.7 kPa(120/80 mmHg)，超过13岁青少年血压＞18.7/12.0 kPa(140/90 mmHg)即为高血压。任何年龄组血压超过20.0/13.3 kPa(150/100 mmHg)为重症高血压。

对于儿童及青少年高血压需谨慎下诊断。应注意：①是否为高血压，儿童首次测量血压时常处于紧张状态，影响测量值，故必须于数周内反复测定，至少3次以上超过正常值才能诊断为高血压。②是否为继发性高血压，儿童高血压多为继发因素引起，而青少年高血压多为原发性高血压。原发性高血压依患儿的年龄、体重、血压增高程度、有无阳性家族史及有无高血压症状和体征,在排除其他继发性因素后方可做出诊断。建议可按图 7-6 所示程序处理。

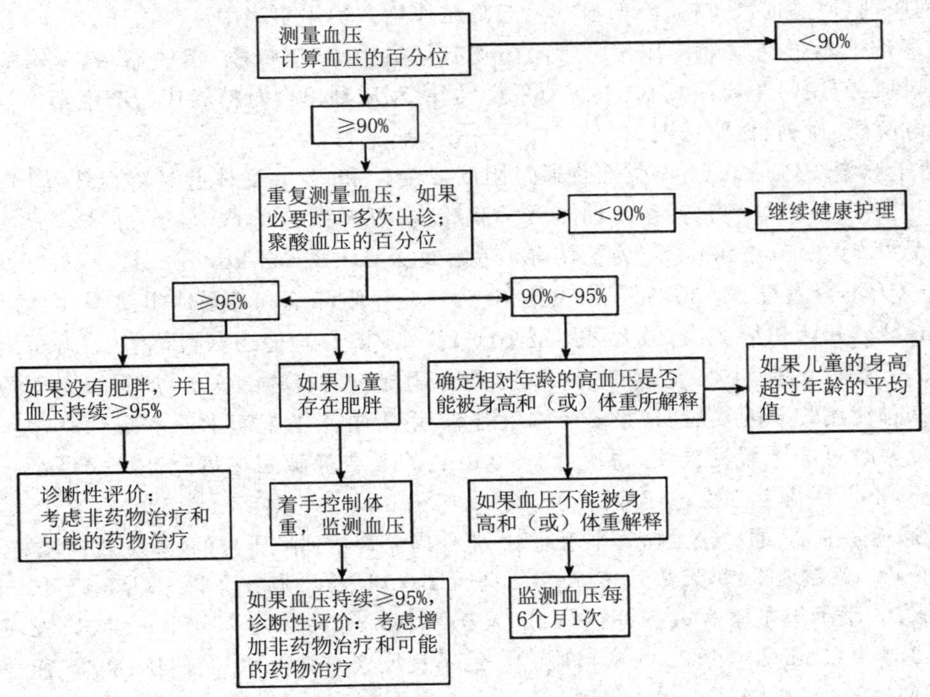

图 7-6 **儿童和青少年高血压诊断路线**

(五)治疗

儿童及青少年继发性高血压一旦明确病因,应积极治疗原发病,消除病因。对于原发性或无法去除病因的继发性高血压,应施以非药物治疗和药物治疗等综合治疗。

1.降压目标

无并发症和靶器官损害的原发性高血压儿童,目标是血压降低到该性别、年龄和身高儿童组血压 95 百分位值以下。有肾脏疾病、糖尿病或者高血压靶器官损害儿童,目标是血压降低到该性别、年龄和身高组儿童血压的 90 百分位值以下。血压水平在 99 百分位值以上,有严重高血压症状的常常是患肾脏疾病的儿童,需紧急治疗。

2.非药物治疗

原发性高血压患者首先应考虑试用非药物治疗,包括有氧运动(减肥、跑步、骑车、健身操等),消除各种精神紧张因素,保证充足的睡眠,加强饮食指导,限制盐摄入量(2～2.5 g/d),给予高钾、高钙和高镁饮食,多吃蔬菜、水果和鱼类食物。

3.药物治疗

适应证包括症状性高血压、继发性高血压、高血压合并靶器官损害、1 型和 2 型糖尿病合并高血压及非药物治疗降压效果不理想的高血压等。降压药物的选择原则是对轻中度高血压开始用单一药物,从小剂量开始,逐渐增加剂量,疗效不满意时再加用第二种药。

WHO 推荐的一线药物的选择顺序为利尿剂、β 受体阻滞剂、ACEI 或 ARB、钙通道阻滞剂、α 受体阻滞剂。美国 JNC7 推荐的一线药物的选择顺序为利尿剂、β 受体阻滞剂、钙通道阻滞剂、

ACEI或ARB、α受体阻滞剂。国内将钙通道阻滞剂和ACEI作为儿童高血压的首选药物，对于青少年患者或无ACEI应用指征的患儿则首选利尿剂和β受体阻滞剂。

(1)利尿剂：通过促进排钠、降低血容量起降压作用。适用于轻中度高血压，严重高血压时与其他药物联用能增强药物降压作用。常用药物有氢氯噻嗪、氯噻酮、螺内酯、氨苯蝶啶、阿米洛利。注意事项：使用时主要注意水、电解质平衡，同时利尿剂也会对糖脂代谢产生影响，所以必要时可监测电解质、血糖、血脂情况。

(2)肾上腺素受体拮抗药：本类药物通过阻断α受体和/或β受体起到降血压作用。临床常用口服用药如下。①哌唑嗪：为选择性α_1受体阻滞剂，每天初始0.05～0.1 mg/kg，分3次口服，最大剂量为每天0.5 mg/kg。②美托洛尔：初始每天1～2 mg/kg，分2次口服，最大剂量为2 mg/kg，每天不得超过200 mg。③拉贝洛尔：为α受体阻滞剂和β受体阻滞剂，初始用量为每天1～3 mg/kg，每天口服2次，最大可用至10～12 mg/kg。其他还有阿替洛尔、普萘洛尔、比索洛尔等。α受体阻滞剂使用时注意首剂效应；β受体阻滞剂对有哮喘病史、严重心力衰竭、心率过慢的患者禁忌使用。④酚妥拉明：为α受体阻滞剂，用于嗜铬细胞瘤术前准备阶段，尤其当患儿有高血压危象时可静脉缓慢推注，每次0.1～0.5 mg/kg或静脉滴注每分钟1～4 μg/kg，同时密切观察血压，不良反应有心动过速等。

(3)钙通道阻滞剂：通过松弛血管平滑肌、扩张外周血管达到降压目的，降压效果较好。常用口服用药如下。①氨氯地平：每天2.5～5 mg/kg，每天1次口服；②非洛地平：每天2.5～10 mg/kg，每天1次口服；③硝苯地平缓释或控释剂型：每天0.25～3 mg/kg，每天分1～2次口服；④伊拉地平：每天0.15～0.8 mg/kg，分3～4次口服。常见不良反应有踝部水肿、便秘、头晕、面部潮红、头痛、心悸或心动过速、皮疹等。

(4)血管紧张素转换酶抑制剂(ACEI)：本类药物通过抑制血管紧张素转换酶，减少血管紧张素Ⅱ生成，从而达到降压效果。常用口服用药如下。①贝那普利：初始每天0.2 mg/kg，每天1次口服，渐增加至10 mg/d，最高剂量不超过40 mg/d；②卡托普利：初始每次0.3～6 mg/kg，每天3次口服，最高剂量不超过每天6 mg/kg。其他还有依那普利、福辛普利、喹那普利、赖诺普利等。注意事项：6岁以下儿童及肌酐清除率＜30 mL/(min·1.73 m^2)者慎用。经常使用应定期检测血清钾及血肌酐水平，警惕高钾血症和氮质血症的出现。部分患者可有咳嗽、水肿、味觉异常、皮疹等不良反应。

(5)血管紧张素Ⅱ受体拮抗剂(ARB)：这类药物通过选择性阻断血管紧张素Ⅱ的Ⅰ型受体而起作用，尤其适合高血压伴轻度肾功能不全、蛋白尿的患儿。常用口服用药如下。①厄贝沙坦：使用剂量为6～12岁儿童每天75～150 mg；≥13岁青少年每天150～300 mg，均为每天1次口服；②氯沙坦：剂量为每天0.7～1.4 mg/kg，最多每天100 mg；③坎地沙坦。注意事项：应定期检查血清钾和血肌酐，6岁以下儿童应慎用。

(六)儿童高血压危象

儿童高血压危象是指重症高血压并发中枢神经系统、心脏、肾脏等靶器官明显损伤和严重功能障碍，国内有学者提出任何年龄儿童血压＞21.3/13.3 kPa(160/100 mmHg)即可考虑为重症高血压。临床上儿童高血压危象根据以下情况可考虑诊断：①血压急剧增高的重症高血压患儿；②出现高血压脑病的临床表现(包括眼底检查所见)；③经积极降压治疗后病情迅速、显著好转。

治疗主要采取降压、降低颅内压、抗惊厥等综合治疗。无论应用何种降压药物，都应注意降压速度不宜过快，即逐渐降压。一般来说，最好在治疗开始后6小时内，降低计划降压的1/3，

12 小时内降低计划降压的 2/3，并于 48～72 小时将血压降至接近正常。如降压速度过快，可引发心、肾、脑等重要脏器血流灌注不足，尤其可加重高血压脑病患儿的缺血性脑损伤。待病情平稳后改用口服降压药维持，具体用药有如下推荐。

1.硝普钠

静脉注射降压迅速，达有效剂量后 2～5 分钟血压下降，降压持续时间短，停止注射 1～3 分钟作用消失，血压开始上升，通过调整静脉滴注速度可控制血压下降速度，故应用较为安全。先按 0.5～1.0 μg/(kg · min)速度滴注，以后每隔 5 分钟逐渐增量 0.1～0.2 μg/(kg · min)，通常剂量为 3～5 μg/(kg · min)，最大剂量不超过 8 μg/(kg · min)，可根据血压等调速。滴瓶、滴管应予避光。若长时间(＞72 小时)、大剂量[＞200 μg/(kg · min)]滴注还应注意监测血清硫氰酸盐，＞100 mg/L 为中毒水平。同时也需注意观察其他毒副作用，有个别病例即使剂量不大也不能耐受而终止用药。

2.二氮嗪

二氮嗪为非利尿的噻嗪类衍生物，通过刺激前列环素合成扩张小动脉、降低周围血管阻力，降压作用迅速，适用于不宜应用硝普钠的高血压脑病患儿。剂量为 1～5 mg/kg，静脉快速注入(15～30 秒)，1～3 分钟后显效，降压作用持续 6～24 小时(平均 12～18 小时)。如效果不佳，于 5～10 分钟后可重复静脉注射。必要时静脉滴注，初始速度为每分钟 0.25 μg/kg，最大剂量为每分钟5 μg/kg，持续滴注 20 分钟。

3.拉贝洛尔

初始 0.25 mg/kg，缓慢静脉注射，并以 0.25～3.0 mg/(kg · h)静脉维持，但总剂量应≤4 mg/kg。静脉注射后数分钟起效，作用平稳。

4.尼卡地平

尼卡地平为钙通道阻滞剂。推荐剂量：1～3 μg/(kg · min)，静脉注射。不良反应有反射性心动过速。

三、肾移植与高血压

肾移植术后高血压指的是肾移植术后未用任何降压药物治疗的患者的收缩压≥18.7 kPa(140 mmHg)和/或舒张压≥12.0 kPa(90 mmHg)。目前，对肾移植术后的理想血压范围仍有争议。Olyaei 等指出，在肾移植术后早期阶段，理想的血压标准为收缩压≤21.3 kPa(160 mmHg)和舒张压≤12.0 kPa(90 mmHg)。美国移植学会认为，理想的血压标准为≤18.7/12.0 kPa(140/90 mmHg)。美国肾脏病基金会对肾移植术后心血管疾病确立了降压治疗目标：①肾移植术后无蛋白尿时，血压≤17.3/11.3 kPa(130/85 mmHg)；②肾移植术后合并蛋白尿时，血压≤16.7/10.0 kPa(125/75 mmHg)。目前，欧洲肾脏病学会已采纳了这一降压目标。

肾移植作为慢性肾衰竭的一种替代治疗，是慢性肾衰竭患者康复的最有效措施。但肾移植后高血压的发生率可达 80％～90％。高血压的存在又引起移植肾肾衰竭，是仅次于急性排异反应引起移植肾肾衰竭的第 2 位影响因素。

肾移植术后引起慢性肾衰竭的原因甚多。原发病变的不同，以及由于肾功能改善，许多内分泌方面的改善如有的患者因红细胞生成因子过多，致红细胞增高症，血黏滞度增加，引起高血压等。另外，由于移植后出现的免疫方面的问题，如排异反应；手术造成的移植肾肾动脉狭窄；肾缺血；肾动脉梗死等；移植肾的质量问题；还有由于长期服用免疫抑制剂如环孢素、糖皮质激素等。

在它发生、发展过程中均有比较复杂的病理生理过程。

(一)流行病学

目前肾移植的年龄范畴已大大拓宽,很多 60～70 岁的患者,甚至＞70 岁的患者接受肾移植。接受肾移植的患者本身常伴有多器官的功能不全或合并其他疾病,因此其高血压的发生率明显增高,心血管方面的问题更加突出。往往 50 岁以上有动脉粥样硬化的患者发生肾移植术后高血压更为常见,所以年龄是一个很重要的危险因素。受者的血管条件受到一定的限制,管腔狭窄、僵硬,术后造成肾动脉狭窄的概率增加。

患者如合并有心血管方面的问题(如左心室肥厚、缺血性心脏病)、水电解质平衡失调、水潴留、细胞外液容量增多、肥胖、糖尿病、高血脂、肝功能下降、免疫抑制剂的应用等,均属危险因素。

(二)病因

1.移植肾肾动脉狭窄

这是肾移植术后常见的并发症,与手术直接相关,同时也是肾移植后高血压的常见病因之一。近年来,随着手术技术的不断改进,其发生率逐渐降低,文献报告为 2%～3%。发生时间可在术后即刻至 2 年后。引起肾动脉狭窄的原因:①受者年龄偏大,原有高血压或动脉粥样硬化,其髂内动脉内膜有粥样斑块形成,加之术中处理不当影响髂内动脉内径及血流的通畅,形成吻合口狭窄。②吻合时髂内动脉与肾动脉之间成角、旋转、扭曲。③取肾或肾灌注时肾动脉受损,包括内膜受损、管壁撕裂等。④肾动脉有异位血管、多支动脉(占 20%～30%)。异位血管和多支动脉的管径只有 2～3 mm,较难吻合。

2.肾动脉梗死及肾局部缺血

尸体肾移植时,由于供肾条件不一,肾血管的变异或异位血管(包括肾动脉、肾静脉)、多支血管常占 30%,有的血管较细,在整修过程中很难做到良好吻合,而将此血管结扎,或在取肾、修肾时误伤,无法与受者血管吻合,此供肾即可出现部分缺血。也有部分供肾血管变异,取肾后未经充分肾灌注,或因异位血管过细未能灌注,残留血液凝固均可致供肾某一支肾动脉或其分支堵塞,造成局部肾缺血性坏死。高龄受者,或原有高血压的受者接受肾移植时,由于自身血管条件欠佳,动脉粥样硬化累及髂内动脉,致使髂内动脉管径狭窄或有粥样硬化斑块形成,在血管吻合后脱落而造成动脉堵塞。

肾动脉栓塞或肾动脉分支栓塞占移植肾总数的 1%～5%。之所以会发生栓塞,其原因:①移植肾动脉内膜损伤;②供肾动脉内有残留凝血块未被冲洗干净;③移植肾动脉狭窄。

移植肾肾动脉梗死时,由于局部缺血坏死,促使病变的球旁细胞释放肾素,引起肾移植后高血压。

3.原病肾的作用

行肾移植者,绝大部分未将原病肾切除,虽然做了肾移植,仍可有高血压的发生,可能的原因为原病肾分泌肾素-血管紧张素,激活交感神经系统。

4.红细胞增多症

肾移植后,因移植肾生成促红细胞生成因子,致使原来贫血的患者红细胞增加,血色素急剧升高,有的可达 180 g/L 以上,外周血红细胞增多后,血液黏滞度升高,外周血管阻力增高,血压升高。

5.供肾传递

据报道,接受有高血压家族史个体的供肾,发生高血压的概率比较高。

6.高血钙

肾移植后,有的患者可促发甲状旁腺功能亢进导致高血钙,造成心排血量增多,外周血管阻力增加,肾素和儿茶酚胺分泌增加,发生高血压。

7.移植肾病变

移植肾原有病变,一旦移植于患者,该肾脏病变可继续发展,可经活检证实。肾移植后有的患者一般情况有所改善,有的患者经过数年后又发生移植肾新的病变。

8.其他病因

原有高血压及心功能不全的患者行肾移植后,如出现严重感染时易诱发心力衰竭,且可出现舒张压持续升高,移植肾功能急剧受损,致使水钠潴留,加重高血压和心力衰竭。

(三)发病机制

肾移植术后发生高血压可能与多个因素有关,自身肾脏产生的肾素、钙调神经蛋白抑制剂和皮质激素的使用,移植肾肾功能丧失和移植存在易感染因素的肾脏是最重要的致高血压因素。多变量分析表明,自身肾脏的存在是移植后高血压的一个独立相关变量。由此推测,继续留存的自身肾脏可能仍然在分泌肾素,虽然其分泌量是正常的,但它却不恰当地升高了整个细胞外液中肾素的浓度。钙调神经蛋白可能通过下述几个机制导致肾血管收缩,即内皮素-1 分泌增多、肾素-血管紧张素系统激活、NO 的产量减少、TGF-β_1 的分泌增加、前列环素分泌减少和交感神经系统活性增强等。这些功能失衡导致水钠潴留,细胞外液容量和心脏排血量增加。一旦移植肾和自身肾脏都能正常分泌肾素,即使细胞外液的容量增加也可伴血液中肾素的浓度升高。皮质激素可通过血流动力学变化、激素的改变和进一步的水钠潴留而加重高血压。Logistic 回归分析表明,皮质激素也是移植后高血压的一个独立相关因素,其作用依赖于剂量的大小。临床应用发现,不超过 10 mg/d 的皮质激素维持量似乎很少产生高血压不良反应。一般认为,移植肾功能丧失也是造成高血压的一个原因。研究显示,接受一个有高血压家族史个体供肾的患者,比那些接受无高血压家族史个体供肾的患者,移植术后更有可能发生高血压。

(四)临床表现

移植肾肾动脉狭窄多发生在术后 3～4 个月后,表现为血压正常的受者出现高血压,或原来轻度高血压的受者血压明显升高,降压药治疗无效。急性排异反应的临床表现较为复杂,可有发热、乏力、腹胀、头痛、关节肌肉酸痛、尿量减少、移植肾增大、血压升高等表现。其血压升高程度有个体差异,如患者原有高血压则不易鉴别。原有高血压者经肾移植后随着移植肾功能的恢复,其血压即可下降,如有排异反应发生则血压又复上升,且应用降压药物效果不佳。少数急性排异反应的主要特征为血压升高,并伴有头晕、头痛、视物模糊等。慢性排异反应一般发生于术后 6 个月以后,是影响移植肾长期存活的重要原因,临床特征为出现进行性肾功能损害,表现为血肌酐升高、不同程度的蛋白尿及进行性血压升高,临床过程缓慢、预后不良。有时在移植肾区可听到杂音,为明确诊断,可做放射性核素动态检查以观察核素进入移植肾高峰是否延迟或峰值偏低,也可做彩色多普勒超声探测移植肾动脉是否狭窄以及各级血管流速是否低于正常,结合临床症状以及移植肾肾功能状况综合诊断。经皮穿刺插管做移植肾动脉造影更能显示狭窄所在部位以及狭窄范围,同时可行动脉内介入治疗。

(五)治疗

1.一般原则

(1)个体化治疗方案:肾移植后高血压的病因是多方面的,同时肾移植术后患者是一个发生心血管疾病的高危特殊群体，长期使用免疫抑制剂使得受体的内分泌和代谢紊乱，导致一系列并发症的出现，如糖尿病、血脂异常、胰岛素抵抗、肥胖及高血压。因此，降压治疗必须根据不同受体并存的危险因素和机体状况，有针对性地选择药物和治疗方法，采取个体化的治疗方案。

(2)积极的治疗态度：为了长期保护肾功能，必须将血压控制在正常甚至较低的水平。因此一旦诊断了肾移植后高血压，就应及时进行治疗。对待这类人群，应该像对待非移植的慢性肾衰竭患者一样，即使处于正常血压高值也应积极进行降压治疗。

(3)严密的血压监测：过高或过低的血压对移植肾脏都同样有害，因此家中每天自我血压测定和随访中的血压测定是十分重要的。24 小时动态血压监测比随意的测量在肾移植术后患者中更敏感，特别是对儿童及青少年患者。同时，动态血压监测有助于发现夜间血压升高，而夜间高血压在肾移植术后患者中很常见。肾移植术后患者使用钙通道阻滞剂时，如血压超出正常范围，由于其扩张了肾小球前动脉，增加的血压可传至肾小球微环境中，这对肾脏是有害的，可导致进行性移植肾衰竭，因此必须保证严格的血压控制。血压控制目标目前有 2 个参考标准，美国移植学会的建议是将血压降至 18.7/12.0 kPa(140/90 mmHg)或尽可能的低一点；欧洲肾脏协会设定的移植个体的血压目标是≤17.3/11.3 kPa(130/85 mmHg)(无蛋白尿)和≤16.7/10.1 kPa(125/75 mmHg)(伴蛋白尿)。

(4)严密的实验室监测：肾移植后高血压的治疗主要以药物治疗为主，必须充分认识降压药和免疫抑制剂之间的相互作用。例如，能够升高钙调神经蛋白抑制剂血药浓度的药物有地尔硫䓬、维拉帕米、尼卡地平，可降低钙调神经蛋白抑制剂血药浓度的药物有氨氯地平和卡维地洛，因而用药时需进行严密的血药浓度监测。一些免疫抑制剂可强化降压药的不良反应，导致电解质紊乱、痛风发作等；一些降压药(ACEI 或 ARB 类)在肾小球滤过率严重下降的情况下使用可进一步减少肾小球的灌注，加重肾功能的损害；ACEI 或 ARB 类也可以使一些患者出现贫血。因此，定期进行相应的实验室检测是必要的。

(5)调整与肾移植术后患者相关的免疫抑制方案：免疫抑制剂本身是引起肾移植术后高血压的主要危险因素，因此调整免疫抑制剂的种类、给药时间和剂量有助于受体血压的改善。与使用皮质类固醇类药物相关的高血压的发生率约为 15%，呈剂量依赖性，低剂量使用对血压影响不大，在总剂量不变的情况下将给药时间由每天一次改为隔天一次可降低平均动脉压；撤用皮质类固醇可以使血压下降并可减少降压药物的数量。钙调神经蛋白抑制剂(FK506、他克莫司和 CsA、环孢素)是目前免疫抑制治疗方案中的主要药物，他克莫司的毒副作用比环孢素小，可用他克莫司代替环孢素，一些研究发现仅少数肾移植术后患者需要降压治疗，但也有人发现 2 种药物在升压作用方面没有明显的区别。新型免疫抑制剂西罗莫司、依维莫司对血压无影响，对有高危肾移植后高血压的肾移植术后患者是一个新的治疗选择。最近，Hricik 等使用西罗莫司＋他克莫司抗排斥治疗方案，于术后 3 个月撤用泼尼松，发现肾移植术后患者的急性排异反应发生率很低，而患者的血压明显下降，降压药用量也大为减少。

2.非药物疗法

通常，在肾移植术后患者中采用非药物疗法控制血压的效果不如在普通人群中有效。有益的方法包括减肥、适当体育活动、禁烟酒；日常饮食的钠摄入量限制在 150 mg/d 以下，但也应避免过度限钠，尤其在使用利尿剂时，否则肾小球滤过率将减少而影响肾功能。

3.药物治疗

肾移植术后高血压(PTH)的治疗以药物治疗为主。由于单一用药对肾移植术后高血压多数效果不佳,因此降压治疗方案中多采取联合用药。目前,钙通道阻滞剂和抗肾素-血管紧张素系统药物常被作为一线药物使用。

(1)钙通道阻滞剂(CCB):在肾移植术后患者中使用CCB的优点是,它可以对抗由钙调神经蛋白抑制剂造成的入球小动脉血管收缩,可以改善长期环孢素肾毒性所致的间质纤维化。同时,由于CCB能够调节钙离子进入T细胞而影响T细胞的活动,因此在使用环孢素的肾移植术后患者中使用CCB还可以减少DGF和AR的发生,但并不是所有研究都支持此观点。目前,CCB是移植后早期出现高血压、使用环孢素为主要免疫抑制治疗的肾移植术后患者的首选用药。一些医师甚至建议对于使用环孢素的肾移植术后患者,不论其有无高血压,早期治疗方案中应即时加入CCB。CCB与抗肾素-血管紧张素系统药物合用,可避免使用CCB增加肾小球内压的缺点,因后者可减少进入肾小球的压力。

(2)抗肾素-血管紧张素系统药物:这类药物包括血管紧张素转换酶抑制剂(ACEI)和血管紧张素Ⅱ受体拮抗剂(ARB)。它们的优点是有明确的肾脏保护作用,可以减少进入肾小球的压力,而入球血压是肾小球损害过程的一个重要因素。这类药物还有非血流动力学的作用,它们抑制转化生长因子(TGF-β_1)的表达,而TGF-β_1是参与慢性移植肾病的形成和发展的强有力的细胞因子。ACEI和ARB对于合并糖尿病或无糖尿病的肾移植术后患者都可以减少蛋白尿的形成,而蛋白尿是移植肾长期存活的一个强有力的危险指标。Lin等发现,使用ACEI或ARB可以减缓慢性肾功能不全的过程,能够明显延长受者的移植肾肾衰竭时间和受者的死亡时间。ACEI或ARB对于心肌梗死或充血性心力衰竭的有利作用在肾移植术后患者中受到欢迎,并且,它们还可以对抗移植后的红细胞增多。以往认为使用ACEI或ARB令人担心的问题是它们可以导致肾小球灌注减少,肾小球滤过率下降而出现肾功能不全。因为它们扩张了出球动脉,而同时环孢素导致入球动脉收缩。这种现象可发生于移植早期即给予ACEI或ARB治疗的受者,但在大多数的病例中,仅观察到短暂和小幅上升的血清肌酐水平变化。在血容量减少的条件下使用ACEI或ARB也可见到血清肌酐水平上升,因而在使用这类制剂时应暂停或减少使用利尿剂。使用ACEI或ARB前应首先排除移植肾肾动脉狭窄,并在用药后的前几周严密监测肾功能。目前的研究结果显示,在肾移植术后患者中谨慎地使用ACEI或ARB是有益和安全的。

(3)β_1受体阻滞剂:β_1受体阻滞剂常被作为肾移植术后患者二线用药,因为这类药可加重免疫抑制剂所致的代谢紊乱(如升高血清三酰甘油水平,降低高密度脂蛋白、胆固醇水平),还可以增加糖尿病发病的危险。β_1受体阻滞剂的优点是能够降低心脏收缩功能,减少心血管事件的发生,并降低其病死率。由于肾移植术后患者是高危心血管疾病人群,一些研究建议对于伴有冠心病的肾移植术后高血压患者可首选β_1受体阻滞剂。一些研究显示,卡维地洛是一种兼有α_1受体阻滞作用的β受体阻滞剂,在肾脏保护作用方面比卡托普利效果更好,它能够减少肾纤维化和肾小球硬化,用药后肾脏表达TGF-β_1、胶原-Ⅰ、胶原-Ⅲ和丝连蛋白的数量明显下降。卡维地洛还能改善动脉粥样硬化性血管损伤。这些优点对于肾移植术后患者有很大的吸引力。

(4)利尿剂:肾移植后高血压常表现为对钠和容量的依赖,因此,长期以来使用利尿剂配合饮食限钠被认为是处理肾移植术后高血压的主要措施。但必须注意这类药物与钙调神经蛋白抑制剂同时使用可导致低镁血症,并能诱发痛风发作;保钾类制剂与钙调神经蛋白抑制剂同时使用还能导致严重的高钾血症。

(5)其他药物:α_1受体阻滞剂(如多沙唑嗪)对肾脏的血流动力学指标无明显影响,该类药还具有调节血脂和提高胰岛素敏感性的作用,因而在合并有代谢紊乱的高血压患者中特别受欢迎。

Martinez Castelao 等通过对比研究维拉帕米、依那普利和多沙唑嗪在治疗肾移植术后高血压上的长期疗效后认为，α_1受体阻滞剂在肾移植术后患者中使用是安全和有效的。中枢性降压药物具有减轻交感神经系统过度兴奋的作用，同时还有肾脏保护作用，而慢性肾功能不全的患者常有交感神经系统过度兴奋的表现，因此，作为联合用药的一部分在肾移植术后患者中使用这类药物是有意义的。研究证实，对咪唑啉受体敏感的药物，如莫索尼定和雷美尼定，均能够减少微量蛋白尿的发生，对合并糖尿病或无糖尿病的患者都有良好的肾脏保护作用。

4.介入治疗和手术治疗

(1)纠正肾动脉狭窄：肾移植术后患者中肾动脉狭窄的发生率为 2%～6.6%，儿童肾动脉狭窄的发生率可高达 15%。狭窄可由多种原因造成：①移植肾动脉瘢痕狭窄；②吻合口处因免疫损伤而使内膜增生；③供者、受者体型差别大(如成人和小孩间进行移植)；④损伤了走向异常的血管；⑤缝合技术不当或组织对缝线的反应；⑥老年人髂血管内动脉粥样硬化。怀疑肾动脉狭窄时必须进行仔细的检查。多普勒超声检查是有效且最便宜的方法，动脉造影则是诊断的金标准。磁共振血管成像是另一种检查手段，可避免动脉造影时动脉导管插入的危险以及造影剂的肾毒性危险。肾动脉狭窄的主要治疗方案是经皮腔内血管扩张术或外科手术(如血管搭桥术)；对复发性狭窄者，推荐采用血管扩张＋支架植入术。

(2)双侧原肾切除：原肾的高肾素潴留和红细胞生成素无控制的释放也是促进血压升高的因素。双侧原肾切除对这类患者是一种可供选择的治疗方法，有报道可使受者的交感神经系统活动正常，术后降压药的用量减少；但也有无效或疗效不长的报道。目前认为，对于使用 3 种以上降压药治疗仍难以控制的高血压，排除了移植肾肾动脉狭窄和慢性移植肾排异反应作为潜在的病因后，可考虑行双侧原肾切除。采用腹腔镜下操作是一种微创的方法，可以减少术后的并发症，对于肾移植术后患者很有利。

(六)预防

在进行肾移植时，灌洗供肾插管不能太深，以避免操作损伤肾动脉内膜。灌注压不能太高，切忌用手挤压灌注液袋，以避免伤及肾内小血管及肾单位。当受者的动脉有粥样硬化时，要尽量摘除动脉腔内的粥样硬化斑块，摘除斑块的范围必要时可延及髂总动脉，使供肾能够得到较多的血流灌注。但摘除时应注意勿穿破血管的肌层和外膜以免术后形成动脉瘤。与髂内动脉做端-端吻合时，应将髂内动脉口尽量开大，口径与肾动脉、主动脉相当。取供肾时，其多支动脉要尽量保留，可将它们合成 1～2 支后与受者动脉吻合。若供肾的多支动脉互相靠近，采取时应连同主动脉取下，多支动脉间有距离则分成 2 片，连同主动脉壁与髂外动脉做端-侧吻合以防止形成狭窄。与髂外动脉做端-侧吻合，口径可足够大。轻度的肾动脉吻合口狭窄可以采取经皮穿刺插入气囊导管法扩张治疗。对于重度肾动脉吻合口狭窄或动脉扭曲粘连成角者，应做手术纠正。

(徐遵敬)

第八章 心律失常

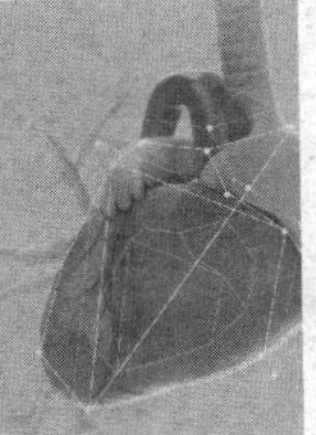

第一节 概 述

心律失常是由于窦房结激动异常或激动产生于窦房结以外，激动的传导缓慢、阻滞或经异常通道传导，即心脏活动的起源和/或传导障碍导致心脏搏动的频率和/或节律异常。心律失常是心血管系统疾病中重要的一组疾病。它可单独发病亦可与心血管病伴发，可突然发作而致猝死，亦可持续累及心脏而衰竭。

一、心律失常分类

心律失常是指心脏激动的起源、频率、节律、传导速度和传导顺序等异常。心律失常的分类有多种方法，可以按心律失常的发生机制、心率等进行分类。表 8-1 中介绍按照发生机制的分类方法：冲动形成的疾病、冲动传导的疾病或者两者的结合。

表 8-1 心律失常的分类

病因	类型	表现
心脏冲动形成异常	窦性心律失常	窦性心动过速、窦性心动过缓、窦性心律不齐、窦性停搏、病态窦房结综合征
	房性心律失常	房性期前收缩、房性心动过速、心房扑动、心房颤动、房性逸搏等
	交界性心律失常	房性交界性期前收缩、房室交界性心动过速、预激综合征和房室折返性心动过速、房室交界性逸搏等
	室性心律失常	室性期前收缩、室性心动过速、心室扑动、心室颤动、室性逸搏等
心脏冲动传导异常	窦房传导阻滞	
	房内传导阻滞	
	房室传导阻滞	一度房室传导阻滞、二度Ⅰ型房室传导阻滞、二度Ⅱ型房室传导阻滞、三度房室传导阻滞
	室内传导阻滞	束支传导阻滞(左束支、右束支，完全性、不完全性)、分支传导阻滞(左前分支、左后分支、左间隔分支)束支传导阻滞并分支传导阻滞等

续表

病因	类型	表现
心脏冲动形成异常并传导异常	自律灶之间的相互作用	并行心律、房性并行心律、房室交界性并行心律、室性并行心律、并行心律性心动过速等
	自律性和传导性之间的相互作用	异位心律并传导阻滞

二、心律失常临床表现及诊断

心悸通常表现于快速性心律失常患者;而晕厥、头晕、黑矇等可表现为快速性及缓慢性心律失常。

有些心律失常不论是什么原因引起的都会引起致命性的风险,如心室颤动,而有些心律失常,原因要比心律失常本身更值得注意,如冠状动脉严重狭窄引起的窦性心动过缓、室性期前收缩等。心律失常的诊断应注意以下几点。

(一)病史

存在心律失常的患者可以有多种主诉,通常有心悸、晕厥、头晕黑矇或充血性心力衰竭等症状,而且不同的患者对于心悸、心脏节律规整或不规整的感觉大不相同。评估患者病情时,注意采集关于以下几个方面的信息:心律失常的发作模式、发作频率、持续时间、症状严重程度、终止模式,自搭脉搏、自动血压计或心率检测仪数据,并存疾病情况及用药史、饮食史、遗传史等特征。

(二)体格检查

(1)心率和血压的检查是必不可少的。

(2)有些特殊体征,如心房扑动时颈静脉的快速搏动或因完全性房室传导阻滞或室性心动过速引起的房室分离,此类患者的右心房收缩发生在三尖瓣关闭时,可产生大炮 α 波;完全性房室传导阻滞时,当心室收缩正好即刻出现在心房收缩之后(心电图上表现为 QRS 波接近 P 波出现),心室在相对未完全舒张和未被血液充分充盈的情况下,二尖瓣位置较低,急速的心室收缩使二尖瓣迅速和有力地关闭使第一心音增强,通常形象地称其为“大炮音”。

(3)物理诱发试验对于心律失常也具有诊断和治疗意义。Valsalva 动作或按摩颈动脉窦可暂时性增加迷走神经张力,局灶性房性心动过速、室上性心动过速可因此而终止,偶尔也会使室性心动过速终止。窦性心动过速的心率会减慢,心房颤动、心房扑动及其他房性心动过速的心室率也是一样。此外,迷走神经张力增高可能因暂时性阻断室房逆传而发生房室分离现象,从而协助诊断室性心动过速。

(三)辅助检查

1.心电图

心电图是诊断心律失常最常用、最为便捷的工具。其中,心律失常发生时所记录的心电图最有诊断价值。窄 QRS(≤0.12 秒)多数为室上性心动过速,而宽 QRS(>0.12 秒)心动过速通常为室性心动过速。

2.运动试验

运动能诱发各种类型的室性和室上性心动过速,偶尔也可诱发缓慢性心律失常。约有 30%

的正常受试者可在运动试验中发生异位搏动，3～6个心搏组成的非持续性室性心动过速可发生在正常人，特别是老年人，并不确定存在器质性疾病，室上性的期前收缩也一样。而运动后心率持续增快与心血管系统疾病的不良预后相关。

3.长时间心电图记录

最常见的为动态心电图监测（holter 监测）。它通常监测24小时2个或3个通道的心电图。心肌梗死后的患者6～24小时大多数发现有室性期前收缩，约在梗死后6个月减少。在心肌梗死患者中，频发与复杂的室性期前收缩为一个独立的危险因子。

4.体表标测

等电位体表标测是用于提供心脏电流反映在体表的图像，电位分布可由等电位线来反映，临床上主要用于标测心肌缺血的部位和大小，定位异位灶和旁路。

5.创伤性电生理检查

创伤性电生理检查包括引入多级导管电极到静脉和动脉系统，并使电极定位于心脏的不同部位以便于记录和诱发心脏电活动。

三、心律失常的治疗

（一）病因治疗

纠正电解质紊乱、甲状腺功能亢进、贫血等疾病对于因此产生的心律失常是非常有效的，即使不能根治，也会对心律失常的控制产生帮助。

（二）终止心律失常引起的血流动力学障碍

某些致命性的心律失常：快速性心房颤动、心室颤动、心室扑动、尖端扭转型室性心动过速等常可引起休克、低血压、急性肺水肿、晕厥等，此时积极选择电复律、心脏起搏、静脉应用抗心律失常药对于挽救患者生命必不可少。

（三）心脏介入治疗

心律失常的介入治疗主要包括心导管射频消融治疗、人工起搏治疗和心脏自动复律除颤器。

1.心导管射频消融治疗

即通过心导管将射频电流引入心脏内以消融特定部位的心肌细胞，消除病灶或异常传导径路，达到治疗心律失常的方法。其适应证如下。①房室折返型心动过速：房室间存在着先天性“旁路”。②房室结折返型心动过速：房室结形成“双径路”，电流在适宜条件下，在两条径路形成的折返环快速运行，引起心动过速。③心房扑动：心房扑动是心房存在大环路，电流在环路上不停地转圈，心房跳动250～350次/分，心室一般在150次/分。④房性心动过速：房性心动过速是左心房或右心房的某一局部有异常快速发放电流的“兴奋点”或者在心房内有小折返运动。⑤室性期前收缩：主要用于临床症状明显的单源性的频发室性期前收缩；常常由于心室“兴奋灶”引起。⑥室性心动过速：包括特发性、束支折返性和瘢痕性室性心动过速等。室性心动过速适应证包括：伴有症状的单形性持续性室性心动过速药物无效或不能耐受；束支折返性心动过速；非持续性室性心动过速。⑦心房颤动：心房颤动是最常见的持续性心律失常，研究发现心房颤动的触发是因为与心房相连的大静脉上的“心肌袖”发放快速电冲动，另外心房颤动的持续与心房自身重构也有关。

2.心脏起搏器治疗

心脏起搏器是一种植入于体内的电子治疗仪器，通过脉冲发生器发放由电池提供能量的电脉冲，通过导线电极的传导，刺激电极所接触的心肌，使心脏激动和收缩，从而达到治疗由于某些心律失常所致的心脏功能障碍的目的。它包括临时和永久起搏器植入治疗。

临时起搏器适应证：①可逆病因导致的有血流动力学障碍的心动过缓，如急性心肌梗死特别是急性前壁或下壁引起的心肌梗死、急性心肌炎、电解质紊乱如高钾血症、药物中毒等；②外科手术包括心脏手术和非心脏手术前后，以防止发生心动过缓；③心脏病的诊断包括快速起搏负荷试验，协助进行心脏电生理检查。

根据美国 ACC/AHA 及中国起搏器指南，永久起搏器适应证如下：①获得性完全性房室传导阻滞伴有一过性晕厥发作和/或近似晕厥发作、黑矇、头晕、活动耐力下降及心功能不全者；②先天性完全性房室传导阻滞伴有严重的心动过缓及由于心动过缓而引起的明显症状及活动能力受限者；③症状性二度Ⅱ型房室传导阻滞者；④症状性二度Ⅰ型房室传导阻滞伴有血流动力学不稳定者；⑤病态窦房结综合征（窦性心动过缓、窦房传导阻滞、窦性停搏）有晕厥、近似晕厥、头晕、重度疲乏无力和/或充血性心力衰竭等症状，这些症状被明确证明与心动过缓有关者；⑥由于长期应用抗心律失常药而引起的症状性心动过缓而又不能停用药物或采用其他方法治疗者；⑦虽无症状但逸搏心率＜40 次/分或心搏间歇 3 秒及以上者；⑧心房颤动、心房扑动或阵发性室上性心动过速，合并完全性或高度房室传导阻滞或心动过速终止时有3 秒及以上的室性停搏者；⑨双束支传导阻滞伴有间歇性完全性阻滞或晕厥发作者；⑩双束支及三分支传导阻滞伴有二度Ⅱ型阻滞，无论是否有症状者；⑪急性心肌梗死后出现持续的不可恢复的完全性或高度房室传导阻滞者；⑫心脏手术及心脏介入治疗后并发的高度或完全性房室传导阻滞，经临时性起搏持续3～4 周仍无恢复迹象者；⑬原位心脏移植后，供心出现明显窦房结功能低下及完全性房室传导阻滞者；⑭颈动脉窦过敏综合征的心脏抑制型反应具有临床症状，或心搏节律达到上述第⑦条情况者起搏有效，但对血管抑制型引起的症状起搏治疗无效者。

3.植入式心脏复律除颤器（implantable cardioverter defibrillator，ICD）

使较强的脉冲电流通过心脏从而达到消除心律失常、使之恢复窦性心律的方法，称为电击除颤或电复律术。适应证如下：①持续性室性心动过速或心室颤动所致的心脏骤停幸存者。②持续性室性心动过速患者。③原因不明的晕厥：经电生理检查可诱发出持续性室性心动过速且药物治疗无效或不能耐受药物治疗者。④陈旧性心肌梗死伴左心室功能不全（左室射血分数＜35%）的非持续性室性心动过速患者，而在电生理检查时可诱发出持续性室性心动过速或心室颤动。

（王春燕）

第二节　窦性心律失常

窦性心律失常系窦房结发出的激动显著不规律，使心房和心室的节律也不规则。窦性心律基本规则，安静时在正常成人其频率为 60～100 次/分，随年龄增长而减慢。由窦房结冲动形成过快、过慢或不规则，或窦房结冲动传导障碍所致心律失常称为窦性心律失常。

一、窦性心动过速

（一）病因

窦性心动过速的病因包括生理因素和病理因素。其中，生理因素包括运动、情绪激动、饱餐、饮浓茶、咖啡、吸烟、饮酒等可使交感神经兴奋，心跳加快。体位改变如立位时交感神经兴奋，心率也加快；卧位时心率则减慢。生理因素所致的窦性心动过速常为一过性，持续时间较短。

引起窦性心动过速的病理因素则包括以下几个方面。

(1)心力衰竭：尤其在心力衰竭的早期，心率常增快。

(2)甲状腺功能亢进(甲亢)：大多数甲亢患者有窦性心动过速，心率一般在 100～120 次/分，严重者心率可达到 120～140 次/分。

(3)急性心肌梗死：在急性心肌梗死病程中，窦性心动过速的发生率可达到 30%～40%。

(4)休克：可引起窦性心动过速，在轻度休克时心率可达到 100 次/分以上；重度休克时心率更快，可大于 120 次/分。

(5)急性心肌炎：多数患者可出现与体温升高不成比例的窦性心动过速。

(6)其他器质性心脏病。

(7)其他，如贫血、发热、感染、缺氧、自主神经功能紊乱、心脏手术后等，均可出现窦性心动过速。

(8)药物，如肾上腺素类、阿托品类也能引起窦性心动过速。

(二)临床表现

窦性心动过速心率多为 100～150 次/分，大多心音有力，或有原发性心脏病的体征，主要表现为心悸，或出汗、头晕、眼花、乏力，或有原发疾病的表现，也可诱发其他心律失常或心绞痛。

(三)诊断

根据病因、临床表现及检查即可诊断窦性心动过速。本病需与房性阵发性心动过速进行鉴别，其鉴别主要靠心电图。其心电图可表现出如下特点。①P 波：窦性心动过速时的 P 波由窦房结发出，P 波Ⅱ导联直立，P-aVR 倒置，窦性心动过速时的 P 波较正常窦性心律时的 P 波振幅稍高，在Ⅱ～Ⅲ导联中更明显，这是因为窦性心动过速时，激动多发生于窦房结的头部，此部位是心房前结间束的起始部位，窦性激动多沿着前结间束下传所致。②PR 间期：在 0.12～0.20 秒。③PP 间期：常受自主神经的影响，可有轻度不规则。④QRS 波：形态、时限正常，心房率与心室率相等。⑤频率：成人 P 波频率 100～160 次/分，多在130次/分左右，个别可达 160～180 次/分。婴幼儿的心率较成人略高，不同年龄窦性心动过速的诊断标准不同，如 1 岁以内应大于 140 次/分，1～6 岁应大于120 次/分，6 岁以上与成人相同，应大于 100 次/分，通常不超过 160 次/分。个别婴幼儿的窦性心动过速频率可达 230 次/分左右。

对于阵发性的窦性心动过速，可通过 24 小时动态心电图监测，其特点表现如下。①一过性窦性心动过速的窦性 P 波频率逐渐加快至 100 次/分以上，持续数秒至数分钟后逐渐减慢至原有水平，心动过速时 P 波形态与正常窦性 P 波的形态相同。②持续性窦性心动过速 24 小时动态心电图记录的 P 波总数应＞14.4 万次。③窦性心动过速时 24 小时动态心电图记录到的其他伴随情况：P 波振幅变尖或增高，提示激动起源于窦房结头部；PR 段下移是受心房复极波的影响所致；可有不同程度的继发性 ST-T 改变或原有 ST-T 改变，当发生窦性心动过速时恢复正常；QT 间期缩短；出现快心率依赖型阻滞期前收缩等心律失常。

(四)治疗

窦性心动过速的治疗原则以消除诱因、治疗原发病和对症处理为主。窦性心动过速主要由生理或心外因素所致者，大多不需特殊治疗。窦性心动过速的治疗应主要治疗原发病，必要时辅以对症治疗。如由心力衰竭引起的窦性心动过速，应用洋地黄制剂、利尿药和血管扩张药等。窦性心动过速的纠正，常作为左心衰竭控制的指标之一。

非心力衰竭所致的窦性心动过速的治疗，如甲状腺功能亢进症所引起的窦性心动过速，可以应用β受体阻滞剂。洋地黄过量也可引起窦性心动过速。以交感神经兴奋和儿茶酚胺增高为主所致的窦性心动过速患者，可选用β受体阻滞剂、镇静剂等。

急性心肌梗死患者合并窦性心动过速时，在无明确的心功能不全时，窦性心律持续>110 次/分时，为减慢心率，可临时试用小剂量β受体阻滞剂如口服美托洛尔或钙通道阻滞剂如口服地尔硫䓬等。

二、窦性心动过缓

(一)病因

窦性心动过缓的病因可分为心内因素和心外因素。心外因素所致的窦性心动过缓，绝大多数伴有迷走神经亢进现象，是神经性的，心率不甚稳定。当自主神经张力改变时，如深呼吸、运动、注射阿托品等后常有心率的变化，PR 间期可略有延长。心内因素导致的窦性心动过缓可能是由以下原因引起的。

1.迷走神经兴奋

大多通过神经(主要为迷走神经兴奋)、体液机制经心脏外神经而起作用，或是直接作用于窦房结而引起窦性心动过缓。

2.窦房结功能受损

指由窦房结受损(如炎症、缺血、中毒或退行性变的损害等)而引起的窦性心动过缓。此外，可见于心肌受损如心肌炎、心包炎、心肌硬化等，也可能为一过性的窦房结炎症、缺血及中毒性损害所致。

3.急性心肌梗死

窦性心动过缓的发生率为 20%～40%，在急性心肌梗死发病早期发生率最高(特别是下壁梗死)。

(二)临床表现

轻重不一，可呈间歇性发作。多以心率缓慢所致心、脑、肾等脏器血供不足症状为主。轻者乏力、头晕、记忆力差、反应迟钝等，严重者可有黑矇、晕厥或阿-斯综合征发作。部分严重患者除可引起心悸外，还可加重原有心脏病症状，引起心力衰竭或心绞痛。心排血量过低严重影响肾脏等脏器灌注，还可致少尿等。

(三)诊断与鉴别诊断

窦性心动过缓的心电图表现主要有以下几点。

(1)窦性 P 波的形态：窦性心动过缓与窦性心动过速时 P 波形态有较大差异，这是由于窦性心动过缓时窦房结的起搏点多位于尾部，其发出的激动多沿中结间束下传；而窦性心动过速时窦房结的起搏点多位于头部，激动多沿前结间束下传。虽然窦房结的头、尾相差仅 15 mm，但由于结间束优先传导的特点，所以两者的窦性 P 波形态有差异，Ⅱ、Ⅲ导联的 P 波较正常窦性心律的 P 波稍低平。

(2)窦性 P 波的频率：成人应<60 次/分，通常为 40～59 次/分，多在 45 次/分以上。亦有慢至35 次/分左右者甚至有 20 次/分的报告，<45 次/分为严重的窦性心动过缓。婴幼儿窦性心动过缓的心率，在 1 岁以下应<100 次/分，1～6 岁应<80 次/分，6 岁以上应<60 次/分。

(3)PR 间期 0.12～0.25 秒。

(4)QRS 波:每个 P 波后紧随一正常的 QRS 波,形态、时限均正常。

(5)T 波、U 波:窦性心动过缓时正常,也可表现 T 波振幅较低,U 波常较明显。

(6)QT 间期按比例延长,但校正后 QTc 间期则在正常范围内。正常 QTc 应≤0.42 秒。

此外,发生以下情况时可能会与窦性心动过缓类似,应加以鉴别。①二度窦房传导阻滞:当发生 2∶1 或 3∶1 窦房传导阻滞时,心率很慢,类似窦性心动过缓。两者可依据下列方法鉴别,经阿托品注射或体力活动后(可做蹲下、起来运动),窦性心动过缓者的窦性心律可逐渐加快,其增快的心率与原有心率不成倍数关系;而窦房传导阻滞者心率可突然增加 1 倍或成倍增加,窦房传导阻滞消失。②未下传的房性期前收缩二联律:未下传的房性期前收缩 P′波,一般是较易识别的。但当 P′波重叠于 T 波上不易分辨时可被误认为窦性心动过缓。③房性逸搏心律较少见,其 P′波形态与窦性心律的 P 波明显不同,但如果房性逸搏点位置接近窦房结时,则其 P′波与窦性P 波在形态上不易区别。鉴别点:房性逸搏心律通常持续时间不长,运动或注射阿托品可使窦性心律加快,房性逸搏心律消失;房性逸搏心律规则,而窦性心动过缓常伴有窦性心律不齐。

(四)治疗

窦性心动过缓的治疗包括针对原发病治疗及对症、支持治疗。如心率不低于每分钟50 次,无症状者,无须治疗,如心率低于每分钟 50 次,且出现症状者可用提高心率药物(如阿托品、麻黄碱或异丙肾上腺素),或可考虑安装起搏器,对于显著窦性心动过缓伴窦性停搏且出现晕厥者应安装人工心脏起搏器。

对窦性心动过缓者均应注意寻找病因,大多数窦性心动过缓无重要的临床意义,不必治疗。在器质性心脏病(尤其是急性心肌梗死)患者,由于心率很慢可使心排血量明显下降而影响心、脑、肾等重要脏器的血液供应,症状明显,此时应使用阿托品(注射或口服)、氨茶碱,甚至可用异丙肾上腺素静脉滴注,以提高心率。对窦房结功能受损所致的严重窦性心动过缓的患者,心率很慢,症状明显,甚至有晕厥发生,药物治疗效果欠佳者,需要安装永久性人工心脏起搏器,以防突然出现窦性停搏。对器质心脏病伴发窦性心动过缓又合并窦性停搏或较持久反复发作窦房传导阻滞而又不出现逸搏心律、发生过晕厥或阿-斯综合征、药物治疗无效者,应安装永久性人工心脏起搏器。由颅内压增高、药物、胆管阻塞等所致的窦性心动过缓应首先治疗病因,结合心率缓慢程度以及是否引起心排血量的减少等情况,适当采用提高心率的药物。

三、病态窦房结综合征

(一)病因及临床表现

引起病态窦房结综合征的病因包括退行性变、冠心病、心肌病、心肌炎、风湿性心脏病、外科手术损伤、高血压等。其临床表现轻重不一,可呈间歇发作性,多以心率缓慢所致脑、心、肾等脏器供血不足尤其是脑供血不足症状为主。轻者乏力、头晕、眼花、失眠、记忆力差、反应迟钝或易激动等,易被误诊为神经官能症,老年人还易被误诊为脑血管意外或衰老综合征。严重者可引起短暂黑矇、近乎晕厥、晕厥或阿-斯综合征发作。部分患者合并短阵室上性快速心律失常发作,又称慢快综合征。快速心律失常发作时,心率可突然加速达 100 次/分以上,持续时间长短不一,心动过速突然终止后可有心脏暂停伴或不伴晕厥发作。严重心动过缓或心动过速除引起心悸外,还可加重原有心脏病症状,引起心力衰竭或心绞痛。心排血量过低严重影响肾脏等脏器灌注还可致尿少、消化不良。慢快综合征还可能导致血管栓塞症状。

(二)症状、体征

本病是在持续缓慢心率的基础上,间有短暂的窦性心律失常发作。与中青年人比较,老年患者有以下特点。①双结病变多见:窦房结病变引起显著的窦性心动过缓、窦房传导阻滞及窦性静止,在此基础上如交界性逸搏出现较迟(≥2 秒)或交界性逸搏心率缓慢(<35 次/分)或伴房室传导阻滞(AVB)者,说明病变累及窦房结和房室结,称为双结病变。老年人双结病变明显多于中青年人,提示老年患者病变广泛,病情严重。②慢快综合征常见:老年患者在持续缓慢心率的基础上,较易出现短暂的快速心律失常(室上性心动过速、心房扑动、心房颤动),说明有心房病变,如伴有房室或束支传导阻滞,提示整个传导系统病变。③心、脑、肾缺血表现较突出:心率<40 次/分,常有脏器供血不足的表现,轻者乏力、头晕、眼花、失眠、记忆力减退、反应迟钝,重者发生阿-斯综合征。

(三)诊断

诊断本病应以心律失常为依据,症状仅作为参考,中青年人常用阿托品、异丙肾上腺素试验及经食管心房调搏等检查来确诊,但老年人不宜或不能行上述检查,而动态心电图基本能达到确诊目的。如最慢窦性心律<40 次/分,最长RR<1.6 秒,则可诊断。

(四)治疗

病态窦房结综合征的治疗应针对病因,无症状者可定期随访,密切观察病情。心率缓慢显著或伴自觉症状者可试用阿托品、茶碱类口服。双结病变、慢快综合征及有明显脑血供不足症状如近乎昏厥或昏厥的患者宜安置按需型人工心脏起搏器。合并快速心律失常的,安装起搏器后再加用药物控制快速心律失常发作。病态窦房结综合征患者禁用可能减慢心率的药物如降压药、抗心律失常药、强心药、β受体阻滞剂及钙通道阻滞剂等。心房颤动或心房扑动发作时,不宜进行电复律。本病治疗困难,因为对缓慢心率缺乏有效而无不良反应的药物,使用防治快速心律失常药物又加重心率缓慢,且快速心律转为缓慢心律时心跳停顿时间较长。

四、窦房传导阻滞

(一)病因

窦房传导阻滞少数可为家族性,大多见于器质性心脏病患者,冠心病是最常见的病因,约占40%,因心肌缺血导致窦房结周围器质性损害。其中,急性下后壁心肌梗死时窦房传导阻滞发生率为3.5%。此外,也见于高血压性心脏损害、风湿性心脏病、心肌病、先天性心脏病、慢性炎症或缺血所致的窦房结及其周围组织病变等。此外,其他原因也可引起本病,包括:①高钾血症、高碳酸血症、白喉、流行性感冒(流感)等;②窦房结周围区域的退行性硬化、纤维化、脂肪化或淀粉样变;③药物中毒及大剂量使用普罗帕酮亦可引起,但多为暂时性的,如洋地黄、胺碘酮、β受体阻滞剂等;④迷走神经张力增高或颈动脉窦过敏的健康人,可用阿托品试验证实;⑤可见于静脉推注硫酸镁所致(注射速度过快所致),低钾血症血钾<2.6 mmol/L时也可发生。

(二)临床表现

窦房传导阻滞可暂时出现,也可持续存在或反复发作。窦房传导阻滞患者常无症状,也可有轻度心悸、乏力感及“漏跳”,心脏听诊可发现心律不齐、心动过缓、“漏跳”(长间歇)。如果反复发作或长时间的阻滞,可发生连续心搏漏跳,而且无逸搏(心脏高位起搏点延迟或停止发放冲动时,低位起搏点代之发放冲动而激动心脏的现象)出现,则可出现头晕、晕厥、昏迷、阿-斯综合征等。另外,尚有原发病的临床表现。

(三)诊断

由于体表心电图不能显示窦房结电活动,因而无法确立一度窦房传导阻滞的诊断。第三度窦房传导阻滞与窦性停搏鉴别困难,特别当发生窦性心律失常时。二度窦房传导阻滞分为两型:莫氏Ⅰ型即文氏阻滞,表现为PP间期进行性缩短,直至出现一次长PP间期,该长PP间期短于基本PP间期的两倍;莫氏Ⅱ型阻滞时,出现的一系列的PP间期相等,但可突然出现P波脱漏,而出现长PP间期。长PP间期为基本PP间期的整倍数。

(四)治疗

治疗窦房传导阻滞时,主要治疗原发病。对暂时出现又无症状者可进行密切观察,不需要特殊治疗,患者多可恢复正常。对频发、反复、持续发作或症状明显者,可口服或静脉、皮下注射阿托品,另外,可口服麻黄碱或异丙肾上腺素,严重病例可将异丙肾上腺素加于5%葡萄糖注射液中缓慢静脉滴注。对发生晕厥、阿-斯综合征并且药物治疗无效者应及时植入人工心脏起搏器。

(王春燕)

第三节 房性心律失常

房性心律失常是指由心房引起的心动频率和节律的异常。房性心律失常包括房性期前收缩、房性心动过速、心房扑动、心房颤动。根据房性心律失常的类型的不同,各自的表现和治疗方式也有所不同。

一、房性期前收缩

房性期前收缩,起源于窦房结以外心房的任何部位。正常成人进行24小时心电检测,约60%的人有房性期前收缩发生。各种器质性心脏病患者均可发生房性期前收缩,并经常是快速性房性心律失常出现的先兆。

(一)病因

引起房性期前收缩的原因很多,主要包括以下几个方面。

1.器质性心脏病

任何器质性心脏病均可发生,多见于冠心病、风湿性心脏病、肺心病(尤其是多源性房性期前收缩)、心肌炎、高血压性心脏病、心力衰竭、急性心肌梗死等。

2.药物及电解质

洋地黄、普鲁卡因胺、肾上腺素、异丙肾上腺素及各种麻醉药等的应用均可出现房性期前收缩。在酸碱平衡失调、电解质紊乱时,如低钾血症、低钙血症、低镁血症、酸碱中毒等亦可出现房性期前收缩。

3.神经异常状态

房性期前收缩的出现可无明显诱因,但与情绪激动、血压突然升高、过多饮酒、吸烟、喝浓茶、喝咖啡、便秘、腹胀、消化不良、失眠、体位突然改变等因素有关。此原因所致的房性期前收缩在睡眠前或静止时较易出现,在运动后或心率增快后减少或消失。还可因心脏的直接机械性刺激(如心脏手术或心导管检查等)引起房性期前收缩。

4.内分泌疾病

甲状腺功能亢进症、肾上腺疾病等。

5.正常健康心脏

房性期前收缩在各年龄组正常人群中均可发生,儿童少见。中老年人较多见。可能是由于自主神经功能失调所引起,交感神经或迷走神经亢进均能引起期前收缩。

(二)临床表现

主要症状为心悸、心脏"停跳"感,期前收缩次数过多时自觉"心跳很乱",可有胸闷、心前区不适、头晕、乏力、脉搏有间歇等。也有无症状者。可能因期前收缩持续时间较久,患者已适应。此外,期前收缩的症状与患者的精神状态有密切关系,不少患者的很多症状是由于对期前收缩不正确的理解和恐惧、焦虑等情绪所致。

(三)诊断

根据病因、临床表现及心电图检查即可做出诊断。典型房性期前收缩心电图特点如下。

(1)房性期前收缩的P波提前发生,与窦性P波形态各异。如发生在舒张早期,适逢房室结尚未脱离前次搏动的不应期,可产生传导中断(称为阻滞的或未下传的房性期前收缩)或缓慢传导(下传的PR间期延长)现象。

(2)发生很早的房性其前收缩的P波可重叠于前面的T波之上,且不能下传心室,故无QRS波发生,易误认为窦性停搏或窦房传导阻滞。

(3)应仔细检查T波形态是否异常加以识别。

(4)房性期前收缩使窦房结提前发生除极,因而包括其前收缩在内的前后两个窦性P波的间期,短于窦性PP间期的两倍,称为不完全性代偿间歇。若房性期前收缩发生较晚,或窦房结周围组织的不应期长,窦房结的节律未被扰乱,期前收缩前后PP间期恰为窦性者的两倍,称为完全性代偿间歇。

(5)房性期前收缩发生不完全性代偿间歇居多。房性期前收缩下传的QRS波群形态通常正常,有时亦可出现宽阔畸形的QRS波群,称为室内差异性传导。

(四)治疗

房性期前收缩通常无须治疗。当明显症状或因房性期前收缩触发室上性心动过速时,应给予治疗。吸烟、饮酒与咖啡因可诱发房性期前收缩,应劝导患者戒除或减量。治疗药物包括镇静药、β受体阻滞剂等,亦可选用洋地黄或钙通道阻滞剂。

二、房性心动过速

房性心动过速简称房速。根据发生机制与心电图表现的不同,可分为自律性房性心动过速、折返性房性心动过速与混乱性房性心动过速三种。

(一)病因

大多数伴有房室传导阻滞的阵发性房性心动过速因心房局部自律性增高引起。心肌梗死、慢性肺部疾病、大量饮酒及各种代谢障碍均可导致房性心动过速。洋地黄类药物服用过量,导致洋地黄中毒,特别在低钾血症时易发生此种心律失常。折返性房性心动过速多发生在手术瘢痕或解剖缺陷的邻近部位。紊乱性房性心动过速即多源性房性心动过速,常发生于患慢性阻塞性肺病或充血性心力衰竭的老年人,也可见于洋地黄中毒与低钾血症患者,紊乱性房性心律易蜕变为心房颤动。

通过普通的方法很难明确局灶冲动的产生机制。已有的资料提示，引起局灶电活动的原因可能有自律性异常过高，延迟后除极引起的触发活动或微折返。房性心动过速开始发作时常常有频率的逐渐增加和/或房性心动过速终止之前有频率的逐渐降低，上述现象提示自律性异常可能是局灶性房性心动过速的主要机制。

(二)临床表现

房性心动过速患者可出现心悸、头晕、疲乏无力、胸痛、呼吸困难及晕厥等症状。发作可呈短暂、阵发性或持续性。局灶性房性心动过速的频率多在130～250次/分，受儿茶酚胺水平和自主神经张力的影响。当房室传导比率发生变动时，听诊心律不齐，第一心音强度不等。颈静脉可见a波数目超过听诊心搏次数。

(三)诊断

主要根据病因、临床表现及心电图检查做出诊断。其心电图的表现如下：①心房率通常为150～200次/分；②P波形态与窦性者不同，根据心房异位激动灶的部位或房性心动过速发生的机制不同而形态各异；③常出现二度Ⅰ型或Ⅱ型房室传导阻滞，呈现2∶1房室传导者亦属常见；④P波之间的等电线仍存在(与典型心房扑动时等电线消失不同)；⑤刺激迷走神经不能终止心动过速，仅加重房室传导阻滞；⑥发作开始时心率逐渐加速。

Holter同样可以诊断房性心动过速，如果患者心慌发作时间短，来不及发作当时做心电图，但发作比较频繁，可做24小时或48小时动态心电图(即常说的Holter)监测来确诊房性心动过速。动态心电图会连续记录下患者24小时所有心电信号，通过计算机分析，发现事件，得出诊断。

(四)治疗

房性心动过速合并房室传导阻滞时，心室率通常不太快，不会导致严重的血流动力学障碍，患者通常不会有生命危险，因此无须紧急处理。若心室率达140次/分以上，由洋地黄中毒所致，或有严重充血性心力衰竭或休克征象，应进行紧急治疗。对于不同的诱因应采取不同的处理方法。

(1)洋地黄中毒引起者：①立即停用洋地黄；②如血钾水平不高，首选氯化钾，口服或静脉滴注氯化钾，同时进行心电图监测，以避免出现高钾血症；③已有高钾血症或不能应用氯化钾者，可选用β受体阻滞剂。心室率不快者，仅需停用洋地黄。

(2)非洋地黄引起者：①积极寻找病因，针对病因治疗；②洋地黄、β受体阻滞剂、非二氢吡啶类钙通道阻滞剂可用于减慢心室率；③如未能转复窦性心律，可加用Ⅰa、Ⅰc或Ⅲ类抗心律失常药；④持续性药物治疗无效的房性心动过速可考虑作射频消融。

(3)经导管射频消融治疗房性心动过速的适应证：不管房性心动过速的机制是异常自律性、触发活动还是微折返，局灶性房性心动过速都可以通过导管消融其局灶起源点而得到根治，而且目前已经成为持续性房性心动过速尤其是无休止房性心动过速的首选治疗方法。对于药物无效或无休止性的房性心动过速，尤其在出现心律失常性心肌病时，导管消融其局灶起源点是最佳治疗。

三、心房扑动

心房扑动是指快速、规则的心房电活动。在心电图上表现为大小相等、频率快而规则(心房率一般在240～340次/分)、无等电位线的心房扑动波。

(一)病因

心房扑动多由房性冲动在右心房内环形折返所致,少数心房扑动由于房性异位灶自律性增高所致。阵发性心房扑动发生于无器质性疾病患者,持续性心房扑动可见于风湿性心脏病、冠心病、肺源性心脏病、酒精性心肌病和甲亢性心脏病等。

(二)临床表现

患者常感觉心慌、胸闷,严重时感觉头晕、头痛,此外患者的症状与原发病存在关联,比如诱发心绞痛、心力衰竭等。查体时患者的心房扑动心室率可规则或不规则,颈静脉搏动次数常为心室率的数倍。按摩颈静脉窦可使心率减慢或不规则,运动可使心率增加。

(三)诊断

主要根据患者的病史、临床表现及心电图表现诊断。心房扑动患者心电图主要表现如下:①P波消失,出现F波,其形态、间距及振幅均相同,呈锯齿状,频率在250~350次/分,F-F之间无等电位线;②QRS波形态和时间正常,或稍有差异;③常见房室传导比例为2∶1,也可呈3∶1或者4∶1,房室传导比例不固定者心室率可不规则;④有时F波频率和形态不是绝对规则,称不纯性心房扑动或心房扑动-颤动。

(四)治疗

心房扑动的治疗包括以下几项。①病因治疗;②转复心律:包括同步电复律、经食管心房调搏术、经导管射频消融术和药物复律;③控制心室率:可选β受体阻滞剂或维拉帕米,伴心力衰竭时首选洋地黄;④抗凝治疗。

四、心房颤动

心房颤动(atrial fibrillation,AF)简称房颤,是最常见的心律失常之一,是由心房主导折返环引起许多小折返环导致的房律紊乱。它几乎见于所有的器质性心脏病,在非器质性心脏病也可发生。可引起严重的并发症,如心力衰竭和动脉栓塞,严重威胁人体健康。临床上根据心房颤动的发作特点,将心房颤动分为阵发性心房颤动(心房颤动发生时间常小于24小时,可自行转复为窦性心律)、持续性心房颤动(心房颤动发生时间大于2天,多需电转复或药物转复)、永久性心房颤动(不可能转为窦性心律)。

(一)病因

多种疾病均可导致心房颤动的发生,主要包括以下几种。

1.风湿性心脏瓣膜病

风湿性心脏瓣膜病仍是心房颤动的最常见原因,尤其多见于二尖瓣狭窄合并关闭不全。其中二尖瓣狭窄患者当中,心房颤动为41%。

2.冠心病

随着冠心病发病率的增加,在很多国家和地区,冠心病已成为心房颤动的首要原因。

3.心肌病

各种类型的心肌病均可以发生心房颤动,发生率在10%~50%,成人多见,儿童也可发生,以原发性充血性心肌病为主,约占20%。

4.原发性高血压

原发性高血压在心房颤动原因中的比率为9.3%~22.6%。心房颤动的发生与原发性高血压所致肥厚心肌的心电生理异常、肥厚心肌缺血及肥厚心肌纤维化有关。

5.缩窄性心包炎

一般患者的发病率为22%～36%,高龄患者心房颤动的发生率可达70%,心包积液患者也可伴发心房颤动。

6.肺心病

肺心病发生心房颤动的原因与肺内反复感染、长期缺氧、酸中毒及电解质紊乱有关。

7.先天性心脏病

在先天性心脏病中,心房颤动主要见于房间隔缺损患者。

8.病态窦房结综合征

当窦性心动过缓时,心房的异位兴奋性便增强,易于发生心房颤动。

9.预激综合征

预激综合征的主要并发症是阵发性房室折返性心动过速,其次为心房颤动,一般认为心室预激的心房颤动发生率与年龄有关,儿童患者很少发生,而高龄患者则心房颤动发生率较高。

10.甲状腺功能亢进

心房颤动是甲亢的主要症状之一,甲亢患者中心房颤动的发生率在15%～20%,老年人甲亢者可能存在心肌的器质性损害,易发生慢性心房颤动。

(二)临床表现

1.症状

心房颤动发作时,除基础心脏病引起的血流动力学改变外,由于心房颤动使心房的收缩功能丧失,心室收缩变得不规律,心室率增快,患者最常见的症状是心慌。如合并冠心病,患者可出现心绞痛、眩晕、晕厥,严重可出现心力衰竭及休克。如合并风湿性心脏病二尖瓣狭窄者,常诱发急性肺水肿,伴有肺动脉高压者可发生咯血。

某些慢性心房颤动,患者可以无任何症状,尤其在老年人多见,常在体检或心电图检查时发现。

2.体征

对于原有心脏病的患者,心房颤动者体征因原发心脏病的不同而不同。听诊可发现心尖部第一心音强弱不等,心律绝对不齐,脉搏短绌。此外,心房颤动患者可发生脑、肺及四肢血管栓塞征,栓塞的发生率与年龄、心房大小和基础心脏病有关。心房颤动患者脑梗死发生率比正常人群高5倍。

(三)诊断

心房颤动患者心电图表现:①P波消失代之以振幅、形态、节律不一的f波,频率为350～600次/分,f波可以相当明显,类似不纯心房扑动,也可以纤细而难以辨认;②RR间距绝对不规则。患者一般有病理和生理传导性异常,有时可与其他类型的心律失常并存,如期前收缩、阵发性室上性或室性心动过速,以及各种房室传导阻滞等,而使心电图表现不典型。

(四)治疗

1.病因治疗

积极治疗原发性心脏病才容易使心房颤动转复为窦性心律,并使之转复后长期维持,即使不能治愈病因,能解除血流动力学异常也很重要。在缺血性心脏病、高血压性心脏病、心肌病等所致心房颤动者,当心肌缺血改善,心力衰竭纠正,在血压控制良好的情况下,心房颤动转复的机会增加,并能长时间维持窦性心律。风湿性心脏病二尖瓣狭窄并心房颤动患者,实行手术去除病因后许多患者能在复律后长期维持窦性心律。

2.药物治疗

包括药物复律、控制心室率及抗凝治疗。

3.射频消融治疗

射频消融主要应用于抗心律失常药无效，或有明显症状的阵发性心房颤动患者及心室率不易控制的持续心房颤动患者。目前常用的是肺静脉隔离术，Carto 的引导使得射频消融术更加精确。

4.外科治疗

主要包括希氏束离断术——“走廊术”及“迷宫术”，目前临床普遍采用“迷宫术”。其主要机制是在一系列切口之间，引导心房同时激动，以消除心房颤动，即通过一系列切口打断常见的折返环，建立一条特殊的传导通路使心房电活动同步。

5.抗凝治疗，预防栓塞

心房颤动时心房失去了有效的收缩，血液在心房内淤滞有利于血栓的形成。血栓脱落后可随血流移动，导致全身不同部位的栓塞。因此积极予以抗凝治疗非常重要。目前常用的是 CHA_2DS_2-VASc 评分，见表 8-2。评分≥2 分，推荐口服抗凝血药治疗，如华法林；评分为 1 分，可以选择华法林抗凝或阿司匹林抗血小板治疗，推荐选用华法林治疗；评分为 0 分，可以选择阿司匹林或不用抗凝治疗，推荐不抗凝治疗。

表 8-2　CHA_2DS_2-VASc 评分

字母	危险因素	积分
C	慢性心力衰竭/左室功能障碍	1
H	高血压	1
A	年龄≥75 岁	2
D	糖尿病	1
S	卒中/短暂脑缺血发作(TIA)/血栓栓塞病史	2
V	血管疾病	1
A	年龄 65～74 岁	1
Sc	性别(女性)	1
合计	最高积分	9

(王春燕)

第四节　房室交界区心律失常

房室交界区心律失常是由房室结及其周围组织引起的心律失常，常见类型包括房室交界区性期前收缩、交界区性逸搏与逸搏心律、非阵发性交界区性心动过速、房室结折返性心动过速、预激综合征。

一、房室交界区性期前收缩

房室交界区性期前收缩又称为房室交界区性早搏，指起源于房室交界区域的期前激动。房室交界区域包括房室结、心房下部和希氏束。房室交界区性期前收缩可见于无或有器质性心脏病的患者。

（一）病因及临床表现

病因与临床表现和房性期前收缩相似。

（二）诊断

房室交界区性期前收缩依据心电图而诊断。其心电图特征为交界区提前出现的激动向上逆传心房产生逆行 P 波，向下激动心室产生提前的 QRS 波；逆传 P 波出现在 QRS 波之前（PR 间期＜0.12 秒）、之后（PR 间期＜0.20 秒）或埋藏在 QRS 波之中；QRS 波多形态正常，一般多出现完全性代偿间歇，若存在室内差异传导，则出现宽大畸形的 QRS 波，不易与室性期前收缩鉴别。

（三）治疗

房室交界区性期前收缩一般不需要治疗，重点为治疗原发病。

二、房室交界区性逸搏与逸搏心律

当窦房结或心房内的激动，不能按时传到房室交界区，其间歇超过交界区组织内潜在起搏点的自律周期的时限时，此潜在起搏点即发放冲动，由此引起的一次异位心搏，称为交界区性逸搏。连续 3 个或 3 个以上的交界区性逸搏即构成交界区性逸搏心律。

（一）病因与发病机制

房室交界区性逸搏或逸搏心律既可以是对迷走神经刺激的反应，也可以见于病理情况如严重的心动过缓或房室传导阻滞，此时的房室交界区性逸搏和逸搏心律可替代高位节律点激动心室。在正常情况下，房室交界区并不表现出自律性，为潜在心脏起搏点。当窦房结的频率低于房室交界区，或者窦房结的冲动未能传导至房室交界区，后者可以发放冲动而引起逸搏，连续出现的逸搏形成逸搏心律。可见于心脏结构正常或有器质性心脏病的患者。

（二）临床表现

患者可有胸闷、头晕、乏力，与心动过缓有关。若心房收缩正逢三尖瓣处于关闭状态，查体时可见颈静脉搏动时的大 a 波。

（三）诊断

心电图特征：在长于正常窦性 PP 间期的间歇之后出现一个正常的 QRS 波，P 波缺如，或可见逆行性 P 波位于 QRS 波之前或之后；有时也可以见到未下传到心室的窦性 P 波，即 QRS 波前有窦性 P 波，PR 间期＜0.12 秒；房室交界区性逸搏的频率多为 40～60 次/分，QRS 波形态多正常。

（四）治疗

需要根据具体情况进行个体化治疗，有些情况可能不需要任何治疗，但有些情况时需应用增加逸搏频率和改善房室传导的药物，或给予心脏起搏治疗。

三、非阵发性房室交界区性心动过速

（一）病因与发病机制

非阵发性房室交界区性心动过速与房室交界区自律性增高或触发活动有关，多见于急性下壁心肌梗死、心肌炎、心脏手术后，偶见于正常人。服用洋地黄过程中出现非阵发性房室交界区性心动过速多提示洋地黄中毒。

(二)临床表现

患者可表现为阵发性心悸、胸闷、头晕以及原有心脏病症状加重，但一般没有明显的血流动力学改变。洋地黄中毒者还会有洋地黄中毒的其他表现。

(三)诊断

心电图特征：非阵发性房室交界区性心动过速的发作渐始渐止，心率逐渐变化，心动过速频率多为70～130 次/分；QRS 波多呈室上性，其前或后可伴逆行P 波；心电图多呈规则节律，但洋地黄中毒常合并房室交界区文氏传导阻滞而表现不规则的心室节律；多数情况下，心房活动由窦房结或心房异位节律点支配，表现为房室分离。

(四)治疗

首先应治疗基础疾病。血流动力学稳定的患者可以密切观察而无须特殊处理。若怀疑为洋地黄中毒，则必须停用洋地黄，同时给予钾盐。

四、房室结折返性心动过速

房室结折返性心动过速(AV nodal reentrant tachycardia，AVNRT)是阵发性室上性心动过速的一种常见类型，一般不伴有器质性心脏病，可发生于不同年龄和性别。

(一)发病机制

其发病机制是由于房室结内(或房室交界区)存在着电生理特性不同的两条传导通路，即房室结双径路，其中快径路表现为不应期长、传导速度快；慢径路表现为不应期短、传导速度慢。AVNRT 可分为慢-快型(常见型)和快-慢型(少见型)两种类型。慢-快型者冲动经慢径路下传，经快径路逆传；快-慢型者冲动经快径路下传，经慢径路逆传。

(二)临床表现

其症状与有无器质性心脏病、心动过速时的心室率及发作持续时间有关。心动过速呈突发突止的特点，轻者可有心悸、胸闷、紧张和焦虑；重者可出现心绞痛、心力衰竭、晕厥甚至休克。如果发作时心室率过快，或心动过速终止时未能及时恢复窦性心律可发生晕厥。查体时可见心率增快、第一心音强度固定和心室律绝对规则。不伴有器质性心脏病的患者通常预后良好。

(三)诊断

心电图特征：起始突然，常由房性期前收缩诱发；QRS 波呈室上性；心率130～250 次/分，成人多为 150～200 次/分，儿童可能更快，偶有低于 130 次/分的情况；慢-快型者 P 波常埋于 QRS 波内不易辨认，也可在 QRS 起始形成假性q 波，或在 QRS 终末形成假性 s 波或 r′波；快-慢型者可见逆行 P 波，RP′＞P′R；少数患者由于心动过速频率过快可能出现 QRS 电交替现象。

(四)治疗

心动过速急性发作的处理选择治疗措施时应根据患者的病史、是否伴有器质性心脏病及症状的耐受程度等综合考虑。

1.刺激迷走神经

Valsalva 动作、颈动脉窦按压，以及双手用力握拳做下蹲动作，诱导恶心，将面部浸于冷水内等。

2.药物终止心动过速

静脉用药过程中应持续监测心电图变化。常用药物有腺苷、钙通道阻滞剂、洋地黄和β受体阻滞剂等，Ⅰa 和Ⅰc 类抗心律失常药虽能阻断快径路逆向传导，但很少用于室上性心动过速(PSVT)的复发。

3.直流电复律

对于血流动力学不稳定的患者尽早考虑电复律。电复律时使用能量10～50 J。

4.经食管心房调搏

经食管心房调搏用于药物禁忌、药物无效和有电复律禁忌证的患者。

此外，针对已经转复的患者，可考虑采取措施预防复发，可采取以下方案。①药物预防：事先应评价患者是否有必要长期应用抗心律失常药预防心动过速反复发作。对于心动过速偶发、发作持续时间短、发作时心率不是很快、症状不重的患者可不必长期使用药物预防其发作。②导管射频消融：导管射频消融是根治阵发性室上性心动过速的成熟方法，具有安全、迅速和有效的优点。对于 AVNRT，目前主要采用阻断慢径路传导的方法，根治率高达 95%以上。导管射频消融根治 AVNRT 的主要风险是房室传导阻滞和心脏压塞，这些并发症在有经验的心脏中心已极少发生，因此，可作为发作频繁、症状明显患者的首选方法。

五、预激综合征

(一)病因及发病机制

预激综合征又称 Wolf-Parkinson-White 综合征(简称 WPW 综合征)，是指心电图上有预激表现，同时伴有心动过速。当房室之间存在除房室结以外的具有快速传导特性的异常传导通路(房室旁路)时，心房冲动可经该异常通路提前激动(即所谓的预激)局部心室肌甚至整个心室肌。大多数患者不伴有心脏结构异常，在部分患者可伴有心肌病和 Ebstein 畸形、二尖瓣脱垂等先天性心脏病。

WPW 综合征患者伴有的心动过速有以下几种。①顺向型或正向房室折返性心动过速：心动过速时冲动经房室结下传心室，经旁路逆传心房形成折返，形成房室折返性心动过速；②逆向型或逆向房室折返性心动过速：心动过速时冲动经旁路下传心室，经房室结逆传心房，同时因心室经旁路激动产生宽大畸形的 QRS 波；③心房颤动(房颤)：发生心房颤动可能与心室激动经旁路逆传心房有关。WPW 综合征伴心房颤动时由于心房激动同时经房室结和旁路前传，心室率的快慢和 QRS 畸形程度取决于旁路的电生理特性和激动心室成分的比例。

(二)临床表现

房室旁路本身不会引起症状。心动过速主要类型是房室折返性心动过速，也可为心房颤动或心房扑动(房扑)。心动过速可以发生在任何年龄，在某些患者，随着年龄增加发作会减少。房室折返性心动过速有突发突止的特点。心动过速的症状可因基础心脏疾病、心律失常类型、心室率及发作持续时间等而轻重不一，发生心房颤动时可因极快的心室率和明显不规则的节律导致心室颤动，甚至发生猝死。

(三)诊断

1.窦性心律的心电图表现

PR 间期短于 0.12 秒；QRS 波起始部粗钝(预激波)，QRS 宽大畸形，部分导联 QRS 波宽度大于0.12 秒；ST-T 呈继发性改变，方向通常与预激波或向量方向相反；旁路位置不同引起的心电图 QRS 波形态也不同:根据胸前导联,尤其是 V_1 导联可将 WPW 综合征分为 A、B 两型,A 型胸前导联的 QRS 波均为正向,提示为左侧旁路,B 型 V_1 导联的 QRS 波负向而 V_5、V_6 导联的 QRS 波正向,提示为右侧旁路。部分患者的心电图预激波间歇出现,为间歇性预激现象,是由于传导特性的变化造成。部分房室旁路不具有前向传导(心房到心室的传导)的特性,但具有逆向传导(心室到心房的传导)功能,窦性心律时心电图无预激现象,但由于具有逆向传导功能,故可通过室房传导引起阵发性室上性心动过速,这种旁路称为隐匿性旁路。

2.心动过速的心电图表现

绝大多数房室折返性心动过速表现为顺向型,此时 QRS 波形态正常,频率 150～250 次/分,有时在 QRS 波后可见逆行 P 波。逆向型房室折返性心动过速 QRS 波宽大畸形,类似心室完全预激时的形态,需要与室性心动过速鉴别。在极少数患者,由于存在多条房室旁路,心电图形态可能变化较多,不同旁路与房室结之间、不同旁路之间形成的折返环路会使心电图的表现更为复杂。心房颤动时冲动除经过房室结激动心室外,还可经旁路下传心室,出现不规则的 QRS 波节律和正常 QRS 波与宽大畸形 QRS 波并存或交替的现象。若旁路不应期很短,心室率可以极快,甚至演变为心室颤动致猝死。

(四)治疗

心电图上预激但从无心动过速发作的患者可以不进行治疗,或可以先行心电生理检查以对旁路的不应期特征进行评价。对于心动过速反复发作或有心房颤动发作病史的患者则需要治疗。

对于急性发作期的患者,顺向型房室折返性心动过速可参考房室结折返性心动过速治疗原则处理。可静脉应用腺苷、维拉帕米或普罗帕酮终止心动过速。对伴有心房颤动或心房扑动的患者,应选用延长房室旁路不应期的药物,如胺碘酮、普罗帕酮或普鲁卡因胺。洋地黄、利多卡因、维拉帕米会加速预激伴心房颤动时的心室率,所以应避免使用。出现频率很快的逆向型房室折返性心动过速,或心房颤动快速的心室率造成血流动力学不稳定者应立即同步电复律。

导管射频消融是根治 WPW 综合征的有效方法,由于成功率高、复发率低,并且安全,已成为治疗 WPW 综合征的首选方法。特别适用于心律失常反复发作、药物预防效果不佳或旁路不应期短及不愿意长期服用药物预防心动过速发作的患者。对于不接受导管射频消融的患者,可选用Ⅰc 类抗心律失常药、胺碘酮和索他洛尔。

(王春燕)

第五节　室性心律失常

室性心律失常指起源于心室的心律紊乱,是常见的心律失常,包括室性期前收缩(室早)、室性心动过速(室速)、心室颤动(室颤)等。

一、室性期前收缩

室性期前收缩是由希氏束分支以下异位起搏点提前产生的心室激动,中老年人多见,有的可无明显临床症状,有的可导致严重后果不容忽视。常见于冠心病、风湿性心脏病与二尖瓣脱垂患者。

(一)临床表现

一般偶发的期前收缩不引起任何不适。当期前收缩频发或连续出现时,可使心排血量下降及重要器官灌注减少,可有心悸、胸闷、乏力、头晕、出汗、心绞痛或呼吸困难等症状。听诊时可听到突然提前出现心搏,第一心音较正常响亮,第二心音微弱或听不到,随后有较长的代偿间歇。脉诊可以触到提前出现的微弱脉搏,随后有一较长的代偿间歇。

(二)诊断

心电图表现:①提前发生 QRS 波群,时限通常超过 0.12 秒,宽大畸形,ST 段与 T 波的方向与 QRS 主波方向相反,其前无 P 波;②室性期前收缩与其前面的窦性搏动的间期恒定;③完全性代偿间期:即包含室性期前收缩在内,前后两个下传的窦性搏动的间期等于两个窦性 RR 之和;④有室性并行心律的心电图表现。

(三)治疗

经过全面详细的检查不能证明有器质性心脏病的室性期前收缩可认为是良性的,无须治疗。有器质性心脏病并具有下列条件之一者认为是具有潜在恶性或恶性室性期前收缩,必须治疗:①频率平均≥5 次/分者;②多形性或多源性,但要注意除外房性期前收缩伴差异传导;③呈二联律或三联律;④连续3 个以上呈短暂阵发性室性心动过速;⑤急性心肌梗死,即使偶发室性期前收缩,亦应及时治疗。

其治疗包括针对病因治疗、抗心律失常药治疗和射频消融治疗。

二、阵发性室性心动过速

由心室异位激动引起的心动过速,起始和终止突然,频率 150～250 次/分,规则,称为阵发性室性心动过速,若持续 30 秒以上称为持续性室性心动过速。

(一)病因

阵发性室性心动过速多见于器质性心脏病如冠心病、心肌病、心肌炎、心肌梗死等,此外,可见于药物中毒如抗心律失常药、氯喹、洋地黄及拟交感神经药过量等,少数见于无器质性心脏病。

(二)临床表现

阵发性室性心动过速突然发作,可持续数分钟、数小时或数天。发作时心率不过快、又无器质性心脏病者症状轻微,可仅有心悸。有器质性心脏病且心室率较快时,由于心排血量降低,常有心悸、气短、胸闷、头晕,严重时可出现晕厥、心力衰竭、心绞痛、休克,少数可发展为心室扑动或心室颤动。听诊发现心率快,150～260 次/分,心律规则或有轻度不齐,心尖部第一心音响度改变及大炮音,可有第一心音宽分裂,刺激迷走神经不能终止发作。

(三)诊断

心电图特征表现:①3 个或以上的室性期前收缩连续出现。②QRS 波群宽大畸形,时限超过 0.12 秒,ST-T 波方向与 QRS 波群主波方向相反。③心室率通常为 100～250 次/分,心律规则,但也可轻度不规则。④心房独立活动与 QRS 波群无固定关系,形成室房分离。偶尔个别或所有心室激动逆传夺获心房。⑤心室夺获与室性融合波。⑥室性融合波、心室夺获、全部心前区导联 QRS 波群主波方向呈同向性等心电图表现提示室性心动过速。

(四)治疗

其治疗包括电复律治疗、病因治疗、抗心律失常药治疗及射频消融治疗。

三、心室扑动与心室颤动

心室扑动与心室颤动是严重的异位心律,心室丧失有效的整体收缩能力,而是被各部心肌快而不协调的颤动所代替。两者的血流动力学的影响均相当于心室停搏。心室扑动常为心室颤动的前奏,也常是临终前的一种致命性心律失常。

(一)病因

心室扑动与心室颤动的病因可包括以下几种。①急性冠状动脉综合征:不稳定型心绞痛、急性心肌梗死、心功能不全;②扩张型和肥厚型心肌病;③心房颤动伴预激综合征;④长 QT 综合征、Brugada 综合征等心脏离子通道病;⑤病态窦房结综合征或完全性房室传导阻滞所致严重心动过缓;⑥电击或雷击;⑦继发于低温;⑧药物毒副作用:洋地黄、肾上腺素类及抗心律失常等药物。

(二)临床表现

临床症状包括发病突然、意识丧失、抽搐、呼吸停顿甚至死亡。听诊心音消失,无大动脉搏动,血压测不出,发绀和瞳孔散大等。

(三)诊断

依据心电图特征。

1.心室扑动

QRS 波群和 T 波难以辨认,代之以较为规则、振幅高大的正弦波群,每分钟 150～300 次(平均约200 次)。

2.心室颤动

波形、振幅与频率均极不规则,无法辨认 P 波、QRS 波群、ST 段与 T 波,频率达 150～300 次/分。

(四)治疗

(1)直流电复律和除颤为治疗心室扑动和心室颤动的首选措施,应争取在短时间内(1～2 分钟)给予非同步直流电除颤,一般用 300～400 J 电击若无效可静脉或气管注入、心内注射肾上腺素或托西溴苄铵(溴苄铵)或利多卡因,再行电击,可提高成功率。若在发病后 4 分钟内除颤,成功率 50%以上,4 分钟以后仅有 4%。若身边无除颤器应首先作心前区捶击 2～3 下,捶击心脏不复跳,立即进行胸外心脏按压,70～80 次/分。

(2)药物除颤:静脉注射利多卡因或普鲁卡因胺。若是洋地黄中毒引起心室颤动,应用苯妥英钠静脉注射。

(3)经上述治疗恢复自主心律者,可持续静脉滴注利多卡因或普鲁卡因胺维持。此外,托西溴苄铵(溴苄铵)、索他洛尔、胺碘酮静脉滴注,也有预防心室颤动的良好疗效。洋地黄中毒者可给苯妥英钠。

(4)在坚持上述治疗的同时要注意保持气道通畅,坚持人工呼吸,提供充分氧气。

(5)在抢救治疗的同时,还应注意纠正酸碱平衡失调和电解质紊乱。因为心室扑动、心室颤动持续时间稍长,体内即出现酸中毒,不利于除颤。此时可给11.2%乳酸钠或 4%～5%碳酸氢钠静脉滴注。

(王春燕)

第六节 心脏传导阻滞

当心脏的某一部分对激动不能正常传导时称之为心脏传导阻滞。冲动在心脏传导系统的任何部位传导均可发生阻滞，如发生在窦房结与心房之间称为窦房传导阻滞；在心房与心室之间称为房室传导阻滞；位于心房内称房内传导阻滞；位于心室内称室内传导阻滞。

一、房室传导阻滞

心脏电激动传导过程中，发生在心房和心室之间的电激动传导异常，可导致心律失常，使心脏不能正常收缩和泵血，称为房室传导阻滞。房室传导阻滞可发生在房室结、希氏束及束支等不同的部位。根据阻滞程度的不同，可分为一度、二度和三度房室传导阻滞。三种类型的房室传导阻滞其临床表现、预后和治疗有所不同。

（一）病因

常见于器质性疾病如冠心病、心肌炎、心肌病、风湿性心脏病、药物中毒、电解质紊乱等，也可见于高钾血症及药物不良反应。偶尔一度和二度Ⅰ型房室传导阻滞可见于正常健康人睡眠时，与迷走神经张力增高有关。

（二）临床表现

一度房室传导阻滞的患者通常无症状。二度Ⅰ型房室传导阻滞的患者可以无症状，如有症状多为心悸或是心搏暂停的感觉。三度房室传导阻滞的患者其症状与心室率的快慢和伴随疾病相关，患者可感到疲倦、乏力、头晕、晕厥、心绞痛等，如并发心力衰竭时会有胸闷、气促及活动受限。

（三）诊断

1.一度房室传导阻滞

是指从心房到心室的电激动传导速度减慢，心电图表现为 PR 间期延长超过 0.20 秒，但是每个心房激动都能传导至心室。

2.二度房室传导阻滞

又分为Ⅰ型（文氏或称莫氏Ⅰ型）和Ⅱ型（莫氏Ⅱ型）。二度Ⅰ型房室传导阻滞是最常见的二度房室传导阻滞类型，是指从心房到心室的传导时间逐渐延长，直到有一个心房的激动不能传递到心室。二度Ⅱ型房室传导阻滞是指心房的激动突然阻滞不能下传至心室，心电图表现为 QRS 波群有间期性脱漏。

3.三度房室传导阻滞

又称完全性房室传导阻滞，是指全部的心房激动都不能传导至心室，其特征为心房与心室的活动各自独立，互不相干；且心房率快于心室率。

（四）治疗

首先应针对病因治疗，一度和二度Ⅰ型房室传导阻滞无须抗心律失常药，二度Ⅱ型以上的房室传导阻滞可选用 M 受体拮抗药等药物。对于二度Ⅱ型和高度房室传导阻滞伴有心率过慢、血流动力学障碍或阿-斯综合征症状者可选择临时或长久起搏器治疗。

二、室内传导阻滞

心室内传导阻滞指的是希氏束分支以下部位的传导阻滞，一般分为左、右束支传导阻滞及左前分支、左后分支传导阻滞。

（一）病因

右束支传导阻滞较为常见，发生于风湿性心脏病、高血压性心脏病、冠心病、心肌病与先天性心脏病，也可发生于大面积的肺梗死，此外，右束支传导阻滞亦可见于健康人。

左束支传导阻滞常发生于充血性心力衰竭、急性心肌梗死、急性感染、奎尼丁与普鲁卡因胺中毒、原发性高血压、风湿性心脏病、冠心病与梅毒性心脏病。左前分支阻滞较为常见，左后分支阻滞则较为少见。

（二）临床表现

束支及分支传导阻滞本身多无明显症状，多支阻滞可发生心脏停搏而出现心悸、头晕甚至晕厥等症状。

（三）诊断

1.完全性右束支传导阻滞

（1）V_1导联呈 rsR 型，r 波狭小，R′波高宽。

（2）V_5、V_6导联呈 qRs 或 Rs 型，S 波宽。

（3）Ⅰ导联有明显增宽的 S 波、aVR 导联有宽 R 波。

（4）QRS≥0.12 秒。

（5）T 波与 QRS 波群主方向相反。

2.完全性左束支传导阻滞

（1）V_5、V_6导联出现增宽的 R 波，其顶端平坦，模糊或带切迹（M 形 R 波），其前无 q 波。

（2）V_1导联多呈 rS 或 QS 型，S 波宽大。

（3）Ⅰ导联 R 波宽大或有切迹。

（4）QRS≥0.12 秒。

（5）T 波与 QRS 波群主波方向相反。

3.左前分支阻滞

（1）电轴左偏－45°～－90°。

（2）Ⅰ、aVL 导联为 qR 型，R 波在 aVL＞Ⅰ导联。

（3）Ⅱ、Ⅲ、aVF 导联为 rS 型，S 波在Ⅲ导联＞Ⅱ导联。

（4）QRS＜0.11 秒，大多数正常。

4.左后分支阻滞

（1）电轴右偏（达＋ 120°或以上）。

（2）Ⅰ、aVL 导联为 rS 型，Ⅱ、Ⅲ、aVL 导联为 qR 型。

（3）QRS＜0.11S。

5.双束支或多束支分支传导阻滞

常见的双束支传导阻滞为右束支伴左前分支传导阻滞或左后分支，常见的三支传导阻滞为右束支、左前分支传导阻滞和左后分支传导阻滞。

若两侧阻滞程度不一致，必然造成许多形式的组合，出现间歇性，规则或不规则的左、右束支传导阻滞，同时伴有房室传导阻滞。下传心动周期的 PR 间期、QRS 波群规律大致如下：①仅一侧束支传导延迟，出现该侧束支阻滞的图形，PR 间期正常；②如两侧为程度一样的一度阻滞，则 QRS 波群正常，PR 间期稍延长；③如两侧传导延迟（一度）而程度不一，QRS 波群呈慢的一侧束支传导阻滞图形，并有 PR 间期延长，QRS 波群增宽的程度取决于两束支传导速度之差，PR 间延长程度取决于下传的束支传导性；④两侧均有二度或一侧为一度，另一侧为二度、三度阻滞，将出现不等的房室传导和束支传导阻滞图形；⑤两侧都阻断，则 P 波之后无 QRS 波群。

（四）治疗

首先，应针对病因治疗，对于单分支传导阻滞通常无须治疗，三支传导阻滞和双束支传导阻滞伴头晕、晕厥者，可以考虑安装人工起搏器。

（王春燕）

第九章 心肌疾病与感染性心内膜炎

第一节 原发性心肌病

一、扩张型心肌病

扩张型心肌病(dilated cardiomyopathy,DCM)是一种以左心室或双心室心腔扩大,心肌收缩功能受损为特征的心肌病,主要表现为进行性心力衰竭,也可发生心律失常、血栓栓塞及猝死。本病是原发性心肌病的常见类型,病死率高,5 年病死率为 5%～50%。近年来,DCM 的发病呈明显上升趋势,我国新近调查的患病率约为 19/10 万。

(一)病因

病因尚未完全明确,可能的主要原因包括遗传因素、感染因素、自身免疫。

1.遗传因素

家系研究表明,大约有 1/3 的 DCM 患者有阳性家族史,说明遗传性基因缺陷是 DCM 发病的重要原因之一,其中以常染色体显性遗传最为常见,也可表现为常染色体隐性遗传或 X-连锁遗传。DCM 的致病基因主要编码细胞骨架蛋白和肌节蛋白。已经证实与 DCM 发病相关的细胞骨架蛋白有抗肌萎缩蛋白、结蛋白、laminA/C、δ-肌聚糖、β 肌聚糖等,肌节蛋白包括 β 肌球蛋白重链、肌球蛋白结合蛋白 C、肌动蛋白、α-原肌球蛋白及心肌肌钙蛋白 T 和心肌肌钙蛋白 C。

2.感染因素

越来越多的证据表明,病毒感染可能是 DCM 发生的另一重要原因。运用聚合酶链式反应可在部分 DCM 患者的心肌标本中检测到病毒颗粒。病毒感染可通过直接损伤组织和引起自身免疫反应损伤心肌细胞,持续性的心肌细胞损伤可导致心脏重构而最终演变为 DCM,但机制尚未完全阐明。

3.自身免疫

DCM 患者存在体液及细胞免疫的异常,提示自身免疫反应可能与 DCM 的发病相关。可能的机制包括病毒组分进入心肌细胞,导致出现抗原刺激反应及各种原因所致的心肌损伤导致产生抗心肌抗体。

(二)病理

DCM 患者心脏大体标本可见心腔增大,以左心室或双心室扩张为主,心室壁厚度可以正常或稍增厚，可见瘢痕形成。附壁血栓常见，多位于心尖部。心脏瓣膜结构及冠状动脉通常是正常的。组织学表现为不同程度的心肌细胞肥大、变性、肌原纤维稀疏、排列紊乱及心肌间质纤维化。

(三)临床表现

DCM起病缓慢，表现为进行性左心功能衰竭，疲劳、乏力常见，也可出现心悸、气促、不能平卧等症状。右心衰竭的症状出现较迟，其发生提示预后不佳。有的患者可出现胸痛，可能是冠状动脉微循环障碍导致心内膜下心肌缺血所致。其他临床表现包括室性和室上性心律失常、血栓栓塞及心源性猝死。

体格检查常发现不同程度心脏扩大及充血性心力衰竭的体征。体循环动脉压一般正常或偏低，脉压减小。右心衰竭时出现颈静脉曲张、外周水肿及腹水。

心前区视诊可有左心室搏动，偶尔也可有右心室搏动。心尖搏动的位置常向外侧移位且范围弥散。心尖部第一心音减弱，常可听到第三或第四心音，心率快时呈奔马律。收缩中期杂音常见，多由于二尖瓣反流、三尖瓣反流引起。

(四)辅助检查

1.心电图检查

DCM患者无特异的心电图表现。常见的心电图改变：非特异性的ST段和T波异常，心室内传导延迟，以及左束支传导阻滞等。宽QRS波群预示提后较差。有严重左心室纤维化的患者可能会出现前壁Q波。24小时动态心电图可见多种心律失常包括非持续性室性心动过速、持续性的室上性或室性心律失常等。

2.X线检查

心影增大，以左心室增大为主，可有肺淤血的表现。

3.超声心动图检查

左右心房、心室均有不同程度增大，以左心室增大较显著，呈球形。左心室流出道增宽，室间隔右心室侧膨出。由于左心室明显扩大及心脏收缩力减弱，舒张期二尖瓣口血流量减少，活动幅度减低，可显示“大心腔、小开口”征象。主动脉瓣开放幅度亦减小。左心室壁普遍性运动幅度降低，收缩期增厚率下降，左心室收缩功能明显减低。室间隔与左心室后壁厚度正常或稍增厚。附壁血栓多见于左心室心尖部，表现为单发或多发的形态各异回声团。因心腔扩大，可出现多个瓣膜口反流，包括二、三尖瓣及主动脉瓣。

4.心脏磁共振检查

心脏磁共振检查显示心肌壁厚度一般正常，心腔内见慢血流信号，电影序列见心肌收缩运动弥漫性减弱，心肌首过灌注成像示心肌灌注正常，延迟增强可见心肌中间条状强化灶。

5.心导管检查

右心导管检查可反映患者的容量状态，有心力衰竭时，左、右心室舒张末压及左心房压、肺毛细血管楔压增高，心排血量、心脏指数减低。心室造影可见心腔扩大，室壁运动减弱，心室射血分数降低。冠状动脉造影多无明显异常，有助于与冠状动脉粥样硬化性心脏病鉴别。

6.心内膜活检

心内膜心肌活检可见心肌细胞肥大、变性、间质纤维化等，有助于与部分继发性心肌疾病及急性心肌炎相鉴别，但对扩张型心肌病诊断无特异性。

7.心肌灌注显像

表现为左心室扩大，呈球形，左心室壁节段状放射性稀疏，左心室收缩及舒张功能降低，室壁运动异常及室壁增厚率异常。部分患者伴右心室扩大，右心室功能降低。

8.免疫学检查

许多循环抗心肌抗体已经在DCM患者中检测到，包括抗肌球蛋白重链，β肾上腺素能受体，毒蕈碱受体，细胞膜钠钾腺苷三磷酸酶，层粘连蛋白和线粒体蛋白抗体等。但尚未用于临床诊断。

9.基因检测

目前DCM的基因检测多用于科学研究，尚未在临床推广使用。但在有较为明确的基因型-表型相关性的特定的患者中，可考虑进行基因检测。例如，在患有DCM和传导系统疾病的家庭中进行心肌病核纤层蛋白A基因检测。

（五）诊断和鉴别诊断

根据典型的临床症状、体征及辅助检查，排除可引起心肌损害的其他疾病，如高血压、冠心病、心脏瓣膜病、先天性心脏病、酒精性心肌病、心动过速性心肌病、系统性疾病、肺心病和神经肌肉性疾病等，可考虑诊断扩张型心肌病。临床多采用超声心动图作为诊断依据，以左心室舒张期末内径＞5.0 cm（女性）和＞5.5 cm（男性）及LVEF＜45%和/或左心室缩短速率＜25%作为DCM的诊断标准。超声心动图可作为重要的诊断依据，表现为左心室或双心室扩大及收缩功能减低。X线检查、心脏磁共振、心肌灌注显像等检查有助于诊断。若一个家系中有两个或两个以上患者，或在患者的一级亲属中有不明原因的35岁以下猝死者，则考虑诊断家族性DCM。

（六）治疗

DCM的治疗主要是改善症状，预防并发症和延缓病情进展，包括心力衰竭、心律失常的治疗及猝死和栓塞的预防等。

1.心力衰竭及心律失常的治疗

使用神经激素拮抗剂（ACEI/ARB、β受体阻滞剂、醛固酮受体拮抗剂）防止心衰进展、减少猝死发生及使用利尿剂维持容量平衡是扩张型心肌病患者治疗的基石。现有的抗心力衰竭药物能在一定程度上提高患者的生存率，但至今仍无有效的治疗措施可从根本上逆转心肌细胞损害、改善心脏功能。在心力衰竭治疗的基础上，可针对性使用抗心律失常药物，如快速室性心律失常给予胺碘酮，快心室率房颤使用洋地黄制剂等，但需密切监测不良反应且剂量不宜过大。

2.猝死的预防

对于猝死风险显著增高的DCM患者，可考虑植入埋藏式心脏复律除颤器。

3.栓塞的预防

对于有心房颤动或深静脉血栓形成等发生栓塞性疾病风险转高的患者及已有附壁血栓形成和曾发生血栓栓塞的患者，无禁忌证时须长期进行抗凝治疗。

4.改善心肌代谢

改善能量代谢的药物如辅酶Q_{10}和曲美他嗪可能对DCM患者心功能及预后的改善有一定效果，但没有确切的证据。

5.中医药疗法

黄芪具有抗病毒、调节免疫和正性肌力的功效，生脉饮、真武汤等中药对心功能的改善可能起到一定的辅助作用。

6.干细胞移植、基因治疗和靶向治疗

近年来，采用自体骨髓源性干细胞移植、基因治疗和靶向疗法治疗严重的DCM已成为研究的热点。这是治疗心力衰竭很有前途的新方法，但广泛应用于临床尚有许多问题需要解决。

7.心脏移植

目前心脏移植技术日益成熟，是晚期 DCM 患者的有效治疗方法，但存在供体缺乏、费用高及术后排斥反应等问题尚有待解决。

二、肥厚型心肌病

肥厚型心肌病(hypertrophic cardiomyopathy，HCM)是一种以心肌显著肥厚不伴心室腔扩张，左心室舒张期充盈受限、室壁顺应性下降为特征的心肌病。以室间隔基底段肥厚最为常见，可导致左心室流出道梗阻，称肥厚型梗阻性心肌病。心尖部肥厚型心肌病(apical hypertrophic cardiomyopathy，AHCM)是肥厚型心肌病中的特殊类型，其肥厚的心肌主要位于室间隔和左心室近心尖部。

本病是临床较常见的原发性心肌疾病，是青少年及运动员猝死最常见的原因。通过超声心动图检出的人群患病率为 1∶500。

(一)病因和发病机制

HCM 是一种常染色体显性遗传疾病，主要由编码心脏肌节蛋白的基因突变引起，包括编码粗肌丝和细肌丝组分的基因突变，编码 Z 盘的基因突变及一些线粒体基因突变也可导致 HCM 的发生。HCM 最常见的致病基因为 β 肌球蛋白重链基因、肌球蛋白结合蛋白 C 基因及心脏肌钙蛋白 T 基因。这些基因突变可改变肌动-肌球交联桥的构成，影响粗肌丝和细肌丝的运动和动力的生成，使肌小节功能不全而导致“代偿性”心肌肥厚，最终导致肥厚型心肌病的发生。但引起肥厚的精确驱动因素尚不明确。

但是，携带相同致病基因突变的 HCM 患者，其表型并不完全相同，可能是由于修饰基因的异质性及环境因素的影响不同所致。

(二)病理生理

HCM 的病理生理学改变，包括左心室流出道梗阻、舒张功能不全、心肌缺血、二尖瓣反流和自主调节功能异常。

1.左心室流出道梗阻

HCM 患者有产生左心室流出道梗阻的结构基础：室间隔基底段肥厚，在心脏收缩期可侵入左心室流出道，对二尖瓣前叶产生文氏管效应，将二尖瓣前叶“吮吸”向左心室流出道，造成梗阻；二尖瓣瓣叶和腱索冗长及乳头肌位置异常，导致在心室的收缩期，朝向异常位置二尖瓣装置的血流对部分二尖瓣瓣叶产生拉力，将二尖瓣瓣叶“推向”左心室流出道，也可造成左心室流出道梗阻。另外，肥厚的乳头肌贴向室间隔也可导致心室腔中部出现梗阻。

左心室流出道梗阻是动力性的，随心室负荷状态和收缩力的变化而变化。心肌收缩力增加，心室容量减少，或后负荷减低均可增加梗阻的程度。部分在静息状态下有轻微或没有左心室流出道梗阻的患者，在应力状态下或有药物诱发时，左心室流出道压力阶差可能会增高。

2.舒张功能不全

左心室舒张功能不全可见于绝大多数 HCM 患者，其病理生理机制包括左心室流出道梗阻导致的收缩期高负荷，心室收缩和舒张的不均匀及细胞内钙的重吸收异常导致钙的灭活延迟。心肌重度肥厚导致心室壁僵硬度增加也是舒张功能不全的重要原因。另外，弥漫性心肌缺血可进一步影响心室的舒张功能和室壁的僵硬度。运动或任何类型的儿茶酚胺刺激，均可导致舒张期充盈时间缩短，使心脏舒张期充盈障碍进一步加重，肺静脉压力增高，引起呼吸困难。

3.心肌缺血

HCM 患者可出现严重的心肌缺血甚至心肌梗死。心肌缺血常与冠状动脉粥样硬化无关，是由于重度肥厚心肌的需氧量超过了冠状动脉循环的容量，使心肌氧的供需失衡所致。冠脉造影可予鉴别。心肌室壁张力增加和左心室压力阶差增高也可导致心肌缺血。

4.二尖瓣反流

二尖瓣反流常见于左心室流出道梗阻的 HCM 患者，是引起呼吸困难的主要原因之一。通常情况下，二尖瓣反流是由继发于左心室流出道梗阻的二尖瓣收缩期前向运动（systolic anterior motion，SAM）引起的二尖瓣装置变形所致。二尖瓣反流喷射向侧后方，且在收缩中期和后期明显。二尖瓣反流的严重程度与左心室流出道梗阻的程度成比例关系。对左心室流出道梗阻程度有影响的左心室负荷和收缩力的改变同样可以影响二尖瓣反流的程度，即后负荷增加或前负荷增加都将使二尖瓣反流减少，反之则增加。

5.自主调节功能异常

运动时，接近 25%的 HCM 患者会出现异常的血压反应，即收缩压的增加不超过 2.7 kPa（20 mmHg）或收缩压下降，是由动力性左心室流出道梗阻或运动时全身血管舒张所致，推测 HCM 患者存在自主调节功能异常。若血压降低同时伴随心动过缓，可能是机体对梗阻的异常反射。

（三）临床表现

1.症状

HCM 患者的临床表现各异。大多数 HCM 患者并无症状，临床常见的症状包括呼吸困难、胸痛和晕厥三联症。

呼吸困难是 HCM 最常见的症状，主要表现为劳力性呼吸困难，夜间阵发性呼吸困难较少见。除左心室流出道梗阻或并存二尖瓣反流的患者外，重度的舒张功能不全者，即使无流出道梗阻或二尖瓣反流也可出现呼吸困难。1/3 的 HCM 患者合并劳力性胸痛，但冠状动脉造影正常。胸痛可持续较长时间或间断发作，或进食过程引起。接近 20%的 HCM 患者出现晕厥，其中一半以上可出现晕厥先兆。心律失常是晕厥最可能的原因，左心室压力感受器激活导致的血管扩张反应可能是另一个原因。

除上诉三联征外，HCM 患者还易发生多种形态的快速心律失常，包括室性心动过速、心室颤动、心房颤动、心房扑动等。另外，HCM 也是青少年和运动员猝死的主要原因：心脏骤停（心室颤动）存活者；自发性持续性室性心动过速；未成年猝死的家族史；晕厥史；运动后血压反应异常，收缩压不升高或反而降低；左心室壁或室间隔厚度超过或等于 30 mm；流出道压力阶差超过 6.7 kPa（50 mmHg）等是猝死的主要危险因素。

2.体格检查

HCM 体格检查的典型异常见于存在左心室流出道压力阶差的患者。左心室流出道梗阻的经典杂音是位于胸骨左缘中下段的收缩期增强-减弱型杂音。杂音通常在第二心音前结束，可以放射至心底部和心尖部。但是与主动脉瓣狭窄的杂音不同，它很少放射至颈根部。该杂音受心肌收缩力、左心室容量和外周阻力影响明显。凡能增加心肌收缩力、减少左心室容量和外周阻力的因素均可使杂音加强，反之则减弱。如含服硝酸甘油片、体力活动、Valsava 动作、静脉滴注异丙肾上腺素使左心室容量减少或增加心肌收缩力，均可使杂音增强；使用 β 受体阻滞剂、下蹲位使心肌收缩力减弱或左心室容量增加,则均可使杂音减弱。

二尖瓣反流时可以在心尖部听到单独的杂音,时限为全收缩期。重度二尖瓣反流的患者在心尖部,或左心室流出道梗阻的患者在胸骨左下缘,可触及收缩期震颤。

(四)辅助检查

1.心电图检查

绝大多数 HCM 患者都存在心电图的异常,表现为 ST 段和 T 波改变、左心室肥厚、病理性 Q 波等,异常 Q 波常出现在下壁导联(Ⅱ、Ⅲ、avF)和/或胸导联($V_{2\sim6}$)。室上性心动过速、室性期前收缩、非持续性室性心动过速及房颤也较为常见,有时可见束支传导阻滞和房室传导阻滞。心尖部肥厚型心肌病患者的心电图显示心前区导联普遍对称性 T 波倒置。

2.X 线检查

心影增大多不明显,左心缘心室段向左凸出圆隆,提示心肌肥厚。

3.超声心动图检查

超声心动图是最常用的影像学检查手段。可显示左心室壁和/或室间隔的肥厚。肥厚梗阻性心肌病患者可见室间隔流出道部分向左心室内突出、并于 M 型超声心动图见二尖瓣前叶活动曲线上出现一个向上突起的异常波型。运用彩色多普勒法可计算左心室流出道的压力阶差,对鉴别梗阻与非梗阻提供帮助,当压力阶差>4.0 kPa(30 mmHg)时提示有梗阻。心尖肥厚型心肌病患者心肌肥厚限于心尖部,以前侧壁心尖部尤为明显,如不仔细检查,很容易漏诊。

4.心脏磁共振

心脏磁共振可直观反映心室壁肥厚及心室腔的改变,能清晰显示特殊部位的肥厚(如心尖肥厚),特别是当超声心动图的图像质量不佳时。目前已成为诊断 HCM 的重要手段。较为特异的表现为,心肌首过灌注见肥厚心肌灌注低于正常心肌,延迟增强成像见心肌内斑片状强化灶。

5.心肌灌注显像

心肌灌注显像表现为局限性左心室壁肥厚,放射性核素异常浓聚。

6.心导管检查

心导管检查在判断流出道梗阻程度、血流动力学状态及左心室解剖结构,尤其是冠状动脉解剖结构方面具有重要意义,是有创治疗前重要的评估手段。可表现为左心室舒张末压上升;有梗阻者在左心室腔与流出道间有收缩期压差;心室造影显示左心室腔变形,呈香蕉状、犬舌状、纺锤状(心尖部肥厚时)等。冠状动脉造影多无异常,可确定间隔支的数量、分布和大小,为酒精化学消融术做准备。

7.基因诊断

HCM 的基因检测目前已较为成熟,可用于对常见致病基因突变的筛查。

(五)诊断和鉴别诊断

非梗阻性 HCM 患者的症状及体征多无特异性,诊断主要依靠影像学,任意一种影像学检查发现左心室壁和/或室间隔厚度超过 15 mm 可考虑诊断该病,但需排除可导致心脏肥厚的其他疾病如高血压、瓣膜病、先天性心脏病、运动员心脏等,尤其是左心室对称性肥厚时。另外,还需要警惕高血压性心脏病与 HCM 并存的现象。若彩色多普勒测定左心室与主动脉流出道压差超过 4.0 kPa(30 mmHg),则诊断为梗阻性 HCM。该类患者常表现呼吸困难、胸痛和晕厥三联征及典型心脏杂音的特点。

若肥厚病变集中在室间隔和左心室近心尖部,心电图Ⅰ,avL,V_4,V_5,V_6导联深度、对称、倒置 T 波，则考虑诊断为心尖 HCM，确定诊断依靠超声心动图、心脏磁共振等影像检查。

除发病就诊的先证者以外，三代直系亲属中有两个或以上成员诊断 HCM 或存在相同 DNA 位点变异，可诊断家族性 HCM。

（六）治疗

需要根据患者有无症状进行个体化治疗，还应预防高危患者猝死的发生。

1.无症状的 HCM 患者治疗

大部分的 HCM 患者无症状，可以生存至正常寿命。对于此类患者需进行定期复查及相关专业知识的教育。日常可以进行低强度的有氧运动。

2.症状明显的 HCM 患者治疗

(1)药物治疗：对于有症状的 HCM 患者的治疗目标为缓解劳力性呼吸困难、心悸和胸部不适等症状。常用的药物有 β 受体阻滞剂及非二氢吡啶类钙通道阻滞剂。

β 受体阻滞剂：β 受体阻滞剂可改善 HCM 患者胸痛和劳力性呼吸困难的症状，是主要的一线用药。其机制包括抑制心脏交感神经兴奋性，减慢心率，降低左心室收缩力和室壁张力，降低心肌需氧量，减轻流出道梗阻等。此外，β 受体阻滞剂可能有助于降低肥厚型心肌病患者猝死的风险，且应将其剂量滴定至静息心率＜60 次/分。有窦性心动过缓或严重传导阻滞的患者慎用。

非二氢吡啶类钙通道阻滞剂：非二氢吡啶类钙通道阻滞剂选择性抑制细胞膜 Ca^{2+} 内流，降低细胞内 Ca^{2+} 利用度和细胞膜 Ca^{2+} 结合力，减少心肌细胞内 ATP 的消耗，干扰兴奋-收缩耦联过程，从而降低左心室收缩力和左心室流出道梗阻，改善左心室顺应性。若 β 受体阻滞剂无效或存在禁忌证，则推荐维拉帕米或地尔硫䓬，但对压力梯度高、严重心力衰竭或窦性心动过缓者，应慎用。若临床必须以 β 受体阻滞剂与维拉帕米或地尔硫䓬二者之一联合治疗时，应注意观察心率和心功能。二氢吡啶类 CCB 具扩张血管效应，可加剧流出道梗阻，故肥厚型梗阻性心肌病患者慎用。

其他：若对以上两种药物都无效的患者，可联合应用丙吡胺来改善心绞痛或呼吸困难症状。伴心房颤动时，心房对心室充盈的促进作用丧失，通常应及时行药物复律或电复律。胺碘酮可减少成功转律以后房颤的再发生率。慢性心房颤动者若无禁忌证，应给予抗凝治疗。

(2)侵入性治疗：室间隔减容术包括化学消融或室间隔切除。适应证：①应用最佳药物治疗后，仍存在严重的呼吸困难或胸痛（通常达 NYHA 心功能Ⅲ或Ⅳ级），或出现影响日常活动和生活质量的其他劳力性症状（如晕厥或晕厥前兆）；②室间隔肥厚伴收缩期前向运动（systolic anterior motion，SAM），静息或运动激发左心室流出道动态压力阶差≥6.7 kPa（50 mmHg）；③根据有经验术者的判断，目标室间隔的厚度足以安全有效地完成减容术。化学消融即通过冠状动脉导管给前降支分支间隔支内注入无水乙醇，造成间隔心肌局灶性坏死，以达到降低流出道压差的目的。室间隔切除是通过手术切除最肥厚部分心肌，以解除机械梗阻，可同时修复二尖瓣，减少反流。对于不适宜行室间隔减容术的患者，若药物治疗无效，可考虑植入双腔永久起搏器改善症状。

3.预防猝死

HCM 患者是猝死高危人群，尤其青少年和竞赛运动员，主要原因为恶性室性心律失常。植入埋藏式心律转复除颤器，能有效终止致命性室性心律失常，恢复窦性心律，降低 HCM 高危患者的猝死风险。

植入埋藏式心律转复除颤器的适应证：心脏骤停存活者，有家族成员猝死记录，恶性基因型患者，不能解释的晕厥，反复发作的多形性持续性室性心动过速，运动时低血压，最大左心室壁厚度≥30 mm。

三、限制型心肌病

限制型心肌病（restrictive cardiomyopathy，RCM）是一种以心室壁僵硬度增加，心室舒张充盈受损为主要特征的心肌病。患者的心脏收缩功能大多正常或仅有轻度受损，而舒张功能多表现为限制性舒张功能障碍。

（一）病因

根据病因不同，限制型心肌病可分为特发性、家族性和继发性。特发性限制型心肌病在临床上较为少见，最近的研究表明，编码心脏肌节蛋白（包括肌钙蛋白 I 和肌钙蛋白 T）的基因突变可能是特发性限制型心肌病的重要原因。家族性限制型心肌病多为常染色体显性遗传，与肌钙蛋白 I 基因及结蛋白基因突变有关，也可与一些常染色体隐性遗传（如血色病、糖原储积病）或X-连锁遗传疾病有关。继发性限制型心肌病可为淀粉样变、血色病、肿瘤、结节病、硬皮病累及心脏及药物和放射线引起的心脏损害所致。其中心肌淀粉样变性是成人最常见的继发性限制型心肌病。根据病变部位不同，限制型心肌病可分为心肌性及心内膜心肌性。

心肌性包括非浸润性（特发性、家族性、硬皮病等）、浸润性（淀粉样变性、类肉瘤等）和贮积性疾病（血色病、糖原累积症等）；心内膜心肌性包括心内膜心肌纤维化、嗜酸性粒细胞增多综合征、类癌心脏病等。

（二）临床表现

主要表现为心脏舒张功能不全的症状。病变以左心室为主者有左心衰竭和肺淤血的表现，如呼吸困难、咳嗽、咯血、肺部湿啰音等；病变以右心室为主者有右心功能不全的表现，如颈静脉曲张、肝大、下肢水肿、腹水等。心脏搏动常减弱，浊音界轻度增大，心音低，心率快，可有舒张期奔马律及心律失常。心包积液也可存在。血栓栓塞事件较为常见，也可发生猝死。

（三）辅助检查

1.心电图检查

最具特征性的心电图表现是电压普遍减低，还可出现 ST-T 改变、巨大 P 波、病理性 Q 波及各种类型快速性心律失常，以心房颤动较多见。当心脏传导系统受累时，可出现病态窦房结综合征、房室传导阻滞、束支传导阻滞等。

2.X 线检查

双心房增大为主，心影可呈球形增大。

3.超声心动图检查

超声心动图显示室间隔和左心室后壁对称性增厚，左、右心房增大，心室腔通常不增大或缩小。M 型超声心动图可见室间隔和左心室后壁活动幅度减低，舒张期活动受限且有僵硬感。脉冲多普勒显示二尖瓣舒张期血流频谱 E 峰高尖，减速时间缩短，A 峰减低，E/A≥2，并不随呼吸而变化。

4.心导管检查

心导管检查示心室舒张末压逐渐上升，造成下陷后平台波形，左心室为主者肺动脉压升高，右心室为主者右心房压力升高。

5.心脏磁共振

CMR 显示心室大小一般正常,心房明显扩大,伴不等量心包积液。电影序列可观察到心肌舒张运动减弱,心肌灌注见心内膜下低信号灶,延迟增强成像可见心内膜多种形态的强化灶。

6.心内膜活检

心内膜心肌活检对鉴别限制型心肌病的病因具有一定价值。

(四)诊断和鉴别诊断

目前缺乏公认的诊断标准,需要结合临床表现和影像学检查综合诊断。对于出现左心或右心衰竭的症状,影像学检查显示心室没有明显扩大而心房扩大的患者,应考虑本病。心内膜心肌活检有助于确定病因。

主要与缩窄性心包炎鉴别,二者在症状上很相似,心内膜心肌活检正常可支持心包炎的诊断。

(五)治疗

限制型心肌病预后较差,尚缺乏有效的药物治疗手段。对于继发性限制型心肌病患者,首先应积极治疗其原发病。对于限制型心肌病本身,主要针对舒张性心力衰竭进行治疗。利尿治疗是缓解患者心力衰竭症状的重要手段,适当使用利尿剂可改善患者的生活质量和活动耐量。但加强利尿后患者会出现血压下降,故应严密观察使用。β受体阻滞剂尽管在其他心肌病中的使用越来越多,但是在限制型心肌病治疗中的作用并不肯定,可能有助于降低患者出现恶性心律失常的风险。地高辛具有潜在的致心律失常风险,应慎用,且剂量不宜过大。心房颤动会潜在地影响心室充盈功能,应尽可能维持窦性心律。另外,伴有房颤和附壁血栓的患者,可使用华法林等药物抗凝。

四、致心律失常性右心室心肌病

致心律失常性右心室心肌病(arrhythmogenc right ventricular cardiomyopathy,ARVC)又称为右心室心肌病、致心律失常性右心室发育不良,以右心室心肌,特别是右心室游离壁心肌逐渐被脂肪及纤维组织替代为特征。部分患者左心室亦可受累。临床主要表现为室性心律失常、心力衰竭及猝死,多见于青少年男性。

(一)病因和发病机制

ARVC 是一种常染色体显性遗传性疾病,目前已经发现有 12 个基因与 ARVC 发病相关,其中大多数是编码桥粒的基因。推测 ARVC 可能是由细胞桥粒病变所致。桥粒的功能异常导致细胞连接受损,在机械负荷下,突变细胞黏着蛋白作用减弱,导致肌细胞的分离和死亡,引起细胞局部纤维化。除遗传外,炎症反应在 ARVC 的发病中也可能起到一定作用。ARVC 发生室性心律失常可能涉及多种机制,通常认为常见的持续单形性室性心动过速是由于纤维脂肪组织替代了心肌细胞,产生了折返所致。

(二)病理改变

典型的病理改变为透壁的脂肪或纤维脂肪组织替代了右心室心肌细胞。脂肪或纤维脂肪组织主要位于右心室流出道、流入道和右心室心尖部即所谓的“发育不良三角”区。也可以发现右心室瘤样扩张或膨胀,瘢痕及室壁变薄等病理改变。

(三)临床表现

ARVC 最常见的症状为心悸、晕厥和猝死,部分患者可发生心力衰竭。在疾病早期,右心室结构改变较轻微，可以发生或不发生室性心律失常。随着疾病的进展，可出现症状性的心律失常，范围从孤立的左束支传导阻滞形态的室性期前收缩到持续性室性心动过速，严重时甚至可表现为心室颤动导致的心搏骤停，同时伴有明显的右心室结构、功能异常。到后期，由于右心室进行性的病变可导致右心衰竭的症状进一步加重，左心室功能相对正常。最后，病变可能会累及左心室导致双心室功能衰竭。终末期患者较易与双室扩张的 DCM 混淆。

本病的主要体征为右心室增大，部分患者出现肺动脉瓣听诊区 S_2 固定分裂、相对性三尖瓣关闭不全收缩期杂音、右心室 S_3 等。

(四)辅助检查

1.常规及 24 小时动态心电图检查

常见的心电图表现如下。

(1)不完全性右束支传导阻滞或完全性右束支传导阻滞。

(2)无右束支传导阻滞患者右胸导联(V_1、V_2、V_3)QRS 波增宽，超过 110 毫秒。

(3)部分患者可在右胸导联(V_1、V_2、V_3)的 QRS 波群终末部分出现 epsilon 波，是由部分右心室纤维延迟激活形成，使用高倍放大及校正技术心电图可以在 75% 的患者中记录到 epsilon 波。

(4)右胸导联(V_1、V_2、V_3)可出现倒置的 T 波，与右束支传导阻滞无关。

(5)24 小时动态心电图检查可见频发室性期前收缩，伴有非持续性和/或持续性室性心动过速，多呈左束支传导阻滞形态。

室性心律失常可由儿茶酚胺刺激引起，半数患者运动试验可诱发室性心动过速，应用异丙肾上腺素后诱发率增加到 85%。

2.影像学检查

ARVC 患者右心室结构和功能的异常可通过多种影像学手段检测。结构上从小的室壁瘤到明显的心腔扩张，功能上从轻度室壁运动障碍至广泛室壁运动功能减退，也可见右心室肥厚及小梁形成。超声心动图是临床最广泛使用的影像学方法，常作为疑似患者的筛查方法，对中度以上病变诊断价值最高。心脏磁共振除了能更好地显示心脏结构改变外，还可显示 ARVC 患者心肌脂质浸润的组织学特点。另外，右心室造影和 CT 也可用于诊断 ARVC。

3.心肌活检

对于证实脂质的存在具有较好的特异性，但敏感性较低。活检时需要采集到异常的区域，可能错过了小的纤维脂肪组织，且活检多在室间隔上取样，该部位少有病变累及，而右心室游离壁活检易引起穿孔及心脏压塞。

(五)诊断及鉴别诊断

典型病例根据家族史，频发室早或发作性室速呈左束支阻滞形态、右胸导联(V_1、V_2、V_3)的 QRS 波群终末部分出现 epsilon 波，或 QRS 波群局部性增宽(>110 毫秒)及影像学检查发现右心室扩张或局限性室壁瘤可以确诊。对于不典型病例，需心内膜心肌活检显示心肌被纤维脂肪组织取代才能确诊。

ARVC 的诊断应排除其他导致右心室改变的疾病，如肺心病、右心室心肌梗死、先天性心脏病(如Ebstein畸形)等，还需与特发性起源于右心室流出道的室性心动过速鉴别，特别是早期 ARVC 患者。

(六)治疗

ARVC 目前尚无治愈的方法,治疗主要针对心律失常及心力衰竭,主要目的是降低恶性心律失常的发病率,防止猝死,降低病死率,提高患者的生活质量。

(1)生活方式的改变对确诊 ARVC 的患者应避免剧烈运动并进行家系筛查,主要包括突变基因的筛查及对相关亲属定期进行 ECG、动态心电图及超声心动图等无创检查。

(2)心律失常和心力衰竭的治疗常用的抗心律失常药有 β 受体阻滞剂、胺碘酮、索他洛尔。但目前认为,应用抗心律失常药物治疗并不能降低猝死的发生率。心力衰竭的治疗与一般的治疗方法基本相同。

(3)埋藏式心脏复律除颤器及射频消融心脏复律除颤器是预防猝死最主要的手段,高风险的 ARVC 患者推荐植入埋藏式心脏复律除颤器。包括:①不明原因的晕厥;②有心搏骤停或持续性室性心动过速;③右心衰竭的临床表现;④左心室受累;⑤有心源性猝死家族史。

射频消融没有作为 ARVC 的常规治疗手段,但当患者出现起源于局灶病变的单形性室性心动过速,药物难治性或持续性室性心动过速及埋藏式心脏复律除颤器植入后频繁放电等情况,可考虑使用。

终末期患者可考虑心脏移植。

(王春燕)

第二节　继发性心肌病

一、缺血性心肌病

缺血性心肌病(ischemic cardiomyopathy,ICM)是由冠状动脉粥样硬化使心肌供血长期不足,心肌组织发生营养障碍和萎缩,或反复发生局部的坏死和愈合,以至于纤维组织增生所致的一种心脏疾病。临床表现类似于扩张型心肌病,预后差。可有各种类型的心律失常。

存在心肌梗死病史或严重冠状动脉病变(主要的内膜下动脉狭窄程度≥70%)的患者,出现扩张型心肌病的表现,可考虑诊断该病。

治疗主要是针对心肌缺血及心力衰竭。对于心绞痛或心肌梗死后合并心力衰竭的患者尽早进行经皮冠状动脉介入治疗或冠脉搭桥手术,心肌血运重建后可以逆转顿抑或者冬眠心肌,增加存活心肌,改善心功能。

二、糖尿病性心肌病

糖尿病性心肌病是有别于冠心病及高血压性心脏病的一种独立的疾病。其发病机制尚未完全清楚,目前研究认为,主要是由高血糖、胰岛素抵抗与高胰岛素血症或胰岛素缺乏通过对心肌细胞的直接毒性作用或引发代谢紊乱、氧化应激、神经内分泌系统异常激活、非酶促糖基化产物堆积、钙调控机制异常等引起的一系列级联反应所致。病理表现为心肌细胞肥大,心室重量/体重比(心脏重量指数)增加,细胞外基质沉积,心肌纤维化。临床表现为不同程度的左心室收缩和舒张功能不全,其中舒张功能特别是松弛能力受损出现于收缩功能受损之前,甚至在无已知糖尿病并发症的年轻糖尿病患者中即可出现。

治疗上主要包括糖尿病及心力衰竭的治疗。

三、酒精性心肌病

酒精性心肌病是指长期大量饮酒，使心肌细胞变性、心脏扩大、心功能不全的一种心肌疾病。临床主要表现为心悸、胸闷、胸痛、心律失常，常合并心力衰竭，类似于扩张型心肌病。上述症状每于饮酒或劳累时加重，同时合并肝、肾、肺、脑等脏器损害。

长期大量饮酒后出现心脏扩大和心力衰竭的临床表现，辅助检查示心室扩大、心功能减低、肺淤血征，在排除其他心脏病后可考虑诊断该病。部分患者戒酒后，上述表现可逆转。

治疗上首先需要严格戒酒，余同扩张性心肌病。

四、围生期心肌病

围生期心肌病(peripartum cardiomyopathy，PPCM)是指发生在孕妇分娩前后，首发以心肌病变为基本特征及充血性心力衰竭为主要临床表现的心脏病变。有较高的栓塞发生率。PPCM 的病因和发病机制不明，可能与病毒感染、自身免疫反应、血流动力学异常、营养不良等因素有关。

诊断依据为：发生于妊娠末月或产后 5 月内的心力衰竭；超声心动图证实为收缩性心力衰竭。

PPCM 与扩张型心肌病治疗方法相类似，严重病例发病早期要求卧床休息。产前 1 个月内发生的心力衰竭，心功能Ⅱ级以上或估计不能胜任产程应尽早行剖宫术。另外，由于 PPCM 有较高的栓塞发生率，对于高血栓危险患者需要抗凝治疗。PPCM 患者临床预后与左心室大小、心功能恢复程度相关。约 50%PPCM 患者心脏功能在产后 6 个月内可基本恢复正常，而持续心衰患者 5 年病死率达 85%。再次妊娠复发危险性高。

五、心脏淀粉样变性

心脏淀粉样变性(cardiac amyloidosis，CA)是淀粉样蛋白在心脏沉积所致的一种心肌疾病，心房、心室、心瓣膜和心脏传导系统均可受累。淀粉样变在临床上分为四种类型，一型即原发性淀粉样变，是由源于浆细胞的免疫球蛋白轻链引起，此型常累及心脏，多见于多发性骨髓瘤；二型即继发性淀粉样变，是由慢性感染(如结核病)或自身免疫性疾病(如类风湿关节炎)引起；三型是指家族性淀粉样变，是常染色体显性遗传疾病，起因于一种称为甲状腺素运载蛋白的变异性前清蛋白血浆载体蛋白；四型为老年性淀粉样变，常见于年长者，是由心钠素样蛋白或甲状腺素运载蛋白生成所致。

心脏淀粉样变性多表现为限制型心肌病，病程晚期出现充血性心力衰竭。由于淀粉样蛋白累及心脏传导系统，可发生晕厥、猝死。部分患者出现直立性低血压，可能与淀粉样蛋白对自主神经系统或血管的浸润及低血容量相关。

心电图的特征性表现为 QRS 波电压普遍减低，此与室壁肥厚呈现分离现象，可合并各种类型的心律失常，如心房颤动、室性心律失常、房室传导阻滞等；超声心动图表现为室壁增厚、心室腔缩小、心房扩大、房间隔增厚、舒张功能异常等。特异性表现为增厚的心壁出现散在的颗粒样斑点状强回声，可能由淀粉样蛋白沉积物所致。CMR 的典型改变为延迟钆显像呈不同程度延迟强化，常位于左心室心内膜下或为心肌弥漫性，强化可为线样、颗粒样或斑片状。

根据典型的临床症状和辅助检查结果，可考虑该疾病的诊断，但确诊需通过组织活检。腹部脂肪、直肠、齿龈、骨髓、肝脏、肾脏及其他各种组织的活检也可根据病情选用。活检结果显示刚果红染色阳性且偏光显微镜下呈苹果绿双折射为淀粉样变诊断的金标准。多发性骨髓瘤的患者可于血清蛋白电泳发现 M 蛋白增多，骨髓穿刺活检显示骨髓瘤改变及出现蛋白尿和查见蛋白轻链(本周蛋白)等。

心脏淀粉样变性患者总体预后差，以积极治疗基础疾病为主，对症治疗效果欠佳。淀粉样变为全身性疾病，心脏移植效果差。

六、药物性心肌病

药物性心肌病是指接受某些药物治疗的患者，由于药物对心肌的毒性作用，而引起的急性和/或慢性心肌疾病。临床表现为心力衰竭，心律失常，室内传导阻滞，ST-T 改变等，也可发生猝死。常见的药物包括抗肿瘤药(如阿霉素、柔红霉素、环磷酰胺、白消安、顺铂、紫杉醇)，抗精神病药物(如氯丙嗪、奋乃静、三氟拉嗪)及三环类抗抑郁药(如氯丙咪嗪、多米替林、多塞平)等。

若病情需要服用上述药物者，应在用药期间定期监测。确诊为药物性心肌病的患者应停用有关药物，可用辅酶 Q_{10} 10～20 mg，一天 3 次。也可适当选用改善心肌营养和代谢的药物，如肌苷三磷腺苷(ATP)、维生素 B_1、维生素 B_6 和二磷酸果糖等并针对心力衰竭、心律失常采用相应的治疗措施。

七、心肌致密化不全

心肌致密化不全目前认为是胚胎发育过程中心内膜和心肌层发育停滞引起的心肌病，常与其他先天性心脏病并存，也可单独存在。肌致密化不全患者的临床表现差异很大，症状轻重不一，缺乏特异性。有的患者可以终身没有症状，在合并其他心脏疾病时可使心力衰竭症状加重，诊断需要依靠超声心动图。

目前对肌致密化不全没有特殊治疗。

(徐遵敬)

第三节　细菌性心肌炎

一、病因

(一)布鲁菌病

布鲁菌病对心脏的影响主要表现为心内膜炎，其次是心肌炎，其心电图特征为 T 波改变及房室传导阻滞，值得注意的是，部分患者可出现暴发性心肌炎临床表现，病情较凶险，主要是由于细菌对淋巴细胞及多巨核细胞浸润所致。

(二)梭菌感染

梭菌感染可对多脏器功能造成损害,尤其是心脏。其对心肌的损害主要是细菌毒素引起,病理学有特征性改变,表现为心肌组织中有气泡形成、心肌纤维化,但炎性浸润不易见到。梭菌感染可能引起心肌穿孔、化脓性心包炎导致心肌脓肿。

(三)白喉性心肌炎

尽管对白喉采取了积极预防和早期治疗,白喉性心肌炎的发病率显著下降,但白喉性心肌炎仍然是白喉最严重的并发症,约 1/4 的白喉患者并发心肌炎,也是引起死亡的最主要原因,占死亡病例的一半以上。白喉性心肌炎并不是白喉杆菌侵及心肌所引起,而是由于其内毒素通过干预氨基酸从可溶性 RNA 转运到多肽链,从而抑制了蛋白质的合成,造成循环系统特别是心肌细胞和传导系统出现病理损害。

二、病理学特征

外观可见心脏扩大、心肌收缩无力。显微镜下观察,心肌细胞脂肪浸润、间质炎症浸润、心肌细胞溶解、心肌透明变性是白喉性心肌炎的主要病理学改变,此种病变常见于第 1 周之末及第 2 周之初。在第2 周可出现恢复性变化,包括成纤维细胞、肉芽组织及胶原组织的增生,瘢痕组织多在第 3 周形成。白喉内毒素不仅可以损害心肌纤维,而且可以损害心脏传导系统引起变性、坏死及瘢痕形成。这些病变是造成传导系统功能障碍的病理基础。

三、临床表现

典型的心脏异常表现出现在细菌感染后第 1 周,也会有心肌肥厚和严重充血性心力衰竭。临床体征表现为第一心音减弱、舒张期奔马律、肺淤血。血清转氨酶升高,其升高的水平与预后密切相关。多数患者心电图有 ST-T 改变、房性或室性心律失常及传导阻滞。多数患者预后良好,部分患者因严重而广泛性心肌损害常引起心排血量急剧下降,可突然出现循环衰竭、心源性休克甚至猝死,这部分患者在心电图上均有明显心肌损害证据,但白喉内毒素对周围小血管或血管舒缩中枢的损害也可能是造成休克的原因之一。

四、治疗及预后

由于白喉内毒素对心肌的损伤是严重的,因此一定要尽快、尽早应用抗毒素,抗生素治疗效果不明显。急性心肌炎期患者必须绝对卧床休息,因极轻度的体力劳动即可能引起猝死,卧床休息应持续到心脏完全恢复正常时为止。充血性心力衰竭时可考虑用小剂量洋地黄,但其疗效不佳。急性心肌损害是白喉最严重的并发症,心肌损害病例的死亡率在儿童期为 50%～100%,在成人期约为 25%。如心电图提示完全性房室传导阻滞或完全性束支阻滞或临床上出现休克或充血性心力衰竭征象,则预后极其恶劣。完全性房室传导阻滞或束支传导阻滞患者 90%均在急性期内死亡,即使安装了永久起搏器死亡率仍然很高;在急性期幸免于死亡的传导阻滞病例可恢复健康,但也可能演变为慢性心脏传导阻滞。

(徐遵敬)

第四节　病毒性心肌炎

病毒性心肌炎是指由病毒直接或与病毒感染有关的心肌炎症反应。心肌的损伤可以由病毒直接引起，也可由细胞介导的免疫过程所致。病毒性心肌炎不一定限于心肌组织，也可累及心包及心内膜。临床可呈暴发性、急性和慢性过程。大多数患者预后良好，少数患者可由急性病毒性心肌炎转成慢性，个别患者发展成扩张性心肌病。

一、病因

许多病毒可引起病毒性心肌炎，最常见的是肠道柯萨奇 A(CVA)和 B 型病毒(CVB)、埃可病毒(ECHO)、骨髓灰质炎病毒和呼吸道流感病毒、副流感病毒、腺病毒、风疹病毒、流行性腮腺炎病毒及全身性感染的 EB 病毒等。其中 CVB 为最常见的病毒，约占心肌炎病毒的 50%，以 CVB_3 最常见，CVB_3 中有对心肌有特殊亲和的亲细胞株。近年来轮状病毒所致心肌炎报道也很多。

近年来由于细胞毒性药物的应用，致命性巨细胞(CMV)时有报道，特别是在白血病及肿瘤化疗期间常并发此致命性 CMV 心肌炎。丙肝病毒(HCV)不但可引起病毒性心肌炎，也可引起扩张性心肌病。更重要的是以上两种病毒性心肌炎血中特异性病毒抗体常为阴性，临床诊断困难，均经尸体解剖及心内膜活检发现病毒 RNA 得以确诊。

二、发病机制

病毒性心肌炎的发病机制目前尚未完全明了。多数学者认为其发病机制主要包括两个方面，即病毒直接损害感染的心肌细胞和多种因素包括病毒本身触发的继发性免疫反应引起的心肌损伤。

(一)病毒直接损害心肌

对病毒性心肌炎动物模型的研究显示，CVB_3 病毒感染小鼠 3 天，就可产生心肌坏死病灶，出现心肌细胞纤维断裂、溶解和坏死，1 周之内有明显的细胞浸润和心肌坏死。利用无免疫功能的动物模型如裸鼠或去胸腺小鼠研究显示，感染柯萨奇病毒后，细胞浸润等心肌炎症可以减轻或消失，但心肌细胞坏死仍然存在表明病毒对心肌可以产生直接损害。既往因检测方法的限制，心肌组织不容易分离出病毒，但近年来随着分子生物学技术的发展，使病毒性心肌炎心肌病毒检出率明显增高。有研究显示，通过心肌活检证实为急性心肌炎的患者，利用原位杂交和 PCR 技术，发现患者心肌几乎均能检测出肠道病毒 mRNA；对那些免疫组织学阴性而临床考虑急性或慢性的心肌炎患者，也有 30%可检测出肠道病毒 mRNA。目前认为，病毒性心肌炎的急性期可能与病毒直接损害心肌有关。病毒感染后对心肌的损伤可能与细胞受体有关，病毒作用于受体，引起病毒复制和细胞病变，最终细胞功能丧失，细胞溶解。

(二)自身免疫对心肌细胞的损伤

病毒性心肌炎急性期由于病毒的直接侵袭和在心肌细胞的大量复制，对心肌细胞产生直接损害，此时心肌的损害和心脏功能降低程度取决于病毒的毒力。急性期过后机体的体液和细胞免疫开始发挥作用,这既可能局限心肌的损害程度和损伤范围,也可能引起心肌的持续损害。在这一过程中,可产生抗心肌抗体、细胞因子的释放、体液和细胞毒性反应及细胞浸润。对轻度的病毒性心肌炎进行免疫组织学分析发现,心肌组织首先出现活化的巨噬细胞,提示免疫反应的初期过程。

三、病理解剖

病毒性心肌炎早期表现为感染细胞肿胀,细胞纹理不清,细胞核固缩和碎裂。随着病情进展,前述病变发展可形成大小不一的炎症病灶和散在、小灶性的心肌坏死及细胞浸润,浸润的炎性细胞主要为单核细胞和淋巴细胞。疾病晚期纤维细胞逐渐增加,胶原纤维渗出增多,直至瘢痕形成。组织病理学分析是诊断病毒性心肌炎尤其是急性心肌炎的重要手段。根据美国心脏病学会制定的 Dallas,标准病毒性心肌炎急性期组织学检查应有淋巴细胞的浸润和心肌细胞的坏死,慢性心肌炎则应有淋巴细胞的浸润,而无其他心肌组织损伤的形态学改变。

四、临床表现

(一)症状

起病前 1～4 周有上呼吸道和消化道感染病史,暴发性和隐匿性起病者,前驱感染史可不明显。乏力、活动耐力下降、面色苍白、心悸、心前区不适和胸痛为常见症状。重症患者出现充血性心力衰竭和心源性休克时可有呼吸急促、呼吸困难、四肢发凉和厥冷等。有三度房室传导阻滞时,可出现意识丧失和 Adams-Stokes 综合征。

(二)体征

心脏可增大;窦性心动过速,与体温和运动没有明确的关系;第一心音低钝,偶可听到第三心音。出现充血性心力衰竭时,心脏增大、肺底部可听到细湿啰音、心动过速、奔马律、呼吸急促和发绀等;出现心源性休克时有脉搏细弱、血压下降和面色青灰等。病毒性心肌炎心力衰竭和心源性休克除心肌泵功能本身衰竭外,也可继发于合并的心律失常(如室上性心动过速和室性心动过速)导致的血流动力学改变。

新生儿病毒性心肌炎可在宫内和分娩时感染,也可在出生后感染。前者多在出生后 3～4 天起病,后者在出生后 1～2 周起病。部分患者起病前可有发热和腹泻等。病情进展,可出现高热、食欲缺乏、嗜睡、呼吸困难、皮肤苍白和发绀等,严重者可很快发展为心力衰竭和心源性休克。由于新生儿免疫功能发育不完善,病毒除侵犯心肌外,尚可累及到神经系统引起惊厥和昏迷,累及肝脏引起肝功能损害,累及肺脏引起肺炎等。

五、辅助检查

(一)X 线检查

心脏大小正常或不同程度的增大。有心力衰竭时心脏明显增大,肺静脉淤血。透视下可见心脏搏动减弱。

(二)心电图

心电图可见以下变化。①窦性心动过速。②ST-T 改变,QRS 波低电压,异常 Q 波(类似心肌梗死 QRS 波型),QT 间期延长。③心律失常:包括各种期前收缩(房性、室性和房室交界性)、室上性和室性阵发性心动过速、心房颤动、心房扑动及各种传导阻滞(窦房、房室及束支阻滞)等,其中以室性和房性期前收缩多见，24 小时动态心电图可显示上述各种心律失常。

病毒性心肌炎心律失常的发生机制可能与心肌细胞膜的完整性、流动性和通透性等性质改变有关。病毒性心肌炎心电图改变缺乏特异性，如能在病程中和治疗过程中动态观察心电图变化，将有助于判断心肌炎的存在和心肌炎症的变化过程。

（三）心肌血生化指标

1.心肌酶谱

心肌酶谱包括乳酸脱氢酶（LDH）、门冬氨酸氨基转移酶（AST）、肌酸激酶（CK）及其同工酶（CK-MB）、α-羟丁酸脱氢酶（α-HBDH），心肌炎早期主要是 CK 和 CK-MB 增高，其高峰时间一般在起病1 周内，以2～3 天最明显，1 周后基本恢复正常；晚期主要是 LDH 和 α-HBDH 增高为主。由于影响心肌酶谱的因素较多，儿童正常值变异较大，在将其作为心肌炎诊断依据时，应结合临床表现和其他辅助检查。

（1）LDH：由 M、H 两种亚基按不同比例组成四聚体，形成 5 种不同的同工酶 $LDH_{1\sim5}$，这 5 种同工酶在各种组织中分布各异，大致分为 3 类。第一类为 LDH 含 H 亚基丰富的组织，如心脏、肾脏、红细胞、脑等，同工酶的形式主要为 LDH_1 和 LDH_2。第二类为 LDH 含 H、M 亚基大致相同的组织，如胰、脾、肺、淋巴结等，同工酶主要为 LDH_3、LDH_4，LDH_2。第三类为 LDH 含 M 亚基丰富的组织，如肝脏、皮肤、骨骼肌等，同工酶形式主要为 LDH_5，由此可以看出，LDH 广泛分布在人体的多种脏器、组织中，能引起各脏器损伤的许多疾病都可导致血清中 LDH 总活性增高，而其同工酶在各种组织中的分布却显著不同，具有较高的组织特异性。健康小儿血清中 LDH 同工酶以 LDH_2 为多，其次为 LDH_1、LDH_3、LDH_4、LDH_5。心肌的 LDH 同工酶主要由 LDH_1、LDH_2 组成，且以 LDH_1 占优势，当发生心肌损伤时，LDH_1、LDH_2 从心肌细胞中逸出，使血清 LDH_1、LDH_2 明显增高，并接近心肌组织酶谱的型式，一般认为，若 $LDH_1 \geqslant 40\%$，$LDH_1/LDH_2 > 1.0$ 提示多存在心肌损伤。当血清 LDH_1、LDH_2 都明显增高时，区别是来源于心肌还是红细胞可用 LDH/AST 比值来判断，若比值＜20，一般情况下表明主要来源于病损的心肌细胞。

（2）CK：CK 为由 M 亚基、N 亚基组成的二聚体并进一步形成 3 种异构同工酶，即 CK-MM、CK-MB、CK-BB。骨骼肌中主要含 CK-MM；心肌中 70％为 CK-MM，20％～30％为 CK-MB：脑组织、胃肠、肺及泌尿生殖系统主要含 CK-BB。就 CK-MB 来说，主要分布在心肌内，在骨骼肌、脑等组织中也有少量。检测 CK 同工酶可以区分增高的 CK 究竟来源于哪种病变组织。正常人血清中 CK 几乎全是 CK-MM，占 94％～96％，CK-MB 约在 5％以下。若血清中 CK-MB 明显增高，则多提示心肌受累，与 CK 总活性增高相比，对判断心肌损伤有较高的特异性和敏感性。目前 CK-MB 检测方法较多，一般认为血清 CK≥6％（即 MB 占 CK 总活性的 6％以上）是心肌损伤的特异性指标。骨骼肌病变时 CK-MB 虽可增高，但通常＜5％。

CK-MM 同工酶的亚型：近年来发现 CK-MM 有 3 种亚型，即 $CK\text{-}MM_1$、$CK\text{-}MM_2$、$CK\text{-}MM_3$。人体心肌、骨骼肌中的 CK-MM 均以 $CK\text{-}MM_3$ 的型式存在，又称组织型或纯基因型。当心肌损伤时 $CK\text{-}MM_3$ 从心肌细胞中逸出，入血后在羧肽酶-N 的作用下，其中一个 M 亚基 C 末端肽链上的赖氨酸被水解下来而转变为 $CK\text{-}MM_2$，随后另一个赖氨酸又从 $CK\text{-}MM_2$ 的 M 亚基 C 末端被水解下来，$CK\text{-}MM_2$ 转变成 $CK\text{-}MM_1$。正常血清中以 $CK\text{-}MM_1$ 为主，$CK\text{-}MM_2$ 和 $CK\text{-}MM_3$ 较少。当心肌损伤时 $CK\text{-}MM_3$ 释放入血，使 $CK\text{-}MM_3/CK\text{-}MM_1$ 比值迅速升高。若比值＞1，常提示心肌损伤且为早期。

(3)AST:AST 广泛分布于人体的心、肝、脑、肾、胰腺和红细胞等组织中,对心肌损伤的敏感性低于 CK,且特异性较差。目前已知 AST 有两种同工酶:S-GOT 存在于细胞质中,m-GOT 存在于线粒体中。正常血清中仅有 S-GOT,一般无 m-GOT。当心肌损伤,尤其心肌细胞发生坏死时,血清 m-GOT 含量增高。若 m-GOT 含量/T-GOT 含量>0,25,并除外其他组织病变时则提示已发生心肌细胞坏死。

(4)α-HBDH:本检测实际上是用 α-羟丁酸代替乳酸或丙酮酸作底物,测定 LDH 总活性。用本法测定的 LDH_1、LDH_2的活性比 LDH_5大得多,因此等于间接测定 LDH_1、LDH_2,然而其特异性低于由电泳等方法分离的 LDH 同工酶。

(5)丙酮酸激酶(PK):近年来国内外学者的研究表明,血清丙酮酸激酶对判断心肌损伤是一项比较敏感而特异的指标,与 CK-MB 具有相同的诊断价值。

(6)糖原磷酸化酶(GAPP):国外已有人把 GAPP 作为判断心肌急性损伤的早期诊断指标,由于目前没有商品化试剂供应,故临床应用受到限制。

2.心肌肌钙蛋白(cTn)

心肌肌钙蛋白是心肌收缩单位的组成成分之一,主要对心肌收缩和舒张起调节作用。cTn 有 3 个亚单位,分别为 cTnT、cTnI 和 cTnC,目前认为 cTn 是反映心肌损伤的高敏感和特异性的标志物,常用的指标是 cTnT 和 cTnI。

(1)心肌肌钙蛋白 T(cTnT):Katus 于 1989 年首先建立一种夹心酶免疫分析法来测定 cTnT。近10 年的临床研究表明它是一种高度敏感、高度特异反映心肌损伤的非酶类蛋白标志物。cTnT 是心肌细胞特有的一种抗原,与骨骼肌中的 TnT 几乎没有交叉反应,而心肌细胞中的 CK-MB 与骨骼肌中的CK-MB却有 12%的同源性,存在一定的交叉反应,也就是说血清 CK-MB增高对判断心肌损伤可有假阳性,所以 cTnT 的特异性高于 CK-MB。心肌细胞内的 TnT 94%呈复合体状态,6%游离在胞质中且为可溶性。在心肌细胞膜完整的情况下不能透过。正常人血清中 cTnT 含量很少(0~0.3 μg/L,一般低于0.1 μg/L),几乎测不到。当心肌细胞受损时,cTnT 分子量较小容易透过细胞膜释放入血,使血清中 cTnT 迅速增高。有资料表明若心肌发生急性重度损伤(如心肌梗死),血清 cTnT 可明显升高,常达正常参考值上限的 40 倍左右(15~200 倍),而 CK、CK-MB 的增高幅度多为正常参考值上限的数据。在心肌损伤急性期血清 cTnT 浓度均高于正常上限,敏感性可达 100%。也有资料显示发生心肌轻度损伤时血清 cTnT 就明显升高,而 CK-MB 活性仍可正常,因此它对检测心肌微小病变的敏感性高于 CK-MB,这一点对诊断心肌炎有重要意义。cTnT 半衰期为 120 分钟。在急性重度损伤时发病后 2~3 小时血清 cTnT 开始升高,1~4 天达高峰,2/3 病例持续 2 周左右才降至正常,约 1/3 的病例可持续 3 周以上。cTnT 与 CK-MB、LDH 相比持续时间长,存在一个"长时间诊断窗"。

(2)心肌肌钙蛋白 I(cTnI):cTnI 与 cTnT 一样是心肌肌钙蛋白的一个亚单位,属抑制性蛋白。它有自己独立的基因编码,为心肌所特有,仅存在于心房肌和心室肌中。在心肌细胞膜受损前 cTnI 不能透过胞膜进入血液中,只有当心肌细胞发生变性、坏死时 cTnI 才能被释放入血。正常人血清中 cTnI 含量很少,用不同检测方法测得的正常值上限也有差异,0.03~0.5 μg/L 不等。较常用的方法有放射免疫法(RIA)、酶免疫测定法(EIA)、酶免疫化学发光法等。在急性重度心肌损伤时,多呈阳性或强阳性,发病2 周后开始转阴,少数可延至 3 周后,但未见阳性持续 1 个月以上者;病毒性心肌炎时多数呈弱阳性,常于发病 1 个月后转阴,少数可持续 3 个月以上。有资料显示,对心肌病变较轻微、损伤持续时间较长者 cTnI 的敏感性明显高于心肌酶学。同时 cTnI

对心肌损伤诊断的特异性优于 CK-MB。它是反映心肌损伤的高度敏感、特异性指标。

(四)超声心动图

超声心电图可显示心房和心室大小、收缩和舒张功能的受损程度、心肌阶段性功能异常和心室壁增厚(心肌水肿)及心包积液和瓣膜功能情况。超声心电图在病毒性心肌炎诊断中的重要价值在于其能很快排除瓣膜性心脏病(左心房室瓣脱垂)、心肌病(肥厚性心肌病)、心脏肿瘤(左心房黏液瘤)和先天性心脏病等心脏结构病变。

(五)放射性核素显像

放射性核素心肌灌注显像对小儿病毒性心肌炎有着较高的灵敏度和特异性。心肌的坏死、损伤及纤维化,使局部病变心肌对^{201}Tl 或^{99m}Tc-MIBI 的摄取减少,由于这一改变多呈灶性分布,与正常心肌相间存在,因此在心肌平面或断层显像时可见放射性分布呈“花斑”样改变。断层显像优于平面显像。^{67}Ga 心肌显像是直接显示心肌炎症病灶,因^{67}Ga 能被心肌炎症细胞摄取,对心肌炎的诊断具有重要意义。

(六)心肌活检

目前沿用的诊断标准是美国心脏病学会提出的 Dallas 标准,虽然它对规范心肌炎的诊断标准起了重要作用,但由于其临床阳性率过低,限制了其临床广泛使用。为此,近年来提出应用免疫组织学来诊断心肌炎,通过相应的单克隆抗体来检测心肌组织中具有各种标志的浸润淋巴细胞,可明显提高诊断阳性率。曾有学者对 359 例临床诊断病毒性心肌炎的患者依据 Dallas 标准进行病理形态学分析,发现阳性率(包括确诊和临界)仅为 10%,而应用免疫组织学分析阳性率达到 50%以上。对心肌活检组织进行原位杂交和 PCR 方法检测,可使病毒的检出率明显提高。

(七)病毒学检查

可以通过咽拭子、粪便、血液、心包穿刺液和心肌进行病毒分离、培养、核酸和抗体检测等。

六、诊断标准

(一)临床诊断依据

(1)心功能不全、心源性休克或心脑综合征。

(2)心脏扩大(X 线检查、超声心动图检查具有表现之一)。

(3)心电图改变:以 R 波为主的 2 个或 2 个以上主要导联(Ⅰ、Ⅱ、aVF、V_5)的 ST-T 改变持续 4 天以上伴动态变化,窦房传导阻滞、房室传导阻滞,完全性右束支或左束支阻滞,成联律、多形、多源、成对或并行性期前收缩,非房室结及房室折返引起的异位性心动过速,低电压(新生儿除外)及异常 Q 波。

(4)CK-MB 升高或心肌肌钙蛋白(cTnI 或 cTnT)阳性。

(二)病原学诊断依据

1.确诊指标

自患者心内膜、心肌、心包(活检、病理)或心包穿刺液检查,发现以下之一者可确诊心肌炎由病毒引起。

(1)分离到病毒。

(2)用病毒核酸探针查到病毒核酸。

(3)特异性病毒抗体阳性。

2.参考依据

有以下之一者结合临床表现可考虑心肌炎系病毒引起。

(1)自患者粪便、咽拭子或血液中分离到病毒，且恢复期血清同抗体滴度较第一份血清升高或降低4倍以上。

(2)病程早期患者血中特异性IgM抗体阳性。

(3)用病毒核酸探针自患者血中查到病毒核酸。

(三)确诊依据

(1)具备临床诊断依据2项，可临床诊断为心肌炎。发病同时或发病前1～3周有病毒感染的证据支持诊断。

(2)同时具备病原学确诊依据之一，可确诊为病毒性心肌炎，具备病原学参考依据之一，可临床诊断为病毒性心肌炎。

(3)凡不具备确诊依据，应给予必要的治疗或随诊，根据病情变化，确诊或除外心肌炎。

(4)应除外风湿性心肌炎、中毒性心肌炎、先天性心脏病、结缔组织病及代谢性疾病的心肌损害、甲状腺功能亢进症、原发性心肌病、原发性心内膜弹力纤维增生症、先天性房室传导阻滞、心脏自主神经功能异常、β受体功能亢进及药物引起的心电图改变。

(四)分期

1.急性期

新发病，症状及检查阳性发现明显且多变，一般病程在半年以内。

2.迁延期

临床症状反复出现，客观检查指标迁延不愈，病程多在半年以上。

3.慢性期

进行性心脏增大，反复心力衰竭或心律失常，病情时轻时重，病程在1年以上。

七、分型

自国内九省市VMC协作组首先提出VMC诊断标准以来，其后虽经全国小儿心血管会议几次修订，但始终未涉及VMC的分型问题。临床上常简单地按病情分为轻型、重型，或按病程分为急性型、迁延型、慢性型，缺乏统一标准。1984年美国达拉斯标准曾就心肌炎的定义和病理分类进行过如下描述：心肌炎即为心肌以炎细胞浸润为特征，并有心肌细胞坏死和/或变性(但不如冠状动脉疾病的缺血性改变那么典型)。

心肌炎病理类型按首次活检分为3类。①心肌炎：有炎症细胞浸润或纤维化；②可疑心肌炎：病理检查为临界状态，可能需重做心内膜心肌活检(EMB)；③无心肌炎：活检正常。

治疗后EMB复查，结果也可分3类。①进行性心肌炎：病变程度与首次检查相同或恶化，有或无纤维化；②消散性心肌炎：炎症浸润减轻，并有明显的修复改变；③已愈心肌炎：无炎细胞浸润或细胞坏死溢流。

(一)暴发型心肌炎

暴发型心肌炎起病急骤，先有(或无)短暂的非特异性临床表现，病情迅速恶化，短时间内出现严重的血流动力学改变、心源性休克、重度心功能不全等心脏受累征象。心肌活检显示广泛的急性炎细胞浸润和多发性(≥5个)心肌坏死灶。免疫抑制剂治疗不能改变自然病程，1个月内完全康复或死亡(少数)。

(二)急性心肌炎

急性心肌炎起病为非特异性临床表现,逐渐出现心功能降低征象,可有轻度左心室增大及心力衰竭表现。心肌活检早期显示 Dallas 病理诊断标准中的急性活动性或临界性心肌炎改变,持续 3 个月以上转为消散性改变,无纤维化。免疫抑制剂治疗部分有效,多数预后好,可完全康复,少数无反应者继续进展,或恶化,或转为终末期扩张型心肌病。

(三)慢性活动型心肌炎

慢性活动型心肌炎起病不典型,以慢性心功能不全为主要临床表现,有反复性、发作性、进行性加重的特点。心肌细胞活检早期显示活动性心肌炎改变,但炎性持续(1 年以上),可见巨细胞、有心肌细胞肥大和广泛纤维化。免疫抑制剂治疗无效。预后差,最终转为终末期扩张型心肌病。

(四)慢性持续型心肌炎

慢性持续型心肌炎起病为非特异性临床表现,可有胸闷、胸痛、心动过速等心血管症状,但无心力衰竭,心功能检查正常。心内膜心肌活检显示持续性(1 年以上)轻微炎性浸润,可有灶性心肌细胞坏死,无纤维化。免疫抑制剂治疗无效,预后较好。

上述临床病理分型是否恰当,尚待进一步探讨。

八、鉴别诊断

(一)风湿性心肌炎

风湿性心肌炎多见于 5 岁以后学龄前和学龄期儿童,有前驱感染史,除心肌损害外,病变常累及心包和心内膜,临床有发热、大关节肿痛、环形红斑和皮下小结,体检心脏增大,窦性心动过速,心前区可听到收缩期反流性杂音,偶可听到心包摩擦音。抗链“O”增高,咽拭子培养 A 族链球菌生长,血沉增快,心电图可出现一度房室传导阻滞。

(二)β受体功能亢进症

β受体功能亢进症多见于 6~14 岁学龄儿童,疾病的发作和加重常与情绪变化(如生气)和精神紧张(如考试前)有关,症状多样性,但都类似于交感神经兴奋性增高的表现。体检心音增强,心电图有 T 波低平倒置和 ST 改变,普萘洛尔试验阳性,多巴酚丁胺负荷超声心动图试验心脏β受体功能亢进。

(三)先天性房室传导阻滞

先天性房室传导阻滞多为三度阻滞,患者病史中可有晕厥和 Adams-Stokes 综合征发作,但多数患者耐受性好,一般无胸闷、心悸、面色苍白等。心电图提示三度房室传导阻滞,QRS 波窄,房室传导阻滞无动态变化。

(四)自身免疫性疾病

自身免疫性疾病多见全身型幼年类风湿关节炎和红斑狼疮。全身型幼年型类风湿关节炎主要临床特点为发热、关节疼痛、淋巴结、肝脾大、充血性皮疹、血沉增快、C 反应蛋白增高、白细胞增多、贫血及相关脏器的损害。累及心脏可有心肌酶谱增高,心电图异常。对抗生素治疗无效而对激素和阿司匹林等药物治疗有效。红斑狼疮多见于学龄儿童,可有发热,皮疹,血白细胞、红细胞和血小板减低,血中可查到狼疮细胞,抗核抗体阳性。

(五)皮肤黏膜淋巴结综合征

皮肤黏膜淋巴结综合征多见于 2~4 岁幼儿,发热,眼球结膜充血,口腔黏膜弥散性充血,口唇皲裂，杨梅舌，浅表淋巴结肿大，四肢末端硬性水肿，超声心动图冠状动脉多有病变。需要注意的是，重症皮肤黏膜淋巴结综合征并发冠状动脉损害严重时，可出现冠状动脉梗死心肌缺血，此时心电图可出现异常 Q 波，此时应根据临床病情和超声心动图进行鉴别诊断。

(六)癫痫

急性心肌炎合并三度房室传导阻滞发生阿-斯综合征应与癫痫区分。由于儿科惊厥很常见，年长儿发生的未明原因惊厥者常想到癫痫。这两种惊厥发作时症状不同，癫痫无明确感染史，发作时因喉痉挛缺氧而发绀，过后面色苍白。阿-斯综合征发作时心脏排血障碍、脑血流中断，发作时面色苍白，无脉，弱或缓，过后面色很快转红。

(七)甲状腺功能亢进

甲状腺功能亢进儿科较为少见，由于近年来对心肌炎较为重视，因此一见到不明原因窦性心动过速，就想到心肌炎，常将甲状腺功能亢进误为心肌炎。当心脏增大时诊断为慢性心肌炎。但患者心功能指数不是减少而是增加，和心肌炎不一样。有青春发育期女孩出现不明原因窦性心动过速时，应常规除外甲状腺功能亢进。

九、治疗

本症目前尚无特殊治疗。应结合患者病情采取有效的综合措施，可使大部患者痊愈或好转。

(一)休息

急性期至少应卧床休息至热退 3～4 周，有心功能不全或心脏扩大者更应强调绝对卧床休息，以减轻心脏负荷及减少心肌耗氧量。

(二)抗生素的应用

细菌感染是病毒性心肌炎的重要条件因子之一，为防止细常感染，急性期可加用抗生素，青霉素 1～2 周。

(三)维生素 C 治疗

大剂量高浓度维生素 C 缓慢静脉推注，能促进心肌病变恢复。用 10%～12.5%溶液，每次 100～200 mg/kg，静脉注射，在急性期用于重症病例，每天 1 次，疗程 15～30 天；抢救心源性休克时，第一天可用 3～4 次。

(四)心肌代谢酶活性剂

多年来常用的如极化液、ATP 等均因难进入心肌细胞内，故疗效差，近年来多推荐下列药物。

1.辅酶 Q_{10}

辅酶 Q_{10} 存在于人细胞线粒体内，参与能量转换的多个酶系统，但需特殊的脱辅基酶的存在才能发挥作用，而其生物合成需 2～3 个月时间。剂量：1 mg(kg · d)口服。

2.1，6-二磷酸果糖

1，6-二磷酸果糖是一种有效的心肌代谢酶活性剂，有明显的保护心肌的作用，减轻心肌所致的组织损伤。剂量为 0.7～1.6 mL/kg 静脉注射，最大量不超过 2.5 mL/kg(75 mg/mL)，静脉注射速度 10 mL/min，每天1 次，每 10～15 天为 1 个疗程。

(五)免疫治疗

1.肾上腺皮质激素

应用激素可抑制体内干扰素的合成，促使病毒增殖及病变加剧，故对早期一般病例不主张应用。仅限于抢救危重病例及其他治疗无效的病例可试用，一般起病 10 天内尽可能不用。口服泼尼松每天 1～1.5 mg/kg，用 3～4 周，症状缓解后逐渐减量停药。对反复发作或病情迁延者，依据近年来对本病发病机制研究的进展，可考虑较长期的激素治疗，疗程不少于半年，对于急重抢救病例可采用大剂量，如地塞米松每天 0.3～0.6 mg/kg，或氢化可的松每天 15～20 mg/kg，静脉滴注。

2.抗病毒治疗

动物试验中联合应用利巴韦林和干扰素可提高生存率，目前欧洲正在进行干扰素治疗心肌炎的临床试验，其疗效尚待确定。

3.丙种球蛋白

动物及临床研究均发现丙种球蛋白对心肌有保护作用。在美国波士顿及洛杉矶儿童医院已将静脉注射丙种球蛋白作为病毒性心肌炎治疗的常规用药。

(六)控制心力衰竭

心肌炎患者对洋地黄耐受性差，易出现中毒而发生心律失常，故应选用快速作用的洋地黄制剂。病重者用地高辛静脉滴注，一般病例用地高辛口服，饱和量用常规的 2/3 量，心衰不重，发展不快者，可用每天口服维持量法。

(七)抢救心源性休克

镇静；吸氧；扩容，为维持血压，恢复循环血量，可先用 2∶1 液，10 mL/kg；有酸中毒者可用 5% $NaHCO_3$ 5 mL/kg 稀释成等渗液均匀滴入。其余液量可用 1/3～1/2 张液体补充，见尿补钾；激素；升压药，常用多巴胺和多巴酚丁胺各 7.5 μg(kg · min)，加入 5%葡萄糖维持静脉滴注，根据血压调整速度，病情稳定后逐渐减量停药；改善心功能；改善心肌代谢；应用血管扩张剂硝普钠，常用剂量为 5～10 mg 溶于 5%葡萄糖注射液 100 mL 中，开始 0,2 μg/(kg · min)静脉滴注，以后每隔 5 分钟增加 0.1 μg/kg，直到获得疗效或血压降低，最大剂量每分钟不超过 4 μg/kg。

(徐遵敬)

第五节　急性感染性心内膜炎

急性感染性心内膜炎是指病原微生物，如细菌、真菌、立克次体等，经血流直接侵犯心内膜、心瓣膜或大动脉内膜所引起的感染性炎症。

根据急性感染性心内膜炎临床表现及病程发展规律，与温病学说的卫气营血体系极为相似，故本病应属于中医学温热病范畴。

一、病因及发病机制

(一)发病因素

(1)基础心脏病：感染性心内膜炎可在原无心脏病基础上发生，但多数发生在原有心脏病的患者，具体如下：风湿性心瓣膜病、先天性心脏血管病、退行性瓣膜病、二尖瓣脱垂。

(2)心脏手术：心脏手术是感染性心内膜炎患病的高危险因素。从进行二尖瓣分离术出现感染性心内膜炎后，心脏手术后心内膜炎的重要性已被人们所重视。Stein 等指出心脏手术的种类、方式和方法决定了感染性心内膜炎的发生率。他们分析的结果：约0.6%的闭式心脏手术、0.9%的开放手术和3.3%的人工瓣置换术并发感染性心内膜炎。心脏手术缝线的感染为重要的因素；体外循环减弱了吞噬细胞从血循环中清除细菌的能力，为瓣膜易感染的另一重要因素。心导管术用于血流动力学监测、起搏器的安装、某些心脏病的诊断包括心内膜心肌活检以及静脉高营养的插管均可直接损伤内膜，成为细菌侵入的病灶。

(3)其他手术操作：有风湿性或先天性心脏病的患者，拔牙或摘除扁桃体后易发生感染性心内膜炎。有时仅刷牙出血也能使草绿色链球菌进入血流。手术操作中，泌尿道的手术如肾盂造影术、膀胱切除术，甚至膀胱镜检查、导尿等也会引起菌血症，诱发感染性心内膜炎。

(4)静脉注射麻醉药品。

(5)病原菌的种类：几乎所有种类的细菌均可引起本病。抗生素应用前80%～90%的感染性心内膜炎是由非溶血性链球菌所引起，以草绿色链球菌占绝大多数。

近年来由酵母菌和真菌引起的心内膜炎例数明显增加，其原因：①人工瓣置换的病例增加；②吸毒者静脉注射药品的人数增加；③长期抗生素的应用引起体内菌群失调；④抗癌药物或皮质激素的应用抑制机体的免疫功能。常见致病真菌有念珠菌、曲霉菌和组织胞浆菌，血培养常阴性。

(二)发病机制

感染性心内膜炎的发病机制是一个复杂的过程，必须具备可黏附细菌的瓣膜、血流中存在可黏附瓣膜的细菌和黏附于瓣膜间的细菌能生长繁殖这3个条件。另外，免疫机制常在其中起着一定的作用。

1.可黏附细菌的瓣膜

非细菌性血栓性心内膜炎是发生细菌性心内膜炎的必备条件。风湿性心瓣膜病内皮的损伤，是血流动力学改变如瓣口狭窄、反流或增高的压差等原因引起。主动脉瓣狭窄、室间隔缺损均可产生湍流而致内皮损伤，这些病变具有较高的细菌性心内膜炎的发生率。

2.血流中存在可黏附于瓣膜的细菌

必须是那些具有在瓣膜表面集落化特征的细菌，同时必须耐受血清补体、免疫抗体杀菌力的细菌才能黏附于瓣膜上。另一影响细菌在瓣膜上集落化的因素是细菌与血小板的相互作用，血小板能阻止细菌在瓣膜面上集落化。

3.血流中的细菌对瓣膜具有黏附力

血流中的细菌必需黏附瓣膜才能引起瓣膜的感染。黏附性的程度随细菌类别而变化，最高的为金黄色葡萄球菌。

4.赘生物的形成

瓣膜表面细菌集落化后，感染性赘生物即开始形成。一些感染性心内膜炎发生在正常瓣膜上，多呈急性过程，其主要是由于致病菌毒性强，能直接侵袭和破坏瓣膜。

5.免疫机制的作用

感染性心内膜炎的赘生物内的细菌可刺激体内免疫系统产生非特异性抗体引起多克隆IgA、IgG、IgM球蛋白的增加。免疫球蛋白对肾小球基底膜、血管壁内膜、心肌内膜有着特殊亲和力。一半以上的感染性心内膜炎患者可查出循环免疫复合物，高浓度的循环免疫复合物与心血管以外的临床表现如关节炎、Janeways结节、肾小球肾炎等有着密切的联系。

(三)中医学

中医认为本病的发生有内因与外因两方面。内因主要是先天心脏禀赋不全,或后天获得心痹、胸痹等。导致心气不足、气血瘀滞、痰浊内阻,从而构成外邪入侵的条件;外因主要是感受温热毒邪。温热毒邪乘正气不足、气血瘀滞、痰浊内阻入侵脏腑血脉,内舍于心脉之中,从而发生本病。归纳起来,其病因病机有如下几方面。

(1)先天禀赋不全,导致心气不足,气血运行不畅,温热毒邪乘虚而入,内舍心脉而形成本病。

(2)心痹内虚:感受风寒湿热之邪,内舍于心,形成心痹。心痹日久,耗伤心气,气血瘀滞,温热毒邪乘虚伤人,内舍心脉而形成本病。感受风寒湿热之邪,内舍于心,形成心痹温热毒邪乘虚伤人,内舍心脉而形成本病。

(3)胸痹内虚:过食膏粱厚味,或劳倦伤脾,或七情所伤致使痰浊内生,气血瘀滞,形成胸痹。胸痹日久,心气不足,气血不畅,温热毒邪乘虚而入,内舍心脉而形成本病。

(4)心损内虚:由于心脏手术,或心血管创伤性检查等致使心脏受损,正气内虚,温热毒邪乘虚而入,内舍心脉而形成本病。

总之,本病的发生多在先天心脏禀赋不全或后天获得心痹、胸痹,心脏受损的基础上,感受温热毒邪,温热毒邪从表入里,内舍心脉,形成温热毒邪从卫入气,从气入营,从营入血,或从卫直接入心包、营血等一系列病理变化。

二、诊断

(一)临床表现

1.急性感染性心内膜炎的常见症状和体征

起病症状多种多样,大部分患者先感觉乏力、疲倦、食欲缺乏及低热;有一些患者因体重减轻或贫血就医,才发现有心内膜炎;部分可能在拔牙、产后或手术后而发生本病。本病虽然大部分发生在已有心瓣膜病变的基础上,但少数患者在发病前根本不知道自己有心脏病,直到出现此种并发症时才被发现。有时起病较急,高热、寒战,或伴有脑部、内脏、四肢等处动脉的栓塞,疾病一开始可能有偏瘫、四肢局部缺血性疼痛、视网膜动脉栓塞所致失明、腹部绞痛、心肌梗死、血尿或脾梗死等表现,这些错综复杂的临床表现常导致误诊。临床表现归纳以下 3 个方面。

(1)全身感染:①发热,为本病常见的症状,热型中以不规则者为最多,各类热型均可出现。但约 20%可为不发热者,仅偶有低热者。②其他全身症状,主要是进行性贫血、乏力、食欲缺乏、体重减轻、盗汗、全身疼痛等。③杵状指,一般杵状指多出现在晚期,见于 20%～40%的病例,无发绀。在疾病过程中如观察到无发绀的杵状指,对诊断有很大意义。④脾大,脾大而软,占 52%～69%,对本病有相当大的诊断价值。

(2)栓塞及血管病损:栓塞现象广泛而常见,成为诊断或鉴别诊断要点之一,占 36%～66%,近年来下降至 15%,栓塞为单一部位或多部位。早期发生的栓塞大多起病急,病情凶险。①脑栓塞:栓塞部位以脑部多见。脑栓塞常发生于大脑中动脉,呈偏瘫失语;弥漫性栓塞性脑膜脑炎因小动脉或毛细血管的散在性细菌性栓塞所致,可酷似化脓性脑膜炎、脑炎或结核性脑膜炎,应该谨慎鉴别;脑出血由脑部菌性动脉瘤破裂出血,弥漫性脑出血,特别是蛛网膜下腔出血,可引起颈部强直及血性脑脊液,预后恶劣。②反复肺栓塞为很重要的临床表现,典型肺梗死症状为突发性胸痛、气急、发绀、咯血或虚脱等,多发性小栓子引起的肺栓塞可无典型的肺梗死症状。X 线胸片除呈大块楔形阴影外,也可为不规则小块阴影。如发生在两肺上叶,可误诊为肺结核。风湿性心瓣膜病的赘生物多位于左心，而室间隔缺损等先天性心脏病的赘生物多在右心或肺动脉，因此，临床上大循环栓塞多见于风湿性心脏病，而肺栓塞多见于先天性心脏病和吸毒者的三尖瓣心内膜炎。③冠状动脉栓塞出现心肌梗死的突发胸痛、休克、心力衰竭、严重心律失常等表现，并可迅速死亡。④肾脏栓塞时有腰痛、血尿，但小栓塞常无症状而易漏诊。⑤脾脏梗死时可发生左上腹或左胁部突然的疼痛和脾脏增大压痛和发热。许多小型肺梗死，可不发生明显的症状。常因为伴发脾破裂出血、休克，感染的脾破裂引起腹膜炎或膈下脓肿，而误认为其他急腹症。⑥四肢动脉如股动脉、腘动脉、髂动脉、桡动脉和肱动脉的栓塞，会引起肢体动脉的软弱或缺血性疼痛。栓塞可波及任何血管，故临床症状可多样化。⑦眼部除结膜可见瘀点外，眼底检查可见扇形或圆形出血，有白色中心。有时眼底可见圆形白色点（Roth 点）。⑧中枢神经系统病灶有时引起偏盲、复视。视网膜中心动脉栓塞则引起突然失明。⑨皮肤及黏膜上的瘀点亦可由栓塞引起，或由于感染毒素作用于毛细血管使其脆性增加而破裂出血，瘀点中心可呈白色或灰色，近年报道瘀点出现占患者数约 40%。大的皮内或皮下栓塞性损害约青豆大小（直径 5～15 mm），微微隆起，多呈紫红色，有明显压痛，发生在手指足趾末端的掌面，称为欧氏结节，大多持续数天后消失。这是感染性心内膜炎的重要体征之一（占 10%～22%）。

（3）心脏变化：大多数原有瓣膜的体征在疾病的过程中变化不多。心脏听诊以原有心脏病的杂音如二尖瓣关闭不全的收缩期杂音和主动脉瓣关闭不全的舒张期杂音为常见，也可闻及因各种先天性心血管畸形所致的杂音。有时在细心听诊下，可发现赘生物生长或破坏产生杂音性质的改变，亦可因瓣膜溃疡、瓣叶膨胀瘤穿孔、腱索断裂或室间隔破裂产生。原有杂音变得粗糙、响亮或呈音乐样。本病极少发生于结瘢很厉害或完全纤维化的瓣膜，因此在高度二尖瓣狭窄、慢性心房纤颤或充血性心力衰竭的病例很少并发感染性心内膜炎。感染性心内膜炎所引起的心律失常除心房颤动外，多数为期前收缩。

2.特殊类型的急性感染性心内膜炎症状和体征

（1）金黄色葡萄球菌性心内膜炎。近年来由于心脏手术的开展，心导管的插入、人工瓣膜的置换增加了金黄色葡萄球菌心内膜炎的患病率，本病大多呈急性过程。特点：①较易侵袭正常心瓣膜，占 18%～48%，常累及主动脉瓣和二尖瓣；②亚急性感染性心内膜炎的典型体征，如瘀点、欧氏结节、脾大在本病中不常见，心脏杂音可以听不到；③年迈者患此病有增加趋热，可以不发热；④较易出现心肌、心包、脑、脑膜、肾脏及肺等处的脓肿或化脓性栓塞；⑤弥散性血管内凝血偶可发生；⑥其病死率达 40%。

（2）产碱杆菌性心内膜炎。临床特点：①起病急，高热、寒战或畏寒为主要症状；②感染不仅限于原有病变的瓣膜，且可侵及正常的心瓣膜，并能严重损害心肌；③短期内出现明显的进行性贫血；④早期发生较大的动脉栓塞，病情进展迅速，病死率在 30%～70%。

（3）真菌性心内膜炎。临床特点：①患者免疫功能低下，体力极度衰弱，且长期使用抗生素或激素者；②全身性真菌感染伴显著的心脏杂音及栓塞现象者；③真菌性心内膜炎赘生物大而易碎，故大动脉，尤其是下肢动脉的栓塞常见；④多次血培养阴性，真菌培养阳性；⑤眼底检查除 Roth 点、白色渗出物、出血外，眼色素炎或内眼炎是其特点。

（4）人工瓣心内膜炎。临床特点：①是瓣膜置换术的严重并发症，可发生在换瓣后的各个时期。大多数主张分早期及晚期。②早期是指感染发生在手术后 2 个月内，细菌可来自切口感染、手术器械等，病死率在 60%～80%。晚期是指感染发生在手术后 2 个月以后，细菌来自口腔、上呼吸道、胃肠道等的操作，病死率在 35%～50%。③并发症有瓣膜瘤破裂、主动脉窦破裂、瓣环周围脓肿、瓣环裂脱、心肌脓肿、心包纵隔瘘管、人工瓣口血栓形成等。

(5)三尖瓣感染性心内膜炎。临床特点:①发生于吸毒者、人流术后、广泛应用静脉导管等;②吸毒者和人流后的三尖瓣感染性心内膜炎多为年轻患者,致病菌为葡萄球菌为主,急性病程,常伴多发性肺梗死,预后较好,病死率在10%左右;③静脉导管术引起感染,常累及年迈者,致病菌以耐药葡萄球菌为主,病死率高达60%;④诊断主要依靠具有细菌可侵入的途径,败血症,多发性肺梗死,血培养阳性,超声心动图见三尖瓣上的赘生物。

(二)辅助检查

(1)血培养:70%～80%血培养阳性,阳性血培养是诊断感染性心内膜炎最直接的证据,同时为选用抗生素提供了依据。为了提高血培养的阳性率,在进行抗生素治疗前24～48小时内至少做血培养3次,每次宜取血10～15 mL,观察是否有细菌生长3周。取血时间以寒战或体温骤升时为佳。必须强调1次血培养阳性是不可靠的,至少有2次培养出同样的细菌,才可确定诊断。真菌性心内膜炎,尤其是曲霉菌,血培养常阴性,但若有栓子脱落大血管,则可在栓子中分离出真菌。

(2)血液变化:继发性贫血为本病特点,血红蛋白大多在60～80 g/L。白细胞计数多轻度增多或正常。在有较严重或广泛的栓塞并发症或急性病例中,白细胞计数可达25×10^9/L以上,甚至高达66×10^9/L。有时血液中有大吞噬细胞出现,占白细胞3%～5%,属于网状内皮系统过度刺激的表现。血小板常正常;在疾病的活动期,红细胞沉降率大多增快,血中丙种球蛋白增加;50%以上类风湿因子阳性;90%以上血中循环免疫复合物阳性。

(3)尿常规检查及肾功能:50%以上病例出现蛋白尿和显微镜下血尿,晚期病例肾功能不全。

(4)心电图:无并发症时心电图无特异性或无改变,但当出现室间隔脓肿或心肌炎时,则可出现各种传导阻滞或室性期前收缩。

(5)超声心动图:为感染性心内膜炎提供了另一新的诊断方法,对心内并发症的发现有所帮助,但较多经验的积累说明有其局限性和特异性。其特征:①瓣膜上的细菌性赘生物检出率为13%～78%。赘生物检出受其大小影响,直径5 mm以上易被检出,而3 mm以下常不能被检出。②特异性瓣膜破坏如连枷样改变、二尖瓣腱索断裂、瓣周脓肿、人工瓣环裂漏、感染性主动脉窦瘤或破裂均可由超声心动图显示出。

三、鉴别诊断

根据临床表现、血培养阳性、超声心动图等检查,多数感染性心内膜炎可做出及时诊断。但近20年来感染性心内膜炎的临床特点有了很大的变化,欧氏结节、Janeway结节等已属偶见;且无杂音的病例数越来越多;杂音性质改变并不多见。老年人无发热,血培养常阴性者易漏诊延误治疗。一般认为凡遇下列情况,应高度怀疑心内膜炎可能:①器质性心脏病患者不明原因发热1周以上;②原无心杂音者突然出现心杂音,特别是主动脉瓣和/或二尖瓣关闭不全的杂音;③心脏手术后持续发热1周以上;④不明原因动脉栓塞;⑤原有心杂音短期内变化或出现新杂音;⑥不明原因心力衰竭或进行性心功能减退等。凡遇上述情况,均应及时进行血培养和超声心动图以确立诊断。

(1)以发热为主要表现,心脏体征轻微者常易与伤寒、疟疾、结核、上呼吸道感染、胶原病、某些恶性肿瘤相混淆。有时由于栓塞现象,使身体某一局部症状特别明显,则可能误诊为该器官的独立疾病,如脑血管意外、脑膜炎、肾结石、肾炎和血液系统疾病等。

(2)风心病并感染性心内膜炎与风湿活动的鉴别诊断很重要。但若鉴别很困难时，治疗上可以双管齐下，在大量抗生素治疗同时予抗风湿治疗。

四、危重指标

(1)出现严重心力衰竭。

(2)发生重要脏器如脑、肾、脾、肺等栓塞。

(3)出现严重并发症如瓣膜瘤破裂、主动脉窦破裂、瓣环周围脓肿、瓣环裂脱、心肌或心包脓肿、人工瓣口血栓形成等。

五、治疗

(一)西医治疗

感染性心内膜炎本身是可以治疗的疾病。治疗越早治愈率越高，因此早期积极治疗极为重要。

1.治疗原则

(1)一般认为首选青霉素、链霉素或庆大霉素、头孢菌素等杀菌剂，很少用抑菌剂。

(2)必须维持较高的抗生素血清浓度，至少为体外试验最低杀菌浓度的 8 倍以上。抗生素用法一般主张静脉或肌内间歇注射法。

(3)抗生素应能穿透纤维蛋白到达藏于赘生物中的细菌，青霉素治疗之所以能取得良好疗效，部分原因系由于青霉素的这种穿透能力。

(4)治疗时间必须足够，一般疗程应在 4 周以上，以达到治愈目的，提高治愈率，减少复发率。

2.抗生素治疗

(1)青霉素为首选药物。对临床上拟诊为感染性心内膜炎病例，连续 3 次血培养(包括厌氧菌培养)后，即应开始青霉素治疗。开始剂量每天 1 000 万～2 000 万单位，分每 4 小时 1 次静脉滴注或静脉持续滴注，可在晚间临睡前 1 次改用肌内注射。开始治疗前 2 周合用链霉素，每天 1 g，分 2 次肌内注射。如疗效欠佳，5～7 天后可加大青霉素剂量至每天 3 000 万～5 000 万单位。给药途径大多数学者认为分次静脉注射或静脉滴注更符合临床需要，其分次给药药物高峰浓度较高，可更完善地杀灭赘生物中的致病菌，血液循环中的少量致病菌也可同时被清除，而对患者生活或活动无多大影响。

(2)青霉素过敏者，可选用头孢菌素类，成人剂量每天 6～12 g，每 4 小时静脉注射 1 次，也可用万古霉素，成人剂量每天 2 g，分 2～4 次静脉滴注。

(3)若血培养获得阳性结果，可再根据细菌的药敏，调整抗生素的种类和剂量。

(4)特殊类型感染性心内膜炎的抗生素治疗。

金黄色葡萄球菌心内膜炎者，除少数属对青霉素敏感的葡萄球菌心内膜炎者，可用青霉素 G，但剂量宜偏大，成人每天 2 000 万单位，疗程 4～6 周。多数应用耐酶青霉素如苯甲异噁唑青霉素、萘夫西林，每天 6～10 g 分次静脉给药，疗程 4～6 周，治疗前 3～5 天可加用庆大霉素。

表皮葡萄球菌心内膜炎，近来成为突出的医源性致病菌，是人工瓣心内膜炎的常见致病菌，治疗可采用杀菌剂联合治疗，如万古霉素联合利福平联合庆大霉素或头孢菌素等。

革兰阳性心内膜炎，治疗上多选用新一代头孢菌素加氨基糖苷类，疗程一般为 4～6 周。

真菌性心内膜炎，药物治疗常无效，可考虑手术切除感染灶。常手术前先用两性霉素 B

1周，术后继续抗真菌治疗6～8周。用法：静脉输注两性霉素B第一天1 mg，后每天增加3～5 mg，直至每天25～30 mg，疗程6～8周或更长，因其毒性大，故需在密切观察下使用。可与口服氟胞嘧啶联用，剂量每天100～150 mg/kg，每6小时1次，常在两性霉素B疗程结束后需继续口服数月或更长时间。

3.手术治疗

感染性心内膜炎在内科治疗无效时，应进行外科手术，将大大降低病死率。且活动的感染并非手术的禁忌证。手术指征：①主动脉瓣叶二尖瓣叶或附近结构的破坏所致瓣膜反流，常造成进行性顽固性心力衰竭，内科治疗无效，外科手术切除和置换人工瓣是唯一的治疗方法；②真菌性心内膜炎、金黄色葡萄球菌心内膜炎内科治疗无效时考虑手术；③反复发生的栓塞，尤其累及主要脏器如脑、眼、肾、冠状动脉者；④感染在心内扩散导致腱索、乳头肌断裂，主动脉窦或室间隔破裂，心肌脓肿伴或不伴心脏传导阻滞；⑤超声心动图检出较大赘生物或赘生物堵塞瓣膜口。

(二)中医治疗

1.证候特征

本病以卫气营血为辨证纲领，病在卫分者以恶寒发热、汗出、苔薄白、舌尖红、脉浮数为特征；病在气分者以高热、大汗出、口渴甚、脉洪大或滑数为特征；病在营分者以午后发热，或夜热早凉、皮肤黏膜斑点隐隐、舌红绛、脉细数为特征；病在血分者以皮肤黏膜斑点为特点，出现吐血，或咯血、衄血、尿血、便血、神昏谵语、舌绛、脉细数无力为特征。起病数天后即发生栓塞现象，或经治疗仍反复发生栓塞现象者病情多重，预后不良；疾病过程中出现心力衰竭，特别是难治性心力衰竭者，病情严重，预后极差。

2.治疗要点

本病的产生是在先天心脏禀赋不全或后天获得心痹、胸痹的基础上感受温热毒邪形成，温热毒邪从表入里，内舍心脉，形成温热毒邪从卫入气，从气入营，从营入血，或从卫直入营血等一系列病理变化。由于温热邪毒为阳邪，易伤阴血，导致阳伤血涩，气血瘀滞，血行不畅，从而产生一系列瘀血证候，故心痹、胸痹为本病之本，毒邪外侵为标。治疗以清热解毒、益气养阴通络为法，并采用有机的中西医结合疗法。

3.分型治疗

(1)卫分证。

主证：恶寒发热，汗出头痛，胸闷心悸，咳嗽气短，苔薄白，舌尖边红，脉浮数。

治法：辛凉解表，清热解毒。

例方：用银翘散合五味消毒饮。

常用药：银花、连翘、薄荷(后下)、荆芥、淡豆豉、桔梗、甘草、牛蒡子、淡竹叶、芦根、蒲公英、紫花地丁、青天葵。

应急措施：鱼腥草注射液用30～60 mL加入5%葡萄糖注射液250 mL静脉滴注，每天2次。

(2)气分证。

主证：见高热，大汗出，口渴甚，不恶寒反恶热，心悸气急，烦躁不安，大便秘结，小便短赤，苔黄燥，舌质红，脉洪大或滑数。

治法：清热解毒，益气扶正。

例方：用白虎加人参汤合五味消毒饮。

常用药：生石膏（先煎）、知母、甘草、西洋参（另炖）、银花、连翘、蒲公英、紫花地丁、青天葵、淡豆豉。若腹部胀满，大使秘结者，治宣泻火通便，急下存阴。可用增液承气汤或大承气汤。

应急措施：用穿琥宁加入10%葡萄糖注射液250 mL静脉滴注，每天2次。

(3)营分证。

主证：见午后发热，或发热夜甚，烦躁不安，口不甚渴，皮肤黏膜瘀斑，瘀点隐隐，肝大、脾大，少气懒言，神疲乏力，苔少或剥苔，舌红绛，脉细数。

治法：清营清热，扶正法邪。

例方：用清营汤合五味消毒饮。

常用药：水牛角（先煎）、生地、玄参、麦冬、黄连、丹参、淡竹叶、银花、连翘、蒲公英、紫花地丁、青天葵、淡豆豉、西洋参（另炖）。

应急措施：清开灵注射液20～50 mL加入10%葡萄糖注射液500 mL静脉滴注，每天2次。

(4)血分证。

主证：见身热烦躁，皮肤黏膜斑点透露，或见吐血、咯血、尿血、便血、肝大、脾大，或见中风偏瘫，神昏谵语，少苔或剥苔，舌红绛，脉沉细数。

治法：清热解毒、凉血散血。

例方：用清热地黄汤合五味消毒饮。

常用药：水牛角（先煎）、生地、赤芍、牡丹皮、丹参、紫花地丁、银花、连翘、蒲公英、青天葵、西洋参（另炖）。若神昏谵语则加服安宫牛黄丸。

应急措施：香参注射液20～30 mL加入10%葡萄糖注射液250 mL静脉滴注，每天2次，适用于伴栓塞现象者。醒脑静注射液20～30 mL加入10%葡萄糖注射液250 mL静脉滴注，每天2次。

(5)阴虚内热。

主证：长期低热，手足心热，盗汗颧红，心悸气短，口干咽燥，形体消瘦，少苔或剥苔，舌质红，脉细数。

治法：滋阴清热，凉血活血。

例方：用青蒿鳖甲汤合五味消毒饮。

常用药：青蒿、鳖甲、生地、知母、牡丹皮、秦皮、地骨皮、胡黄连、麦冬、玄参、丹参、银花、连翘、紫花地丁、蒲公英、青天葵。

应急措施：参麦或丽参注射液30 mL加5%葡萄糖注射液500 mL静脉滴注，每天2次。

六、临症提要

(1)传染性心内膜炎属于心血管疾病中重症，因此，治疗常常需要采取中西医结合的方法，特别强调合理正确地使用抗生素。

(2)本病的辨证论治以卫气营血为纲领，辨证论治首先要分清病位所在；其次治疗中要重点使用清热解毒的方法。

(3)本病热毒灼盛，容易损伤阴血，导致血脉瘀阻，治疗可以加用凉血散血方法。

(4)本病后期，往往出现气阴两伤的临床表现，故须注意予以益气养阴。

(5)在治疗感染性心内膜炎过程中要注意其基础心脏病存在情况，有针对性地予以治疗处理。

（高春彦）

第十章　心脏瓣膜病

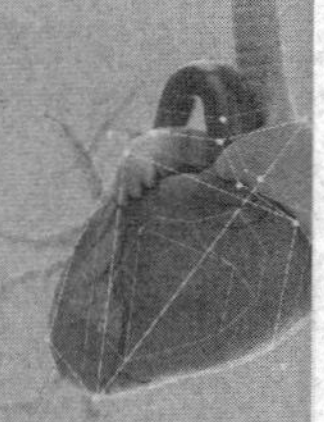

第一节　二尖瓣狭窄

一、病因与病理

（一）风湿热

虽然近几十年来风湿性心脏瓣膜病的发生率逐年降低，但仍是临床上二尖瓣狭窄（mitral stenosis，MS）的常见病因。风湿性心脏病患者中约25%为单纯二尖瓣狭窄，40%为二尖瓣狭窄并二尖瓣关闭不全。其中女性患者占2/3。一般而言，从急性风湿热发作到形成重度二尖瓣狭窄，至少需2年，在温带气候大多数患者能保持十年以上的无症状期。风湿热反复多次发作者易罹患二尖瓣狭窄。

风湿性二尖瓣损害，早期病理变化为瓣膜交界处和基底部发生水肿、炎症及赘生物形成，随后由于纤维蛋白的沉积和纤维性变，发生瓣叶交界处粘连、融合，瓣膜增粗、硬化、钙化，腱索缩短并相互粘连，限制瓣膜的活动与开放，致使瓣口狭窄，与鱼嘴或钮孔相似。一般后瓣病变程度较前瓣重，后瓣显著增厚、变硬、钙化、缩短，甚至完全丧失活动能力，而前瓣仍能上下活动者并不罕见。

（二）二尖瓣环及环下区钙化

二尖瓣环及环下区钙化常见于老年人退行性变。尸检发现，50岁以上人群中约10%有二尖瓣环钙化，其中糖尿病患者尤为多见，女性比男性多2～3倍，超过90岁的女性患者二尖瓣环钙化率高达40%以上。偶见于年轻人，可能与合并Maffan综合征或钙代谢异常有关。

瓣环钙化可影响二尖瓣的正常启闭，引起狭窄和/或关闭不全。钙化通常局限于二尖瓣的瓣环处，多累及后瓣。然而，最近研究表明，老年人二尖瓣环钙化，其钙质沉着主要发生于二尖瓣环的前方及后方，而非真正的瓣环处，钙化延伸至膜部室间隔或希氏束及束支时，可引起心脏传导功能障碍。

（三）先天性发育异常

单纯先天性二尖瓣狭窄甚为少见。

（四）其他罕见病因

其他罕见病因如结缔组织疾病、恶性类癌瘤、多发性骨髓瘤等。

二、病理生理

正常人二尖瓣开放时瓣口面积为 4～6 cm²，当瓣口面积小于 2.5 cm² 时，才会出现不同程度的临床症状。临床上根据瓣口面积缩小程度不同，将二尖瓣狭窄分为轻度(2.5～1.5 cm²)、中度(1.5～1.0 cm²)、重度(＜1.0 cm²)狭窄。根据二尖瓣狭窄程度和代偿状态分为如下 3 期(图 10-1)。

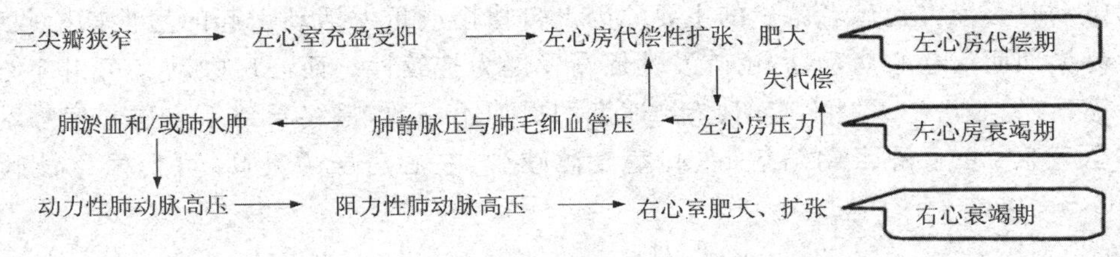

图 10-1 二尖瓣狭窄血流动力学图解

(一)左心房代偿期

轻度二尖瓣狭窄时，只需在心室快速充盈期、心房收缩期存在压力梯度，血液便可由左心房充盈左心室。因此左心房发生代偿性扩张及肥大以增强收缩力，延缓左心房压力的升高。此期内，临床上可在心尖区闻及典型的舒张中、晚期递减型杂音，收缩期前增强(左心房收缩引起)。患者无症状，心功能完全代偿，但有二尖瓣狭窄的体征(心尖区舒张期杂音)和超声心动图改变。

(二)左心房衰竭期

随着二尖瓣狭窄程度的加重，左心房代偿性扩张、肥大及收缩力增强难以克服瓣口狭窄所致血流动力学障碍时，房室压力梯度必须存在于整个心室舒张期，房室压力阶差在 2.7 kPa(20 mmHg)以上，才能维持安静时心排血量，因此左心房压力升高。由于左心房与肺静脉之间无瓣膜存在，当左心房压力升至3.3～4.0 kPa(25～30 mmHg)时，肺静脉与肺毛细血管压力亦升至 3.3～4.0 kPa(25～30 mmHg)，超过血液胶体渗透压水平，引起肺毛细血管渗出。若肺毛细血管渗出速度超过肺淋巴管引流速度，可引起肺顺应性下降，发生呼吸功能障碍和低氧血症，同时，血浆及血细胞渗入肺泡内，可引起急性肺水肿，出现急性左心房衰竭表现。本期患者可出现劳力性呼吸困难，甚至端坐呼吸、夜间阵发性呼吸困难，听诊肺底可有湿啰音，胸部 X 线检查常有肺淤血和/或肺水肿征象。

(三)右心衰竭期

长期肺淤血可使肺顺应性下降。早期，由于肺静脉压力升高，可反射性引起肺小动脉痉挛、收缩，肺动脉被动性充血而致动力性肺动脉高压，尚可逆转。晚期，因肺小动脉长期收缩、缺氧，致内膜增生、中层肥厚，肺血管阻力进一步增高，加重肺动脉高压。肺动脉高压虽然对肺毛细血管起着保护作用，但明显增加了右心负荷，使右心室壁肥大、右心腔扩大，最终引起右心衰竭。此时，肺淤血和左心房衰竭的症状反而减轻。

三、临床表现

(一)症状

1.呼吸困难和乏力

当二尖瓣狭窄进入左心房衰竭期时，可产生不同程度的呼吸困难和乏力，是二尖瓣狭窄的主要症状。前者为肺淤血所引起，后者是心排血量减少所致。早期仅在劳动、剧烈运动或用力时出现呼吸困难，休息即可缓解，常不引起患者注意。随狭窄程度的加重，日常生活甚至静息时也感气促，夜间喜高枕，甚至不能平卧，须采取半卧位或端坐呼吸，上述症状常因感染（尤其是呼吸道感染）、心动过速、情绪激动、心房颤动诱发或加剧。

2.心悸

心慌和心前区不适是二尖瓣狭窄的常见早期症状。早期与偶发的房性期前收缩有关，后期发生心房颤动时心慌常是患者就诊的主要原因。自律性或折返活动引起的房性期前收缩，可刺激左心房易损期而引起心房颤动，由阵发性逐渐发展为持续性。而心房颤动又可引起心房肌的弥漫性萎缩，导致心房增大及不应期、传导速度的更加不一致，最终导致不可逆心房颤动。快心室率心房颤动时，心室舒张期缩短，左心室充盈减少，左心房压力升高，可诱发急性肺水肿的发生。

3.胸痛

15％的患者主诉胸痛，产生原因：①心排血量下降，引起冠状动脉供血不足，或伴冠状动脉粥样硬化和/或冠状动脉栓塞；②右心室压力升高，冠状动脉灌注受阻，致右心室缺血；③肺动脉栓塞，常见于右心衰竭患者。

4.咯血

咯血发生于10％患者。二尖瓣狭窄并发的咯血有如下几种。

(1)突然出血，出血量大，有时称为肺卒中，却很少危及生命。因为大出血后，静脉压下降，出血可自动停止。此种咯血是由于突然升高的左心房和肺静脉压，传至薄而扩张的支气管静脉壁使其破裂所致，一般发生于病程早期。晚期因肺动脉压力升高，肺循环血流量有所减少，该出血情况反而少见。

(2)痰中带血，二尖瓣狭窄患者，因支气管水肿罹患支气管炎的机会增多，若支气管黏膜下层微血管破裂，则痰中带有血丝。

(3)粉红色泡沫痰，急性肺水肿的特征性表现，是肺泡毛细血管破裂，血液、血浆与空气互相混合的缘故。

(4)暗红色血液痰，病程晚期，周围静脉血栓脱落引起肺栓塞时的表现。

5.血栓栓塞

左心房附壁血栓脱落引起动脉栓塞，是二尖瓣狭窄常见的并发症。在抗凝治疗和手术治疗前，二尖瓣病变患者中约1/4死亡继发于栓塞，其中80％见于心房颤动患者。若为窦性心律，则应考虑一过性心房颤动及潜在感染性心内膜炎的可能。35岁以上的患者合并心房颤动，尤其伴有心排血量减少和左心耳扩大时是形成栓子的最危险时期，主张接受预防性抗凝治疗。

6.吞咽困难、声嘶

增大的左心房压迫食管，扩张的左肺动脉压迫左喉返神经所致。

7.感染性心内膜炎

增厚、钙化的瓣膜少发。

8.其他

肝大、体静脉压增高、水肿、腹水，均为重度二尖瓣狭窄伴肺血管阻力增高及右心衰竭的症状。

(二)体征

重度二尖瓣狭窄患者常有“二尖瓣面容”——双颧呈绀红色。右心室肥大时,心前区可扪及抬举性搏动。

1.二尖瓣狭窄的心脏体征

(1)心尖搏动正常或不明显。

(2)心尖区 S_1 亢进是二尖瓣狭窄的重要特点之一,二尖瓣狭窄时,左心房压力升高,舒张末期左心房室压力阶差仍较大,且左心室舒张期充盈量减少,二尖瓣前叶处于心室腔较低位置,心室收缩时,瓣叶突然快速关闭,可产生亢进的拍击样 S_1。S_1 亢进且脆,说明二尖瓣前叶活动尚好,若 S_1 亢进且闷,则提示前叶活动受限。

(3)开瓣音,亦称二尖瓣开放拍击音,由二尖瓣瓣尖完成开放动作后瓣叶突然绷紧而引起,发生在二尖瓣穹隆进入左心室的运动突然停止之际。

(4)心尖部舒张中、晚期递减型隆隆样杂音,收缩期前增强,是诊断二尖瓣狭窄的重要体征。心室舒张二尖瓣开放的瞬间,左心房室压力梯度最大,产生杂音最响,随着左心房血液充盈到左心室,房室压力梯度逐渐变小,杂音响度亦逐渐减轻,最后左心房收缩将 15%~25%的血液灌注于左心室,产生杂音的收缩期前增强部分。心房颤动患者,杂音收缩期前增强部分消失。但据 Criley 报道,此时若左心房压力超过左心室压力 1.3 kPa(10 mmHg)或更高,则可有收缩期前增强部分。

二尖瓣狭窄的舒张期杂音于左侧卧位最易听到,对于杂音较轻者,可嘱运动、咳嗽、用力呼气或吸入亚硝酸异戊酯等方法使杂音增强。拟诊二尖瓣狭窄而又听不到舒张期杂音时,可嘱患者轻微运动(仰卧起坐 10 次)后左侧卧位,或左侧卧位后再深呼吸或干咳数声,杂音可于最初 10 个心动周期内出现。杂音响度还与瓣口狭窄程度及通过瓣口的血流量和血流速度有关。在一定限度内,狭窄越重,杂音越响,但若狭窄超过某一范围,以致在左心室形成旋涡不明显或不引起旋涡,反而使杂音减轻或消失,后者即所谓的“无声性二尖瓣狭窄”。

2.肺动脉高压和右心室肥大的体征

(1)胸骨左缘扪及抬举性搏动。

(2)P_2 亢进、S_2 分裂,肺动脉高压可引起 S_2 的肺动脉瓣成分亢进,肺动脉压进一步升高时,右心室排血时间延长,S_2 分裂。

(3)肺动脉扩张,于胸骨左上缘可闻及短的收缩期喷射性杂音和递减型高调哈气性舒张早期杂音(Graham Steell 杂音)。

(4)右心室肥大伴三尖瓣关闭不全时,胸骨左缘第 4、第 5 肋间有全收缩期吹风样杂音,吸气时增强。

四、辅助检查

(一)心电图检查

中、重度二尖瓣狭窄,可显示特征性改变。左心房肥大(P 波时限大于 0.12 秒,并呈双峰波形,即所谓“二尖瓣型 P 波”,见图 10-2),是二尖瓣狭窄的主要心电图特征,可见于 90%的显著二尖瓣狭窄伴窦性心律者。心房颤动时,V_1 导联颤动波幅超过 0.1 mV,也提示存在心房肥大。

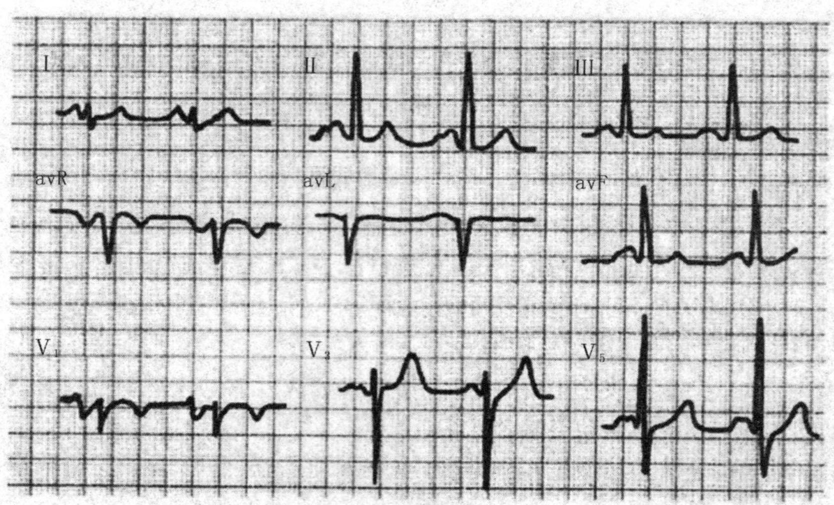

图 10-2　左心房肥大:二尖瓣型 P 波

右心室收缩压低于 9.3 kPa(70 mmHg)时右心室肥大少见;介于 9.3～13.3 kPa(70～100 mmHg)时,约 50%患者可有右心室肥大的心电图表现;超过 13.3 kPa(100 mmHg)时,右心室肥大的心电图表现一定出现(图 10-3)。

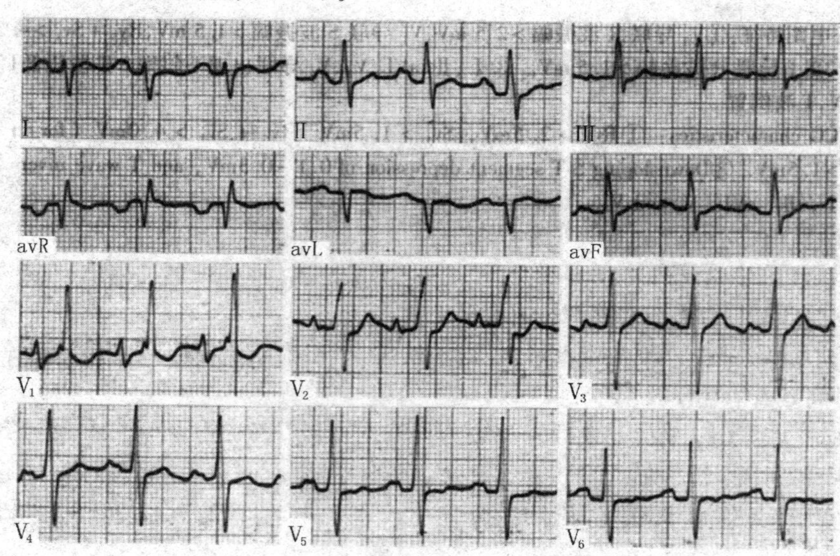

图 10-3　左心房肥大,右心室肥大

心律失常在二尖瓣狭窄患者早期可表现为房性期前收缩,频发和多源房性期前收缩往往是心房颤动的先兆,左心房肥大的患者容易出现心房颤动。

(二)X 线检查

轻度二尖瓣狭窄心影可正常。

左心房肥大时,正位片可见增大的左心房在右心室影后面形成一密度增高的圆形阴影,使右心室心影内有双重影。食管吞钡检查,在正位和侧位分别可见食管向右向后移位。

肺动脉高压和右心室肥大时,正位片示心影呈“梨形”,即“二尖瓣型”心,尚可见左主支气管上抬。肺部表现主要为肺淤血，肺门阴影加深。由于肺静脉血流重新分布，常呈肺上部血管阴影增多而下部减少。肺淋巴管扩张，在正位及左前斜位可见右肺外下野及肋膈角附近有水平走向的纹状影，即 Kerley B 线，偶见 Kerley A 线(肺上叶向肺门斜行走行的纹状影)。此外，长期肺淤血尚可引起肺野内含铁血黄素沉积点状影。

严重二尖瓣狭窄和老年性瓣环及环下区钙化者，胸片相应部位可见钙化影。

(三)超声心动图(UCG)检查

UCG 是诊断二尖瓣狭窄较有价值的无创伤性检查方法，有助于了解二尖瓣的解剖和功能情况。

(1)M 型 UCG：①直接征象，二尖瓣前叶活动曲线和 EF 斜率减慢，双峰消失，前后叶同向运动，形成所谓“城墙样”图形；②间接征象，左心房肥大，肺动脉增宽，右心房、右心室肥大。

(2)二维 UCG：①直接征象，二尖瓣叶增厚，回声增强，活动僵硬，甚至钙化，二尖瓣舒张期开放受限，瓣口狭窄，交界处粘连；②间接征象，瓣下结构钙化，左心房附壁血栓。

(3)多普勒 UCG：二尖瓣口可测及舒张期高速射流频谱，左心室内可有湍流频谱，测定跨二尖瓣压力阶差可判定狭窄的严重程度。彩色多普勒检查可显示舒张期二尖瓣口高速射流束及多色镶嵌的反流束。

经食道 UCG：采用高频探头，直接在左心房后方探查，此法在探查左心房血栓方面更敏感，可达 90%以上。

(四)心导管检查

仅在决定是否行二尖瓣球囊扩张术或外科手术治疗前，需要精确测量二尖瓣口面积及跨瓣压差时才做心导管检查。

(五)其他检查

抗链球菌溶血素 O(ASO)滴度 1∶400 以上、血沉加快、C 反应蛋白阳性等，尤见于风湿活动患者。长期肝淤血患者可有肝功能指标异常。

二尖瓣狭窄的临床表现及实验室检查与血流动力学变化密切相关，血流动力学发展的每一阶段，均可引起相应的临床表现及实验室检查结果。

五、并发症

(一)心房颤动

心房颤动见于晚期患者，左心房肥大是心房颤动持续存在的解剖学基础。出现心房颤动后，心尖区舒张期隆隆样杂音可减轻，且收缩期前增强消失。心房颤动早期可能是阵发性的，随着病程发展多转为持续性心房颤动。

(二)栓塞

栓塞多见于心房颤动患者，以脑梗死多见，栓子也可到达全身其他部位。

(三)急性肺水肿

这是重度二尖瓣狭窄严重而紧急的并发症，病死率高。往往由于剧烈体育活动、情绪激动、感染、妊娠或分娩、快心室率心房颤动等诱发，可导致左心室舒张充盈期缩短，左心房压升高，进一步引起肺毛细血管压升高，致使血浆渗透到组织间隙或肺泡，引起急性肺水肿。患者突发呼吸困难、不能平卧、发绀、大汗、咳嗽及咳粉红色泡沫样浆液痰，双肺布满湿啰音，严重者可昏迷或死亡。

(四)充血性心力衰竭

50%～75%的晚期患者发生右心充血性心力衰竭，是此病常见的并发症及主要致死原因。呼吸道感染为心力衰竭常见诱因，年轻女性妊娠、分娩常为主要诱因。临床上主要表现为肝区疼痛、食欲缺乏、黄疸、水肿、尿少等症状，体检有颈静脉怒张、肝大、腹水及下肢水肿等。

(五)呼吸道感染

二尖瓣狭窄患者，常有肺静脉高压、肺淤血，因此易合并支气管炎、肺炎。

(六)感染性心内膜炎

单纯二尖瓣狭窄较少发生。风湿性瓣膜病患者在行牙科手术或其他能引起菌血症的手术时，应行抗生素预防治疗。

六、诊断与鉴别诊断

根据临床表现，结合有关实验室检查，尤其是超声心动图检查多能做出诊断。但应与其他引起心尖部舒张期杂音的疾病相鉴别(表 10-1)。

表 10-1　其他疾病引起的心尖部舒张期杂音特点

疾病	杂音特点
相对性二尖瓣狭窄	严重的二尖瓣关闭不全左向右分流的先天性心脏病，如 VSD，PDA 等此杂音的产生是血容量增加，致二尖瓣相对狭窄所致
Carey-Coombs 杂音	急性风湿热时活动性二尖瓣瓣膜炎征象，该杂音柔和，发生于舒张早期，变化较大，比器质性二尖瓣狭窄的音调高，可能由严重的二尖瓣反流通过非狭窄的二尖瓣口所致，也可能是一短的紧随 S_3 的杂音
Austin-Flint 杂音	见于主动脉瓣关闭不全等疾病，该杂音历时短，性质柔和，吸入亚硝酸异戊酯后杂音减轻，应用升压药后杂音可增强
三尖瓣狭窄	慢性肺心病患者，由于右心室肥大，心脏顺时针转位可在心尖部听到三尖瓣相对性狭窄所致的杂音
左心房黏液瘤	左心房黏液瘤部分堵塞二尖瓣口所致，与体位有关

七、治疗

狭窄程度轻无明显临床症状者，无须治疗，应适当避免剧烈运动，风湿热后遗症者应预防风湿热复发。有症状的二尖瓣患者，应予以积极治疗。

(一)内科治疗

1.一般治疗

适当休息，限制钠盐入量(2 g/d)，使用利尿剂，通过减轻心脏前负荷改善肺淤血症状。

急性肺水肿的处理(详见心力衰竭)：洋地黄的应用需谨慎，因洋地黄可增强右心室收缩力，有可能使右心室射入肺动脉内的血量增多，导致肺水肿的加重，但可应用常规负荷量的1/2～2/3，其目的是减慢心率而非增加心肌收缩力，以延长舒张期，改善左心室充盈，提高左心室搏出量。适合于合并快心室率心房颤动和室上性心动过速者。

栓塞性并发症的处理：有体循环栓塞而不能手术治疗的患者，可口服抗凝剂，如华法林等。

对于有栓塞危险的患者，包括心房颤动、40 岁以上伴巨大左心房者，也应接受口服抗凝药治疗。

心律失常的处理：快心室率心房颤动应尽快设法减慢心室率，可使用洋地黄类药物，若疗效不满意，可联合应用地尔硫䓬、维拉帕米或β受体阻滞剂。对于轻度二尖瓣狭窄患者不伴巨大左心房，心房颤动<6 个月，可考虑药物复律或电复律治疗。

2.介入治疗

经皮球囊二尖瓣成形术(PBMV)是治疗二尖瓣狭窄划时代的进展，患者无须开胸手术，痛苦小，康复快，且具有成功率高、疗效好的特点。

(1)PBMV 的适应证：①中、重度单纯二尖瓣狭窄，瓣叶柔软，无明显钙化，心功能Ⅱ、Ⅲ级是PBMV 最理想的适应证；轻度二尖瓣狭窄有症状者亦可考虑；心功能Ⅳ级者需待病情改善，能平卧时才考虑。②瓣叶轻、中度钙化并非禁忌，但若严重钙化且与腱索、乳头肌融合者，易并发二尖瓣关闭不全，因此宜做瓣膜置换手术。③合并慢性心房颤动患者，心腔内必须无血栓。④合并重度肺动脉高压，不宜外科手术者。⑤合并轻度二尖瓣关闭不全，左心室无明显肥大者。⑥合并轻度主动脉瓣狭窄或关闭不全，左心室无明显肥大者。

(2)PBMV 禁忌证：①合并中度以上二尖瓣关闭不全；②心腔内有血栓形成；③严重钙化，尤其瓣下装置病变者；④风湿活动；⑤合并感染性心内膜炎；⑥妊娠期，因放射线可影响胎儿，除非心功能Ⅳ级危及母子生命安全；⑦全身情况差或合并其他严重疾病；⑧合并中度以上的主动脉狭窄和/或关闭不全。

(二)外科治疗

目的在于解除瓣口狭窄，增加左心搏出量，改善肺血循环。

(1)手术指征：凡诊断明确，心功能Ⅱ级以上，瓣口面积小于 1.2 cm^2 而无明显禁忌证者，均适合手术治疗。严重二尖瓣狭窄并发急性肺水肿患者，如内科治疗效果不佳，可行急诊二尖瓣扩张术。

(2)手术方式：包括闭式二尖瓣分离术、直视二尖瓣分离术、瓣膜修补术或人工瓣膜替换术。

八、预后

疾病的进程差异很大，从数年至数十年不等。预后主要取决于狭窄程度及心脏肥大程度，是否多瓣膜损害及介入、手术治疗的可能性等。

一般而言，首次急性风湿热发作后，患者可保持 10～20 年无症状。然而，出现症状后如不积极进行治疗，其后 5 年内病情进展非常迅速。研究表明，有症状的二尖瓣狭窄患者 5 年死亡率为 20%，10 年死亡率为 40%。

(吕良芬)

第二节　二尖瓣关闭不全

一、病因

二尖瓣关闭不全(mitral incompetence，MI)严格来说不是一种原发病而是一种临床综合征。

任何引起二尖瓣复合装置包括二尖瓣环、瓣膜、腱索、乳头肌病变的因素都可导致二尖瓣关闭不全，其诊断容易但确定病因难。按病程进展的速度和病程的长短可分为急性和慢性。

(一)慢性病变

慢性二尖瓣关闭不全进展缓慢、病程较长，病因包括以下几点。

(1)风湿性心脏病，在不发达国家风湿性心脏病引起者占首位，其中半数以上合并二尖瓣狭窄。

(2)退行性病变，在发达国家，二尖瓣脱垂为最多见原因；二尖瓣黏液样退行性变、二尖瓣环及环下区钙化等退行性病变也是常见原因。

(3)冠心病，常见于心肌梗死致乳头肌功能不全。

(4)其他少见原因，先天性畸形、系统性红斑狼疮、风湿性关节炎、心内膜心肌纤维化等。

(二)急性病变

急性二尖瓣关闭不全进展快、病情严重、病程短，病因包括以下几点。

(1)腱索断裂，可由感染性心内膜炎、二尖瓣脱垂、急性风湿热及外伤等引起。

(2)乳头肌坏死或断裂，常见于急性心肌梗死致乳头肌缺血坏死而牵拉作用减弱。

(3)瓣膜毁损或破裂，多见于感染性心内膜炎。

(4)心瓣膜替换术后人工瓣膜裂开。

二、病理生理

由于风湿性炎症使二尖瓣瓣膜纤维化、增厚、萎缩、僵硬、畸形，甚至累及腱索和乳头肌使之变粗、粘连、融合缩短，致使瓣膜在心室收缩期不能正常关闭，血液由左心室向左心房反流，病程长者尚可见钙质沉着。

(一)慢性病变

慢性二尖瓣关闭不全者，依病程进展可分为左心室代偿期、左心室失代偿期和右心衰竭期3个阶段(图10-4)。

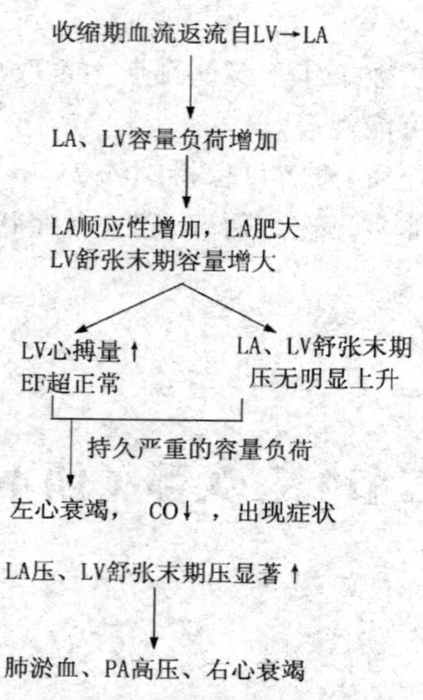

图10-4 慢性二尖瓣关闭不全血流动力学图解

二尖瓣关闭不全时，在心室收缩期左心室内的血流存在两条去路，即通过主动脉瓣流向主动脉和通过关闭不全的二尖瓣流向左心房。这样，在左心房舒张期，左心房血液来源除通过四条肺静脉回流外，还包括左心室反流的血液而使其容量和压力负荷增加。由于左心房顺应性好，在反流血液的冲击下，左心房肥大，缓解了左心房压力的增加，且在心室舒张期，左心房血液迅速注入左心室而使容量负荷迅速下降，延缓了左心房压力的上升，这实际上是左心房的一种代偿机制，体积增大而压力正常（图 10-5），可使肺静脉与肺毛细血管压长期维持正常。与急性二尖瓣关闭不全相比，肺淤血发生晚、较轻，患者主诉乏力而呼吸困难。

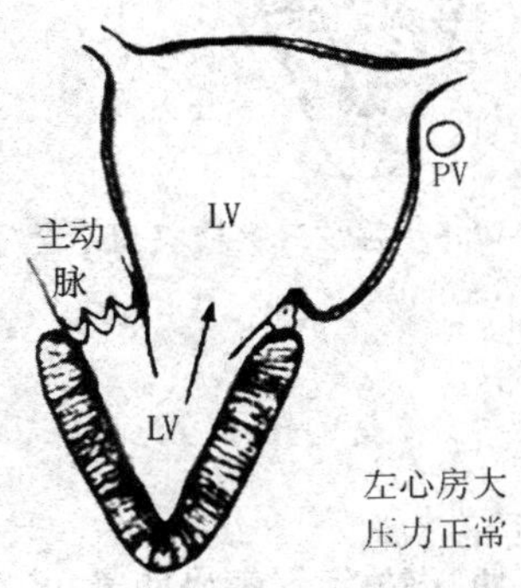

图 10-5　慢性二尖瓣关闭不全

对于左心室，在心室收缩期由于反流，使得在舒张期时由左心房流入左心室的血液除了正常肺循环回流外还包括反流的部分，从而增加了左心室的容量负荷。早期左心室顺应性好，代偿性扩大而使左心室舒张末期压力上升不明显，且收缩时左心室压力迅速下降，减轻了室壁紧张度和能耗而有利于代偿。左心室这种完善的代偿机制，可在相当长时间（大于 20 年）无明显左心房肥大和肺淤血，左心排血量维持正常而无临床症状。但一旦出现临床症状说明病程已到一定阶段，心排血量迅速下降而致头晕、困倦、乏力，迅速出现左心衰竭、肺水肿、肺动脉高压和右心衰竭，心功能达Ⅳ级，成为难治性心力衰竭，病死率高，患者出现呼吸困难、体循环淤血症状。

（二）急性病变

急性二尖瓣关闭不全早期反流量大，进展迅速，左心房、左心室容量和压力负荷迅速增加，没有经过充分的代偿即出现急性左心衰竭，使得心排血量迅速下降，心室压力上升，左心房及肺静脉压迅速上升，导致肺淤血和肺间质水肿。患者早期即出现呼吸困难、咯血等左心衰竭和肺淤血症状，病程进展迅速，多较快死于急性左心衰竭。由于来不及代偿，左心房、左心室肥大不明显（图 10-6、图 10-7），X 线检查示左心房、左心室大小正常，反流严重者可见肺淤血和肺间质水肿征象。

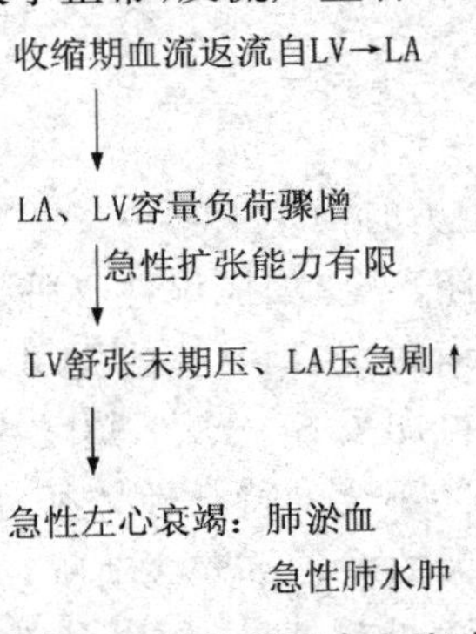

图 10-6　急性二尖瓣关闭不全血流动力学图解

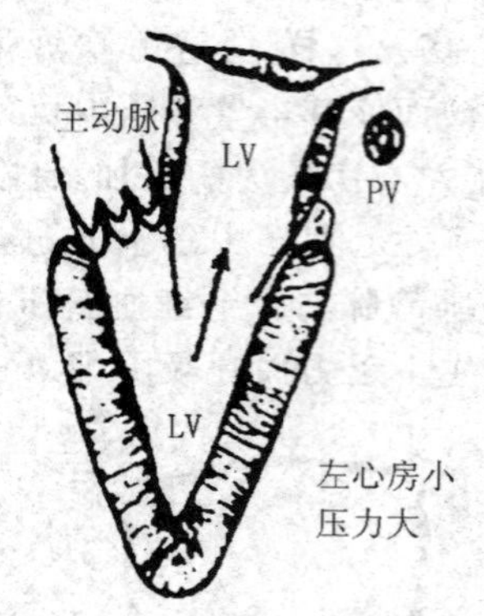

图 10-7 急性二尖瓣关闭不全

三、临床表现

(一)症状

1.慢性病变

患者由于左心良好的代偿功能而使病情有无症状期长、有症状期短的特点。

(1)代偿期:左心代偿功能良好,心排血量维持正常,左心房压力及肺静脉压也无明显上升,患者可多年没有明显症状,偶有因左心室舒张末期容量增加而引起的心悸。

(2)失代偿期:患者无症状期长,通常情况下,从初次感染风湿热到出现明显二尖瓣关闭不全的症状,时间可长达 20 年之久。但一旦出现临床症状即说明已进入失代偿期。随着左心功能的失代偿,心排血量迅速下降,患者出现疲劳、头晕、乏力等症状。左心室舒张末期压力迅速上升,左心房、肺静脉及肺毛细血管压上升,引起肺淤血及间质水肿,出现劳力性呼吸困难,开始为重体力劳动或剧烈运动时出现,随着左心衰竭的加重,出现夜间阵发性呼吸困难及端坐呼吸等。

(3)右心衰竭期:肺淤血及肺水肿使肺小动脉痉挛硬化而出现肺动脉高压,继而引起右心衰竭,患者出现体循环淤血症状,如肝大、上腹胀痛、下肢水肿等。

2.急性病变

轻度二尖瓣反流仅有轻度劳力性呼吸困难。严重反流,病情常短期内迅速加重,患者出现呼吸困难,不能平卧,咳粉红色泡沫痰等急性肺水肿症状,随后可出现肺动脉高压及右心衰竭征象。处理不及时,则心排血量迅速下降出现休克,患者常迅速死亡。

(二)体征

1.慢性病变

(1)代偿期。

心尖冲动:呈高动力型,左心室肥大时向左下移位。

心音:①瓣叶缩短所致的重度关闭不全(如风湿性心脏病),S_1 常减弱。②S_2 分裂,代偿期无肺动脉高压时,由于左心室射血时间缩短,主动脉提前关闭,产生 S_2 分裂,吸气时明显;失代偿产生肺动脉高压后,肺动脉瓣延迟关闭可加重 S_2 分裂。③心尖区可闻及 S_3,大约出现在第二心音后 0.10~0.18 秒,是中重度二尖瓣关闭不全的特征性体征,卧位时明显,其产生是由血液大量快速流入左心室使之充盈过度,引起肥大的左心室壁振动所致。

心脏杂音:心尖区全收缩期吹风样杂音,是二尖瓣关闭不全的典型体征。其强度取决于瓣膜损害程度、反流量及左心房、室压差，可以是整个收缩期强度均等，也可以是收缩中期最强，然后减弱。杂音在左心衰竭致反流量小时可减弱，在吸气时由于膈下降，心脏顺时针转位，回左心血流量减少，杂音相应减弱，呼气时相反。

杂音一般音调高、粗糙、呈吹风样、时限长，累及腱索或乳头肌时呈乐音样。其传导与前后瓣的解剖位置结构和血液反流方向有关，在前交界和前瓣损害时，血液反流至左心房的左后方，杂音可向左腋下和左肩胛间区传导；后交界区和后瓣损害时，血液冲击左心房的右前方，杂音可传导至肺动脉瓣区和主动脉瓣区；前后瓣均损害时，血液反流至左心房前方和左右侧，杂音向整个心前区和左肩胛间部传导。

心尖区舒张中期杂音，是发生相对性二尖瓣狭窄所致。通过变形的二尖瓣口血液的速度和流量增加，产生一短促、低调的舒张中期杂音，多在 S_3 之后，无舒张晚期增强，S_3 和它的出现提示二尖瓣关闭不全为中至重度。

(2)失代偿期(左心衰竭期)：心前区可触及弥散性搏动，心尖区可闻及舒张期奔马律，全收缩期杂音减弱。

(3)右心衰竭期：三尖瓣区可闻及收缩期吹风样杂音。由于右心衰竭，体静脉血回流障碍产生体循环淤血，患者可有颈静脉怒张、搏动，肝大，肝颈静脉回流征阳性，腹水及下垂性水肿等。

2.急性病变

患者迅速出现左心衰竭，甚至出现肺水肿或心源性休克，常迅速死亡。

四、辅助检查

(一)心电图检查

病情轻者无明显异常，重者 P 波延长，可有双峰，同时左心室肥大、电轴左偏，病程长者心房颤动较常见。急性者，心电图可正常，窦性心动过速常见。

(二)X 线检查

慢性二尖瓣关闭不全早期，左心房、左心室形态正常，晚期左心房、左心室显著增大且与病变严重程度成比例，有不同程度肺淤血及间质水肿，严重者有巨大左心房、肺动脉高压和右心衰竭征象。偶可见瓣膜瓣环钙化，随心脏上下运动，透视可见收缩时左心房膨胀性扩大。

急性者心脏大小正常，反流严重者可有肺淤血及间质水肿征象，1～2 周内左心房、左心室开始扩大，一年还存活者，其左心房、左心室扩大已达慢性患者程度。

(三)超声心动图检查

(1)M 型 UCG：急性者心脏大小正常，慢性者可见左心房、左心室肥大，左心房后壁与室间隔运动幅度增强。

(2)二维 UCG 检查：可确定左心室容量负荷，评价左心室功能和确定大多数病因，可见瓣膜关闭不全，有裂隙，瓣膜增厚变形、回声增强，左心房、左心室肥厚，肺动脉增宽。

(3)多普勒 UCG 检查：可见收缩期血液反流，并可测定反流速度，估计反流量。

(四)心导管检查

一般没有必要，但可评估心功能和二尖瓣关闭不全的程度，确定大多数病因。

五、并发症

急性者较快出现急性左心衰竭，慢性者与二尖瓣狭窄相似，以左心衰竭为主，但出现晚，一旦出现则进展迅速。感染性心内膜炎较常发生(＞20%)，体循环栓塞少见，常由感染性心内膜炎引起，心房颤动发生率高达75%，此时栓塞较常见。

六、诊断与鉴别诊断

(一)诊断

根据典型的心尖区全收缩期吹风样杂音伴有左心房、左心室肥大，诊断应不困难。但应结合起病急缓、患者年龄、病情严重程度、房室肥大情况及相应辅助检查来确定诊断及明确病因。

(二)鉴别诊断

1.相对性二尖瓣关闭不全

由扩大的左心室及二尖瓣环所致，但瓣叶本身活动度好，无增厚、粘连等。杂音柔和，多出现在收缩中晚期。常有高血压、各种原因的主动脉关闭不全或扩张型心肌病、心肌炎、贫血等病因。

2.二尖瓣脱垂

二尖瓣脱垂可出现收缩中期喀喇音-收缩晚期杂音综合征。喀喇音是由于收缩中期，拉长的腱索在二尖瓣脱垂到极点时骤然拉紧，瓣膜活动突然停止所致。杂音是由于收缩晚期，瓣叶明显突向左心房，不能正常闭合所致。轻度脱垂时可仅有喀喇音，较重时喀喇音和杂音均有，严重时可只有杂音而无喀喇音。

3.生理性杂音

杂音一般为1～2级，柔和，短促，位于心尖和胸骨左缘。二尖瓣关闭不全的临床表现及实验室检查与血流动力学变化密切相关，血流动力学发展的每一阶段，均可引起相应的临床表现及实验室检查结果。

七、治疗

(一)内科治疗

急性者一旦确诊，经药物改善症状后应立即采取人工瓣膜置换术，以防止变为慢性而影响预后，积极的内科治疗仅为手术争取时间。

慢性患者由于长期无症状，一般仅需定期随访，避免过度的体力劳动及剧烈运动，限制钠盐摄入，保护心功能，对风心病患者积极预防链球菌感染与风湿活动及感染性心内膜炎。如出现心功能不全的症状，应合理应用利尿剂、ACE抑制剂、洋地黄、β受体阻滞剂和醛固酮受体拮抗剂。血管扩张剂，特别是减轻后负荷的血管扩张剂，通过降低左心室射血阻力，可减少反流量，增加前向心排血量，从而产生有益的血流动力学作用。慢性患者可用ACE抑制剂，急性者可用硝普钠、硝酸甘油或酚妥拉明静脉滴注。洋地黄类药物宜用于心功能Ⅱ、Ⅲ、Ⅳ级的患者，对伴有快心室率心房颤动者更有效。晚期的心力衰竭患者可用抗凝药物防止血栓栓塞。心律失常的处理参见相关章节。

(二)外科治疗

人工瓣膜替换术几乎是所有二尖瓣关闭不全病例的首选治疗。对慢性患者，应在左心室功能尚未严重损害和不可逆改变之前考虑手术，过分推迟可增加手术死亡率和并发症。手术指征：①心功能Ⅲ～Ⅳ级，Ⅲ级为理想指征，Ⅳ级死亡率高，预后差，内科疗法准备后应行手术；②心功能Ⅱ级或以下，缺乏症状者，若心脏进行性肥大，左心功能下降，应行手术；③EF＞50%，左心室舒张末期直径＜8.0 cm，收缩末期直径＜5.0 cm，心排指数＞2.0 L/(min·m^2)，左心室舒张末压＜1.6 kPa(12 mmHg)，收缩末容积指数＜50 mL/m^2患者，适于手术，效果好；④中度以上二尖瓣反流。

八、预后

慢性二尖瓣关闭不全患者代偿期较长，可达 20 年。一旦失代偿，病情进展迅速，心功能恶化，成为难治性心力衰竭。

内科治疗后 5 年生存率为 80%，10 年生存率近 60%，而心功能Ⅳ级患者，内科治疗 5 年生存率仅 45%。

急性二尖瓣关闭不全患者多较快死于急性左心衰竭。

（吕良芬）

第三节 三尖瓣狭窄

一、病因

三尖瓣狭窄病变较少见，几乎均由风湿病所致，小部分病因有三尖瓣闭锁、右心房肿瘤。临床特征为症状进展迅速，类癌综合征常同时伴有三尖瓣反流；偶尔，右心室流出道梗阻可由心包缩窄、心外肿瘤及赘生物引起。

风湿性三尖瓣狭窄几乎均同时伴有二尖瓣病变，在多数患者中主动脉瓣亦可受累。

二、病理生理

风湿性三尖瓣狭窄的病理变化与二尖瓣狭窄相似，腱索有融合和缩短，瓣叶尖端融合，形成一隔膜样孔隙。

当运动或吸气使三尖瓣血流量增加时及当呼气使三尖瓣血流减少时，右房和右心室的舒张期压力阶差即增大。当平均舒张期压力阶差超过 0.7 kPa(5 mmHg)时，即足以使平均右心房压升高而引起体静脉淤血，表现为颈静脉充盈、肝大、腹水和水肿等体征。

三、临床表现

（一）症状

三尖瓣狭窄致低心排血量可引起疲乏，体静脉淤血可引起恶心呕吐、食欲缺乏等消化道症状及全身不适感，由于颈静脉搏动的巨大“a”波，使患者感到颈部有搏动感。

（二）体征

主要体征为胸骨左下缘低调隆隆样舒张中晚期杂音，也可伴舒张期震颤，可有开瓣拍击音。增加体静脉回流方法可使之更明显，呼气及 Valsalva 动作使之减弱。

四、辅助检查

（一）X 线检查

主要表现为右心房明显扩大，下腔静脉和奇静脉扩张，但无肺动脉扩张。

(二)心电图检查

心电图示Ⅱ、V_1 导联 P 波电压增高(右心房增大);由于多数二尖瓣狭窄患者同时合并有二尖瓣狭窄,故心电图亦常提示双侧心房肥大。

(三)超声心动图检查

其变化与二尖瓣狭窄时观察到的相似,M 型超声心动图常显示瓣叶增厚,前叶的 EF 斜率减慢,舒张期与隔瓣示矛盾运动、三尖瓣钙化和增厚;二维超声心动图对诊断三尖瓣狭窄较有帮助,其特征为舒张期瓣叶呈圆顶状,增厚、瓣叶活动受限。

五、诊断及鉴别诊断

根据典型杂音、心房扩大及体循环淤血的症状和体征,一般即可做出诊断,对诊断有困难者可行右心导管检查,若三尖瓣平均跨瓣舒张压差低于 0.3 kPa(2 mmHg),即可诊断为三尖瓣狭窄。应注意与右房黏液瘤、缩窄性心包炎等疾病相鉴别。

六、治疗

限制钠盐摄入及应用利尿剂,可改善体循环淤血的症状和体征;如狭窄显著,可行三尖瓣分离术或经皮球囊扩张瓣膜成形术。

(吕良芬)

第四节　三尖瓣关闭不全

一、病因

三尖瓣关闭不全多为功能性,常继发于左心瓣膜病变致肺动脉高压和右心室扩张,器质性病变者多见于风湿性心脏病,常为联合瓣膜病变。单纯性三尖瓣关闭不全非常少见,见于先天性三尖瓣发育不良、外伤、右心感染性心内膜炎等。

二、病理生理

先天性三尖瓣关闭不全可有以下病变:①瓣叶发育不全或缺如;②腱索、乳头肌发育不全、缺如或延长;③瓣叶、腱索发育尚可,瓣环过大。

后天性单独的三尖瓣关闭不全可发生于类癌综合征。

三尖瓣关闭不全引起的病理变化与二尖瓣关闭不全相似,但代偿期较长;病情若逐渐进展,最终可导致右心室、右心房肥大,右心室衰竭。如肺动脉高压显著,则病情发展较快。

三、临床表现

(一)症状

二尖瓣关闭不全合并肺动脉高压时,才出现心排血量减少和体循环淤血的症状。三尖瓣关闭不全合并二尖瓣疾病者,肺淤血的症状可由于三尖瓣关闭不全的发展而减轻,但乏力和其他心排血量减少的症状可更加严重。

(二)体征

主要体征为胸骨左下缘全收缩期杂音,吸气及压肝后可增强;如不伴肺动脉高压,杂音难以闻及。反流量很大时,有第三心音及三尖瓣区低调舒张中期杂音。颈静脉脉波图 V 波(又称回流波,为右心室收缩时,血液回到右房及大静脉所致)增大;可扪及肝脏搏动。瓣膜脱垂时,在三尖瓣区可闻及非喷射性喀喇音。其淤血体征与右心衰竭相同。

四、辅助检查

(一)X 线检查

X 线检查可见右心室、右心房增大。右心房压升高者,可见奇静脉扩张和胸腔积液;有腹水者,横膈上抬。透视时可看到右心房收缩期搏动。

(二)心电图检查

心电图无特征性改变。可示右心室肥厚、劳损右心房肥大;并常有右束支阻滞。

(三)超声心动图检查

超声心动图可见右心室、右心房增大,上下腔静脉增宽及搏动;二维超声心动图声学造影可证实反流,多普勒可判断反流程度。

五、诊断及鉴别诊断

根据典型杂音,右心室、右心房增大及体循环淤血的症状及体征,一般不难做出诊断。应与二尖瓣关闭不全、低位室间隔缺损相鉴别。超声心动图声学造影及多普勒可确诊,并可帮助做出病因诊断。

六、治疗

(1)针对病因的治疗。

(2)由于右心压力低,三尖瓣口血流缓慢,易产生血栓,且三尖瓣置换有较高的手术病死率并且远期存活率低,一般尽量采用三尖瓣成形术来纠正三尖瓣关闭不全。如单纯瓣环扩大、瓣叶病变轻、外伤性乳头肌断裂等可行三尖瓣成形术治疗。成形方法包括瓣环成形术和瓣膜成形术。

(吕良芬)

第五节 主动脉瓣狭窄

一、病理生理

正常主动脉瓣口面积超过 3.5 cm^2,当瓣口面积≥1.5 cm^2 时,为轻度狭窄;1.0～1.5 cm^2 时为中度狭窄;≤1.0 cm^2 时为重度狭窄。主动脉瓣狭窄引起的基本血流动力学改变是收缩期左心室血液流出受阻,进而左心室压力增高,严重时左心房压、肺动脉压、肺毛细血管楔压及右心室压均可上升,心排血量减少,造成心力衰竭和心肌缺血。

(一)左心室壁增厚

主动脉瓣严重狭窄时收缩期左心室血液流出受阻,左心室压力负荷增加,左心室代偿性通过进行性室壁向心性肥厚以平衡左心室收缩压升高,维持正常收缩期室壁应力和左心室心排血量。

(二)左心房肥厚

左心室舒张末压进行性升高后,左心房后负荷增加,左心房代偿性肥厚,肥厚的左心房在舒张末期的强有力收缩有利于左心室的充盈,使左心室舒张末容量增加,达到左心室有效收缩时所需水平,以维持心搏量正常。左心房有力收缩也可使肺静脉和肺毛细血管内压力避免持续性增高。

(三)左心室功能衰竭

主动脉瓣狭窄晚期,左心室壁增厚失代偿,左心室舒张末容量增加,最终由于室壁应力增高,心肌缺血和纤维化等导致左心室功能衰竭。

(四)心肌缺血

严重主动脉瓣狭窄引起心肌缺血,机制:①左心室壁增厚、心室收缩压升高和射血时间延长,增加心肌耗氧;②左心室肥厚,心肌毛细血管密度相对减少;③舒张期心腔内压力增高,压迫心内膜下冠状动脉;④左心室舒张末压升高致舒张期主动脉-左心室压差降低,减少冠状动脉灌注压。

二、临床表现

(一)症状

主动脉瓣狭窄症状出现晚,由于左心室代偿能力较强,相当长的时间内患者可无明显症状,直至瓣口面积小于 1 cm^2 才出现临床症状,主要表现为呼吸困难、心绞痛、晕厥三联征,有15%~20%发生猝死。

1.呼吸困难

劳力性呼吸困难为晚期肺淤血引起的常见首发症状,见于 90%的有症状患者,主要由于左心室顺应性降低和左心室扩大,左心室舒张期末压力和左心房压力上升,引起肺毛细血管楔压和肺动脉高压所致,以后随着病程发展,可发生夜间阵发性呼吸困难、端坐呼吸和急性肺水肿。

2.心绞痛

心绞痛见于 60%有症状患者,常由运动诱发,休息后缓解,多为劳力性心绞痛。主要由于瓣口严重狭窄,心排血量下降,平均动脉压降低,使冠状动脉血流量减少,活动时不足以代偿增加的耗氧量,造成心肌缺血缺氧。极少数由瓣膜的钙质栓塞冠状动脉引起。

3.晕厥

轻者为黑矇,可为首发症状。多发生于直立、运动中或运动后即刻,由于脑缺血引起。机制为:运动时周围血管扩张,而狭窄的主动脉瓣口限制心排血量的增加;运动致心肌缺血加重,使左心室收缩功能降低,心排血量减少;运动时左心室收缩压急剧上升,过度激活心室内压力感受器,通过迷走神经传入纤维兴奋血管减压反应,导致外周血管阻力降低;运动停止后回心血量减少,左心室充盈量及心排血量进一步减少;休息后由于心律失常导致心排血量骤减也可导致晕厥。

4.其他症状

主动脉瓣狭窄晚期可出现心排血量降低的各种表现,如明显的疲乏、虚弱、周围性发绀。血栓栓塞及胃肠道出血主要多见于老年退行性主动脉瓣钙化男性患者,妇女少见。

(二)体征

1.视诊

心尖搏动位置正常或在腋中线以内,为缓慢的抬举样心尖搏动,若心尖搏动很活跃,则提示同时合并有主动脉瓣或二尖瓣关闭不全。

2.触诊

心尖区可触及收缩期抬举样搏动,左侧卧位时可呈双重搏动,第1次为心房收缩以增加左心室充盈,第2次为心室收缩,持续而有力。心底部可触及收缩期震颤,在坐位、胸部前倾、深呼气后屏气时易触及,胸骨上窝、颈动脉和锁骨下动脉处也可触及。

脉搏较特殊,为细脉或迟脉,与强有力的心尖搏动不相称,脉率较低,在心力衰竭时可低于70次/分。

3.叩诊

心浊音界正常,心力衰竭时向左扩大。

4.听诊

(1)胸骨右缘第2肋间可听到低调、粗糙、响亮的喷射性收缩期杂音,呈递增、递减型,第一心音后出现,收缩中期达到最响,以后逐渐减弱,主动脉瓣关闭前终止。胸骨右缘第2肋间或胸骨左缘第3肋间最响,杂音向颈动脉及锁骨下动脉传导,有时向胸骨下端或心尖区传导。通常杂音越长、越响,收缩高峰出现越迟,主动脉瓣狭窄越严重。合并心力衰竭时,通过瓣口的血流速度减慢,杂音变轻而短促。主动脉瓣狭窄杂音在吸入亚硝酸异戊酯或平卧时增强,在应用升压药或站立时减轻。

(2)瓣膜活动受限或钙化明显时,主动脉瓣第二心音减弱或消失,也可出现第二心音逆分裂。

(3)左心室扩大和左心力衰竭时可闻及第三心音(舒张期奔马律)。

(4)左心室肥厚和舒张期末压力升高时,肥厚的左心房强有力收缩产生心尖区明显的第四心音。

三、辅助检查

(一)X线检查

左心缘圆隆,心影不大。升主动脉根部发生狭窄后扩张,透视下可见主动脉瓣钙化。晚期心力衰竭时左心室明显扩大,左心房扩大,肺动脉主干突出,肺静脉增宽及肺淤血的征象。

1.左心室增大

心尖部下移和/或左心室段圆隆是左心室增大的轻度早期征象。由于左心室增大,心脏向右呈顺钟向转位,心脏呈“主动脉”型。

2.升主动脉扩张

升主动脉根部因长期血流的急促喷射而发生狭窄后梭形扩张,使右上纵隔膨凸,侧位透视下可见主动脉钙化。

3.肺淤血征象

晚期心力衰竭可出现左心室明显扩大,左心房扩大,肺动脉主干突出,肺静脉增宽及肺淤血的征象,表现为肺纹理普遍增多、增粗,边缘模糊,以中下肺野明显;肺门影增大,上肺门影增宽明显;肺野透光度降低;肺内含铁血黄素沉着、钙化。

(二)心电图检查

大约85%的患者有左心室肥厚的心电图表现,伴有继发性ST-T改变,左心房肥厚、房室阻滞、室内阻滞(左束支传导阻滞或左前分支阻滞)、心房颤动及室性心律失常。

多数患者左胸导联中T波倒置,并有轻度ST段压低,是左心室收缩期负荷过重的表现。左胸导联中的ST段压低超过0.3 mV,提示存在严重的左心室肥厚。左心房肥厚心电图表现为V_1导联P波的负性部分明显延迟(图10-8)。其他心电图表现如房室阻滞主要是钙化浸润范围从主动脉瓣扩大到传导系统,在男性主动脉瓣钙化中较多见。

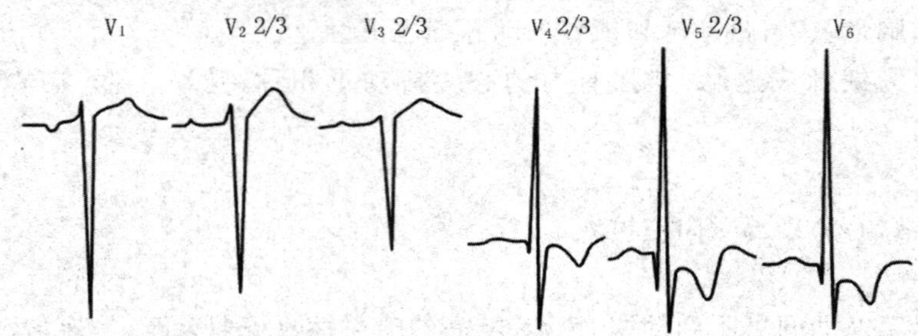

图10-8　主动脉狭窄时心电图改变

$V_{4\sim6}$导联R波异常增大;ST段呈下斜型下降;T波倒置

(三)超声心动图检查

M型超声诊断此病不敏感和缺乏特异性。二维超声心动图探测主动脉瓣异常敏感,有助于显示瓣叶数目、大小、增厚、钙化、瓣环大小、瓣口大小和形状等。彩色多普勒测定通过主动脉瓣的最大血流速度,可计算平均和跨膜压差及瓣口面积,对瓣膜狭窄程度进行评价。

1.M型超声检查

M型超声可见主动脉瓣叶增厚、钙化、开放受限,瓣膜开放幅度<15 mm,瓣叶回声增强提示瓣膜钙化。

2.二维超声检查

二维超声可观察左心室向心性肥厚,主动脉瓣收缩呈向心性穹形运动,并能明确先天性瓣膜畸形、鉴别瓣膜狭窄原因。

3.多普勒超声检查

多普勒超声可准确测定主动脉瓣口流速,计算跨瓣压力阶差,评价瓣膜狭窄程度。彩色多普勒超声可帮助区别二尖瓣反流和主动脉狭窄的血流。连续多普勒超声提示主动脉瓣流速超过2 m/s,又无过瓣血流增加(如主动脉瓣反流、动脉导管未闭等)时,是诊断主动脉瓣狭窄的根据之一。

(四)心导管检查

当超声心动图不能确定狭窄程度并考虑人工瓣膜置换时,应行心导管检查。将导管经股动脉置于主动脉根部及左心室,可探测左心室腔与主动脉收缩期压力阶差,并可推算出主动脉瓣口面积,从而明确狭窄程度。但对于重度主动脉瓣狭窄患者,应将导管经股静脉送入右心,经房间隔穿刺进入左心室,测左心室-主动脉收缩期峰压差。如怀疑合并冠状动脉病变,应同时行冠脉造影。

四、诊断及鉴别诊断

发现主动脉瓣狭窄典型的心底部喷射样收缩期杂音及震颤，即可诊断主动脉瓣狭窄。超声心动图检查可明确诊断。

(一)主动脉瓣收缩期杂音与下列疾病相鉴别

1.二尖瓣关闭不全

心尖区全收缩期吹风样杂音，向左腋下传导；吸入亚硝酸异戊酯后杂音减弱。第一心音减弱，主动脉瓣第二心音正常。

2.三尖瓣关闭不全

胸骨左缘下端闻及高调的全收缩期杂音，吸气时回心血量增加可使杂音增强，呼气时减弱。

3.肺动脉瓣狭窄

于胸骨左缘第2肋间可闻及粗糙响亮的收缩期杂音，常伴收缩期喀喇音，肺动脉瓣区第二心音减弱并分裂，主动脉瓣区第二心音正常。

4.主动脉扩张

各种原因如高血压、梅毒所致的主动脉扩张，可在胸骨右缘第2肋间闻及短促的收缩期杂音，主动脉瓣区第二心音正常或亢进，无第二心音分裂。

(二)主动脉瓣狭窄还应与其他左心室流出道梗阻性疾病相鉴别

1.先天性主动脉瓣上狭窄

杂音最响在右锁骨下，杂音和震颤明显传导至胸骨右上缘和右颈动脉，喷射音少见。

2.先天性主动脉瓣下狭窄

常合并轻度主动脉瓣关闭不全，无喷射音，第二心音非单一性。

3.肥厚梗阻性心肌病

杂音为收缩中晚期喷射性杂音，胸骨左缘最响，不向颈部传导。

五、并发症

(一)感染性心内膜炎

感染性心内膜炎多见于先天性二叶式主动脉瓣狭窄，老年妇女钙化性主动脉瓣狭窄发病率较男性低，合并感染性心内膜炎危险性亦较低。

(二)心律失常

10%患者可发生心房颤动，致左心房压升高和心排血量明显减少，可致严重低血压、晕厥或肺水肿。左心室肥厚、心内膜下心肌缺血或冠状动脉栓塞可致室性心律失常。

(三)充血性心力衰竭

50%～70%的患者死于心力衰竭。发生左心力衰竭后，自然病程明显缩短，因此终末期的右心衰竭少见。

(四)心脏性猝死

多发生于先前有症状者，无症状者发生猝死少见。

(五)胃肠道出血

15%～25%的患者有胃肠道血管发育不良，可合并胃肠道出血。多见于老年患者，出血为隐匿性或慢性。人工瓣膜置换术后出血停止。

六、治疗

无症状的轻度狭窄患者每 2 年复查一次，应包括超声心动图定量测定，中重度狭窄的患者应避免体力活动，每 6～12 个月复查一次。

(一)内科并发症治疗

1.心律失常

因左心房增大，约 10%患者可发生房性心律失常，如有频发房性期前收缩，应积极给予抗心律失常药物以预防心房颤动的发生。主动脉瓣狭窄的患者不能耐受心房颤动，一旦出现，病情会迅速恶化，发生低血压、心绞痛或心电图显示心肌缺血，故应及时用电转复或药物转复为窦性心律。其他有症状或影响血流动力学的心律失常也应积极治疗。

2.感染性心内膜炎

对于风湿性心脏病患者，应积极预防风湿热。如已合并亚急性或急性感染性心内膜炎，治疗同二尖瓣关闭不全。

3.心力衰竭

应限制钠盐摄入，使用洋地黄制剂和利尿药。利尿药使用需慎重，因过度利尿使血容量减少，降低主动脉瓣狭窄患者心排血量，导致严重的直立性低血压。扩张小动脉药物也应慎用，以防血压过低。

(二)介入治疗——经皮球囊主动脉瓣成形术(PBAV)

由于 PBAV 操作死亡率 3%，1 年死亡率 45%，故临床上应用远远不如 PBMV，它主要治疗对象为高龄、有心力衰竭和手术高危患者，对于不适于手术治疗的严重钙化性主动脉瓣狭窄的患者仍可改善左心室功能和症状。

适应证：①儿童和青年的先天性主动脉瓣狭窄；②不能耐受手术者；③重度狭窄危及生命；④明显狭窄伴严重左心功能衰竭的手术过渡；⑤手术禁忌的老年主动脉瓣狭窄钙化不重的患者。

常用方法是经皮股动脉穿刺后将球囊导管沿动脉逆行送至主动脉瓣，用生理盐水与造影剂各半的混合液体充盈球囊，裂解钙化结节，伸展主动脉瓣环和瓣叶，撕裂瓣叶和分离融合交界处，减轻狭窄和症状。成形术后主动脉瓣口面积一般可比术前增加 0.2～0.4 cm^2，术后再狭窄率为 42%～83%。

(三)外科治疗

治疗关键是解除主动脉瓣狭窄，降低跨瓣压力阶差。常用有两种手术方法：一是人工瓣膜置换术，二是直视下主动脉瓣交界分离术。

1.人工瓣膜置换术

人工瓣膜置换术为治疗成人主动脉瓣狭窄的主要方法。重度狭窄(瓣口面积＜0.75 cm^2 或平均跨瓣压差＞6.7 kPa(50 mmHg))伴心绞痛、晕厥或心力衰竭症状为手术的主要指征。无症状的重度狭窄患者，如伴有进行性心脏增大和明显左心室功能不全，也应考虑手术。术前多常规做冠状动脉造影，如合并冠心病，需同时做冠状动脉旁路移植术(CABG)。

手术适应证：①有症状，重度主动脉瓣狭窄，或跨瓣压差＞6.7 kPa(50 mmHg)；②重度主动脉瓣狭窄合并冠心病需冠状动脉旁路移植术治疗；③重度主动脉瓣狭窄，同时合并升主动脉或其他心脏瓣膜病变需手术治疗；④冠心病、升主动脉或心脏瓣膜病变需手术治疗，同时合并中度主动脉瓣狭窄[平均压差6.7 kPa(50 mmHg)，或流速 3～4 m/s](分级Ⅱa)；⑤无症状，重度主动脉瓣狭窄，同时有左心室收缩功能受损表现（分级Ⅱa）；⑥无症状，重度主动脉瓣狭窄，但活动后有异常表现，如低血压（分级Ⅱa）。

手术禁忌证：晚期合并重度右心衰竭，经内科治疗无效；心功能Ⅳ级及75岁以上高龄患者；严重心力衰竭合并冠状动脉病变者。

手术死亡率小于2%，主动脉瓣机械瓣替换术后，患者平均年龄57岁时，5年生存率80%左右，10年生存率在60%。生物瓣替换术后，患者平均年龄74岁时，5年生存率70%，10年生存率35%。术后的远期预后优于二尖瓣疾病和主动脉瓣关闭不全的换瓣患者。

2.直视下主动脉瓣交界分离术

直视下主动脉瓣交界分离术适用于儿童和青少年先天性主动脉瓣狭窄且无钙化者。妇女主动脉瓣狭窄患者多行介入治疗及换瓣术，行直视下主动脉瓣交界分离术者少见。

（吕良芬）

第六节 主动脉瓣关闭不全

一、病理生理

主动脉瓣关闭不全引起的基本血流动力学障碍是舒张期左心室内压力大大低于主动脉，故大量血液反流回左心室，使左心室舒张期负荷加重，左心室舒张期末容积逐渐增大，容量负荷过度。早期收缩期左心室每搏量增加，射血分数正常，晚期左心室进一步扩张，心肌肥厚，当左心室收缩减弱时，每搏量减少，左心室舒张期末压力升高，最后导致左心房、肺静脉和肺毛细血管压力升高，出现肺淤血。主动脉瓣反流明显时，主动脉舒张压明显下降，冠状动脉灌注压降低，心肌供血减少，进一步使心肌收缩力减弱。

（一）左心室容量负荷过度

主动脉瓣关闭不全时，左心室在舒张期除接纳从左心房流入的血液外，还接受从主动脉反流的血液，造成左心室舒张期充盈量过大，容量负荷过度。左心室的代偿能力是影响病理生理改变的重要因素，也决定了急、慢性主动脉瓣关闭不全血流动力学障碍的明显差异。

1.急性主动脉瓣关闭不全

左心室顺应性及心腔大小正常，面对舒张期急剧增加的充盈量，左心室来不及发生代偿性扩张和肥大，导致舒张期充盈压显著增高，迫使左心房压、肺静脉和肺毛细血管压力升高，引起呼吸困难和肺水肿，并导致肺动脉高压和右心功能障碍，此时患者表现出体循环静脉压升高和右心衰竭的症状和体征。

当左心室舒张末期压力超过5.3 kPa(40 mmHg)时，可使二尖瓣提前关闭，对肺循环有一定的保护作用，但效力有限。由于急性者左心室舒张末容量仅能有限的增加，即使左心室收缩功能正常或增加，并有代偿性心动过速，心排血量仍减少。

2.慢性主动脉瓣关闭不全

主动脉反流量逐渐增大，左心室充分发挥代偿作用，通过Frank-Starling定律调节左心室容量-压力关系，使总的左心室心搏量增加。长期左心室舒张期充盈过度，使心肌纤维被动牵张，刺激左心室发生离心性心肌肥大，心脏重量明显增加，心腔明显扩大。

代偿期扩张肥大的心肌收缩力增强，能充分将心腔内血液排出，每搏量明显增加，前向血流量、射血分数及收缩末期容量正常。

由于主动脉反流血量过大及肥大心肌退行性变和纤维化，左心室舒张功能受损。当左心室容量负荷超过心肌的代偿能力时，进入失代偿期。此时，心肌顺应性降低，心室舒张速度减慢，左心室舒张末压升高，左心房压和肺循环压力升高，引起肺淤血和呼吸困难。同时，心肌收缩力减弱，每搏量减少，前向血流量及射血分数降低。左心室收缩末期容量增加是左心收缩功能障碍的敏感指标之一。

(二)脉压增宽

慢性主动脉瓣关闭不全时，因左心室充盈量增加，每搏量增加，主动脉收缩压升高，而舒张期血液向左心室反流又使主动脉舒张压降低，压差增大。当主动脉舒张压＜6.7 kPa(50 mmHg)时，提示有严重的主动脉瓣关闭不全。急性主动脉瓣关闭不全时，因心肌收缩功能受损，主动脉收缩压不高甚至降低，而左心室舒张末压明显升高，主动脉舒张压正常或轻度降低，压差可接近正常。

(三)心肌供血减少

由于主动脉舒张压降低和左心室舒张压升高，冠状动脉灌注压降低；左心室壁张力增加压迫心肌内血管，使心肌供血减少。交感神经兴奋反射性引起心率加快及心肌肥大和室壁张力增加又再次增加心肌耗氧量，故主动脉瓣关闭不全患者可出现心肌缺血和心绞痛，多出现在主动脉瓣关闭不全的晚期。

二、临床表现

(一)症状

主动脉瓣关闭不全患者一旦出现症状(表10-2)，往往有不可逆的左心功能不全。

表10-2　重度主动脉瓣关闭不全典型体征

体征	表现
视诊及触诊	
de Musset's sign	伴随每次心搏的点头征，由动脉搏动过强所致
Muller's sign	腭垂的搏动或摆动
Quincke's sign	陷落脉或水冲脉，即血管突然短暂的充盈及塌陷
听诊	
Hill's sign	袖带测压时，上下肢收缩压相差8.0 kPa(60 mmHg)，正常时＜2.7 kPa(20 mmHg)
Traube's sign	股动脉收缩音及舒张音增强，即枪击音
Duroziez's sign	用听诊器轻压股动脉产生的杂音
De tambour sign	第二心音增强，带有铃声特点，常见于梅毒性主动脉瓣反流

1.心悸和头部搏动

心脏搏动的不适感可能是最早的主诉，由于左心室明显增大，左心室每搏量明显增加，患者常感受到强烈的心悸。情绪激动或体力活动引起心动过速时，每搏量增加明显，此时症状更加突出。由于脉压显著增大，患者常感身体各部有强烈的动脉搏动感，尤以头颈部为甚。

2.呼吸困难

劳力性呼吸困难出现表示心脏储备能力已经降低，以后随着病情进展，可出现端坐呼吸和夜间阵发性呼吸困难，在合并二尖瓣病变时此症状更加明显。

3.胸痛

由于冠状动脉灌注主要在舒张期，所以主动脉舒张压决定了冠状动脉流量。重度主动脉瓣关闭不全患者舒张压明显下降，特别是夜间睡眠时心率减慢，舒张压下降进一步加重，冠状动脉血流更加减少。此外，胸痛发作还可能与左心室射血时引起升主动脉过分牵张或心脏明显增大有关。

4.眩晕

当快速变换体位时，可出现头晕或眩晕，晕厥较少见。

5.其他

如疲乏、过度出汗，尤其在夜间心绞痛发作时出现，可能与自主神经系统改变有关。晚期右心衰竭时可出现食欲缺乏、腹胀、下肢水肿、胸腔积液、腹水等。

(二)体征

1.视诊

颜面较苍白，头部随心脏搏动频率上下摆动(De-Musset's sign)；指(趾)甲床可见毛细血管搏动征；心尖搏动向左下移位，范围较广，且可见有力的抬举样搏动；右心衰竭时可见颈静脉怒张。

2.触诊

(1)颈动脉搏动明显增强，并呈双重搏动。

(2)主动脉瓣区及心底部可触及收缩期震颤，并向颈部传导。胸骨左下缘可触及舒张期震颤。

(3)颈动脉、桡动脉可触及水冲脉(Corrigan's pulse)，即脉搏呈现高容量并迅速下降的特点，尤其是将患者前臂突然高举时更为明显。

(4)肺动脉高压和右心衰竭时，可触及增大的肝脏，肝颈静脉回流征可阳性，下肢指凹性水肿。

3.叩诊

心界向左下扩大。

4.听诊

(1)主动脉舒张期杂音，为第一与第二心音同时开始的高调叹气样递减型舒张早期杂音，坐位并前倾和深呼气时明显。一般主动脉瓣关闭不全越严重，杂音的时间越长，响度越大。轻度反流时，杂音限于舒张早期，音调高。中度或重度反流时，杂音粗糙，为全舒张期。杂音为音乐时，提示瓣叶脱垂、撕裂或穿孔。

(2)心底部及主动脉瓣区常可闻及收缩期喷射性杂音，较粗糙，强度2/6～4/6级，可伴有震颤，向颈部及胸骨上凹传导，为极大的每搏量通过畸形的主动脉瓣膜所致，并非由器质性主动脉瓣狭窄所致。

(3)Austin-Flint杂音：心尖区常可闻及一柔和、低调的隆隆样舒张中期或收缩前期杂音，即Austin-Flint杂音，此乃由于主动脉瓣大量反流，冲击二尖瓣前叶，使其振动和移位，引起相对性二尖瓣狭窄；同时主动脉瓣反流与左心房回流血液发生冲击、混合，产生涡流所致。此杂音在用力握拳时增强，吸入亚硝酸异戊酯时减弱。

(4)当左心室明显扩大时，由于乳头肌外移引起功能性二尖瓣反流，可在心尖区闻及全收缩期吹风样杂音，向左腋下传导。

(5)心音：第一心音减弱，第二心音主动脉瓣成分减弱或缺如，但梅毒性主动脉炎时常亢进。由于舒张早期左心室快速充盈增加，心尖区常有第三心音。

(6)周围血管征听诊：股动脉枪击音(Traube sign)；股动脉收缩期和舒张期双重杂音(Duroziez sign)；脉压增大(Hill sign)。

三、辅助检查

(一)X线检查

急性期心影多正常，常有肺淤血或肺水肿征。慢性主动脉瓣关闭不全常有以下特点。

(1)左心室明显增大，心脏呈主动脉型。

(2)升主动脉普遍扩张，可以波及主动脉弓。

(3)透视下主动脉搏动明显增强，与左心室搏动配合呈"摇椅样"摆动。

(4)左心房可增大，肺动脉高压或右心衰竭时，右心室增大并可见肺静脉充血、肺间质水肿。

(二)心电图检查

轻度主动脉瓣关闭不全者心电图可正常。严重者可有左心室肥大和劳损，电轴左偏。Ⅰ、aVL、$V_{5\sim6}$导联Q波加深，ST段压低和T波倒置；晚期左心房增大，也可有束支阻滞(图10-9)。

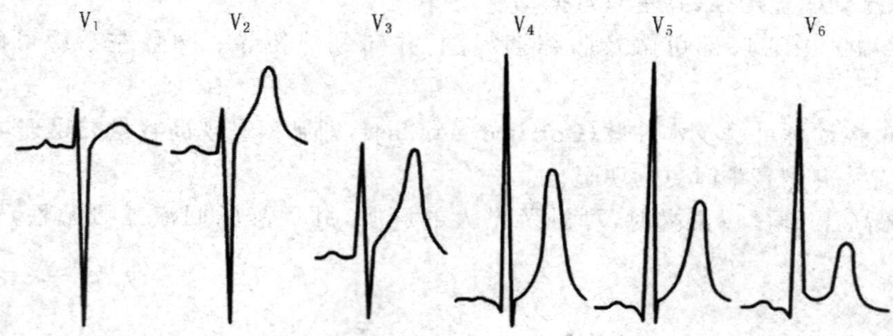

图10-9 主动脉关闭不全示心电图改变

V_5、V_6导联出现深Q波，R波增大，S-T段抬高，T波增大

(三)超声心动图检查

对主动脉瓣关闭不全及左心室功能评价很有价值，还可显示二叶式主动脉瓣、瓣膜脱垂、破裂或赘生物形成及升主动脉夹层等，有助于病因的判断。

1.M型超声检查

M型超声显示舒张期二尖瓣前叶和室间隔纤细扑动，为主动脉瓣关闭不全的可靠诊断征象。但敏感度低。

2.二维超声检查

二维超声可显示瓣膜和升主动脉根部的形态改变，可见主动脉瓣增厚，舒张期关闭对合不佳，有助于病因确定。

3.彩色多普勒超声

由于舒张早期主动脉压和左心室舒张压间的高压差，主动脉瓣反流导致很高流速(超过4 m/s)的全舒张期湍流。彩色多普勒超声探头在主动脉瓣的心室侧可探及全舒张期高速血流，为最敏感的确定主动脉瓣反流方法，并可通过计算反流量与每搏量的比例，判断其严重程度。

(四)主动脉造影

当无创技术不能确定反流程度并且考虑外科治疗时，可行选择性主动脉造影，可半定量反流程度。

升主动脉造影提示：舒张期造影剂反流至左心室，可以显示左心室扩大。根据造影剂反流量可以估计关闭不全的程度。①Ⅰ度：造影剂反流仅限于主动脉口附近，一次收缩即可排出；②Ⅱ度：造影剂反流于左心室中部，一次收缩即可排出；③Ⅲ度：造影剂反流于左心室全部，一次收缩不能全部排出。

(五)磁共振显像

磁共振显像诊断主动脉疾病如主动脉夹层极准确。可目测主动脉瓣反流射流，可半定量反流程度，并能定量反流量和反流分数。

四、诊断和鉴别诊断

发现典型的主动脉瓣关闭不全的舒张期杂音伴周围血管征即可诊断，超声心动图可明确诊断。主动脉瓣舒张早期杂音应与下列杂音和疾病鉴别。

(一)Graham Steell 杂音

Graham Steell 杂音见于严重肺动脉高压伴肺动脉扩张所致肺动脉瓣关闭不全，常有肺动脉高压体征，如胸骨左缘抬举样搏动、第二心音肺动脉瓣成分亢进等。

(二)肺动脉瓣关闭不全

胸骨左缘舒张期杂音吸气时增强，用力握拳时无变化。颈动脉搏动正常，肺动脉瓣区第二心音亢进，心电图示右房和右心室肥大，X线检查示肺动脉主干突出。多见于二尖瓣狭窄及房间隔缺损。

(三)冠状动静脉瘘

冠状动静脉瘘可闻及主动脉瓣区舒张期杂音，但心电图及X线检查多正常，主动脉造影可见主动脉与右心房、冠状窦或右心室之间有交通。

(四)主动脉窦瘤破裂

杂音与主动脉瓣关闭不全相似，但有突发性胸痛，进行性右心功能衰竭，主动脉造影及超声心动图检查可确诊。

五、并发症

(1)充血性心力衰竭：为主动脉瓣关闭不全的主要死亡原因。一旦出现心功能不全的症状，往往在2～3年内死亡。

(2)感染性心内膜炎：较常见。

(3)室性心律失常：较常见。

六、治疗

(一)内科治疗

1.预防感染性心内膜炎

避免上呼吸道感染及全身感染，防止发生心内膜炎。

2.控制充血性心力衰竭

避免过度的体力劳动及剧烈运动，限制钠盐摄入。无症状患者出现左心室扩大，特别是 EF 降低时，应给予地高辛。

3.控制高血压

控制高血压至关重要，因为它可加重反流程度。当伴发升主动脉根部扩张时，高血压也可促进主动脉夹层的发生。目前研究证实，应用血管扩张药特别是血管紧张素转换酶抑制药（ACEI）能防止或延缓左心扩大，逆转左心室肥厚，防止心肌重构。

(二)外科治疗

主动脉瓣关闭不全，一旦心脏失去代偿功能，病情将急转直下，多数在出现心力衰竭后 2 年内死亡。主动脉瓣关闭不全的彻底治疗方法是主动脉瓣置换术。最佳的手术时机为左心室功能衰竭刚刚开始即严重心力衰竭发生之前手术，或虽无症状，但左心室射血分数低于正常和左心室舒张末期内径＞60 mm，应进行手术治疗。

对于左心室功能正常而无症状的患者，心脏结构改变不明显的应密切随诊，每 6 个月复查超声心动图及时发现手术时机。一旦出现症状或出现左心室功能衰竭或左心室明显增大应及时手术。

1.人工瓣膜置换术

风湿性和绝大多数其他病因引起的主动脉瓣关闭不全均宜施行瓣膜置换术。分机械瓣和生物瓣两种。心脏明显扩大、长期左心功能不全的患者，手术死亡率约为 10%，尽管如此，由于药物治疗的预后较差，即使有左心衰竭也应考虑手术治疗。

2.瓣膜修复术

瓣膜修复术较少用，通常不能完全消除主动脉瓣反流，仅适用于感染性心内膜炎主动脉瓣赘生物或穿孔、主动脉瓣与其瓣环撕裂。由于升主动脉动脉瘤使瓣环扩张所致的主动脉瓣关闭不全，可行瓣环紧缩成形术。

3.急性主动脉瓣关闭不全的治疗

严重急性主动脉瓣关闭不全迅速发生急性左心功能不全、肺水肿和低血压，极易导致死亡，故应在积极内科治疗的同时，及早采用手术治疗，以挽救患者的生命。术前应静脉滴注正性肌力药物如多巴胺或多巴酚丁胺和血管扩张药如硝普钠，以维持心功能和血压。

（吕良芬）

第七节　肺动脉瓣关闭不全

一、病理生理

因原发性或继发性肺动脉高压，肺动脉瓣环性损伤引起的器质性肺动脉瓣关闭不全相对较少。肺动脉瓣关闭不全者，由于反流发生于低压低阻力的肺循环，故血流动力学改变通常不严重。若瓣口反流量增大可致右心室容量负荷增加。肺动脉瓣关闭不全的基本血流动力学改变是舒张期肺动脉瓣反流使右心室容量负荷增大，严重时引起右心室扩大、肥厚，最后导致右心衰竭。伴发肺动脉高压、出现急性反流或反流程度严重者，病情发展较快。

二、临床表现

(一)症状

肺动脉瓣关闭不全患者，在未发生右心衰竭前，临床上无症状。严重反流引起右心衰竭时，可有腹胀、尿少、水肿等症状。

(二)体征

1.视诊

胸骨左缘第 2 肋间隙可见肺动脉收缩期搏动。

2.触诊

胸骨左缘第 2 肋间隙可扪及肺动脉收缩期搏动，有时可伴收缩或舒张期震颤。胸骨左下缘可扪及右心室高动力性收缩期搏动。

3.叩诊

心界向右扩大。

4.听诊

(1)胸骨左缘第 2～4 肋间隙有随第二心音后立即开始的舒张早期叹气性高调递减型杂音，吸气时增强，称为 Graham Steell 杂音，继发于肺动脉高压。

(2)合并肺动脉高压时，肺动脉瓣区第二心音亢进、分裂。反流量大时，三尖瓣区可闻及收缩期杂音，也可能有收缩期前低调杂音(右 Austin-Flint 杂音)。如瓣膜活动度好，可听到肺动脉喷射音。肺动脉高压者，第二心音肺动脉瓣成分增强。由于右心室心搏量增多，射血时间延长，第二心音呈宽分裂。有心搏量增多致已扩大的肺动脉突然扩张产生收缩期喷射音，在胸骨左缘第 2 肋间隙最明显。胸骨左缘第 4 肋间隙常有右心室第三和第四心音，吸气时增强。

三、辅助检查

(一)X 线检查

右心室增大，伴肺动脉高压时有肺动脉段凸出，肺门阴影增宽，尤其是右下肺动脉增宽(>10 mm)，胸透可见肺门动脉搏动。

(二)心电图检查

继发于肺动脉高压者可有右束支阻滞和/或右心室肥厚图形。

(三)超声心动图检查

1.M 型超声检查

M 型超声主要呈右心室舒张期容量负荷改变。

2.二维超声检查

二维超声检查可明确病因。

3.彩色超声检查

多普勒右心室流出道内，于舒张期可测得源于肺动脉口的逆向血流束。

四、诊断和鉴别诊断

根据肺动脉瓣区舒张早期杂音，吸气时增强，可做出肺动脉瓣关闭不全的诊断。多普勒超声可明确诊断并可帮助与主动脉瓣关闭不全的鉴别。

五、治疗

继发于肺动脉高压的肺动脉瓣关闭不全者，主要应治疗其原发疾病。对原发于瓣膜的病变应进行病因治疗。如反流量大或右心室容量负荷进行性加重者，可施行人工心脏瓣膜置换术。

（吕良芬）

第十一章 心包疾病

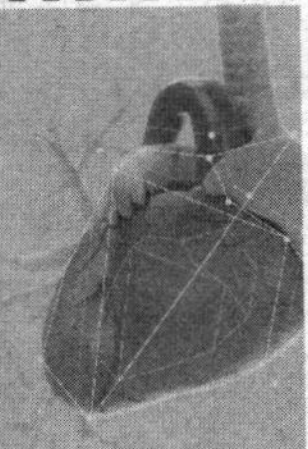

第一节 急性心包炎

急性心包炎是一种以心包膜急性炎症病变为特点的临床综合征。

一、病因

(一)性质

急性非特异性。

(二)感染

细菌(包括结核杆菌)、病毒、真菌、寄生虫、立克次体。

(三)肿瘤

原发性、继发性。

(四)自身免疫和结缔组织病

风湿热及其他结缔组织病如系统性红斑狼疮、结节性动脉炎、类风湿关节炎等;心脏损伤后(心肌梗死后综合征、心包切开后综合征)、血清病。

(五)内分泌、代谢异常

尿毒症、黏液性水肿、胆固醇性痛风。

(六)邻近器官疾病

急性心肌梗死、胸膜炎。

(七)先天性异常

心包缺损、心包囊肿。

(八)其他

外伤、放射治疗、药物等。

二、病理

急性心包炎根据病理变化可分为纤维蛋白性和渗液性心包炎。心包渗出液体无明显增加时为急性纤维蛋白性心包炎,渗出液增多时称渗液性心包炎。渗液可分为浆液纤维蛋白性、浆液血性、化脓性和出血性几种,多为浆液纤维蛋白性。液体量 100～500 mL,也可多达 2～3 L。心包渗液一般在数周至数月内吸收,但也可发生脏层和壁层的粘连。增厚而逐渐形成慢性心包炎。

三、诊断

(一)症状

1.胸痛

心前区呈锐痛或钝痛,随体位改变、深呼吸、吞咽而加剧,常放射到左肩、背部或上腹部。病毒性者多伴胸膜炎,心前区疼痛剧烈。

2.呼吸困难

呼吸困难是心包渗液时最突出的症状。在心脏压塞时,可有端坐呼吸、呼吸浅而快、身躯前倾、发绀等。

3.全身症状

全身症状随病变而异。结核性者起病缓慢,低热、乏力、食欲减退等。化脓性者起病急,高热及中毒症状严重。病毒性者常有上呼吸道感染及其他病毒感染的表现。

(二)体征

1.心包摩擦音

心包摩擦音是纤维蛋白性心包炎的重要体征,呈抓刮样音调,粗糙,以胸骨左缘3、4肋间及剑突下最显著,前倾坐位较易听到。心包摩擦音是一种由心房、心室收缩和心室舒张早期三个成分所组成的三相摩擦音,也可仅有心室收缩早期所组成的双相摩擦音。心包渗液增多时消失,但如心包两层之间仍有摩擦,则仍可听到摩擦音。

2.心包积液引起的相应体征

心包积液在300 mL以上者心浊音界向两侧扩大,且随体位而改变。平卧时心底浊音区增宽,坐位时下界增宽,心尖冲动减弱或消失,或位于心浊音界左缘之内侧,心音遥远,心率快。大量心包积液可压迫左肺引起左下肺不张,于左肩胛下叩诊浊音,并可听到支气坚呼吸音,即左肺受压征(Ewart征)。如积液迅速积聚,可发生急性心脏压塞。患者气促加剧、面色苍白、发绀、心排血量显著下降,产生休克。若不及时解除心脏压塞,可迅速致死;如积液较慢,可形成慢性心脏压塞,表现为发绀、颈静脉怒张、肝大、腹水、皮下水肿、脉压小,常有奇脉。

四、辅助检查

(一)化验检查

感染性者常有白细胞计数增加及血沉增快等炎性反应。

(二)X线检查

一般渗液>200 mL时可出现心影;向两侧扩大,积液多时心影呈烧瓶状,心脏搏动减弱或消失,肺野清晰。

(三)心电图

主要由心外膜下心肌受累而引起。

(1)常规12导联(除aVR及V_1外)皆出现ST抬高,呈弓背向下。

(2)一至数天后ST段回到基线,出现T波低平以至倒置。

(3)T波改变持续数周至数月,逐渐恢复正常,有时保留轻度异常。

(4)心包积液时可有QRS波群低电压。

(5)心脏压塞或大量渗液时可见电交替。

(6)无病理性 Q 波。

(四)超声心动图

M 型超声心动图中,右心室前壁与胸壁之间或左心室后壁之后与肺组织之间均可见液性暗区。二维超声心动图中很容易见有液性暗区,且还有助于观察心包积液量的演变。

(五)放射性核素心腔扫描

用^{99m}Tc静脉注射后进行心脏血池扫描,正常人心血池扫描图示心影大小与 X 线心影基本相符,心包积液时心血池扫描心影正常而 X 线心影明显增大。二者心影横径的比值小于 0.75。

(六)心包穿刺

(1)证实心包积液的存在,检查其外观和进行有关的实验室检查,如细菌培养,寻找肿瘤细胞,渗液的细胞分类,解除心脏压塞症状等。

(2)心包腔内注入抗生素、化疗药物。心包穿刺主要指征是心脏压塞和未能明确病因的渗液性心包炎。

(七)心包活检

主要指征为病因不明确而持续时间较长的心包积液,可以通过心包组织学、细菌学等检查以明确病因。

五、鉴别诊断

(一)心脏扩大

心包积液与心脏扩大的鉴别见表 11-1。

表 11-1 心包积液与心脏扩大的鉴别

项目	心包积液	心脏扩大
心尖冲动	不明显或于心浊音内侧	与心浊音界一致
奇脉	常有	无
心音及杂音	第一心音远,一般无杂音(风湿性例外)	心音较清晰,常有杂音或奔马律
X 线检查	心影呈三角形,肺野清晰	心影呈球形,肺野淤血
心电图	QT 间期多正常或缩短或有电交替	QT 间期延长,心肌病变者常伴有室内阻滞,左室肥大,心律失常多见
超声心动图	有心包积液征象,心腔大小正常	无心包积液征象,心腔多扩大
放射性核素扫描	心腔扫描大小正常,而 X 线片心影大	心腔大小与 X 线片心影大体一致
心包穿刺	见心包积液	不宜心包穿刺

(二)急性心肌梗死

心包炎者年龄较轻,胸痛之同时体温、白细胞即升高、血沉加快;而急性心肌梗死常在发病后期 48~72 小时出现体温、白细胞升高、血沉加快。此外,心包炎时多数导联 ST 段抬高,且弓背向下,无对应导联 ST 段压低,ST 段恢复等电位线后 T 波才开始倒置,亦无 Q 波。心肌酶谱仅轻度升高且持续时间较长。

(三)早期复极综合征

本综合征心电图中抬高的 ST 段与急性心包炎早期的心电图改变易混淆,前者属正常变异。

以下有助于鉴别，早期复极时 ST 段抬高很少超过 2 mm，在 aVR 及 V_1 导联中 ST 段常不压低，运动后抬高的 ST 段可转为正常，在观察过程中不伴有 T 波演变。

六、治疗

（一）一般对症治疗

患者卧床休息，直至疼痛及发热等症状消退；解除心脏压迫和对症处理，疼痛剧烈时可给予镇痛剂如阿司匹林 325 mg，每 4 小时一次，吲哚美辛 25 mg，每 4 小时一次等。心包积液量多时，行心包穿刺抽液以解除压迫症状。

（二）心包穿刺

以解除心脏压塞症状和减轻大量渗液引起的压迫症状，并向心脏内注入治疗药物。

（三）心包切开引流

用于心包穿刺引流不畅的化脓性心包炎。

（四）心包切除术

主要指征为急性非特异性心包炎有反复发作，以致长期致残。

七、常见几种不同病因的急性心包炎

（一）急性非特异性心包炎

急性非特异性心包炎是一种浆液纤维蛋白性心包炎，病因尚未完全肯定。病毒感染和感染后发生变态反应可能是主要病因，起病前 1～8 周常有呼吸道感染史。

1.临床表现

起病多急骤，表现为心前区或胸骨后疼痛，为剧烈的刀割样痛，也可有压榨痛或闷痛。有发热，体温在 4 小时内达 39 ℃或更高，为稽留热或弛张热。其他症状有呼吸困难、咳嗽、无力、食欲缺乏等。心包摩擦音是最重要的体征。心包渗液少量至中等量，很少发生心脏压塞。部分患者合并肺炎或胸膜炎。

2.实验室检查

白细胞数正常或中度升高，心包积液呈草黄色或血性，以淋巴细胞居多，心包液细菌培养阴性。X 线检查示有心影增大或伴有肺浸润或胸膜炎改变。心电图有急性心包炎表现。病毒所致者，血清或心包积液的补体结合实验效价常增高。

3.治疗

本病能自愈，但可多次反复发作。无特异性治疗方法，以对症治疗为主，如休息，止痛剂给予水杨酸钠制剂或吲哚美辛，肾上腺皮质激素可抑制本病急性期，如有反复发作，应考虑心包切除。

（二）结核性心包炎

5%～10%的结核患者发生结核性心包炎，占所有急性心包炎的 7%～10%，在缩窄性心包炎的比例更大。结核性心包炎常由纵隔淋巴结结核、肺或胸膜结核直接蔓延而来，或经淋巴、血行播散而侵入心包。

1.临床表现

（1）起病缓慢，不规则发热。

（2）胸痛不明显，心包摩擦音较少见，心包积液量较多，易致心脏压塞。

（3）病程长，易演变为慢性缩窄性心包炎。

2.实验室检查

(1)心包积液多呈血性,内淋巴细胞占多数。

(2)涂片、培养及动物接种有时可发现结核杆菌。

(3)结核菌素试验阳性对本病诊断有一定帮助。

3.治疗

(1)急性期卧床,增加营养。

(2)抗结核治疗一般用链霉素、异烟肼及对氨基水杨酸钠联合治疗,疗程 1.5～2 年,亦可用异烟肼5 mg/(kg・d)、乙胺丁醇 25 mg/(kg・d)及利福平 10 mg/(kg・d)联合治疗。

(3)常用肾上腺皮质激素 4～6 周,逐渐停药,减少渗出或粘连。

(4)有心脏压塞征象者,应进行心包穿刺,抽液后可向心包腔内注入链霉素及激素。

(5)若出现亚急性渗液缩窄性心包炎表现或有心包缩窄趋势者,应尽早做心包切除。

(三)化脓性心包炎

化脓性心包炎主要致病菌为葡萄球菌、革兰阳性杆菌、肺炎球菌等。多为邻近的胸内感染直接蔓延如肺炎、脓胸、纵隔炎等,也可由血行细菌播散,如败血症等,或心包穿刺性损伤带入细菌。偶可因膈下脓肿或肝脓肿蔓延而来。

1.临床表现

为高热伴严重毒血症,胸痛,心包摩擦音,部分患者可出现心脏压塞。发病后 2～12 周易发展为缩窄性心包炎。

2.实验室检查

白细胞总数明显升高,血和心包液细菌培养阳性,心包液呈脓性,中性粒细胞占多数。

3.治疗

(1)针对病原菌选择抗生素,抗生素用量要足,并在感染被控制后维持 2 周。

(2)应及早心包切开引流。

(四)肿瘤性心包炎

心包的原发性肿瘤主要为间皮瘤,且较少见。转移性肿瘤较多见,主要来自支气管和乳房的肿瘤,淋巴瘤和白血病也可侵犯心包。

1.临床表现

为心包摩擦音、心包渗液的体征,渗液为血性,渗液抽走后又迅速产生,可引起心脏压塞。预后极差。

2.实验室检查

心包渗液中寻找肿瘤细胞可以确诊。

3.治疗

包括用心包穿刺术、心包切开术,甚至心包切除术以解除心脏压塞以及心包内滴注抗癌药。

(五)急性心肌梗死并发心包炎

透壁性心肌梗死累及心包时可引起心包炎,多呈纤维蛋白性,偶有少量渗液。临床发生率 7%～16%,常在梗死后 2～4 小时发生,出现胸痛及短暂而局限的心包摩擦音,心电图示 ST 段再度升高,但无与心肌梗死部位方向相反的导联 ST 段压低。治疗以对症处理为主,予以吲哚美辛、阿司匹林等,偶需要用肾上腺皮质激素。

(六)心脏损伤后综合征

包括心包切开术后综合征、心脏创伤后综合征及心肌梗死后综合征,一般症状于心脏损伤后2～3周或数月出现,反复发作,每次发作1～4周,可能为自身免疫性疾病,亦可能与病毒感染有关。

1.临床表现

有发热、胸痛、心包炎、胸膜炎渗液和肺炎等。白细胞总数增高,血沉加快,半数患者有心包摩擦音,亦可有心包渗液。症状有自限性,预后良好,但易复发,每次1周至数周。心脏压塞常见。

2.治疗

并有心包积液或胸腔积液者,需穿刺抽液。发热胸痛者可用吲哚美辛痛,重症患者可予以肾上腺皮质激素,有较好效果。

(七)风湿性心包炎

风湿性心包炎为风湿性全心炎的一部分,常伴有其他风湿病的临床表现,胸痛及心包摩擦音多见,心脏可有杂音,心包积液量少,多呈草绿色。抗链"O"滴定度及血清黏蛋白增高,血沉增快,抗风湿治疗有效。愈后可有心包粘连,一般不发展为缩窄性心包炎。

(八)尿毒症性心包炎

尿毒症性心包炎是急、慢性肾功能不全的晚期并发症,发生率为40%～50%,通常为纤维蛋白性,少数为浆液纤维蛋白性或血性,机制不明。

1.临床表现

一般无症状,或有发热、胸痛。心包摩擦音多见,如心包积液量多亦可导致心脏压塞。

2.治疗

除按肾衰竭处理外,对无症状且未充分透析者应加强血液透析,对疑出血性心包炎者应采用局部肝素化或改行腹膜透析,以防心脏压塞。如经充分透析,心包积液反见增多者应暂停透析。对心包炎可给予吲哚美辛25 mg,一天3次,部分患者可奏效。对大量心包积液者应予心包穿刺引流,或留置导管做持续引流24～72小时,并向心包注入不易吸收的肾上腺皮质激素——羟氟烯索50 mg亦有效。若上述治疗仍不能解除心脏压塞,应考虑做心包胸膜开窗术。已发展成为亚急性或慢窄性心包炎者,在尿毒症基本控制以后,应考虑心包切除术。

(九)放射性心包炎

约5%接受4 000 rad照射的胸部或纵隔肿瘤患者,数月或数年后可患放射性心包炎,尤以霍奇金病中发病率为高。通常表现为急性纤维蛋白性心包炎、心包积液、亚急性渗出缩窄性心包炎或慢性缩窄性心包炎。心肌、心内膜亦可受损,发展为纤维化,也可伴发肺炎及胸膜炎。放疗所致心包积液可予激素治疗,有心脏压塞者应做心包穿刺。若出现反复心包压塞或缩窄性心包炎,应施行心包切除。

(十)胆固醇性心包炎

常见于甲状腺功能减退、类风湿关节炎、结核病或其他原因所致高胆固醇血症,亦可发生于特发性(非特异性)心包炎。发生机制未明,可能是心包表面细胞坏死,释放出细胞内胆固醇;或心包积血,红细胞溶解,释放出胆固醇;也可能因心包炎影响,减少了心包淋巴引流,使胆固醇的回吸收减少所致。心包渗液中胆固醇含量高,可有胆固醇结晶析出,胆固醇可刺激心包,使渗液增加,心包增厚。临床上表现为缓慢发展的非缩窄性大量积液(除非是血性积液),心包积液浑浊而闪光，但也可澄清。胆固醇结晶使渗液呈金黄色。治疗应针对病因，多数患者需做心包切除。由黏液水肿所致者给予甲状腺片，从小剂量始，每天15 mg，以后每1～2周增加15～30 mg，平均每天量为120～180 mg，待症状改善，基础代谢正常后减量维持。

（吕良芬）

第二节 慢性心包炎

急性心包炎以后，可在心包上留下瘢痕粘连和钙质沉着。多数患者只有轻微的瘢痕形成和疏松的或局部的粘连，心包无明显的增厚，不影响心脏的功能，称为慢性粘连性心包炎。部分患者心包渗液长期存在，形成慢性渗出性心包炎，主要表现为心包积液，预后良好。少数患者由于形成坚厚的疤痕组织，心包失去伸缩性，明显地影响心脏的收缩和舒张功能，称为缩窄性心包炎，它包括典型的慢性缩窄性心包炎和在心包渗液的同时已发生心包缩窄的亚急性渗液性缩窄性心包炎，后者在临床上既有心脏压塞又有心包缩窄的表现，并最终演变为典型的慢性缩窄性心包炎。

一、病因

部分由结核性、化脓性和非特异性心包炎引起，也见于心包外伤后或类风湿性关节炎的患者。有许多缩窄性心包炎患者虽经心包病理组织检查也不能确定其病因。心包肿瘤和放射治疗也偶可引起本病。

二、发病机制及病理改变

在慢性缩窄性心包炎中，心包脏层和壁层广泛粘连增厚和钙化，心包腔闭塞成为一个纤维瘢痕组织外壳，紧紧包住和压迫整个心脏和大血管根部，也可以局限在心脏表面的某些部位，如在房室沟或主动脉根部形成环状缩窄。在心室尤其在右心室表面，瘢痕往往更坚厚，常为0.2～2 cm或更厚。在多数患者中，疤痕组织主要由致密的胶原纤维构成，呈斑点状或片状玻璃样变性，因此不能找到提示原发病变的特征性变化。有些患者则心包内尚可找到结核性或化脓性的肉芽组织。

由于时常发现外有纤维层包裹、内为浓缩血液成分和体液存在，提示心包内出血是形成心包缩窄的重要因素。心脏外形正常或较小，心包病变常累及贴近其下的心肌。缩窄的心包影响心脏的活动和代谢，有时导致心肌萎缩、纤维变性、脂肪浸润和钙化。

三、临床表现

缩窄性心包炎的起病常隐袭。心包缩窄的表现出现于急性心包炎后数月至数十年，一般为2～4年。在缩窄发展的早期，体征常比症状显著，即使在后期，已有明显的循环功能不全的患者亦可能仅有轻微的症状。

（一）症状

劳累后呼吸困难常为缩窄性心包炎的最早期症状，是由于心排血量相对固定，在活动时不能相应增加所致。后期可因大量的胸腔积液、腹水将膈抬高和肺部充血，以致休息时也发生呼吸困难，甚至出现端坐呼吸。大量腹水和肿大的肝脏压迫腹内脏器，产生腹部膨胀感。此外可有乏力、胃纳减退、眩晕、衰弱、心悸、咳嗽、上腹疼痛、水肿等。

(二)体征

1.心脏本身的表现

心浊音界正常或稍增大。心尖冲动减弱或消失，心音轻而远，这些表现与心脏活动受限制和心排血量减少有关。第二心音的肺动脉瓣成分可增强。部分患者在胸骨左缘第3～4肋间可听到一个在第二心音后0.1秒左右的舒张早期额外音（心包叩击音），性质与急性心包炎有心脏压塞时相似。心率常较快。心律一般是窦性，可出现期前收缩、心房颤动、心房扑动等异位心律。

2.心脏受压的表现

颈静脉怒张、肝大、腹水、胸腔积液、下肢水肿等与心脏舒张受阻，使心排血量减少，导致水、钠潴留，从而使血容量增加，以及静脉回流受阻使静脉压升高有关。缩窄性心包炎常有大量腹水，而且较皮下水肿出现得早，与一般心力衰竭有所不同。一些患者可发生胸腔积液，有时出现奇脉，心排血量减少使动脉收缩压降低，静脉淤血，反射性引起周围小动脉痉挛使舒张压升高，因此脉压变小。

四、影像心电图及导管

(一)X线检查

心脏阴影大小正常或稍大，心影增大可能由于心包增厚或伴有心包积液，左右心缘正常弧弓消失，呈平直僵硬，心脏搏动减弱，上腔静脉明显增宽，部分患者心包有钙化呈蛋壳状，此外，可见心房增大。

(二)心电图

多数有低电压，窦性心动过速，少数可有心房颤动，多个导联T波平坦或倒置。有时P波增宽或增高呈“二尖瓣型P波”或“肺型P波”表现左、右心房扩大，也可有右心室肥厚。

(三)超声心动图

可见右心室前壁或左心室后壁振幅变小，如同时有心包积液，则可发现心包壁层增厚程度。

(四)心导管检查

右心房平均压升高，压力曲线呈“M”形或“W”形，右心室压力升高，压力曲线呈舒张早期低垂及舒张晚期高原图形，肺毛细血管楔压也升高。

五、诊断

有急性心包炎病史，伴有体、肺循环淤血的症状和体征，而无明显心脏增大，脉压小，有奇脉，X线显示心包钙化，诊断并不困难。

六、鉴别诊断

本病应与肝硬化门静脉高压症及充血性心力衰竭相鉴别。肝硬化有腹水及下肢水肿，但无静脉压增高及颈静脉怒张等。充血性心力衰竭者多有心瓣膜病的特征性杂音及明显心脏扩大而无奇脉，超声心动图及X线检查有助鉴别。

限制型心肌病的血流动力学改变与缩窄性心包炎相似，故其临床表现与钙化的缩窄性心包炎极为相似，很难鉴别，其鉴别要点可参见表 11-2。

表 11-2 缩窄性心包炎和限制性心肌病的鉴别

鉴别项目	缩窄性心包炎	限制型心肌病
疲劳和呼吸困难	逐渐发生，后来明显	一开始就明显
吸气时颈静脉扩张	有	无
心尖冲动	常不明显	常扪及
奇脉	常有	无
二尖瓣与三尖瓣关闭不全杂音	无	常有
舒张期杂音	在第二心音之后较早出现，较响，为舒张早期额外音（心包叩击音）	在第二心音之后较迟出现，较轻，为第三心音，常可听到第四、第六心音
X 线	心脏轻度增大，常见心包钙化	心脏常明显增大，无心包钙化，可有心内膜钙化
心电图	QRS 波群低电压和广泛性 T 波改变，可有心房颤动或提示左房肥大的 P 波改变	可有波群低电压和广泛性 T 波改变，有时出现异常 Q 波，常有房室和心室内传导阻滞（特别是左束支传到阻滞）和心室肥大劳损，也有心房颤动
收缩时间间期测定	正常	异常（PEP 延长，LVET 缩短，PEP/LVET 比值增大）
超声心电图		
心房显著扩大	不常见	常见
舒张早期二尖瓣血流速率	有明显的呼吸变化	随呼吸变化极小
彼此相反的心室充盈	有	无
血流动力学检查		
左、右心室舒张末期压	相等，相差≤0.7 kPa（5 mmHg）	＞0.7 kPa（5 mmHg）
右室收缩压	≤0.7 kPa（5 mmHg）	＞6.7 kPa（50 mmHg）
右室舒张末期压	大于 1/3 右心室收缩压	＜1/3 右心室收缩压
计算机化断层显像	心包增厚	心包正常
心内膜心肌活组织检查	正常	异常
洋地黄治疗反应	静脉压不变	静脉压下降

七、治疗

应及早施行心包剥离术。如病程过久，心肌常有萎缩和纤维变性，影响手术的效果。因此，只要临床表现为心脏进行性受压，用单纯心包渗液不能解释，或在心包渗液吸收过程中心脏受压重征象越来越明显，或在进行心包腔注气术时发现壁层心包显著增厚，或磁共振显像显示心包增厚和缩窄，如心包感染已基本控制，就应及早争取手术。结核性心包炎患者应在结核活动已静止后考虑手术，以免过早手术造成结核的播散。如结核尚未稳定，但心脏受压症状明显加剧时，可在积极抗结核治疗下进行手术。手术中心包应尽量剥离，尤其两心室的心包必须彻底剥离。因心脏长期受到束缚，心肌常有萎缩和纤维变性，所以手术后心脏负担不应立即过重，应逐渐增加活动量。静脉补液必须谨慎，否则会导致急性肺水肿。由于萎缩的心肌恢复较慢。因此手术成功的患者常在术后 4～6 月才逐渐出现疗效。

手术前应改善患者一般情况，严格休息，低盐饮食，使用利尿剂或抽除胸腔积液和腹水，必要时给以少量多次输血。有心力衰竭或心房颤动的患者可适应应用洋地黄类药物。

八、预后

如能及早进行心包的彻底剥离手术，大部分患者可获满意的效果。少数患者因病程较久，有明显心肌萎缩和心源性肝硬化等严重病变，则预后较差。

（杨少姣）

第三节　其他心包疾病

一、黏液性水肿性心包疾病

其他心包疾病黏液性水肿患者心包渗出液可能与水钠潴留，缓慢淋巴引流，毛细血管渗透性增加伴蛋白外渗有关；心包液常是透明或草绿的，伴蛋白和胆固醇增多，少量白细胞或红细胞；心包液积聚常很缓慢，量可多达 5～6 L；心包液可呈黏滞胶冻状，黏液水肿心包液常不引起症状，心电图常呈非特异性改变，包括 QRS 波低电压和 T 波低平或倒置。经甲状腺素替代治疗后能缓慢消退，数月后才能消失，心脏压塞并发症少见。

二、胆固醇性心包炎

心包渗液中含有镜下可见的胆固醇结晶呈现典型的灿烂的“金色”，胆固醇性心包积液与血清中脂质及胆固醇含量很相似，提示心包高胆固醇含量系单纯渗出，多数病例胆固醇性心包炎的发生无明显基础疾病，心包渗液常是大量的，但由于发展缓慢，心脏压塞并发症不常见。

三、乳糜心包

特发性乳糜心包很少见，乳糜心包常与胸导管或其引流入左锁骨下静脉发生机械性梗阻有关，由于手术或创伤性胸导管破裂或新生物、结核、先天性淋巴管瘤阻塞淋巴管、胸导管闭塞且无足够侧支引流，乳糜反流入心包；大多数乳糜心包患者是无症状的。受损的胸导管和心包腔之间的交通可通过淋巴管造影证实，亦可通过摄入一种亲脂性染料苏丹Ⅲ，再进行心包抽液检查；心包积液常为乳白色，富含胆固醇和三酰甘油蛋白含量<3.5 g/dL，通过苏丹Ⅲ染色可在镜下显示出脂肪小滴；可通过结扎胸导管和切除部分心包来引流乳糜液和预防再积聚。

（李伊文）

第十二章 心血管疾病的预防

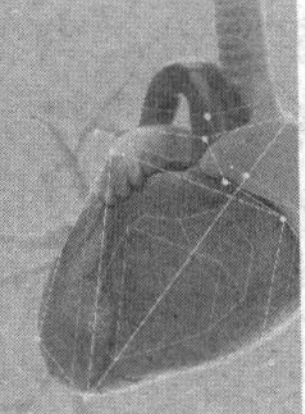

第一节 心血管疾病的三级预防

目前,心血管病领域对预防级别的最新定义是零级预防、一级预防和二级预防三个级别。零级预防指在人群中为预防心血管病危险因素的出现而采取的预防措施;一级预防是指针对已经具有心血管病危险因素的个体,为了预防不良心血管病事件的发生所采取的措施;二级预防是指针对已经发生了心血管病事件的患者,为了预防心血管病的复发和降低病死率所采取的措施。

上述心血管病的三级预防与传统流行病学领域对疾病三级预防的定义略有不同。流行病学教科书中一般将疾病的预防级别划分为一级预防、二级预防和三级预防:一级预防又称病因预防,是在疾病尚未发生时针对病因(或危险因素)所采取的措施;二级预防又称临床前期预防,即在疾病的临床前期做好早期发现、早期诊断、早期治疗的"三早"预防,以控制疾病的发展和恶化;三级预防又称临床预防,指对已患病者采取及时有效的治疗措施,防止病情恶化,预防并发症和伤残,促进功能恢复,提高生存质量,延长寿命。这种预防级别的划分是普遍针对所有类型的疾病,既包括传染病也包括慢性非传染性疾病。由于目前对心血管病和肿瘤等慢性非传染性疾病而言更加强调早期预防,其预防策略已提前至预防危险因素的发生,因此在传统的一级预防之前定义了零级预防;同时将传统的三级预防合并为二级预防,因为心血管病一旦出现,其干预措施贯穿了治疗过程的始终。可见,与传统流行病学对疾病预防级别的定义相比,对心血管病预防级别的划分更加突出了预防关口前移的宗旨。

一、零级预防

(一)零级预防的概念

零级预防的概念由世界卫生组织的 Strasser 教授首次提出,指在人群中为预防心血管病危险因素的出现而采取的预防措施,其主要目的是减少或消除有害于健康的不良环境,包括物理环境(如大气污染)和社会环境(如吸烟、过度饮酒、高脂高盐饮食、缺少运动和精神压力过大等)。与传统疾病预防中针对已经出现的危险因素的一级预防相比,零级预防强调在危险因素出现之前就采取措施,预防危险因素的发生,维持理想的健康状态。零级预防通常在全社会或社区的水平上开展宏观干预,通过政府机构、学术组织、医疗卫生机构、相关企业和个人之间的合作,从整体水平上改善人群的健康水平。

(二)心血管病领域的零级预防

政府部门制定的公共卫生政策、法规和防治规划面向整个社会,在零级预防中起着至关重要的作用。芬兰的“北卡莱利亚计划”就是一个以政策为主导的零级预防的成功典范。20 世纪 60 年代,芬兰人群冠心病死亡率居世界首位。为了遏制过高的病死率,1972 年芬兰启动了一项由政策主导的、以社区为基础的心血管病综合防治项目。该项目通过增加低脂食品的可及性和禁止在公共场所吸烟等政策措施,使当地居民的生活方式和膳食结构发生了明显变化,血胆固醇和吸烟等危险因素明显改善,冠心病病死率下降了 80%。北卡计划的成功实施为世界各国的心血管病防治提供了重要的经验。

为遏制心血管病等慢性病发病率持续上升的趋势,我国也制定了专门的慢性病防治规划。卫生部等 15 部门联合发布实施了《中国慢性病防治工作规划》(以下简称《规划》)。《规划》构建了政府主导、部门合作的跨部门协调机制,明确了各级政府和各相关部门在慢性病防治工作中的职责,提出将健康融入各项公共政策的发展战略。《规划》按照三级预防策略,针对全人群、高风险人群和慢性病患者分别提出有效的防治措施,体现了预防为主、防治结合、关口前移、重心下沉的基本原则。在针对全人群的零级预防层面,《规划》强调要关口前移,深入推进全民健康生活方式。充分利用大众传媒,广泛宣传慢性病防治知识,寓慢性病预防于日常生活之中,促使人们自觉养成良好的健康行为和生活方式。此外,《规划》还提出科学指导合理膳食,积极开发推广低盐、低脂、低糖、低热量的健康食品;积极营造运动健身环境;切实加强烟草控制工作,履行世界卫生组织《烟草控制框架公约》。规划的制定和出台对提高各级政府重视,加强组织领导,完善部门协作机制和指导地方开展工作具有重要意义,对我国的心血管病防治将起到里程碑性的作用。

随着临床医师们对心血管病预防的重视程度逐步提高,防治指南对临床医师的指导作用在零级预防领域也变得越来越重要。虽然现已颁布的绝大多数国内外心血管病防治指南都是以个体水平的一级和二级预防为重点,但近来也有一些指南和专家共识开始从零级预防的角度倡导在社区水平上降低心血管病的危险。美国心脏协会(AHA)发布的《关于在社区水平改善心血管健康的指南》是迄今第一部专门面向公共卫生人员、医疗服务人员和健康政策制订者的、以零级预防为主要推荐内容的心血管病指南。指南包括 3 个部分内容:确认哪些行为需要改变,确认哪些社区可以执行干预措施,确认需要提供哪些专项公共卫生服务。AHA 对该指南又进行了更新。指南强调虽然推荐的各种干预措施都具有重要的价值,但是最重要的应该是帮助领导者发现和弥补目前政策上的缺陷。

AHA 发布的《空气污染和心血管疾病的专家共识》是另一部有关心血管病零级预防的重要指导性文件。《共识》汇总了空气污染与心血管病关系的最新证据,阐述了空气污染与心血管疾病相关的机制,并提出了尽量控制空气污染对心血管病影响的具体措施。空气污染包括环境中的有害气体如氮氧化物、二手烟草的烟雾,及能够渗入肺部的细小可吸入颗粒物等。这些污染物可能通过诱发急性血栓和心律失常、加剧血管收缩和系统性炎症反应、促进动脉粥样硬化的进展等机制而增加心血管疾病死亡的危险。AHA 对该共识进行了更新,特别强调了颗粒污染物(particulate matter,PM)与心血管病的关系。共识指出人群暴露于 PM 2.5(环境中空气动力学当量直径≤2.5 μm 的颗粒物)超标的空气几小时到几周即可诱发心血管病相关的死亡或非致死性事件;长达几年的暴露进一步增加死亡和发病的危险。AHA 认为应该严格实行空气质量标准,并建议当污染严重时启动健康预警,心血管病患者应该尽量减少活动。

除了空气污染外,膳食也是影响着每个人心血管健康的重要因素。企业行为可能在针对膳食健康的零级预防中发挥重要作用。食品企业可以通过提高健康产品的可及性，方便公众购买更健康的食品。美国的“国家减盐行动”就是一个社会企业广泛参与的零级预防项目。该行动由超过 85 个国家级或地区级别的卫生机构及州立卫生部门共同参与。该行动由纽约市卫生和精神健康局组织协调，目标是将人群的钠摄入量降低 20 个百分点，将包装食品、加工食品和餐馆食品中的钠降低 25%。通过分析营养和销售数据并征集企业的反馈，该行动计划使62 种包装食品和 25 种餐馆食品达到上述减钠目标。目前，28 个食品加工企业、连锁餐馆和超市已经公开承诺将实现行动目标。

(三)零级预防的优势和实施中的困难

与其他级别的预防相比，零级预防的优点是在心血管病危险因素及其不良后果出现之前施加干预，有助于从根本上预防动脉粥样硬化的发生发展和心血管病事件的发生。零级预防可能从整体上提高人群的健康水平，从而明显减少动脉粥样硬化终末期急性心血管病事件的负担。零级预防的另一个优越性是普遍适用于全体人群，因而在实施预防措施时不需要进行筛查来发现高危个体。

虽然零级预防存在上述优越性，但在实施过程中仍面临着一定的困难。由于零级预防策略主要是针对大规模人群的早期预防，因此它对于单个个体危险因素水平改善的作用通常甚小。鼓励看上去很健康的人改变行为生活方式是十分困难的，因为在较短时间内很难看到行为的改变所带来的效果。

二、一级预防

(一)一级预防的概念

一级预防是指针对已经具有心血管病危险因素的个体，通过采取各种措施防止心肌梗死和脑卒中等不良事件的发生。心血管病危险因素的概念最早由 Kannel 教授在发表的首篇弗明翰心脏研究关于冠心病发病危险的文章中提出。目前认为心血管病的主要危险因素包括吸烟、高血压、高胆固醇和糖尿病，这些因素在动脉粥样硬化发生发展过程中的一个或多个环节发挥作用，并促进终末事件的发生。随着研究的深入，一些“新”的危险因素不断出现，包括 C 反应蛋白、脂蛋白(a)、纤维蛋白原和同型半胱氨酸等。由于尚缺乏干预这些“新”危险因素可以降低心血管病危险的直接证据，因此目前心血管病的一级预防仍着重于针对主要危险因素的干预。研究证实，美国、芬兰、新西兰等西方发达国家冠心病死亡的下降 44%～76%是由于对主要危险因素的控制所起的作用。

(二)心血管病领域的一级预防

心血管病一级预防的形式包括个体生活方式的干预(如膳食调整和体育锻炼)，及降低危险因素水平的药物治疗。健康生活方式是心血管病一级预防的基石。为此，国内外都已颁布的专门的膳食和生活方式指南。这里需要强调的是心血管病是由多个危险因素共同作用的结果，因此心血管病的危险不仅取决于某一个危险因素的严重程度，更取决于个体同时具有的多个危险因素的共同作用。因此，确定心血管病的干预措施时不仅需考虑单个危险因素的水平，也需要综合考虑心血管病的总体危险。总体危险评估在心血管病防治中的作用主要体现在以下几个方面。

(1)总体危险评估是检出高危个体、确定干预目标人群的重要工具，有助于对心血管病进行早期预防和早期干预。

(2)总体危险评估有助于提高患者的预防意识和依从性,有助于对患者进行健康教育和健康管理,也有助于广大民众进行自我健康管理。

(3)总体危险评估是对患者进行危险分层,进而确定干预措施强度的重要依据。何时开始生活方式干预或药物治疗及治疗的强度和目标均取决于患者的总体危险水平,即总体危险越高,治疗强度应越大,治疗的目标值越低。

(4)总体危险评估有助于综合调整危险因素控制的方案:如果患者某一个危险因素不能控制在理想水平,可通过控制其他危险因素使患者的总体危险下降。

(5)总体危险评估有助于合理配置有限的医疗资源,最大限度地以最低花费挽救最多的生命。

总体危险评估已经越来越广泛地被国内外心血管病防治指南所采用。早期的总体危险评估主要是根据个体是否有并存的临床情况、靶器官损害和危险因素的个数对个体进行半定量的危险分层。此后,一些前瞻性队列研究,如美国的弗明翰心脏研究、欧洲的 SCORE 研究,以及我国的"中国多省市心血管病队列研究"和"中美心肺疾病流行病学合作研究"都根据年龄、性别、血压、总胆固醇(或 LDL-C)、HDL-C 和糖尿病等主要危险因素建立了各自的心血管病总体危险预测模型,从而估算个体未来一段时间内(通常为 10 年)发生或死于一类心血管事件的概率,并在此基础上开发了积分或彩图等评估工具。虽然不同指南对危险的分层方法不尽相同,但 10 年风险大多被分为高危、中危和低危 3 类。例如,美国国家胆固醇教育计划 ATPⅢ指南规定冠心病 10 年风险＞20%为高危,5%～20%为中危,＜ 5%为低危;中危又进一步被分为较高危(10%～20%)和中危(至少 2 个危险因素或风险为 5%～9%)。虽然 10 年的总体危险评估是近年来应用最为广泛的一种评估方法,但该方法也有一些局限性:首先,由于这些 10 年危险计算公式受到实际年龄的影响很大,导致年轻人的预测危险偏低,故而容易忽略对心血管病预防的重视;其次,在一般人群中预测为高危者所占的比例很低,低危者占大多数,不利于人群预防策略的实施;此外,这些危险预测模型的建立未考虑其他疾病(如癌症)的竞争性影响,可能高估事件的心血管病风险;最后,一级预防的目的是降低患者的终生风险,因而不应仅关注 10 年风险。为解决上述问题,终身风险评估被逐渐应用于心血管病领域。终身风险是指被观察个体在其死亡之前发生某类事件的绝对累积风险。Lloyd-Jones 等人首先采用修正的生存分析方法预测了美国人群冠心病的终身风险。之后,终身风险的评估受到越来越多的关注。美国《女性心血管病预防指南》和最新颁布的国际动脉粥样硬化协会(IAS)《全球血脂异常诊治建议》均已经采用了终身风险的概念,IAS 建议还具体推荐按照弗莱明翰计分法将 80 岁以下人群的动脉粥样硬化性心血管病的终身风险分为 4 级:高危(≥45%)、中高危(30%～44%)、中危(15%～29%)和低危(＜15%)。

(三)一级预防的优势和实施中的困难

一级预防的主要优势是在个体发展为心血管病事件之前实施干预措施。因为使用了个体化的干预方案,一级预防与零级预防相比,能够使个体的危险得到更大程度的降低,患者也更易于接受对危险因素的控制,特别是当他们对自己的心血管病风险有充分的认识时。

尽管如此,一级预防在实施中也存在一些困难。主要问题是一级预防需要识别哪些个体值得干预,即筛查高危个体。而目前的风险预测模型在识别高危个体方面还尚有不足,且筛查高危个体本身也是一个花费昂贵的过程。

三、二级预防

(一)二级预防的概念

二级预防是指对已经发生过临床动脉粥样硬化性心血管事件的患者,采取措施预防心血管病不良事件的复发并降低死亡率。二级预防通常包括个体化的生活方式干预、药物治疗及心脏康复。

(二)心血管病领域的二级预防

二级预防通常以来自随机临床试验的证据为指导。随着大规模临床试验证据的积累,国内外多个学术组织都制定了以循证医学证据为基础的心血管病二级预防指南。既往研究显示不同人群中冠心病死亡率下降的23%～47%可以归因于对冠心病的治疗。以对美国冠心病死亡率下降原因的分析为例,其中心梗后的二级预防可解释11%,急性冠脉综合征的初始治疗可解释10%,对心衰的治疗可解释9%,慢性稳定型心绞痛的血运重建可解释5%,其他措施解释12%。

虽然循证医学证据显示二级预防的措施是有效的,但无论在发达国家还是发展中国家,二级预防有效措施在实践中的应用与指南推荐相比都存在巨大差距。最新发表的PURE研究(前瞻性城乡流行病学研究)显示,中国心脑血管病患者抗血小板药物使用率为18.6%,ACEI或ARB类药物的使用率只有8.6%,他汀的使用率仅为1.7%。可见,缩小实践与指南的差距是目前我国心血管病二级预防领域需要应对的一个重要挑战。

(三)二级预防的优势和实施中的问题

二级预防的主要优势是能够在较短的时间内使相对危险获得较大幅度的降低。总体来说,治疗风险越高的患者避免一例事件所需的"需治疗人数(NNT)"越少。对于适当的患者,这种治疗可以产生更高的费用效益。那些曾得过心血管病的人,特别是症状还在持续的患者,对生活方式改变和药物治疗的依从性也是最好的。

然而,把主要关注点放在二级预防上也存在一些不足。尽管治疗方法很多,心血管病的复发率仍然很高。而且,单纯的二级预防花费巨大。如果没有零级预防和一级预防来减少危险因素的负担,二级预防在一个危险因素日益增加、人口老龄化的人群中所需的巨额花费可能是难以承受的。当首发心血管病事件导致患者出现不可逆的残疾,二级预防的经济负担将会进一步加重。

四、心血管病预防级别的交叉

上述心血管病预防的3个级别是依据危险因素和疾病的状态人为划分的。虽然看起来区别明显,但是在实践中不同级别之间可能存在着交叉和互换的情况,特别是在临床指南更新了诊断切点的情况下。例如,根据我国《血脂异常防治建议》,血清总胆固醇≥5.7 mmol/L(220 mg/dL)定义为高胆固醇血症。《中国成人血脂异常防治指南》上调了此标准,即总胆固醇≥6.2 mmol/L(240 mg/dL)才定义为高胆固醇血症。这就可能使一个血清总胆固醇为5.9 mmol/L(230 mg/dL)左右的个体在旧建议中还被认为患有高胆固醇血症,属于一级预防的对象,而在新指南颁布后就被认为是胆固醇"边缘升高",属于零级预防的对象。同理,美国糖尿病协会将糖尿病的定义从空腹血糖≥7.8 mmol/L(140 mg/dL)下调到≥7.0 mmol/L(126 mg/dL)。这就可能使一个空腹血糖为7.2 mmol/L(130 mg/dL)的个体在之前还被告知没有糖尿病,然而,即使血糖水平不变,到之后就会被诊断为糖尿病，从而被重新划分到需要一级预防的范畴，治疗措施也会随之改变。

这种预防级别的交叉现象可能会造成临床医师和患者的混淆。临床医师不应简单地根据某个特定的切点来判定正常或异常，而应该认识到危险因素水平是连续性变量，与之相关的心血管病风险也通常是连续性的，而不是一个简单的“是”或“否”的问题。随着人们对疾病认识的不断深入，诊断的切点有可能还会改变。一般来说，某个危险因素的切点下调将减少零级预防的人数，同时增加一级预防的人数；而切点上调将增加零级预防的人数，同时减少一级预防的人数。类似地，通过辅助检查而被发现患有亚临床动脉粥样硬化的患者会被从原来的一级预防范畴重新划分为二级预防的范畴。这种预防级别的重新划分从人群的角度看会减少一级预防的人数，同时增加二级预防的人数；从个体的角度看会带来干预强度和干预目标的改变，相应的是干预的费用也会明显增加。

（邓宇君）

第二节　人群策略与高危策略的结合

要成功实现对心血管病的预防，首先应该明确要采取什么样的预防策略来实现预防的目标。所谓策略，就是为了实现某一特定目标而制定的引领全局的指导思想和行动方针。对于心血管病的预防而言，预防策略首先需要明确哪些人是预防的目标人群。最理想的策略是以最少的资源使最多的人获益。遗憾的是所需资源的多少和目标人群的大小很难实现两全。因此，目前针对心血管病的预防出现了两种策略：一种是以全人群为基础的策略；另一种是以高危个体为基础的策略。虽然两种策略难以同时实施，但是两种策略的合理结合是可行的。

一、人群策略

心血管病预防策略的选择取决于心血管病危险因素在人群中的分布特征及其与心血管病风险和死亡的关系。心血管病主要危险因素在人群中通常呈正态分布或右偏态分布（图 12-1）。虽然心血管病的相对风险随着危险因素水平的升高而升高，但危险极高的人在总人群中所占的比例毕竟较小，大多数的死亡其实来自危险因素处于中低水平的人群。这就是所谓的“风险悖论”，即大部分的心血管病事件或死亡来自低或中等危险因素水平的人群，仅小部分病例来自高暴露、高风险人群。分布曲线中段的大部分人仅暴露于小幅增加的风险，但是相比那些位于分布尾端、风险很高的小部分人，前者贡献的病例更多。这也是基于人群的预防策略提出的基础。

人群策略是以公共卫生思维为导向的预防策略，旨在通过降低整个人群有害暴露的水平，尤其是那些个体难以觉察或控制的暴露因素，进而降低总人群的心血管病负担。例如，在人群中广泛推广减盐策略，有望能把人群血压的分布曲线左移。这种全人群中血压水平的微小变化将导致心血管病负担的巨大变化。

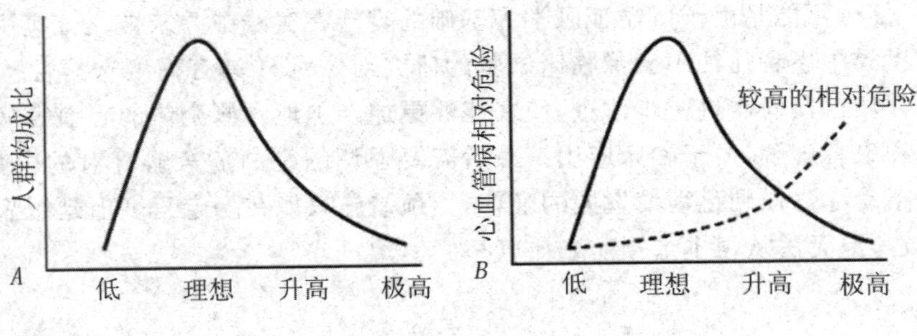

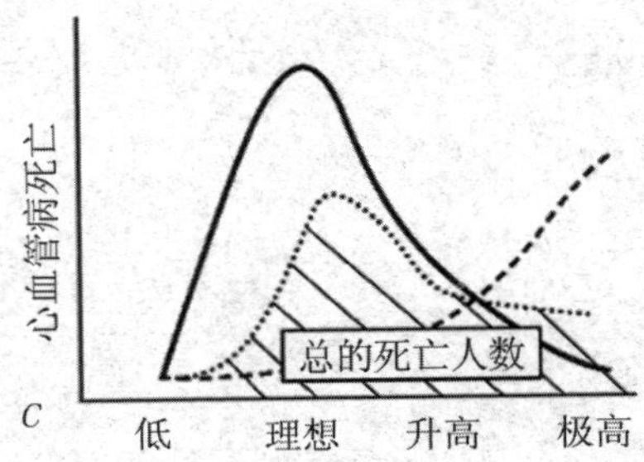

图 12-1 危险因素的人群分布与心血管病风险和死亡人数的关系

A.危险因素的人群分布；B.危险因素与心血管病风险；C.危险因素与死亡人数

人群策略的优点首先体现在不需要在大规模人群中筛查高危个体。其次，全人群策略是在动脉粥样硬化自然病程发展的早期即开始干预，可能从源头预防危险因素的出现及其导致的心血管病不良事件。此外，这种以人群为基础的干预措施有望实现社会文化和行为方式的变革，从而带来巨大的长期效益。全人群的策略也存在几个重要的缺陷。其中最重要的是，这种策略通常需要政府的支持，具体措施的制定需要大量的前期工作，且推广实施也是一个漫长的过程。倡导表面"健康"的人改变生活方式很难得到该人群的广泛支持。事实上，广泛的人群干预在总体水平上的收益较大，但是在个体水平却收效较小，这就是所谓的"预防悖论"。

二、高危策略

高危策略也被称为以个体为基础的策略。该策略提出的依据是干预发病风险最高的个体能够使相对危险降低的程度最大。为了有效地实施该策略，首先需要通过总体危险评估来识别需要干预的目标人群，也就是筛查高危个体。如前所述，10 年的心血管病发病/死亡总体危险评估是近年来应用最为广泛的评估方法。然而，近年来终身风险的评估也日益受到关注，逐渐被临床防治指南所采用。

高危预防策略最突出的优点是针对性强，可以为那些危险极高的人提供相对个体化的医疗服务，而且这些高危个体的依从性一般较好。第二、高危策略优先考虑那些最有可能受益或可能受益最多的群体，更符合成本效益原则。第三，高危策略具体措施的提出通常有临床试验结果为依据，因此比较容易量化其获益。

该策略在实际应用中存在的最大的问题是临床试验中观察到的获益很少能在真实世界中被重现,其原因一部分可能是由于以循证医学为基础的措施在实践中并未被充分应用,一部分可能是由于在真实世界中患者往往不会像临床试验的研究对象那样具有高度选择性。此外,筛选高危个体的危险评估工具尚需进一步改进,使之能够更加准确地预测个体的心血管病风险,同时能够容易被医师和患者理解,便于临床应用。最后需要强调的是高危策略针对的少数风险极高的个体通常已处于动脉粥样硬化病变发展的晚期,干预措施只能在一定程度上延缓病变的进展,预防并发症和死亡,但无法从根本上预防心血管病。

(赵 娟)

参考文献

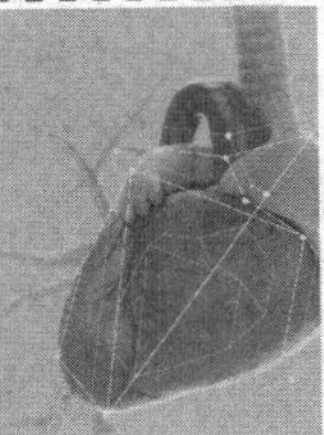

[1] 何建桂,柳俊.心血管疾病预防与康复[M].广州:中山大学出版社,2020.
[2] 杨德业,王宏宇,曲鹏.心血管内科实践[M].北京:科学出版社,2022.
[3] 张喆,朱宁,孙志会.心血管药理学[M].北京:科学出版社,2021.
[4] 王均强.心血管内科疾病诊疗[M].北京:中医古籍出版社,2022.
[5] 李静梅.心脏与心血管保护手册[M].天津:天津科技翻译出版社,2021.
[6] 袁鹏.常见心血管内科疾病的诊断与防治[M].开封:河南大学出版社,2021.
[7] 马春丽.临床内科诊疗学[M].长春:吉林大学出版社,2020.
[8] 蔡晓倩,郭希伟,苗强,等.心血管病学基础与临床[M].青岛:中国海洋大学出版社,2021.
[9] 刘培霖.临床心电图应用与新进展[M].北京:科学技术文献出版社,2020.
[10] 王桥霞.临床内科疾病诊疗[M].北京:科学技术文献出版社,2020.
[11] 张晓立,刘慧慧,宫霖.临床内科诊疗学[M].天津:天津科学技术出版社,2020.
[12] 张娟,吴雷,盛艳华.心血管内科治疗对策[M].沈阳:辽宁科学技术出版社,2022.
[13] 齐超,邵锦丽,娜日松,等.心血管内科常见病的诊断与治疗[M].北京:科学技术文献出版社,2022.
[14] 李阳.心血管内科诊疗精要[M].南昌:江西科学技术出版社,2020.
[15] 王福军.心血管内科查房思维[M].长沙:中南大学出版社,2021.
[16] 马术魁.心血管疾病临床诊疗[M].长春:吉林科学技术出版社,2020.
[17] 杨亚,闫丽,李政章,等.现代心内科疾病诊疗新进展[M].上海:上海科学技术文献出版社,2022.
[18] 王秀萍.临床内科疾病诊治与护理[M].西安:西安交通大学出版社,2022.
[19] 赵文静.心血管内科治疗学[M].哈尔滨:黑龙江科学技术出版社,2020.
[20] 李伟.心血管危急重症诊疗学[M].北京:科学出版社,2021.
[21] 那荣妹,司晓云.心血管疾病诊疗精要[M].贵阳:贵州科学技术出版社,2020.
[22] 孙宝贵.实用心力衰竭诊疗[M].上海:上海科学技术出版社,2022.
[23] 张健.心血管疾病的诊断与治疗[M].北京:北京工业大学出版社,2020.
[24] 陈强,李帅,赵晶,等.实用内科疾病诊治精要[M].青岛:中国海洋大学出版社,2022.
[25] 顾磊.心血管疾病治疗实践[M].哈尔滨:黑龙江科学技术出版社,2020.
[26] 贾辉辉,岳宝霞,张正利,等.心血管疾病诊治与重症监护[M].哈尔滨:黑龙江科学技术出版

社,2022.
[27] 罗群.心血管疾病临床诊治[M].上海:上海交通大学出版社,2019.
[28] 孔小轶,南勇.心血管疾病诊断与鉴别诊断手册[M].北京:北京大学医学出版社,2022.
[29] 刘相君.常见心血管疾病诊治与介入治疗[M].哈尔滨:黑龙江科学技术出版社,2021.
[30] 傅国胜.心血管专科医师培训教程[M].北京:人民卫生出版社,2022.
[31] 王效增,王祖禄,荆全民.心血管病急重症床旁操作技术与管理[M].北京:人民卫生出版社,2021.
[32] 杨伟宪.阜外医院心血管病学专科医师规范化培训教程[M].北京:人民卫生出版社,2022.
[33] 乔树宾.心血管介入治疗高级培训教程[M].北京:人民卫生出版社,2021.
[34] 李雅慧.实用临床内科诊疗[M].北京:科学技术文献出版社,2020.
[35] 王军力.基于运动的心血管疾病康复理论与应用[M].桂林:广西师范大学出版社,2021.
[36] 张雪鹤,赵倩,宋宁,等.稳定型心绞痛患者冠状动脉功能性缺血的影响因素[J].中国介入心脏病学杂志,2020,28(12):680-684.
[37] 邓利群,王茜,张冬花,等.多指标评估门诊就诊原发性高血压患者心血管疾病发病风险研究[J].中国全科医学,2021,24(32):4080-4085.
[38] 金波.观察阿托伐他汀联合曲美他嗪治疗不稳定型心绞痛的临床疗效[J].中国现代药物应用,2020,14(24):164-165.
[39] 张杰,王晓娜,范文倩,等.高龄男性动脉粥样硬化性心血管疾病患者他汀类药物疗效分析及不良反应探究[J].中华老年心脑血管病杂志,2021,23(1):4-7.
[40] 吴寸草,陈琦玲.无创中心动脉脉压与高血压合并动脉粥样硬化性心血管疾病的相关性研究[J].中国全科医学,2021,24(2):154-158.